건강에 좋고 영양성분도 풍부한

약이 되는 열대과일

– 약리작용, 한방 효능, 식용법 –

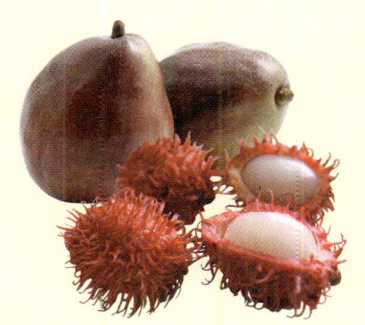

건강에 좋고 영양성분도 풍부한

약이 되는 열대과일

- 약리작용, 한방 효능, 식용법 -

초판인쇄 | 2013년 2월 12일
초판발행 | 2013년 2월 18일

글·사진 | 박종철
펴 낸 이 | 고명흠
펴 낸 곳 | 푸른행복

출판등록 | 2010년 1월 22일 제312-2010-000007호
주　　소 | 서울 서대문구 세검정로 1길 93(홍은1동 455번지) 벽산아파트상가B/D 304호
전　　화 | (02)3216-8401~3 / FAX (02)3216-8404
E-MAIL | munyei21@hanmail.net
홈페이지 | www.munyei.com

ISBN 978-89-93426-80-9(13510)

ⓒ 박종철, 2013
※ 이 책의 내용과 사진을 저작권자의 허락 없이 복제, 복사, 인용, 무단전재하는 행위는
　법으로 금지되어 있습니다.

건강에 좋고 영양성분도 풍부한

약이 되는 열대과일

— 약리작용, 한방 효능, 식용법 —

글·사진 | 박종철

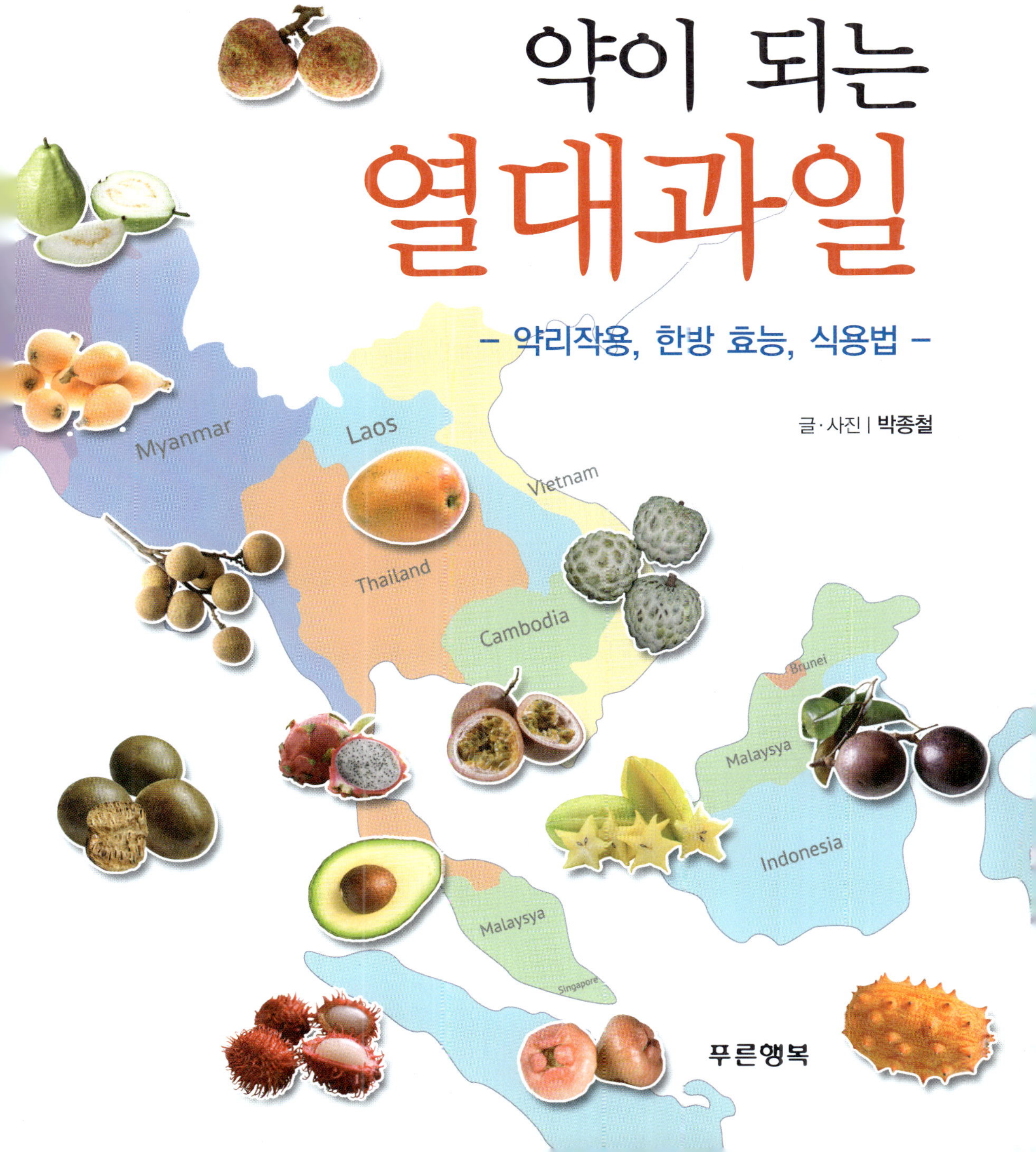

푸른행복

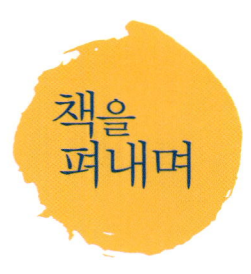

책을
펴내며

　『동의보감』에는 열대과일인 여지와 용안의 한방 효능을 다음과 같이 설명하고 있다. "여지는 정신을 깨끗하게 하고 지혜를 도우며 번갈을 멎게 하고 얼굴빛을 좋게 한다. 특히 여지핵은 가슴앓이와 소장산기(小腸疝氣)를 치료한다. 용안은 오장의 사기를 없애고 마음을 안정하게 하며 고독을 없앤다. 용안핵을 태우면서 코에 연기를 쏘이면 계속 콧물이 흐르던 것이 멎는다." 그리고 또 다른 한방책인 『방약합편(方藥合編)』의 이과(夷果)편에서도 열대과일 중 여지와 용안을 다루고 있다. 우리와는 먼 열대지방의 과일이라고만 생각하지만 이처럼 우리의 한의약 서적에도 열대과일의 약효가 올라와 있다.

　최근에는 국내에도 열대과일이 전천후로 수입되고 있고, 많은 사람들이 열대과일의 본거지인 동남아 지역으로 여행을 하면서 우리의 입맛도 점차 다양하게 바뀌고 있어, 열대과일은 텃밭을 떠나 이제 우리에게 친숙한 식품이 되었다.

　또한 기후 온난화와 함께 수입산 열대과일보다는 친환경으로 재배되는 열대과일을 선호하는 소비자들이 증가하면서 우리나라에서도 열대과일 생산이 늘고 있다. 최근에는 제주 지역의 열대과일 재배농가가 증가하고, 또한 재배 과일도 다양해진 것으로 조사됐다. 제주 지역 농가들이 재배하는 아열대과일을 보면 망고, 용과, 구아바, 파파야는 물론 아보카도, 아테모야, 왁스 애플도 재배하고 있다. 그리고 작물 재배 한계선이 북으로 올라감에 따라 전남 곡성 지역에서 파파야, 전남 고흥 지역에서는 불수감을 재배하고 있으며 이들 열대과일은 새로운 농가소득원으로 각광받을 전망이다.

　열대과일은 물론 이를 이용한 기능성식품도 각국에서 개발 경쟁이 치열하므로 우리도 이들에 대한 자료를 정리하고 효능을 연구하여 새로운 기능성식품을 개발해야 할 것이다.

　그렇지만 국내에는 아직 열대과일의 효능에 대해 기술한 책은 찾아볼 수 없다. 이에 최근 5년간 필리핀을 비롯하여 베트남, 태국, 인도네시아, 캄보디아, 라오스, 미얀마 그리고 하이난섬 등의 중국 남부 지역과 프랑스, 스페인의 유럽 지역 그리고 일본, 우리나라와 북한의 금강산 지역에서 열대식물 81종을 조사하여 직접 촬영한 사진과 이들의 한방 효능을 묶어 한 권의 책으로 펴내게 되었다.

각 열대식물마다 그들의 학명과 여러 나라에서 부르는 과일의 이름, 약리작용, 한방 효능과 식용법을 설명하였고, 우리나라의 한방의학서인 『동의보감』과 『방약합편』, 그리고 공정서인 『대한민국약전』과 『대한민국약전외한약(생약)규격집』, 한국 『식품공전』에 이 열매들의 수재 여부를 조사하여 정리해두었다.

이 책은 우리나라에서 처음으로 선보이는 열대과일의 효능에 관한 것으로, 식품영양학, 식품공학, 농학, 자원식물학은 물론 한약학, 약학 분야에서 공부하는 학부생, 대학원생을 포함한 과학자와 실무에 종사하는 분들께도 도움이 될 것으로 생각한다.

이 책을 출판하기 위해 자료 정리에 정성을 다하고 교정에 수고해준 실험실의 소중한 연구원 장진희 석사과정 대학원생 및 이태미, 정가현, 정승연 학부생에게 감사드린다. 또한 출판을 승낙해주시고 모든 호의를 베풀어주신 도서출판 푸른행복 여러분께 감사드린다.

특히 열대과일의 사진 확인을 위해 많은 자문을 해주신 고려대 생명과학부 김기중 교수님, 그리고 열대과일 지역명의 타이어 기재에 많은 도움을 주신 한국외대 태국어과 신근혜 교수님, 외래어의 한글 표기에 도움을 주신 국립국어원의 김아영 선생님께 깊이 감사드린다.

본 책자는 교육과학기술부의 출연금으로 수행한 순천대학교 산학협력선도대학육성사업단의 연구결과이다. 이에 감사드린다.

2013년 2월
박종철(국립순천대학교)

CONTENTS

- 책을 펴내며 • 4
- 나라별 열대과일 시장의 모습들 • 15
- 주요 촬영장소 지도 • 20
- 일러두기 • 22
- 사진 일러두기 • 23

제1장 건강 열대과일

1. 미용과 피부에 좋은 열대과일

1-01. **구아바류(1) – 구아바** _ 미용, 혈당저하에 좋은 • 28
1-02. **구아바류(2) – 스트로베리 구아바** • 34
1-03. **망고** _ 노화 방지, 당뇨병과 암 예방, 피부에 좋은 • 36
1-04. **여지(리츠)** _ 정신을 맑게 하고 피부가 맑아지는 • 44
1-05. **인디언 주주브(인도대추, 사과대추)** _ 염증을 없애고 새살을 돋게 하는 • 50
1-06. **후추** _ 습진 치료, 신경쇠약에 좋은 • 54

2. 신경안정, 우울증 예방, 항노화 효능을 지닌 열대과일

2-01. **멜론** _ 노화를 막고 입 냄새를 없애주는 • 60
2-02. **스타 프루트(카람볼라, 오렴자, 양도)** _ 가슴이 답답하거나 갈증이 날 때 • 66
2-03. **오이** _ 가슴이 답답하고 열이 나는 증상에 좋은 • 72
2-04. **용안** _ 신경안정, 기억력 회복에 좋은 • 78
2-05. **카카오** _ 강장 효능이 있는 • 84
2-06. **커피** _ 알츠하이머 질환 예방에 도움을 주는 • 88
2-07. **패션 프루트(백향과)** _ 수면장애 해소, 신경안정에 좋은 • 94

2-08. **호박** _ 원기를 돕고 활기를 왕성하게 하는 • 98

3. 면역력 증강, 항암 효능을 지닌 열대과일

3-01. **가시여지(사우어 솝, 구아나바나)** _ 항암 효능을 가진 • 104
3-02. **두리안** _ 혈액순환을 좋게 하는 • 108
3-03. **슈가 애플(석가두, 번여지)** _ 인후염 치료, 항암 효능의 • 112
3-04. **스타 애플(부스어, 밀크 프루트)** _ 당뇨병, 관절염에 효과가 있는 • 116
3-05. **아테모야** _ 면역력 증강, 항암 효능을 지닌 • 120
3-06. **체리모야** _ 빈혈을 예방하는 • 124
3-07. **키위(참다래)** _ 간염 치료와 면역력 강화에 좋은 • 126

4. 고혈압, 당뇨 치료에 도움이 되는 열대과일

4-01. **감** _ 고혈압, 위장출혈에 유효한 • 132
4-02. **노니** _ 당뇨, 근육통 치료에 도움을 주는 • 138
4-03. **망고스틴** _ 심장병, 당뇨병 예방, 항산화 능력이 뛰어난 • 142
4-04. **수박** _ 고혈압, 간염 치료에 도움을 주는 • 148
4-05. **아보카도** _ 당뇨병, 고혈압 환자에게 권하는 • 152
4-06. **야자(코코넛)** _ 혈압저하, 변비에 좋은 • 158
4-07. **올리브** _ 혈압강하, 이뇨제로 쓰이는 • 164
4-08. **왁스 애플(마코파, 렌부)** _ 혈압강하에 도움을 주는 • 168
4-09. **차이오티(사요테, 불수과)** _ 고혈압, 동맥경화에 효과가 있는 • 172
4-10. **토마토** _ 혈압을 내리고 심장병에 좋은 • 176

5. 숙취 해소에 효과가 있는 열대과일

5-01. **감람** _ 술 취했을 때 몸에 좋은 • 182
5-02. **바나나** _ 술 해독, 혈압저하에 좋은 • 186
5-03. **불수감(불수귤나무)** _ 숙취 해소에 좋고 기 순환을 촉진시키는 • 192
5-04. **아단(판단)** _ 주독을 풀어주고 원기를 튼튼히 하는 • 198

7

5-05. 잭 프루트류(1) - **잭 프루트(바라밀, 낭카)** _ 술을 깨게 하고 불안증상을 없애는 • 202
5-06. 잭 프루트류(2) - **작은 잭 프루트(작은 빵나무)** • 208
5-07. **파인애플** _ 술 마신 후와 고혈압 예방에 좋은 • 210

6. 기침 억제에 효과가 있는 열대과일

6-01. **나한과** _ 기침, 갈증 해소, 급성위염에 효과가 있는 • 216
6-02. **수세미오이(수세미외)** _ 기침, 가래를 없애주고 치질에도 활용하는 • 222
6-03. 용과류(1) - **용과(피타야)** _ 기침완화에 좋은 건강식품 • 226
6-04. 용과류(2) - **노란 용과(옐로우 피타야)** • 232
6-05. 용과류(3) - **붉은 용과(레드 플레시 피타야)** • 234

7. 소화촉진, 변비 치료, 구강청량에 좋은 열대과일

7-01. 귤류(1) - **귤** _ 소화불량에 좋은 • 238
7-02. 귤류(2) - **포멜로** _ 입 냄새를 없애주는 • 244
7-03. 귤류(3) - **데코폰(한라봉)** • 248
7-04. 귤류(4) - **라임** • 249
7-05. 귤류(5) - **레몬** • 250
7-06. 귤류(6) - **스위티** • 251
7-07. 귤류(7) - **오렌지** • 252
7-08. 귤류(8) - **자몽** • 253
7-09. **대복피** _ 구강청량, 구충에 효과가 있는 • 254
7-10. **무화과** _ 소화불량, 치질 예방에 좋은 • 258
7-11. **비파** _ 청량 효과를 주고 딸꾹질을 멈추게 하는 • 264
7-12. **빈랑** _ 구강청량, 구충에 효과가 있는 • 270
7-13. **사포딜라(인심과)** _ 담즙분비를 촉진하고 체력을 좋게 하는 • 276
7-14. **석류** _ 갈증을 없애주는 • 280
7-15. **여주** _ 갈증을 해소하고 눈을 밝게 하는 • 286
7-16. **워터 애플** _ 갈증 해소에 좋은 • 290
7-17. **육두구** _ 식욕부진, 복부팽만 제거에 좋은 • 294
7-18. **타마린드** _ 변비 예방, 정장작용의 • 298

7-19. **파파야** _ 소화를 촉진하고 여드름 치료에 좋은 • 304
7-20. **팔각회향(스타 아니스)** _ 방향성 건위약, 진통제로 쓰이는 • 310

8. 영양에 좋은 열대과일

8-01. **람부탄** _ 뼈나 치아를 튼튼하게 하고 영양보충에도 좋은 • 316
8-02. **랑삿(두쿠, 란소네스)** _ 비타민, 칼슘이 풍부한 • 322
8-03. **스네이크 프루트(살락)** _ 유백색 과육이 맛있는 • 326
8-04. **키와노(젤리 멜론, 뿔참외)** _ ᄇ 타민, 마그네슘이 많은 • 330

제2장 웰빙 열대식물

01. **가지** _ 장염, 간경화 치료에 좋은 • 334
02. **강황(터메릭)** _ 이담작용과 복통, 타박상에 효과가 있는 • 338
03. **계피(육계)** _ 소화불량, 배가 차고 설사와 구토를 할 때 좋은 • 342
04. **사인** _ 복부팽만, 신경성 소화불량 치료에 좋은 • 348
05. **사탕수수** _ 갈증을 없애주고 술독도 풀어주는 • 352
06. **서양자초(딜, 시라)** _ 소화불량, 장염에 효과가 있는 • 356
07. **아출** _ 식체를 제거하고 기 순환을 촉진하는 • 358
08. **아티초크** _ 간 해독 효능이 있는 • 362
09. **알로에** _ 상처를 치유하고, 미백 효능이 있는 • 364
10. **오크라** _ 콜레스테롤 수치를 낮추는 • 368
11. **울금** _ 토혈과 옆구리 아픈 것을 치료하는 • 370
12. **인디언 시금치(말라바 시금치)** _ 혈액순환을 촉진시키는 • 374
13. **정향** _ 소화불량, 국소마취 효과가 있는 • 376
14. **침향** _ 식욕부진, 수족냉증에 좋은 효과를 지닌 • 380

■ 한방 용어 해설 • 384 / ■ 찾아보기 • 395 / ■ 참고문헌 • 406

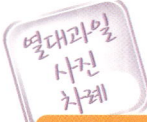

제1장 건강 열대과일

1.
미용과 피부에
좋은
열대과일
•
27

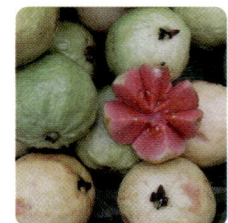
구아바 • 28

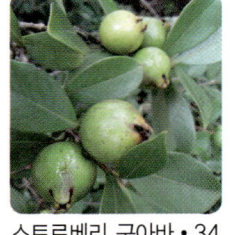
스트로베리 구아바 • 34

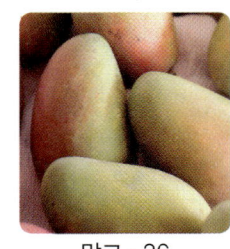
망고 • 36

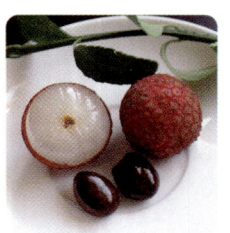
여지 • 44

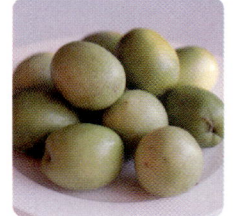
인디언 주주브 • 50

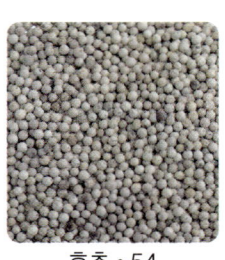
후추 • 54

2.
신경안정, 우울증
예방, 항노화
효능을 지닌
열대과일
•
59

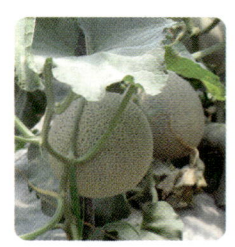
멜론 • 60

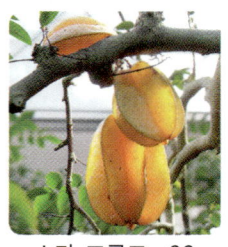
스타 프루트 • 66

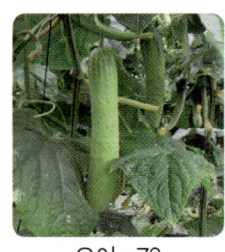
오이 • 72

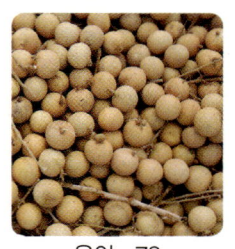
용안 • 78

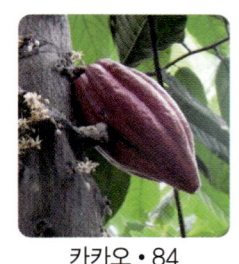
카카오 • 84

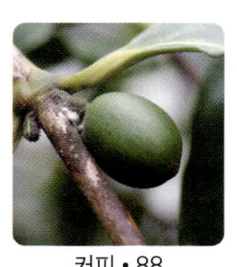
커피 • 88

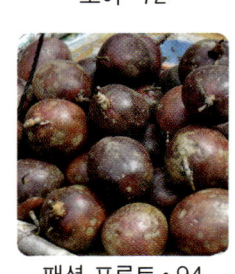
패션 프루트 • 94

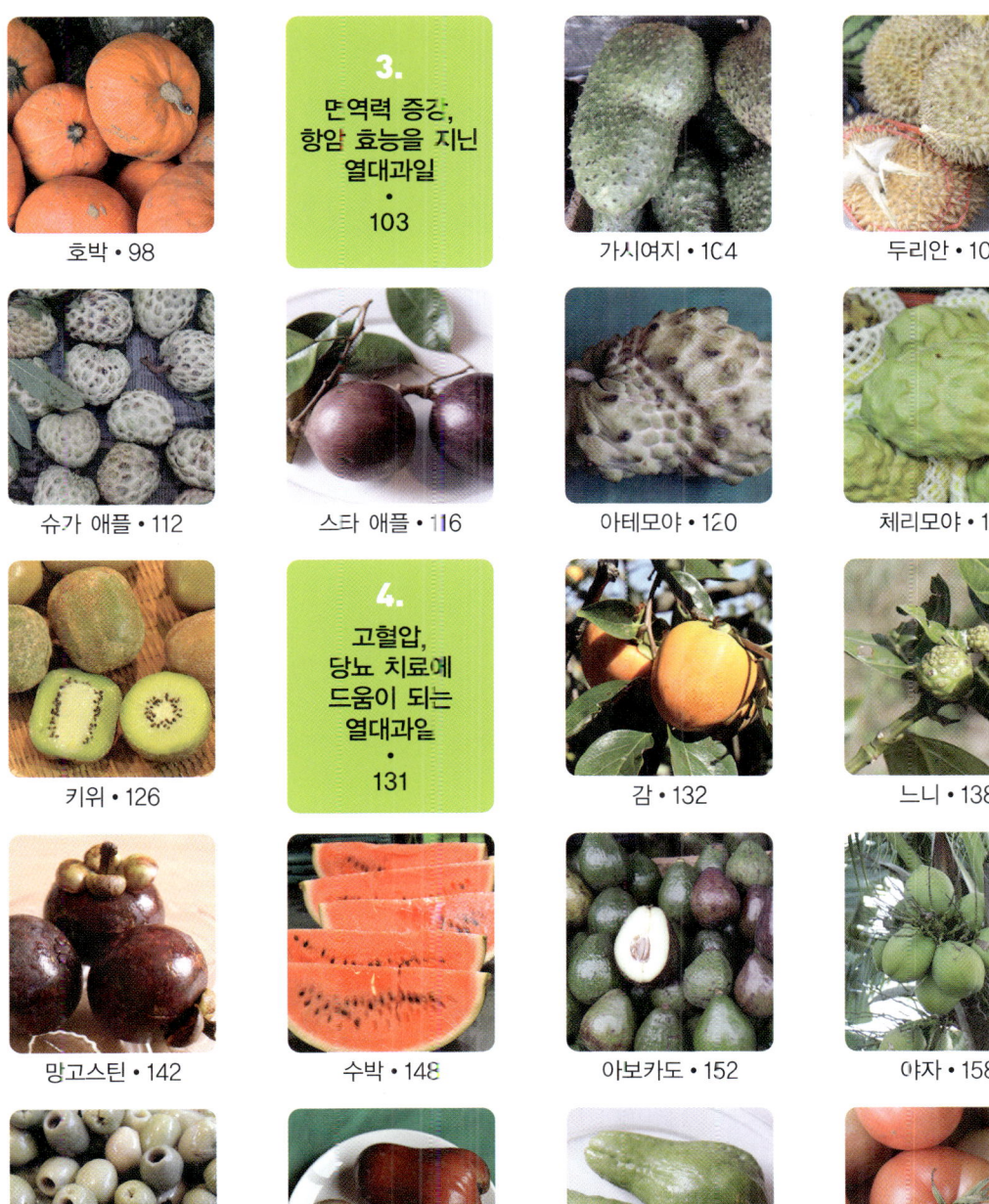

호박 • 98

3.
면역력 증강,
항암 효능을 지닌
열대과일
•
103

가시여지 • 104

두리안 • 108

슈가 애플 • 112

스타 애플 • 116

아테모야 • 120

체리모야 • 124

키위 • 126

4.
고혈압,
당뇨 치료에
도움이 되는
열대과일
•
131

감 • 132

느니 • 138

망고스틴 • 142

수박 • 148

아보카도 • 152

야자 • 158

올리브 • 164

옷스 애플 • 168

차이오티 • 172

토마토 • 176

11

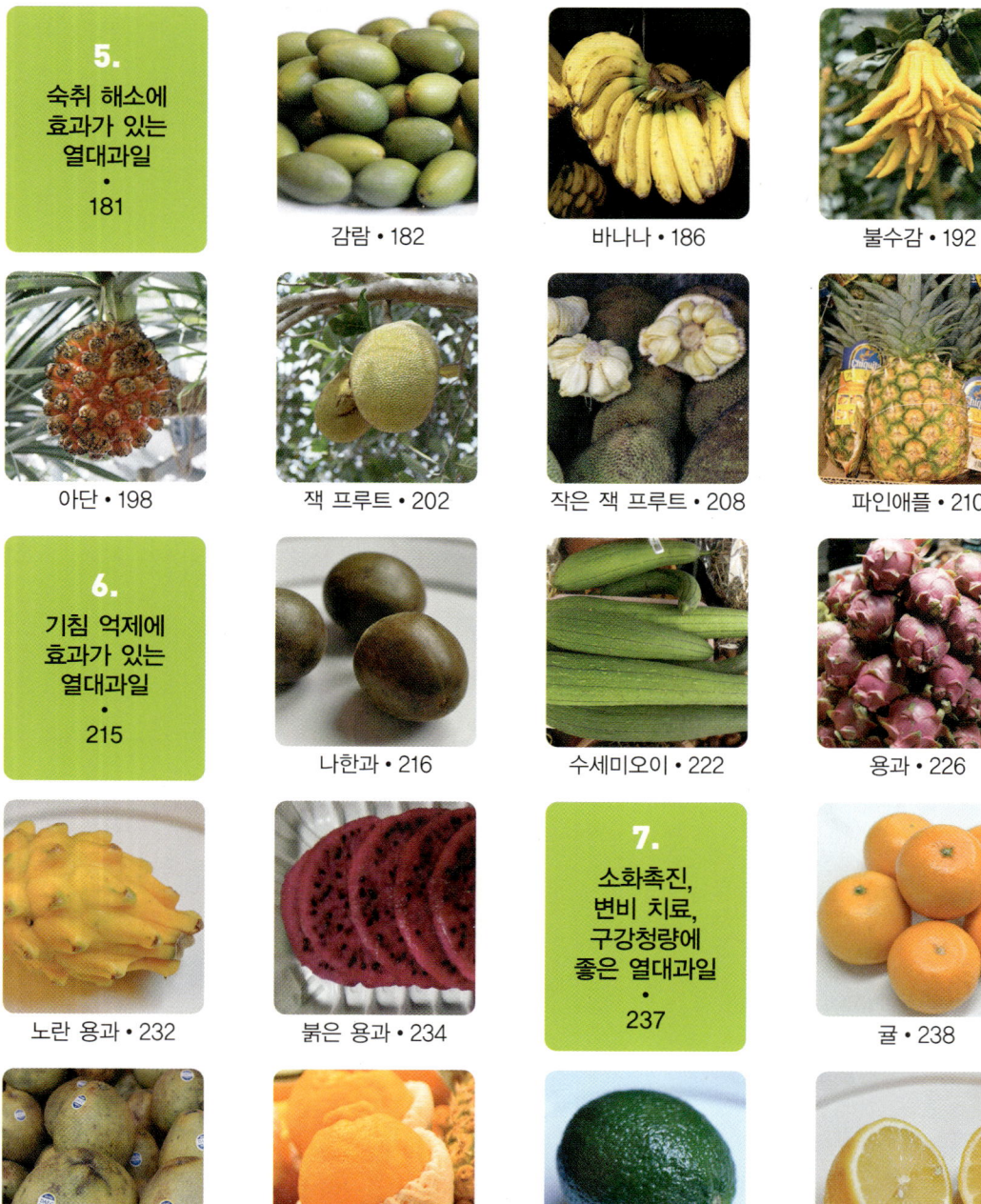

5. 숙취 해소에 효과가 있는 열대과일 • 181

감람 • 182
바나나 • 186
불수감 • 192
아단 • 198
잭 프루트 • 202
작은 잭 프루트 • 208
파인애플 • 210

6. 기침 억제에 효과가 있는 열대과일 • 215

나한과 • 216
수세미오이 • 222
용과 • 226
노란 용과 • 232
붉은 용과 • 234

7. 소화촉진, 변비 치료, 구강청량에 좋은 열대과일 • 237

귤 • 238
포멜로 • 244
데코폰 • 248
라임 • 249
레몬 • 250

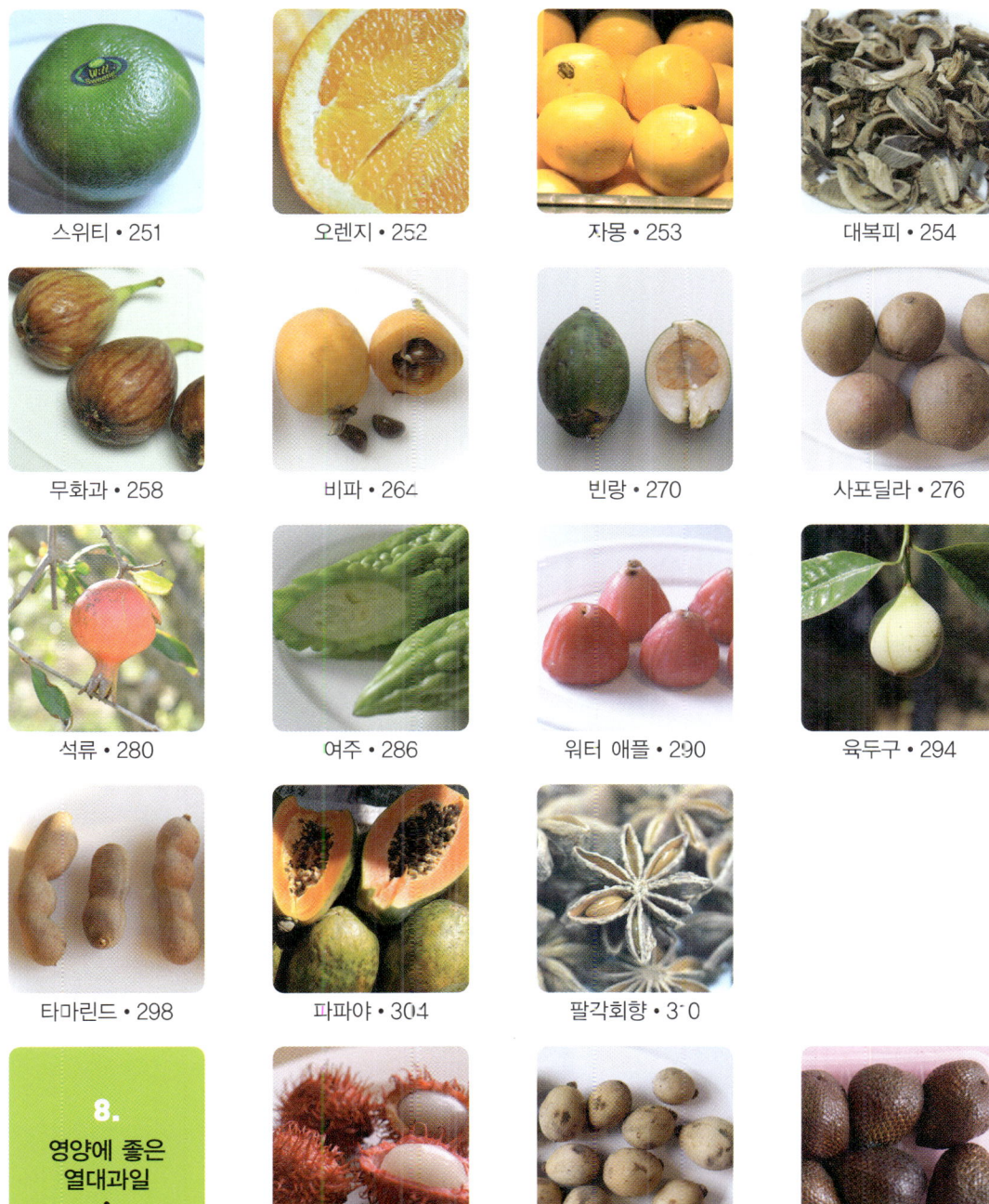

제2장 웰빙 열대식물

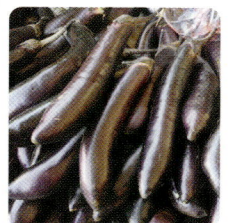
키와노 • 330

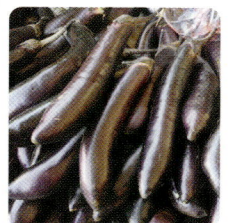
가지 • 334

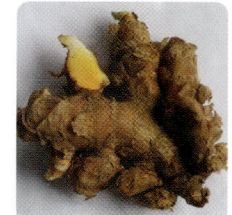
강황 • 338

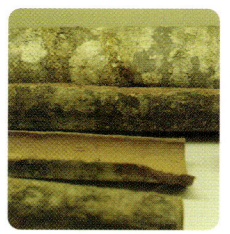
계피 • 342

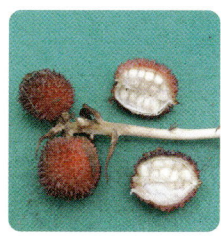
사인 • 348

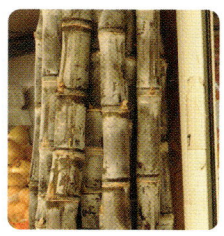
사탕수수 • 352

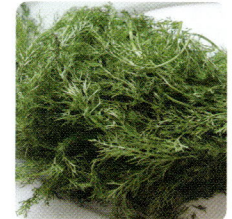
서양자초 • 356

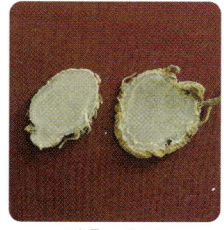
아출 • 358

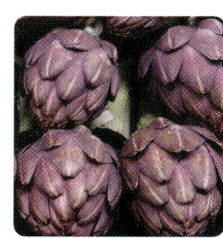
아티초크 • 362

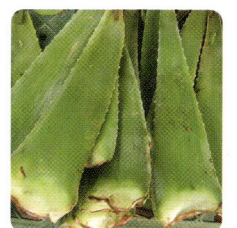
알로에 • 364

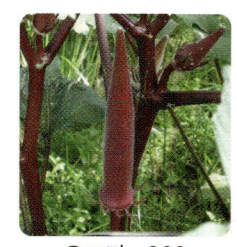
오크라 • 368

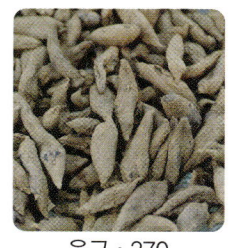
울금 • 370

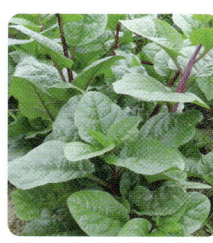
인디언 시금치 • 374

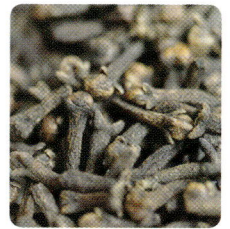
정향 • 376

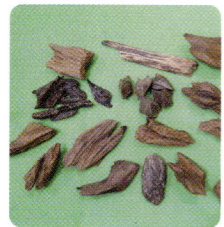
침향 • 380

나라별
열대과일
시장의 모습들

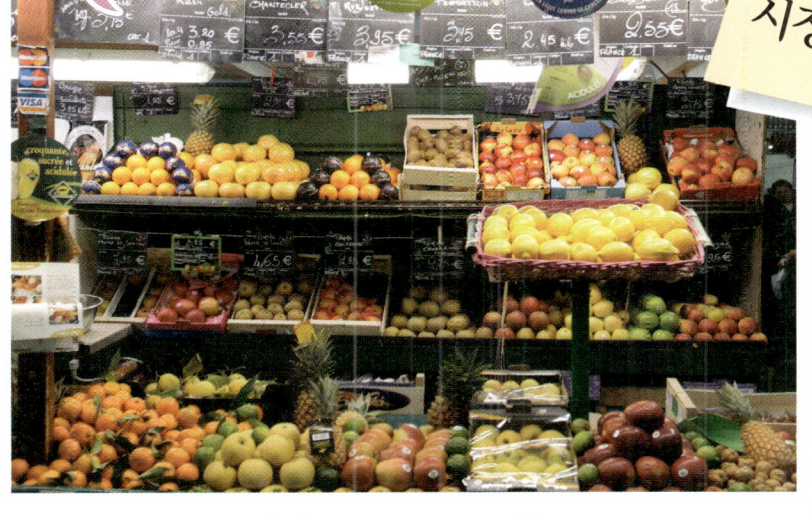

프랑스 파리의 과일상점

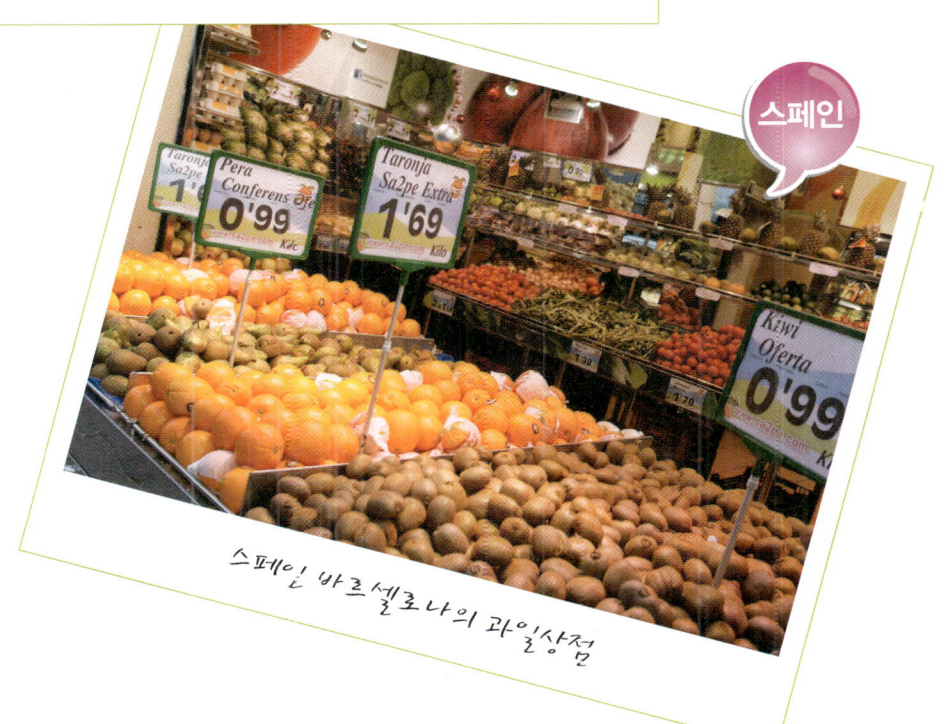

스페인 바르셀로나의 과일상점

필리핀

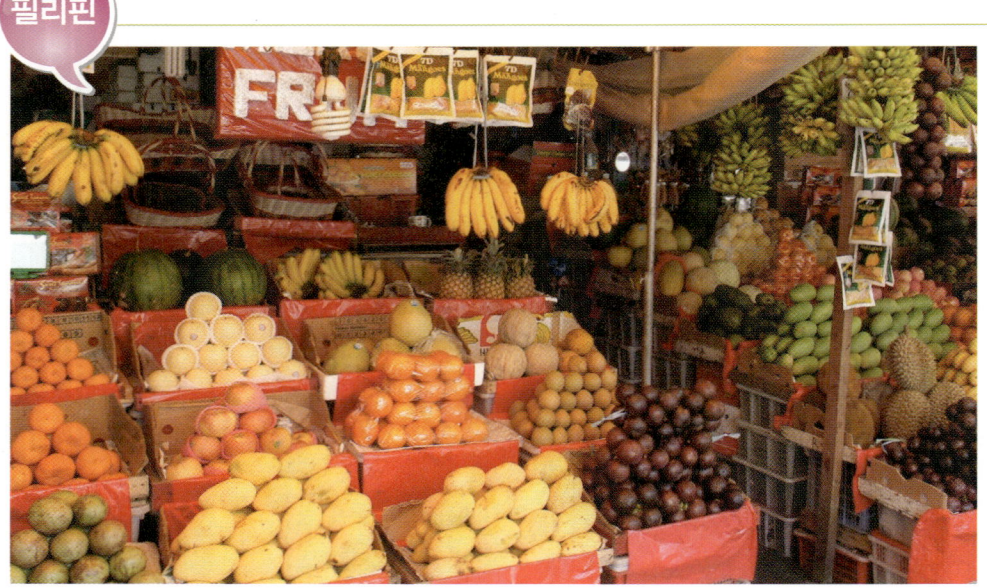

필리핀의 마닐라 인근 열대과일 판매점

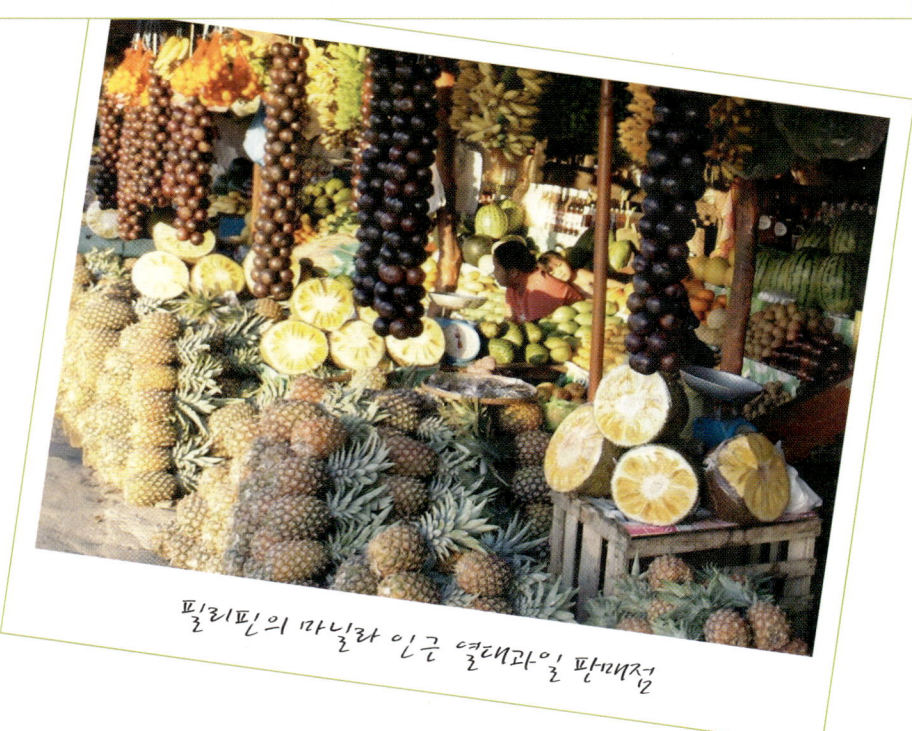

필리핀의 마닐라 인근 열대과일 판매점

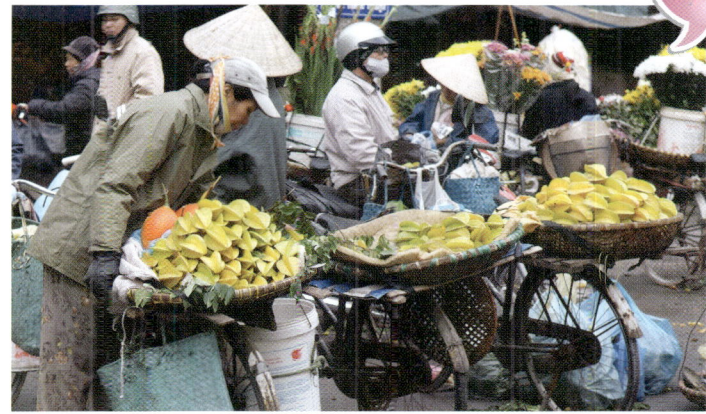

베트남 하롱베이의 전통시장

베트남 하롱베이 전통시장의 과일판매

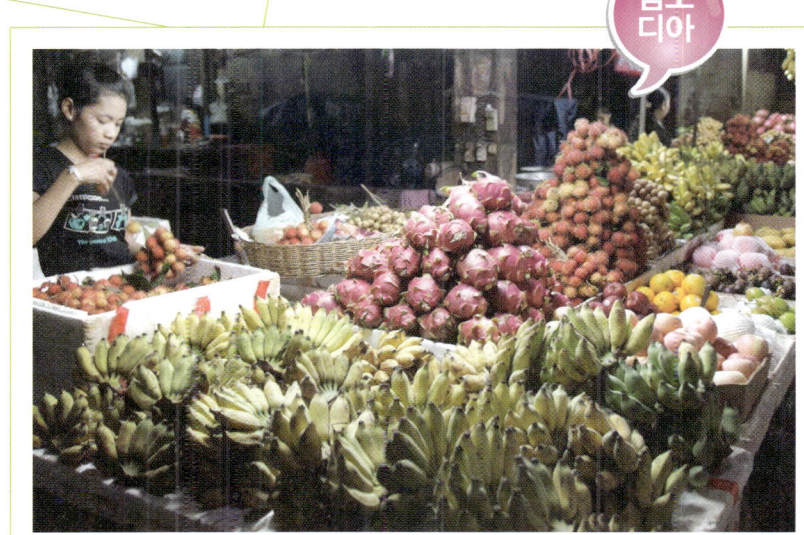

캄보디아의 씨엠립 전통시장

태국

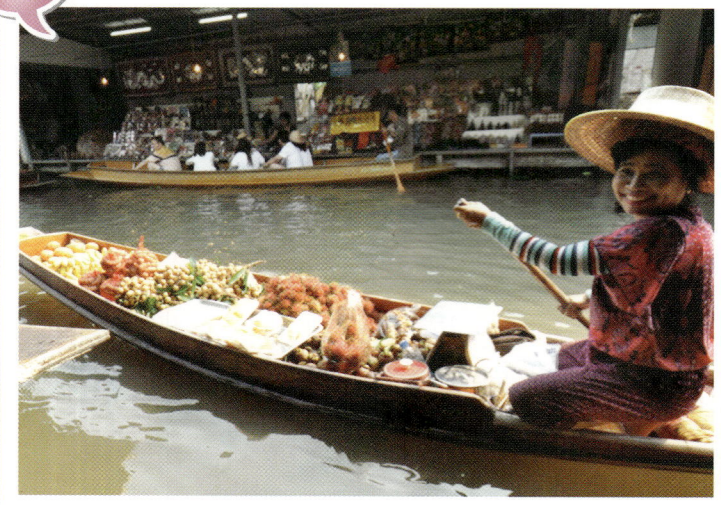

방콕의 남쪽에 위치한 담넌사두억수상시장

라오스

라오스의 열대과일 판매점

인도네시아

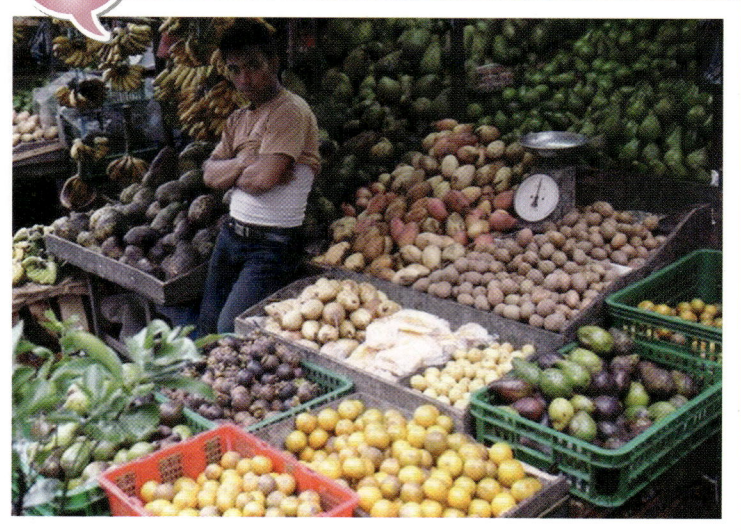

인도네시아 자카르타의 열대과일 판매점

중국

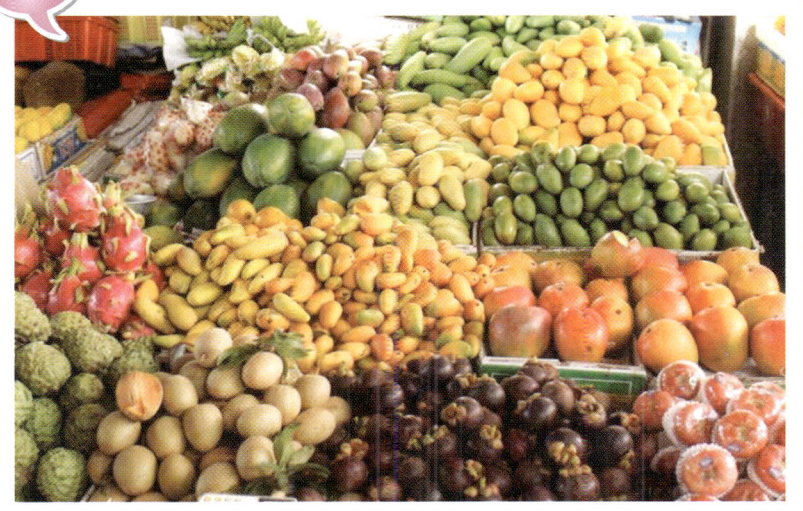

중국 하이난도의 열대과일 시장

일본

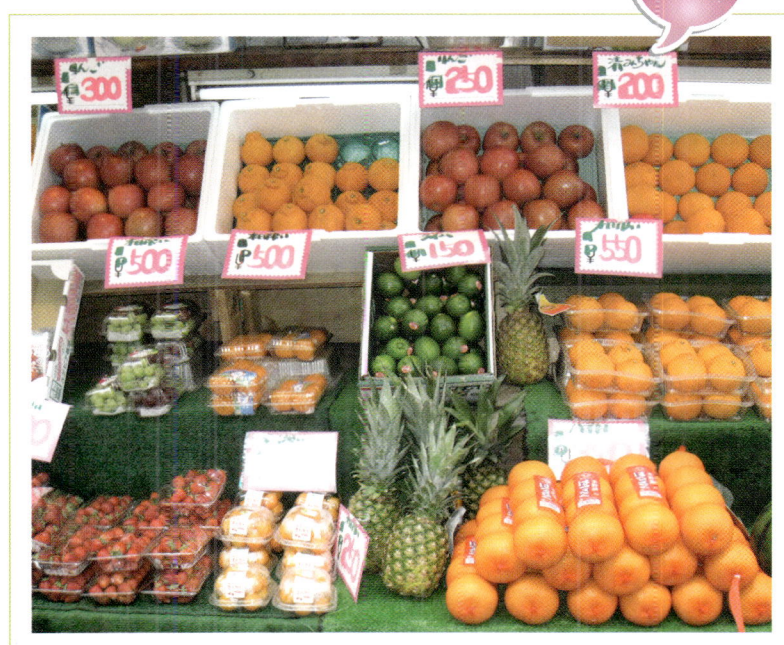

일본 도쿄의 과일 판매점

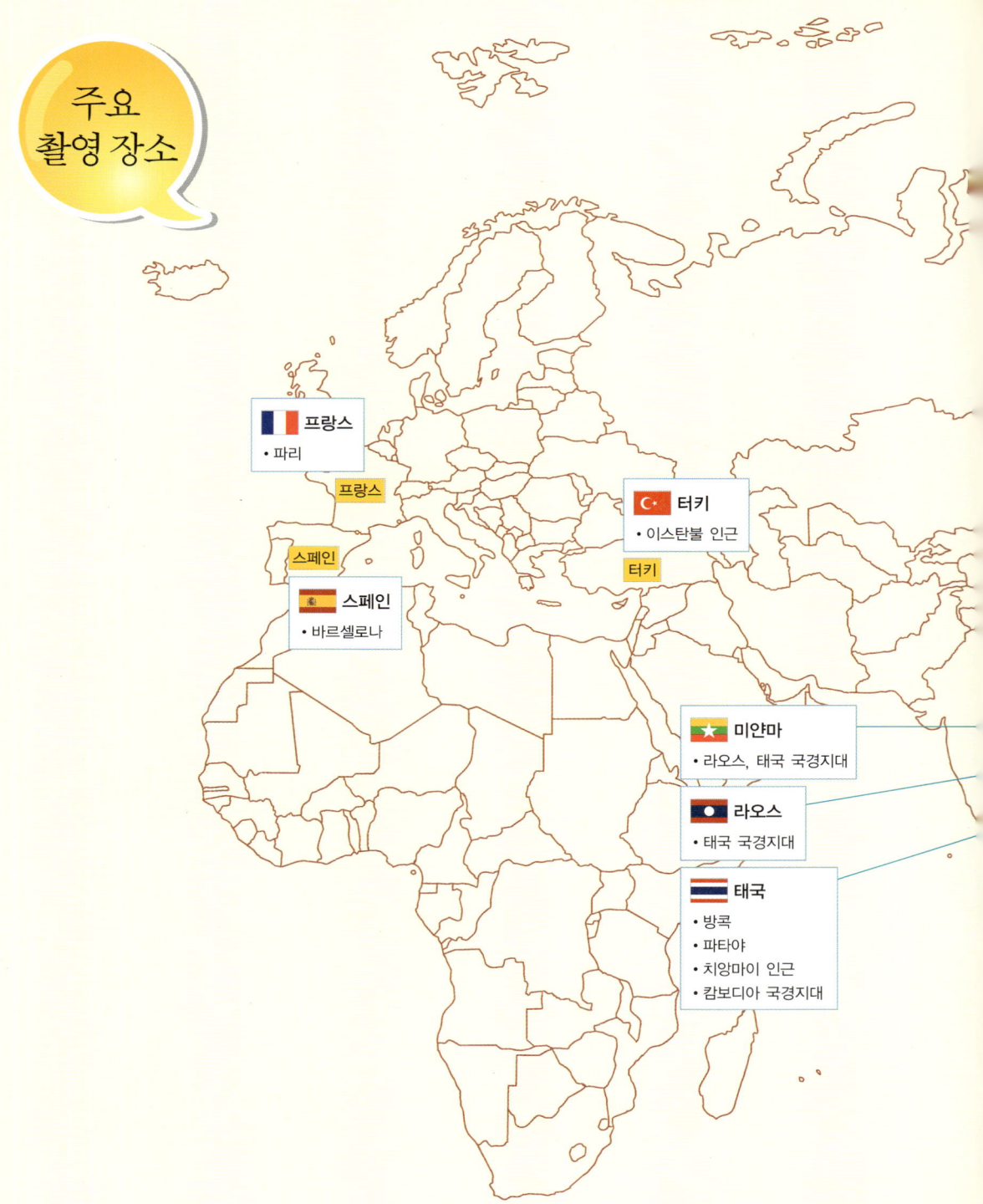

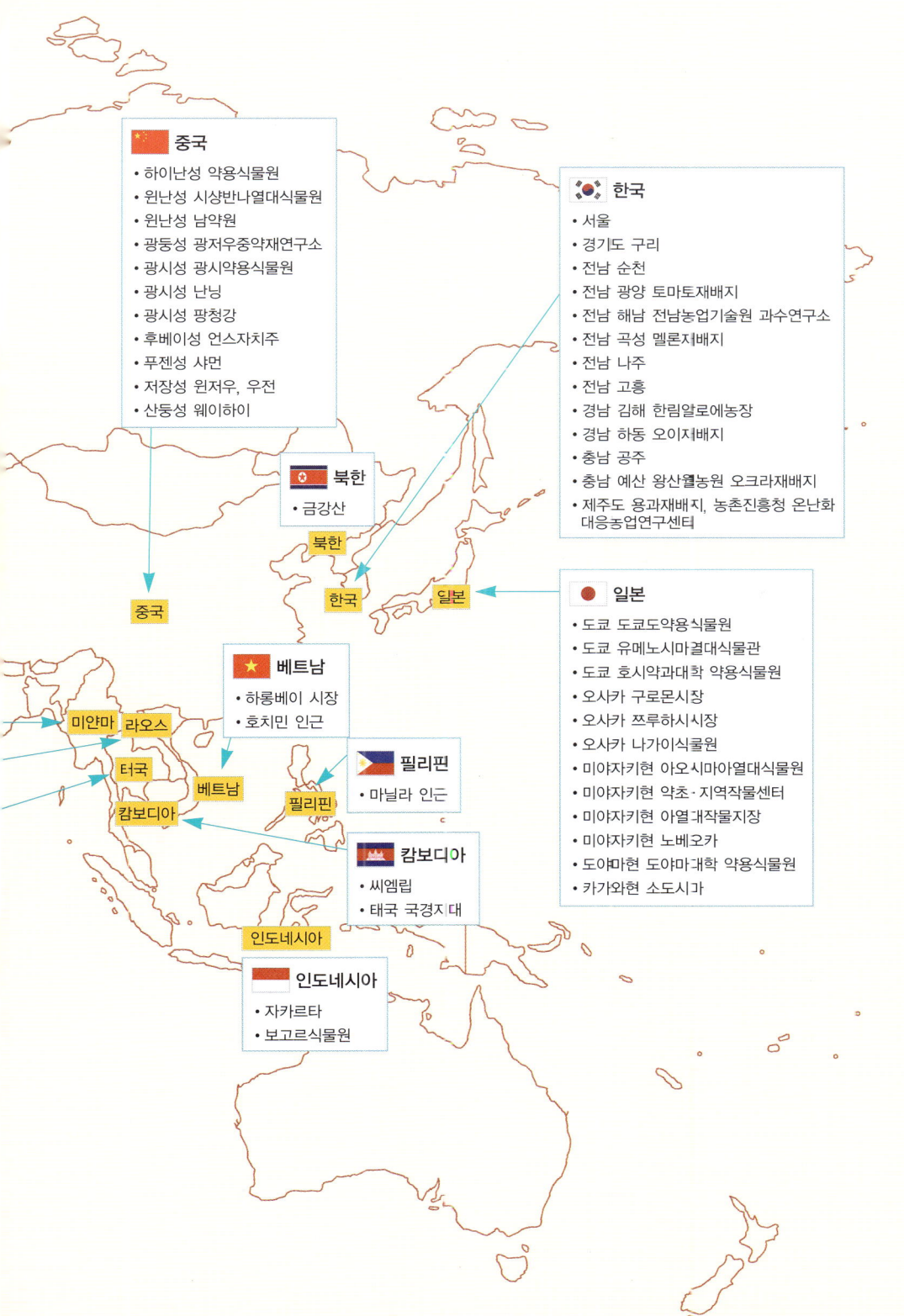

일러두기

1. 열대식물의 명칭은 원칙적으로 『대한민국약전』, 『대한민국약전외한약(생약)규격집』, 한국 『식품공전』에 수록된 이름을 사용하였습니다.
2. 위의 서적에 아직 수재되지 않은 열대과일의 이름은 가능하면 영문명을 사용했으며, 동남아 지역에서 많이 부르는 이름도 함께 기재했습니다. 이들의 한글 표기는 국립국어원의 자문을 받아 표기했습니다.
3. 과일의 지역명 중에서 태국어는 한국외국어대학 태국어과 신근혜 교수의 도움으로 태국 현지 발음을 영어로 표기하고, 괄호 안에 현지 발음을 한글로 다시 표기해 두었습니다.
4. 본문 속의 과일 지역명은 국립국어원의 한글표기법에 따라 기재했습니다.
5. 지역명 중에서 중국어는 독자의 혼란을 피하기 위해 중국 현지발음 대신 우리식 한자발음으로 표기했습니다.
6. 열대과일의 지역명은 『동남아시아 시장도감』, 『세계의 식용식물』과 『한방소채양생백과』를 참고하여 동남아시아와 유럽 지역에서 부르는 명칭을 기재했습니다.
7. 열대과일의 순서는 효능별로, 과일 이름의 가나다순으로 편집했습니다.
8. 동남아시아 지역에서 자주 볼 수 있으며 우리나라에도 많은 수박, 귤 등과 한국에서 많이 유통되는 바나나, 파인애플, 키위, 멜론 등도 원산지는 열대 및 아열대 지역이므로 이들 과일도 선정하여 소개합니다.
9. 사람이 먹을 수 있는 열매란 뜻에서 '과일'이란 용어를 썼으며 식용부위 및 약용부위는 '과일'보다 '열매'란 용어를 사용했습니다.
10. 식용부위가 과일 속, 즉 과일 껍질이 특별히 두껍고 씨가 클 경우에는 '열매'보다 '과육'이란 용어를 사용했습니다.
11. 효능을 자세히 설명하기 위해 일부 중복하여 표기한 경우도 있습니다.

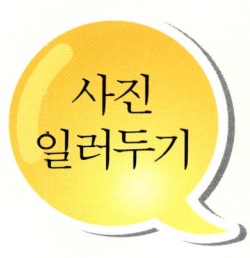

사진 일러두기

1. 본문의 81종 열대식물 사진은 저자가 동남아시아와 유럽 지역을 찾아가서 직접 촬영한 사진들입니다.
2. 사진 설명에서 괄호안의 국가명은 사진 촬영지 표시입니다.
3. 저자가 촬영하지 못한 아래의 사진은 다음 분들로부터 제공받아 사용했습니다. 제공해주신 분들께 깊이 감사드립니다.

- 구아바류(2)_ 작은 구아바 : p.34, 35_ 요시모토 미요코(吉本美代子)씨(일본 미야자키현)
- 망고 : p.38(하), p.39_ 요시모토 미요코(吉本美代子)씨(일본 미야자키현)
- 멜론 : p.60, p.61(하)_ 김홍기 곽사(전남생물방제센터)
- 차이오티 : p.172, p.174(상)_ 농촌진흥청 온난화대응농업연구센터(제주도 소재)
- 불수감 : 불수감(p.193) 제공_ 전남농업기술원 과수연구소(전남 해남군 소재)
- 귤 : p.241(상, 하)_ 양다운(순천대 한약자원학과 4년)
- 무화과 : p.260(하단 오른쪽)_ 전남 무안군
- 석류 : p.283(하단 오른쪽), p.284_ 이기웅 교수(순천대 농업경제학과)
- 알로에 : p.364, p.365_ 경남 진해 한림알로에
- 오크라 : p.368, p.369_ 충남 예산 왕산월농원
- 인디언 시금치 : p.374, p.375_ 충남 예산 왕산월농원

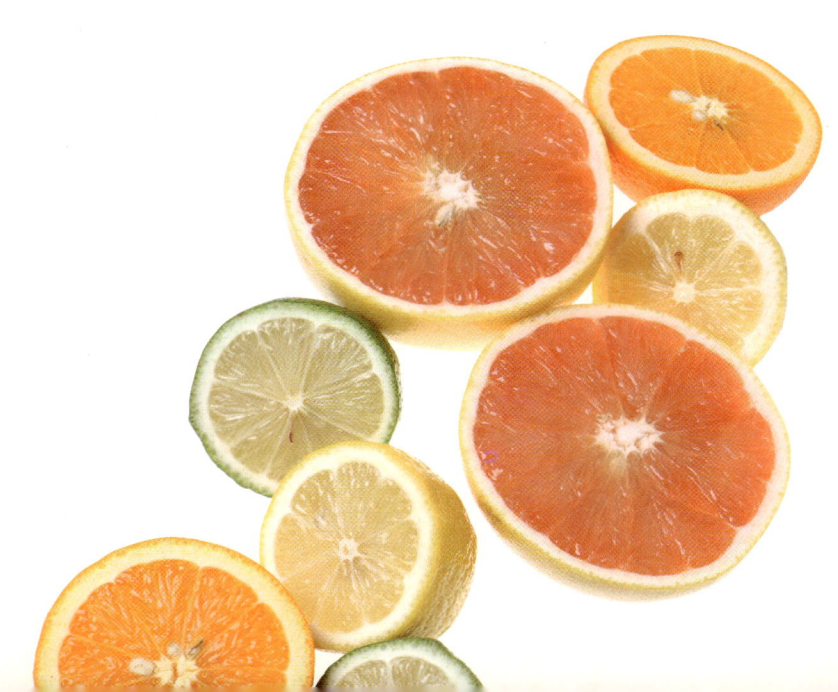

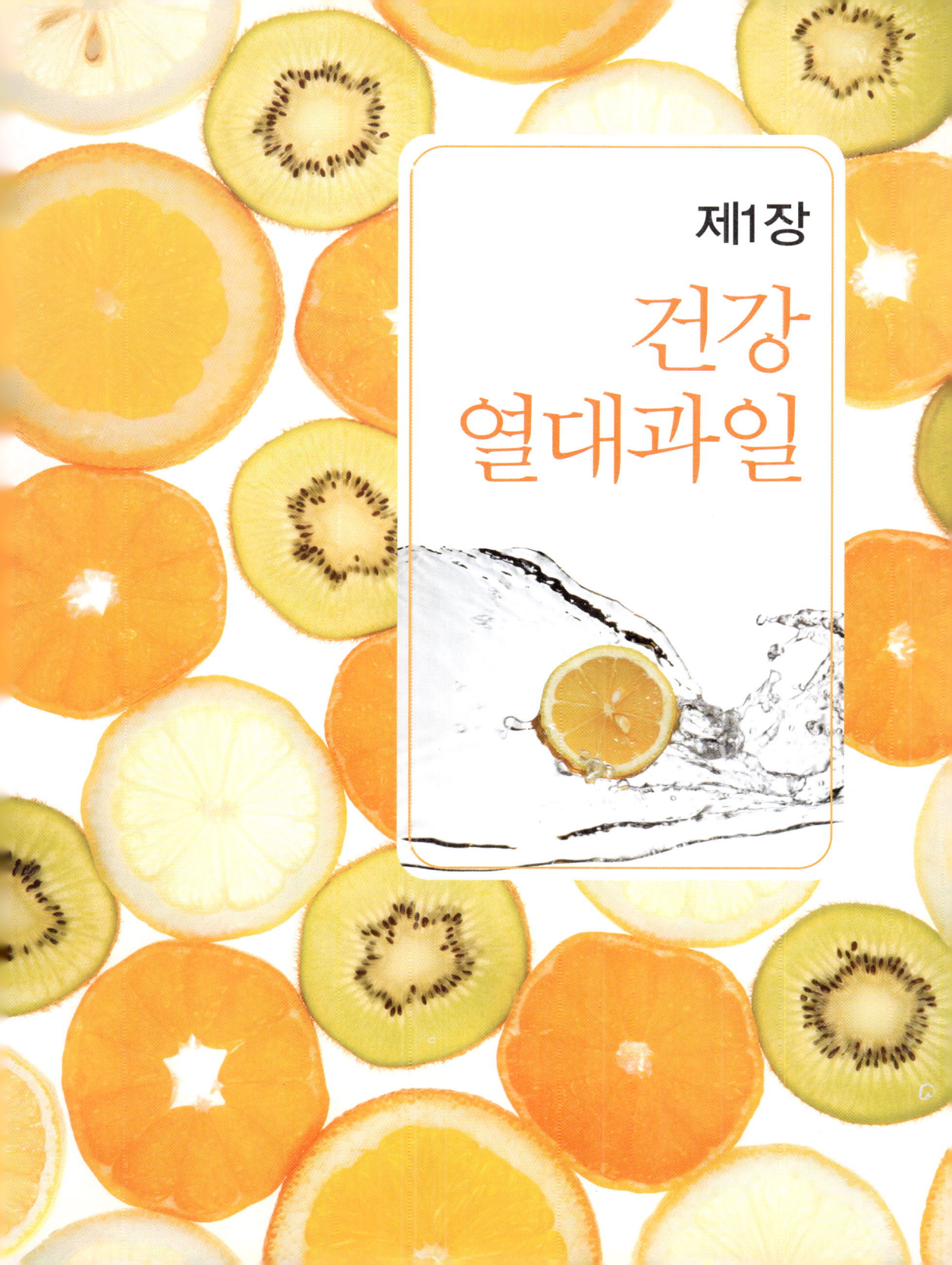

제1장
건강 열대과일

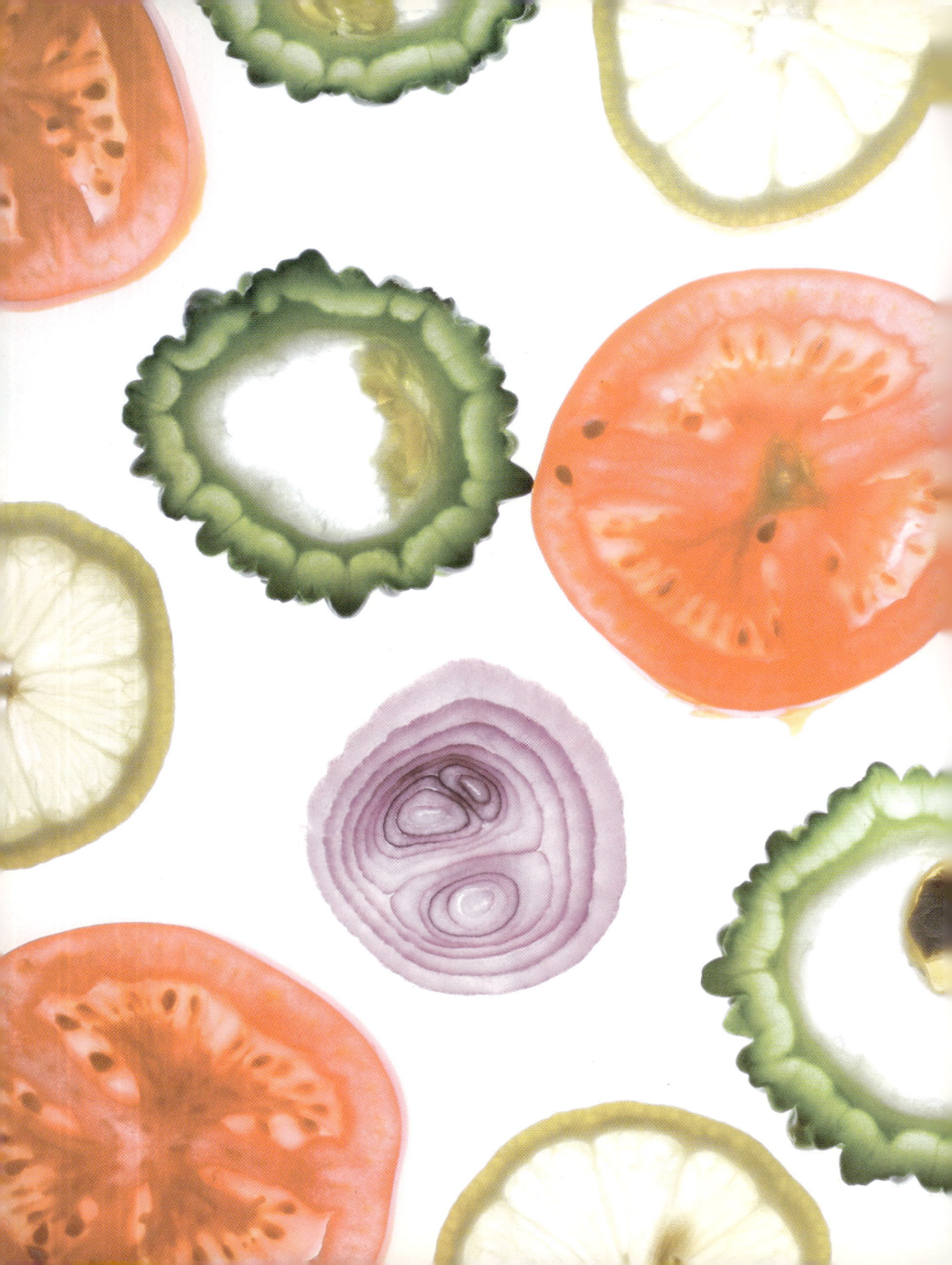

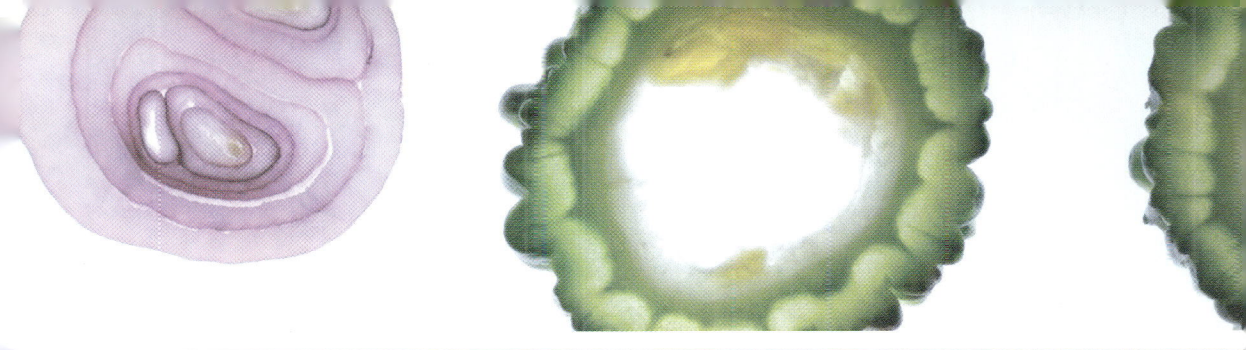

1. 미용과 피부에 좋은 열대과일

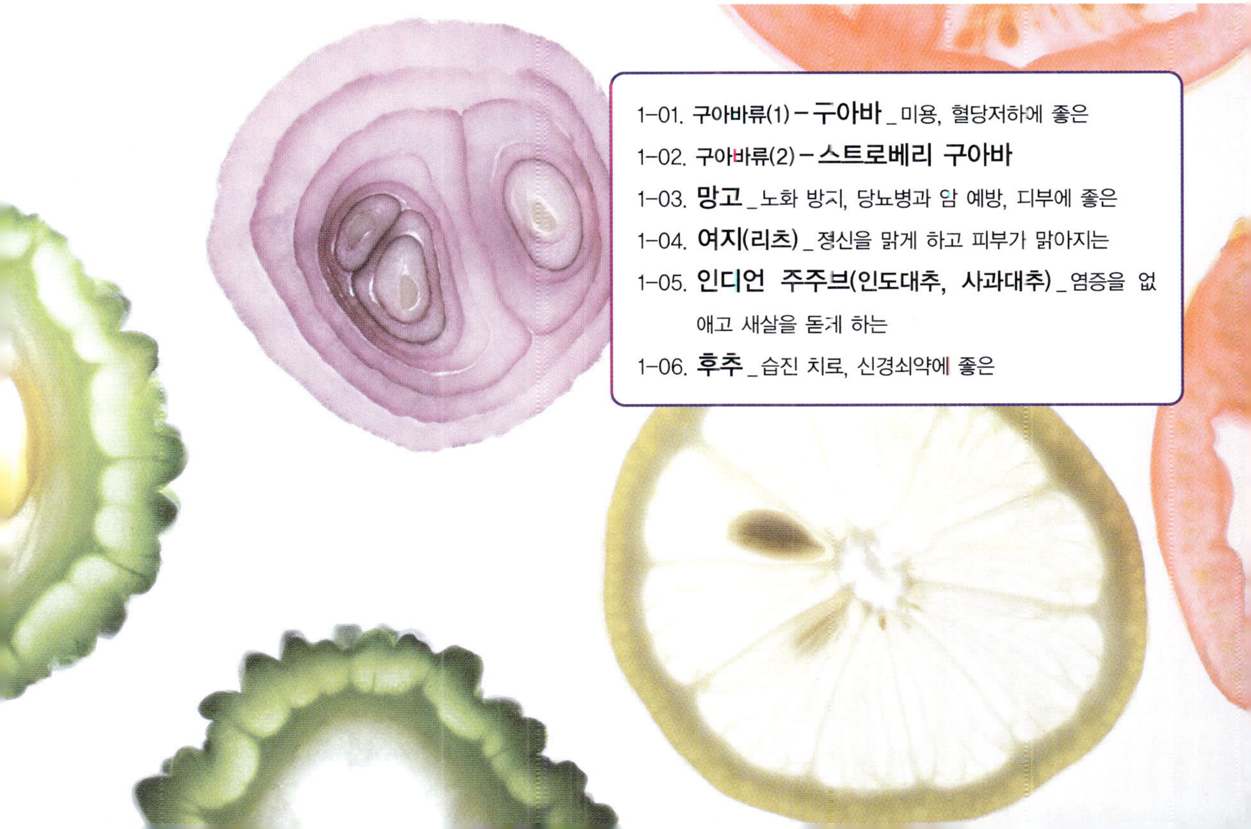

1-01. **구아바류(1) - 구아바** _ 미용, 혈당저하에 좋은
1-02. **구아바류(2) - 스트로베리 구아바**
1-03. **망고** _ 노화 방지, 당뇨병과 암 예방, 디부에 좋은
1-04. **여지(리츠)** _ 정신을 맑게 하고 피부가 맑아지는
1-05. **인디언 주주브(인도대추, 사과대추)** _ 염증을 없애고 새살을 돋게 하는
1-06. **후추** _ 습진 치료, 신경쇠약에 좋은

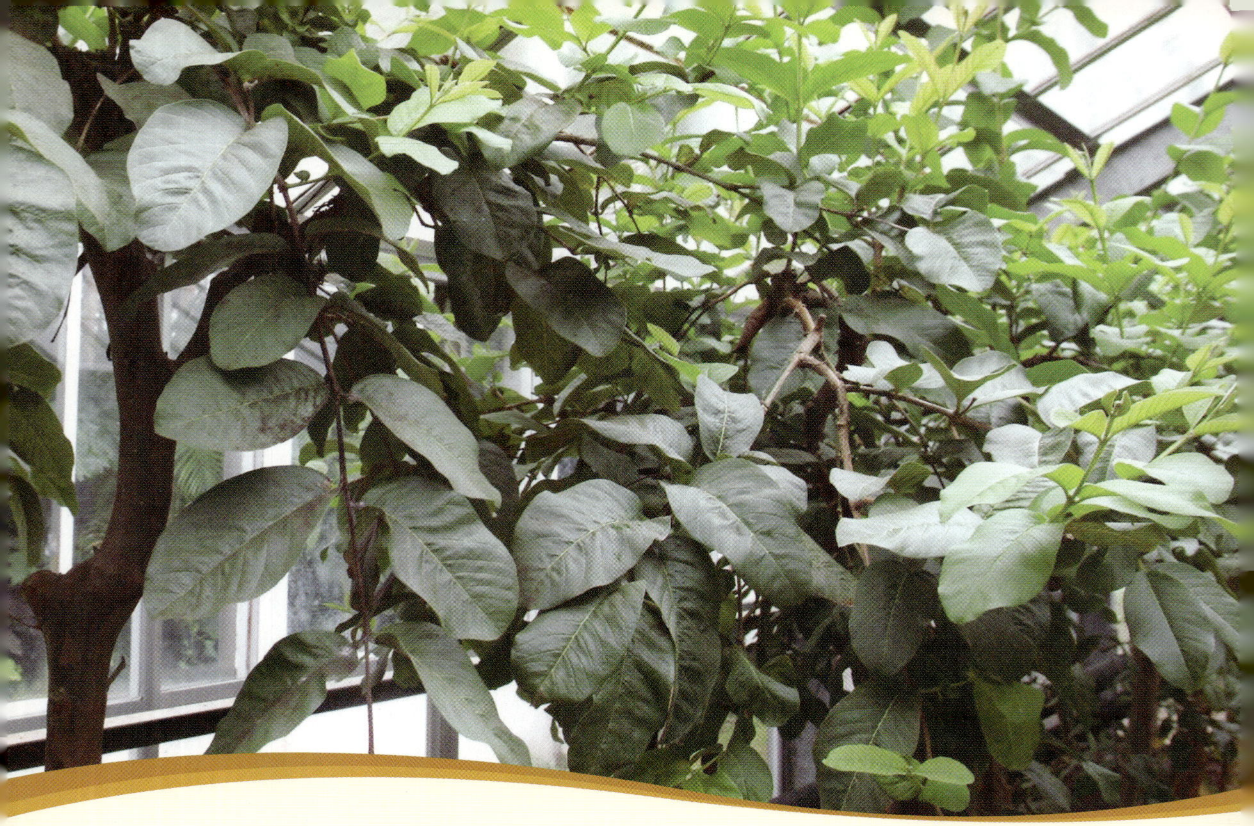

미야자키아열대식물원에서
자라고 있는 구아바나무(일본)

1.01 미용, 혈당저하에 좋은
구아바류 1_ 구아바

- **학명** | *Psidium guajava* L.
- **식용부위** | 열매
- **과명** | 도금양과(Myrtaceae)
- **약용부위** | 어린 과일, 잎, 과일껍질, 나무껍질, 뿌리, 씨

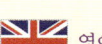 영어 • guava, apple guava
 스페인어 • guayabo
 인도네시아어 • jambu biji
 일본어 • グアバ(구아바)

 프랑스어 • goyave, goyavier
 필리핀어 • bayabas
 말레이어 • jambu biji
 한자 • 番石榴(번석류), 番石榴乾(번석류건)

 이태리어 • guava
 타이어 • farang(파랑)

- **원산지** | 구아바(guava)는 중미 지역이 원산지로 알려져 있다.

- **재배지·판매** | 카리브 해 연안, 중앙아메리카, 남아메리카 북부, 동남아시아 등에 자생한다. 일본에서는 구아바 차가 인기다. 일본 남쪽지방인 미야자키(宮岐)현에서는 재배한 구아바 잎을 가공한 차를 관광지 곳곳에서 판매하고 있으며, 일본의 아열대 식물원 어디를 가더라도 구아바를 만날 수 있다. 일본에서는 원료를 가공하면 몇 배의 이익을 볼 수 있다는 사실을 알고 적극적으로 열대과일을 개발하려는 의지를 보이고 있다.

  우리나라에는 제주도, 경남 의령, 충북 영동, 경기도 안성 등에서 재배 중이다. 전남 해남에서도 실증 재배하는 시범사업을 시작하여 수확의 기쁨을 맛보았는데, 해남의 따뜻한 기후가 열대과수를 재배하기에 충분하다는 결론을 얻었다. 더욱이 별도의 난방을 하지 않고 하우스 내에서 재배가 가능해 다른 작목보다 경비가 절감되므로, 새로운 소득작목으로 기대된다는 재배농가의 얘기다.

- **식물** | 도금양과에 속하며 학명은 *Psidium guajava*로서 열매를 식용한다. 과일 형태는 구형 혹은 배형이다. 덜 익었을 때는 열매 색깔이 녹색을 띠지만 익어가면서 노란

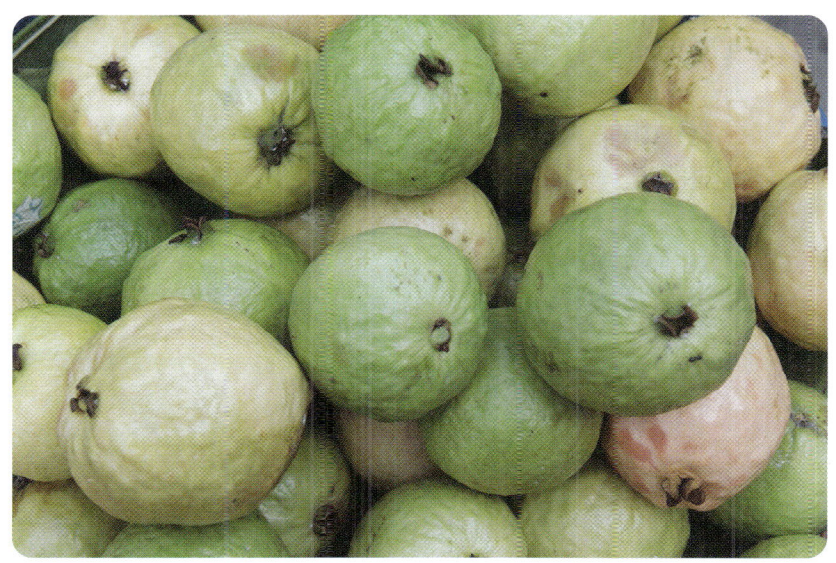

자카르타 전통시장에서 판매 중인 구아바(인도네시아)

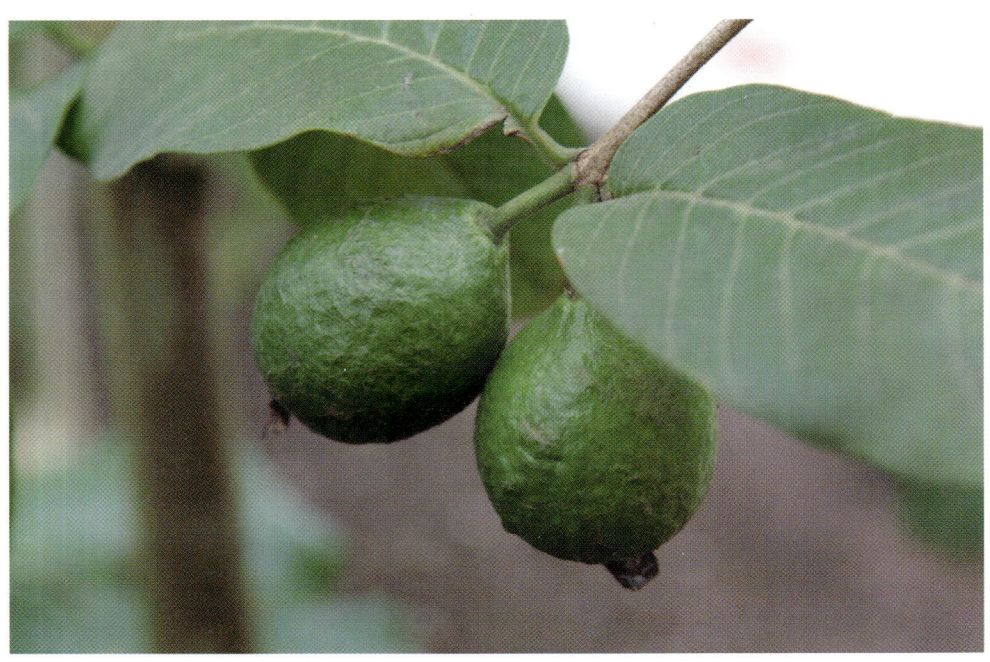
미야자키아열대식물원의 구아바 어린 열매(일본)

색에서 빨간색으로 변한다. 구아바 잎은 타원형이며 꽃은 흰색이다.

- **잉카인들의 건강식** | 구아바는 안데스 산맥에 고립되었지만 마추픽추와 같은 건축문화를 꽃피웠던 고대 잉카인들의 건강식으로 알려져 있다. 한방에서는 번석류건(番石榴乾)이라 부르고 우리나라 일본에서는 영어 이름 그대로 구아바라 통용한다.

- **비타민 풍부, 미용, 피부 습진에도 도움** | 구아바는 강하면서 좋은 기분을 느끼게 하는 향기가 있으며 열매 안에는 작고 단단한 씨가 많이 들어 있다. 열매에는 비타민 A, B, C가 풍부하며 이중 비타민 C는 레몬의 3배나 된다. 퀘르세틴(quercetin) 같은 플라보노이드 성분과 당 성분도 많다. 잎에 함유된 폴리페놀성 성분은 당의 흡수를 온화하게 하는 작용이 있어 건강차에 많이 사용된다. 또 캔디, 잼, 젤리, 음료 등으로도 폭넓게 이용된다.

구아바는 위장장애, 당뇨, 열이 있는 기침, 궤양, 화상과 상처에 사용하기도 한다. 한방의 성미(性味)로서 맛은 시고 떫으며 따뜻한 성질을 가지고, 설사와 이질을 멎게 하

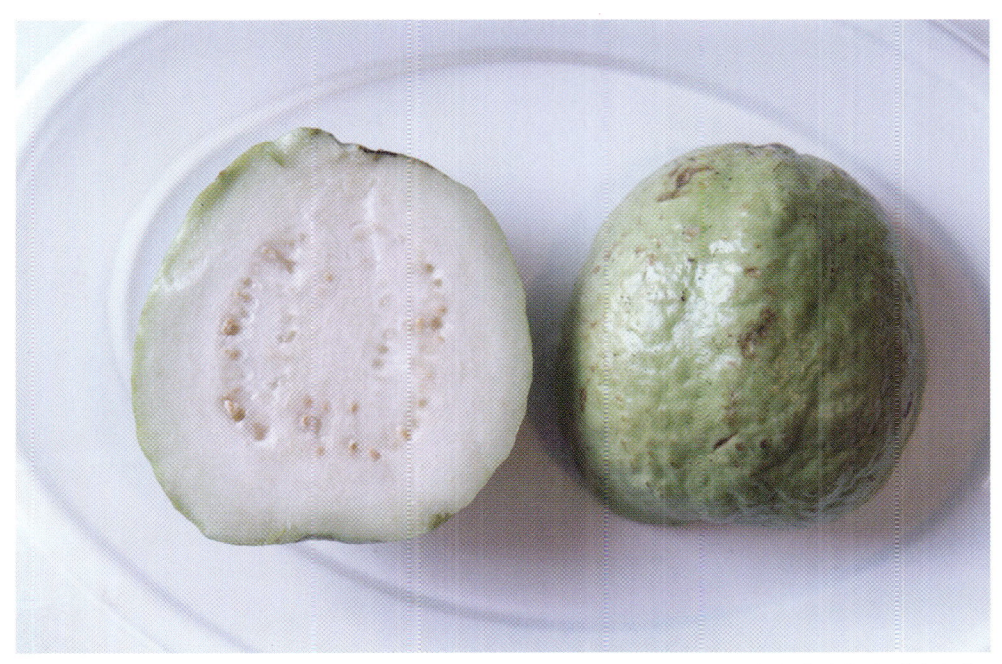

구아바 열매의 내부(필리핀)

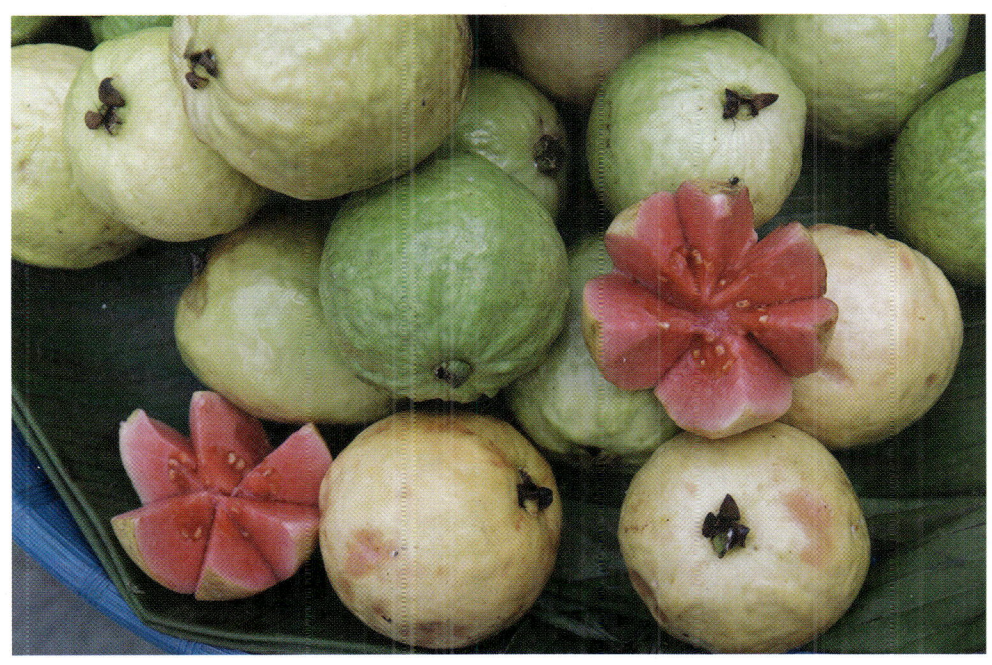

구아바 열매와 내부 모습(인도네시아)

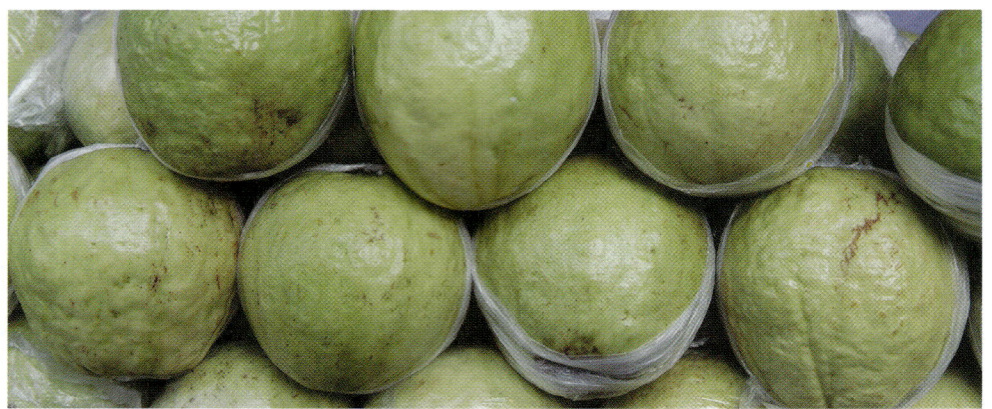

마닐라 시장에서 판매 중인 구아바(필리핀)

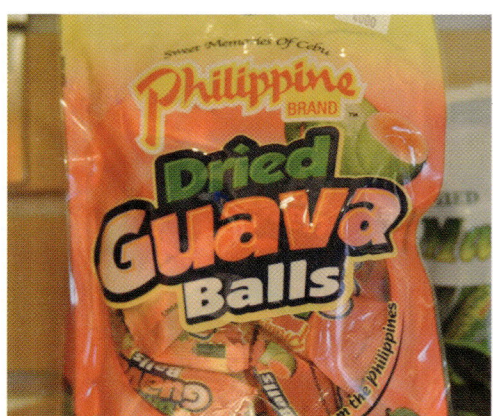

구아바 사탕(필리핀)

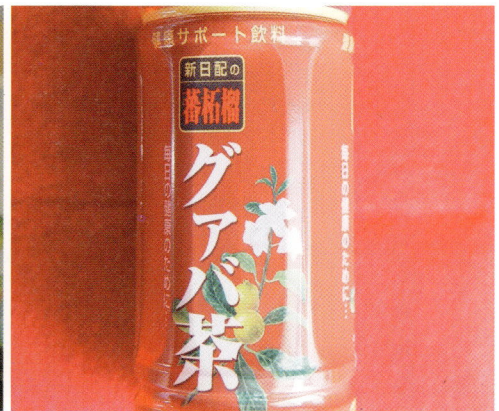

구아바 드링크(일본)

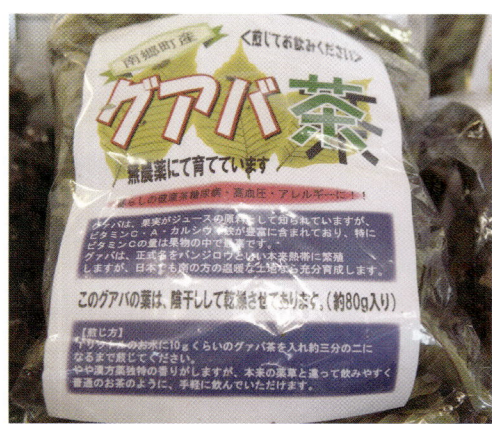

구아바 차(일본)

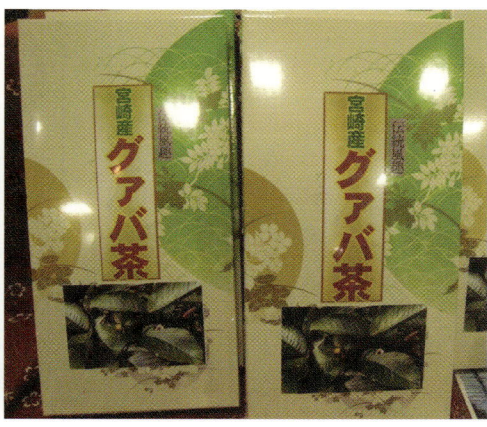

구아바 차 제품(일본)

는 효능이 있다. 잎의 한방 성미는 맛이 달고 떫으며 성질은 평하고 독이 없으며 만성 설사, 만성 이질, 외상출혈을 치료하고 피부습진, 땀띠, 소양증(搔痒症, 가려움증)에 효과가 있다.

일본 미야자키 시내의 관광상품절에 있는 홍보물을 읽어보면 "구아바는 주스의 원료로 쓸 때 비타민 A, C, 철분, 미네랄, 타닌 성분이 고루 풍부하고 특히 비타민 C의 함량이 다른 과일보다 월등히 많다. 구아바의 잎도 말려서 차로 마시던 체내로 들어가 당분이나 지방을 에너지로 변화시키고 미용에도 도움을 준다"라고 소개하고 있다.

- **식용법 |** 구아바 열매를 반으로 자른 후 껍질을 벗겨서 먹는다. 구아바는 열매만 먹는 게 아니라 잎과 줄기도 식용으로 활용한다. 열매의 맛은 바나나, 파인애플, 사과, 토마토 등 서너 가지 과일을 한꺼번에 맛보는 듯한 깊은 느낌이 난다. 디저트나 과일 샐러드에도 이용할 수 있다.

구아바의 한방 효능

1. 열매의 성미(性味) : 맛은 시고 떫으며 성질은 따뜻하다.
2. 열매의 효능
   - 설사와 이질을 멎게 한다.
   - 수렴(收斂, 아물게 하고 늘어진 것을 줄어들게 하며 나가는 것을 거두어들이는 것), 지혈 효능이 있다.
   - 혈압강하 효능이 있다.
3. 기타 부위의 효능
   - **과일껍질** : 당뇨병 치료 효과
   - **씨** : 지사, 통증 완화
   - **잎** : 수렴, 지사, 지혈, 소염 작용

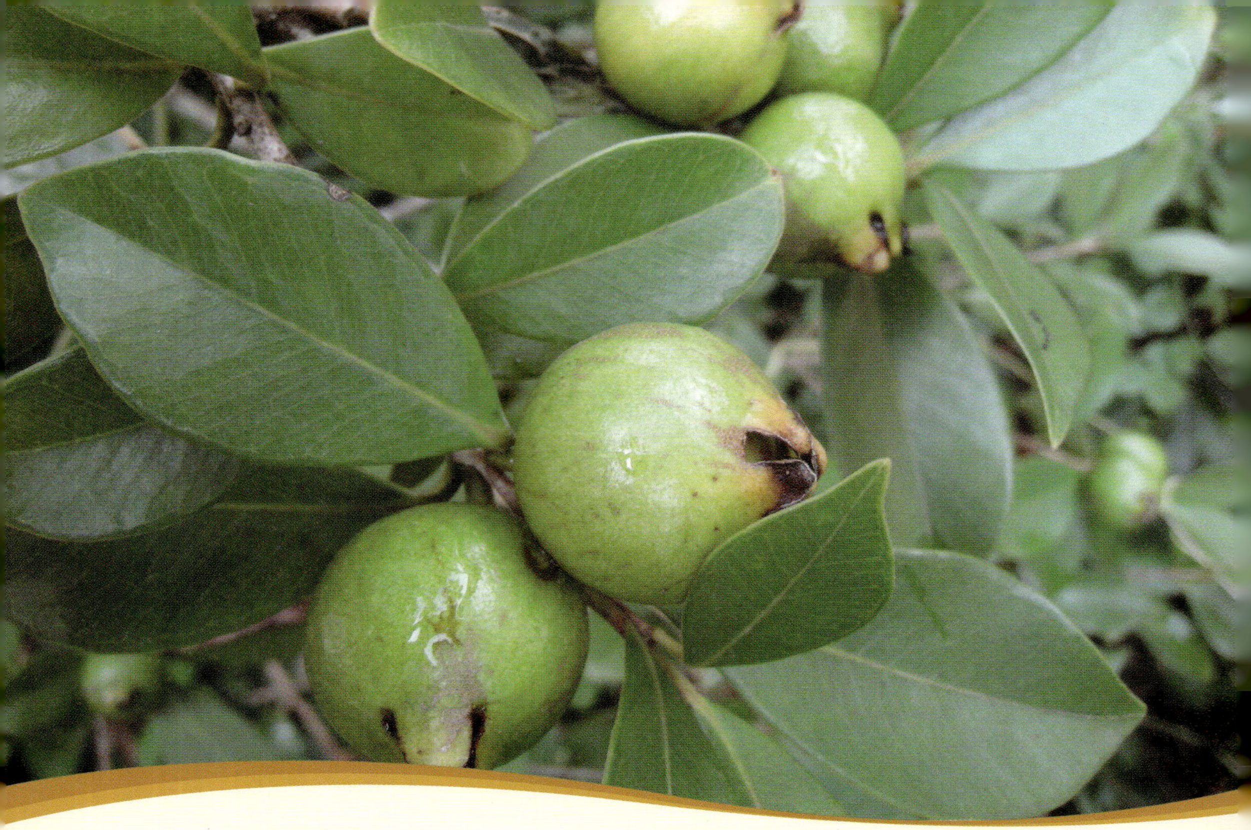

미야자키현 노베오카에서 재배 중인 스트로베리 구아바나무의 열매(일본)

1.02 구아바류 2_ 스트로베리 구아바

- 학명 | *Psidium littorale* Raddi, *Psidium cattleianum* Sabine
- 과명 | 도금양과(Myrtaceae) • 식용부위 | 열매

 영어 • cattley guava, peruvian guava, strawberry guava, lemon guava
 프랑스어 • gouyave fraise, goyavier-friase
 스페인어 • guayaba de fresa
 일본어 • キバンジロウ(키반지로우), ストロベリーグアバ(스토로베리 구아바)

- **원산지 |** 브라질 동부 저지대 및 그 주변 지역이 원산지로 알려져 있다.

- **스트로베리 구아바와 레몬 구아바 |** 이 식물 중에서 특히 열매가 노란색인 것을 레몬 구아바(lemon guava), 붉은색을 스트로베리 구아바(strawberry guava)라고도 한다.

- **식물 |** 도금양과에 속하며 학명은 *Psidium littorale* 또는 *Psidium cattleianum*로서 열매를 식용한다. 이 식물의 변종은 다음과 같다. 즉 *Psidium littorale* var. *cattleianum*, *Psidium littorale* var. *longipes*, *Psidium littorale* var. *littorale*, *Psidium littorale* var. *lucidum*이다.

  고려대 김기중 교수는 구아바가 속해 있는 도금양과는 130속 3천 종 이상으로 구성되어 있으며 남미대륙이 중심 분포지이고, 구아바가 속한 프시디움속(*Psidium*)은 중남미의 열대 지역에 많이 분포하며 100여 종 정도로 구성되어 있다고 설명한다.

- **영양 |** 열량은 비교적 낮으며 비타민 C의 좋은 공급원이다.

- **식용법 |** 구아바 열매(p.33)와 같은 방법으로 식용하며 잼, 젤리 등으로 가공하여 먹기도 한다.

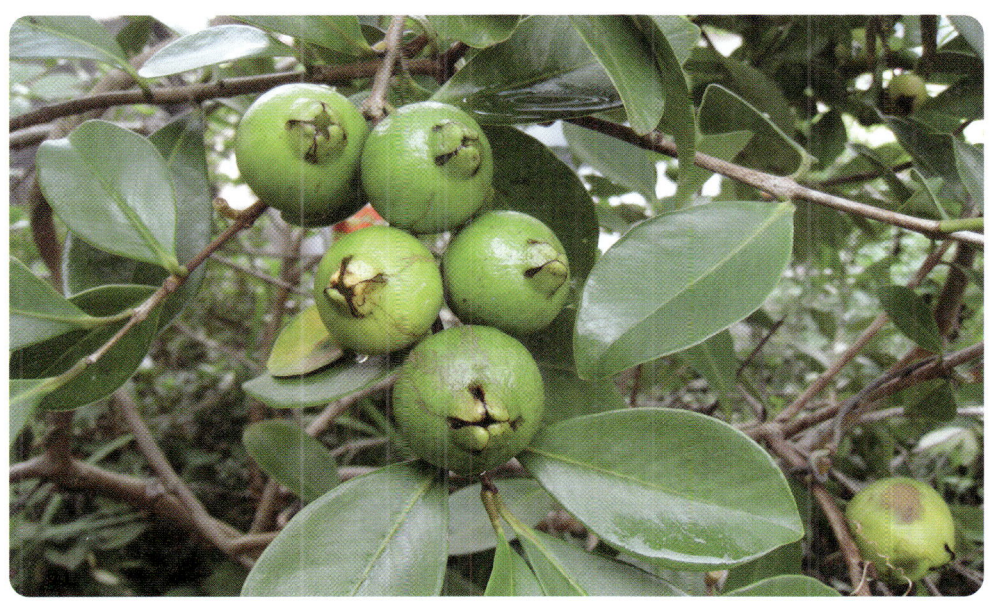

스트로베리 구아바나무 열매(일본)

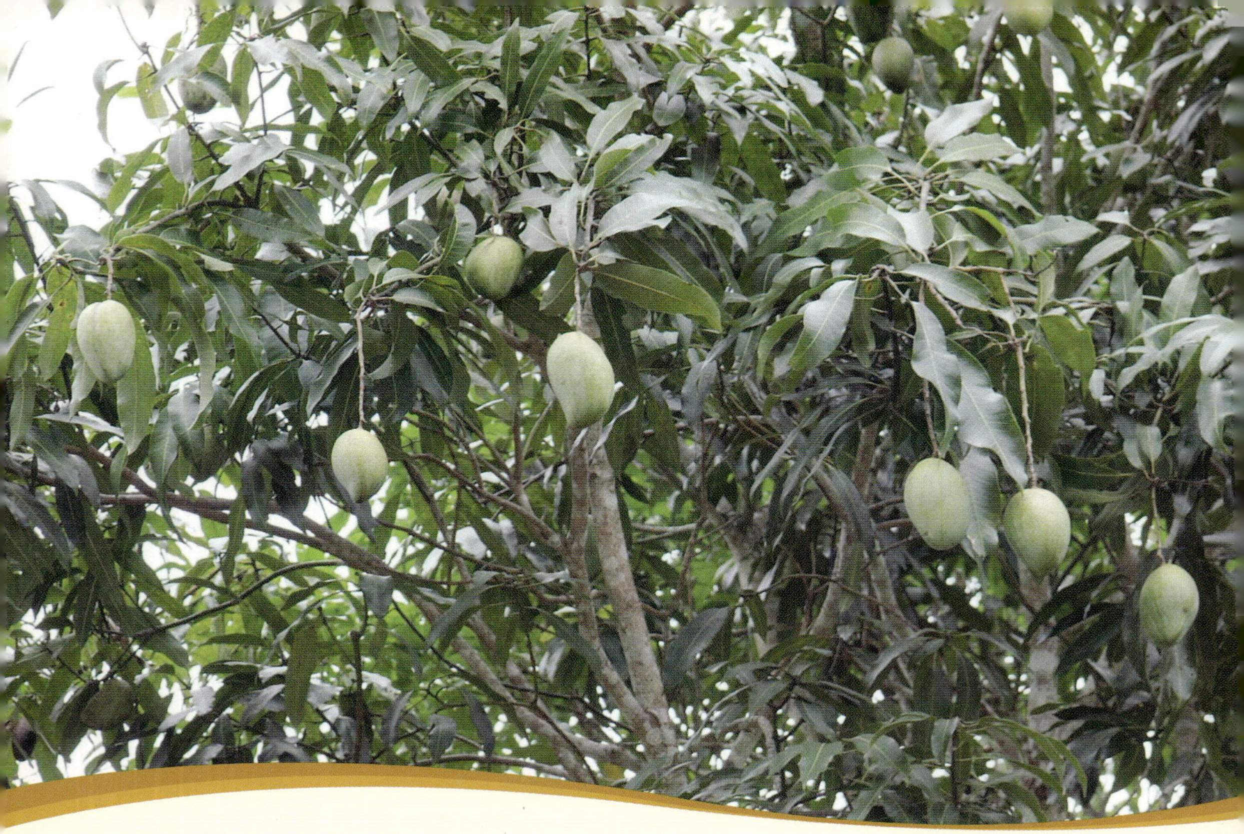

원난성 시샹반나열대식물원에서
자라는 망고나무(중국)

노화 방지, 당뇨병과 암 예방, 피부에 좋은

1.03 망고

- 학명 | *Mangifera indica* L.
- 식용부위 | 열매
- 과명 | 옻나무과(Anacardiaceae)
- 약용부위 | 씨, 나무껍질, 잎, 꽃

 영어 • mango
 스페인어 • mango
 인도네시아어 • manga
 한자 • 芒果(망과)

 프랑스어 • mangue, manguier
 필리핀어 • mangga
 말레이어 • manga

이태리어 • mango
타이어 • mamuang(마무앙)
 일본어 • マンゴー(망고)

- **원산지** | 망고(mango)는 한국 사람들이 유난히 좋아하는 열대과일 중 하나로, 인도 북부에서 인도차이나 반도에 이르는 지역이 원산지로 추정되고 있다.

- **재배지·판매** | 인도에서는 4천 년 이상 전부터 재배되었고 불교 경전에도 망고라는 이름이 보인다. 인도에서는 민속행사와 종교의식에 망고를 쓰고 있으며, 부처가 망고로 작은 숲을 만들고 그 그늘에 앉아 평안을 찾았다고 전해진다. 우리나라의 시장이나 과일가게에서도 쉽게 찾을 수 있으며 남쿠지방에서 많이 재배한다.

- **식물** | 망고는 옻나무과에 속하며 학명은 *Mangifera indica*로서 열매를 식용한다. 분홍색의 작은 꽃에서는 향기가 나며 열매는 넓은 타원형, 원형, 길고 가는 것 등 다양하다. 현재 500종 이상의 품종이 재배되고 있다.

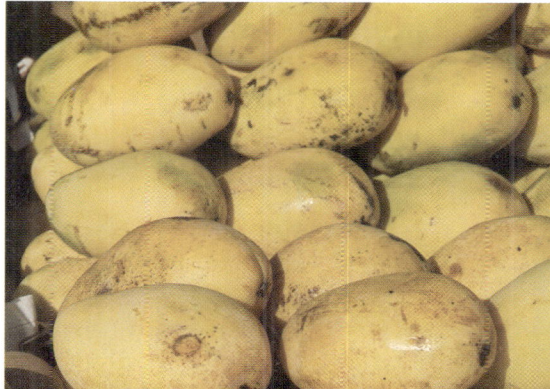
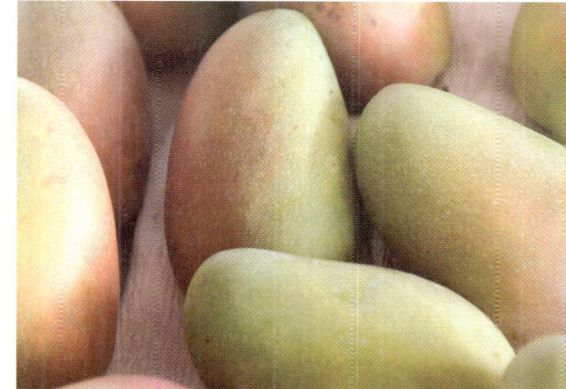

망고(중국)

- **망고 2개가 280만 원** | 크미디언 출신으로 일본 미야자키(宮岐)현 지사로 당선된 히가시코쿠바루 히데오(東國原英夫) 지사가 지역의 특산물을 대스컴을 통해 크게 홍보했다. 그중 미야자키현의 고급 브랜드인 '미야자키 망고(太陽のたまご)'를 널리 알려, 일반인들의 관심을 끌었다. 미야자키현에는 망고의 재배뿐 아니라 망고를 이용한 제품도 많이 개발되어 있다. 도쿄의 한 경매장에서는 망고 2개가 한화 280만 원(20만 엔)으로 매겨졌다는 놀라운 소식도 있었다.

- **일본은 비닐하우스에 재배** | 일본에서는 노지 재배로 과일을 여물게 하는 것이 어렵기 때문에, 농가에서는 비닐하우스에서 망고를 재배하고 있다. 하우스 재배는 높은 온도

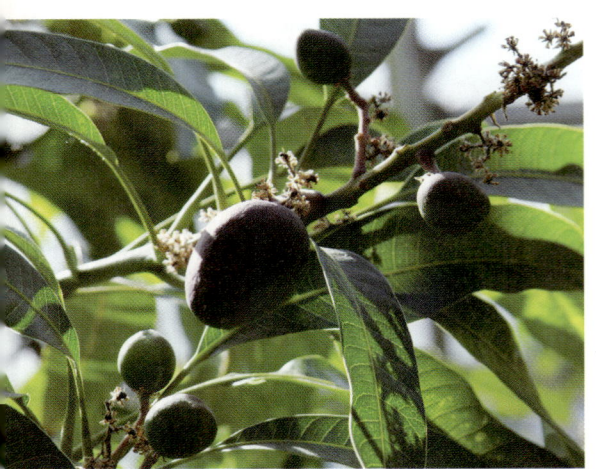

호시약과대학약용식물원에서 자라는
망고 열매(일본)

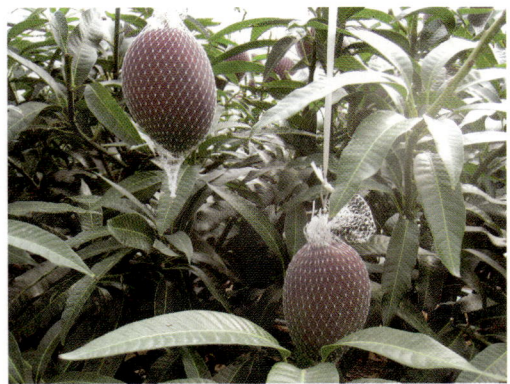

미야자키현 노베오카에서 재배 중인
망고나무(일본)

를 유지하기 위해서가 아니다. 타이완(臺灣)과 기온이 비교적 유사한 오키나와(沖繩)현에서도 출하용 망고는 하우스에서 재배하는데, 이것은 망고의 개화 시기가 일본의 우기와 겹치므로 물에 약한 망고 화분을 비로부터 보호하여 열매를 잘 맺게 하기 위해서다.

● 뼈를 튼튼하게 하고 시력에도 좋은 과일 |

망고가 익으면 껍질이 쉽게 벗겨진다. 덜 익은 과일은 신맛이 매우 강하지만, 익으면 신맛은 사라지고 단맛이 강해지며 좋은 냄새를 낸다.

일본의 한 망고 가공회사에서는 망고 1개에는 하루에 필요한 비타민 C의 반을 섭취할 수 있을 만큼 풍부한 양이 함유되어 있다며 다음과 같이 홍보하고 있다.

'비타민 C는 피부나 점막을 강하게 하여 면역력을 높여 감기 예방에도 효과적이며 또한 콜라겐의 생성을 촉진하여 기미, 주근깨 등의 원인이 되는 멜라닌 색소를 억제하는 작용이 있으므로, 고운 피부 만들기에는 빠뜨릴 수 없는 영양소다. 망고의 색소에는 베타카로틴이 바나나의 10배 이상 함유되어 있다. 면역력을 유지시키고 활성산소를 억제하는 기능이 있으므로 노화방지, 당뇨병, 암 등의 예방에도 효과적이다. 그리고 피부, 머리카락, 뼈를 튼튼하게 유지하고 시력저하에 대한 예방 효과도 기대할 수 있다.

망고에 들어 있는 엽산은 비타민의 친구로서 구내염(口內炎, 구강점막에 생기는 염증),

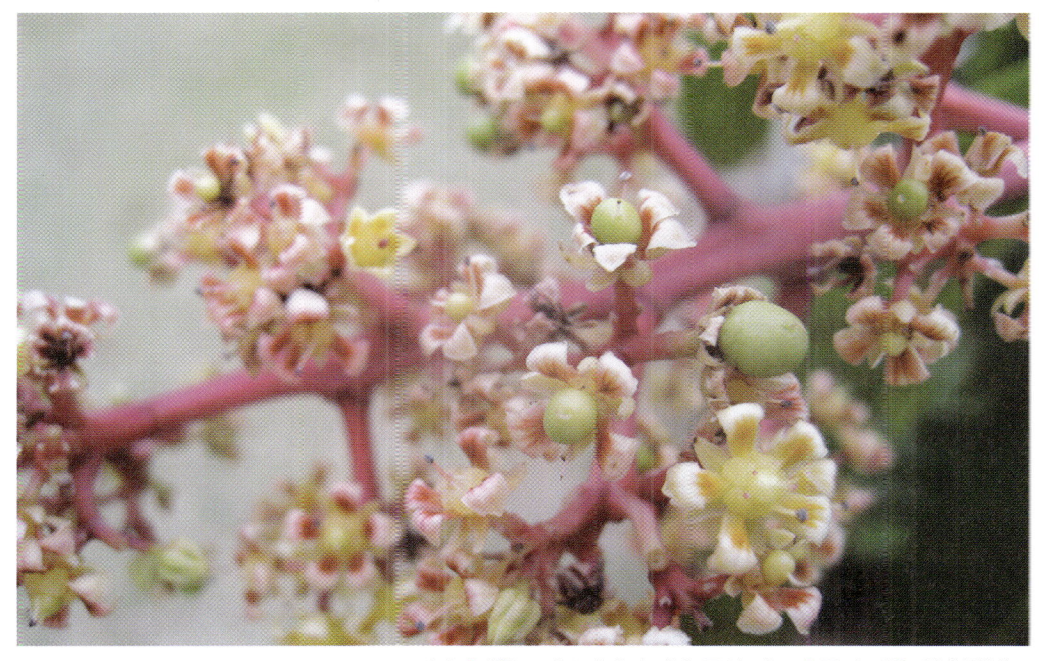

미야자키현 노베오카에서 재배 중인 망고의 꽃과 작은 열매(일본)

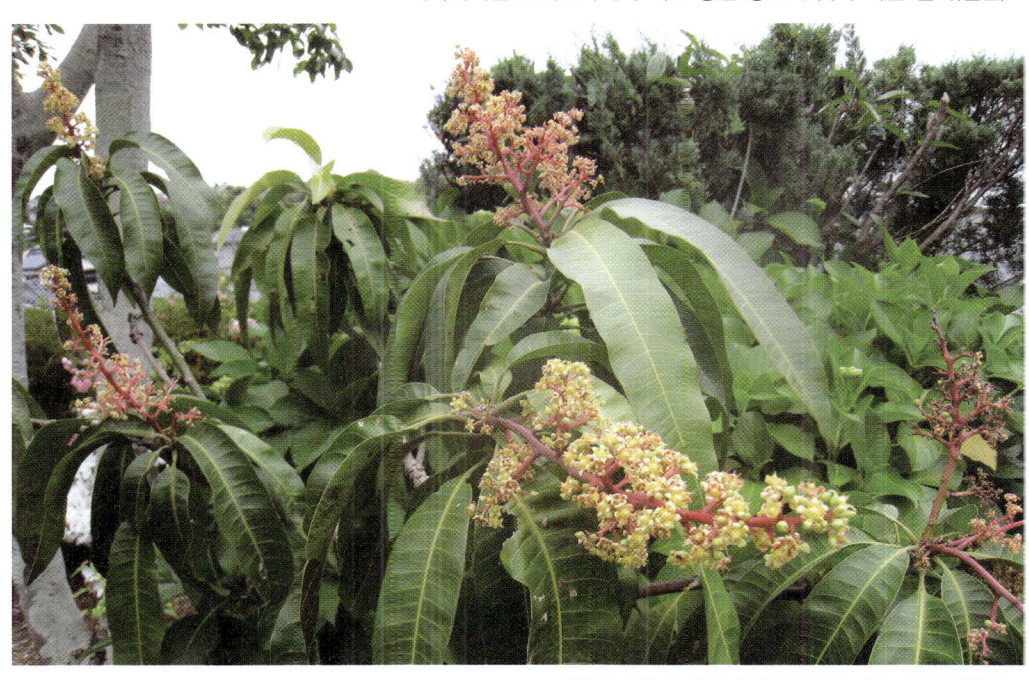

미야자키현 노베오카에서 자라는 망고의 꽃(일본)

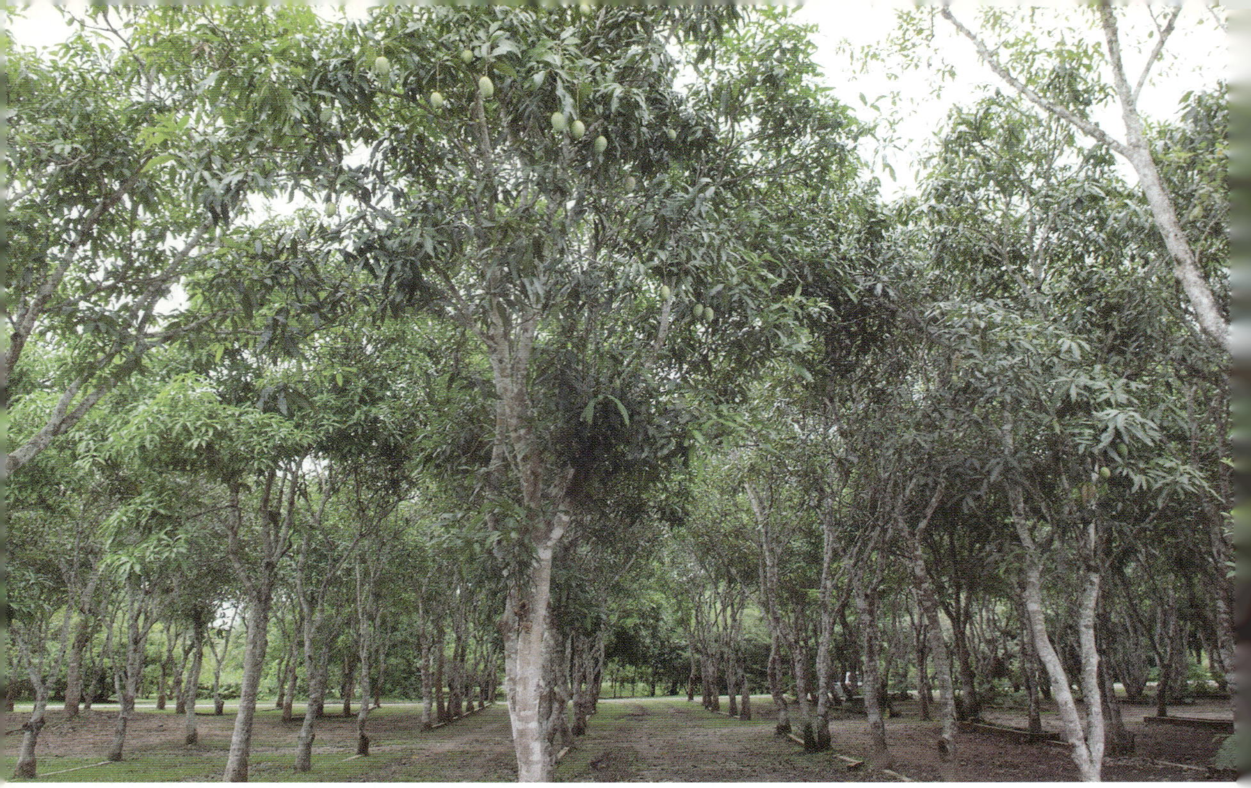

◯ 윈난성 시샹반나열대식물원에서 재배 중인 망고나무(중국)
◯ 광둥성중약연구소에서 재배 중인 망고나무(중국)

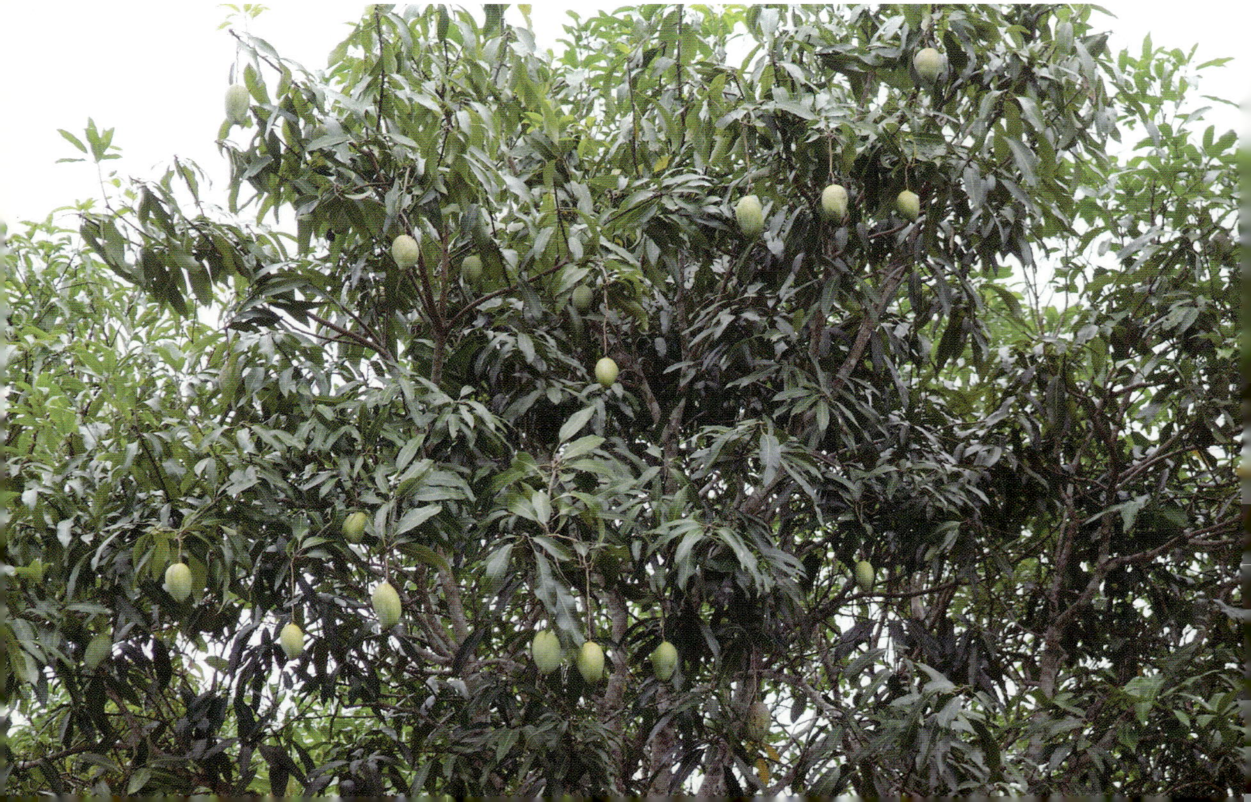

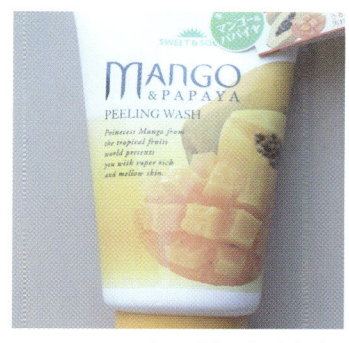
망고 미용 제품(일본)
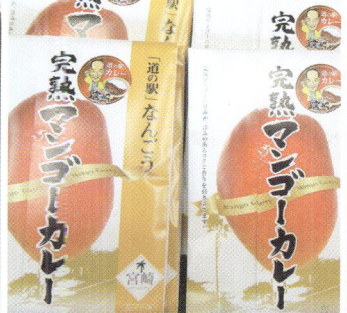
망고 카레(일본)
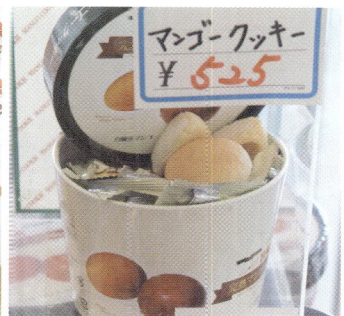
망고 쿠키(일본)
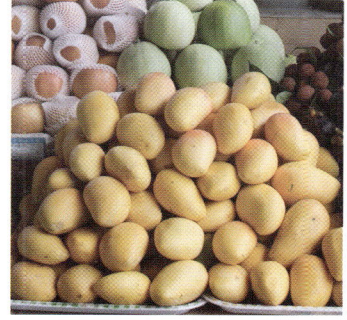
망고(중국)
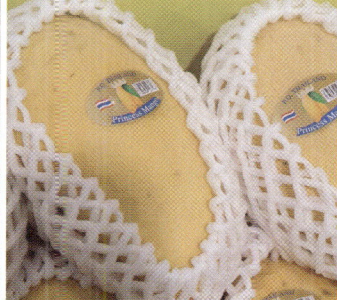
망고(태국)
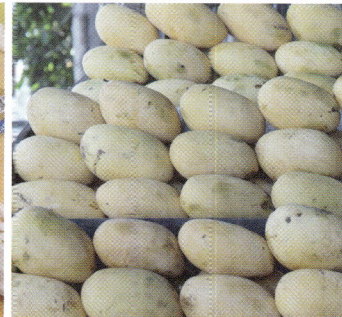
망고(필리핀)

설염(舌炎, 혀의 염증), 식욕부진을 개선한다. 임신 중인 여성이 초기에 엽산을 섭취하면 아기의 기형도 예방할 수 있다. 미네랄이나 식이섬유도 풍부하여 미용과 건강에 효과적인 영양 만점의 과일이다.'

- **위 기능 강화, 어지럼증 해소 |** 한방에서 망고 열매는 맛은 달고 새큼하며 서늘한 성질을 갖고 있다. 약해진 위(胃)의 기능을 강화하고 갈증을 해소하며 소변이 잘 나오게 하는 효능이 있다. 구토와 어지럼증을 멎게 하는 작용도 있다.

망고 잎도 약으로 쓴다. 음식을 잘못 먹고 체하는 등 기(氣)를 돌려서 고여 있는 것을 풀어주는 행기소체(行氣消滯) 작용, 뱃속에 가스가 가득 차서 배가 불룩해지며 몸이 붓고 팔다리가 여위는 기창(氣脹) 치료 효능이 있다. 씨인 망고핵(芒果核)은 먹은 음식이 잘 내려가지 않는 식체(食滯)를 없애고 갑자기 심하게 일어나는 복통인 산통(疝痛)을 치료하기도 한다.

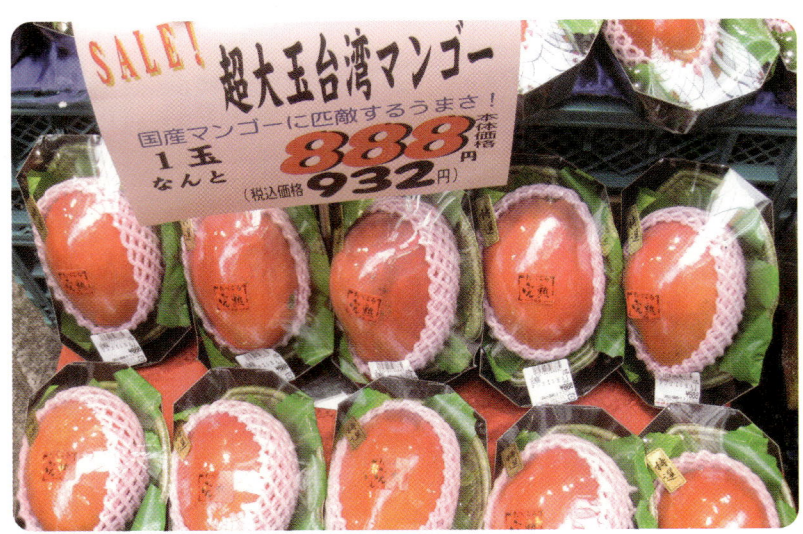

오사카 시장에서 판매 중인 타이완산 망고(일본)

열매에는 트리테르펜 성분과 폴리페놀 성분이 있으며 베타-카로티노이드도 많이 함유하고 있다. 채 익지 않은 미숙과일에는 글루칸 같은 당류가, 익은 과일에는 티아민, 리보플라빈, 엽산 같은 비타민 성분이 들어 있다. 꽃에는 갈로타닌 같은 타닌 성분과 쿼르세틴의 플라보노이드 성분이 함유되어 있다.

- **접촉성 피부염 조심** | 망고에는 옻과 같이 우루시올이라고 하는 접촉성 피부염의 원인이 되는 물질이 포함

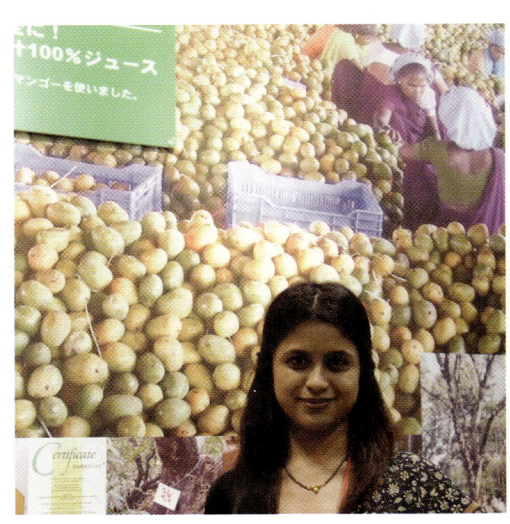

도쿄국제식품전시회에 소개된 인도의 망고 수확 현장(일본)

되어 있다. 그래서 가려움을 수반하는 습진 등의 피부염을 일으킬 수 있으므로 주의가 필요하다. 일본의 열대과일 책에는 망고나무 껍질을 류마티스 관절염에도 사용할 수 있다고 소개하고 있다.

- **식용법** | 망고 안에는 큼직하고 납작한 씨가 들어 있다. 따라서 껍질을 벗긴 후 다시 칼로 과육을 잘라 먹는 것이 좋다.

지역에 따라 파파야와 같이 덜 익은 망고를 야채나 간식으로 먹는 문화가 많다. 베트남이나 태국에서는 녹색의 익지 않은 과일을 서민들이 간식으로 먹는데, 소금에 찍어 미숙 과일의 선명하고 강렬한 신맛과 씹는 맛을 즐긴다. 인도에서도 망고의 미숙 과일을 건조시켜 만든 분말을 향신료로서 요리에 넓게 이용한다. 익은 열대는 맛있는 과육을 그대로 먹어도 되지만 과일 샐러드, 아이스크림, 요구르트 등에 넣어 먹어도 좋다.

망고의 한방 효능

1. **열매의 성미(性味)** : 맛은 달고 새큼하며 성질은 서늘하다.
2. **열매의 효능**
   - 익위(益胃)하고 구토를 멎게 하며 갈증을 해소하고 소변이 잘 나오게 하는 효능이 있다.
   - 여성의 경맥불통[경폐(經閉), 정상적인 월경 시기에 병적으로 월경이 없는 증상]을 다스린다.
   - 잎을 달여서 복용하면 갈증을 치료한다.
   - 위기(胃氣, 소화기능)를 늘리고 구토와 어지럼증을 멎게 한다.
   - 이뇨작용이 있다.
   - 화농성 구균, 대장균을 억제한다.
3. **기타 부위의 효능**
   - 씨 : 구충작용
   - 잎 : 지혈, 가려움 완화
   - 수피 : 지혈작용
   - 꽃 : 소염작용, 고혈압, 동맥경화에 효능

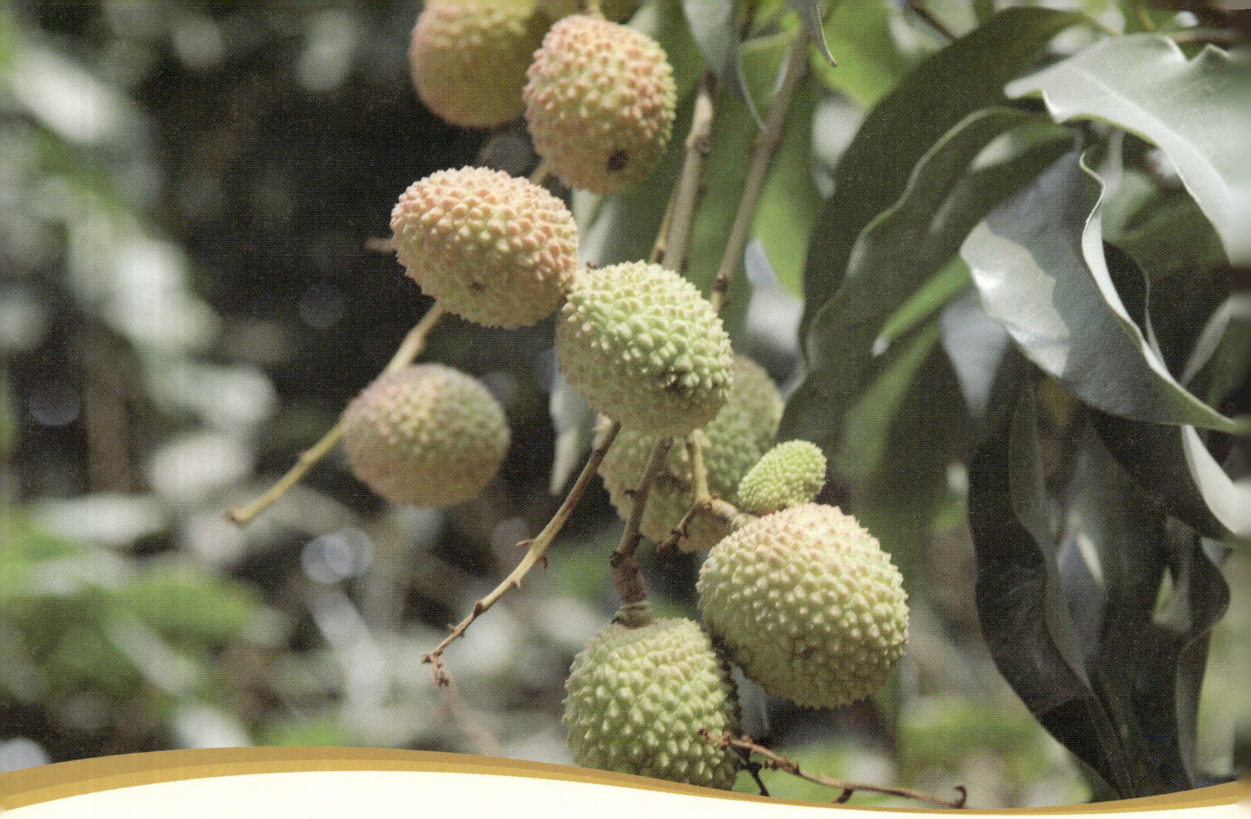

광저우중약연구소에서
재배 중인 여지나무(중국)

1.04 정신을 맑게 하고 피부가 맑아지는
여지(리츠)

- 학명 | *Litchi chinensis* Sonn.
- 식용부위 | 열매
- 과명 | 무환자나무과(Sapindaceae)
- 약용부위 | 씨, 열매껍질, 뿌리, 잎, 꽃

영어 • litchi, lychee	프랑스어 • litchier	이태리어 • litchi
스페인어 • litchi	필리핀어 • letsiyas	
인도네시아어 • klengken	말레이어 • klengken	
일본어 • レイシ(레이시)	한자 • 荔枝(여지), 荔子(여자)	

❈ 여지가 수재된 조선시대 의서와 한국의 공정서
- 『동의보감』에 '여지'와 '여지핵' 수재, 『방약합편』에 '여지' 수재
- 『대한민국약전외한약(생약)규격집』(제4개정)에 '여지핵' 기재

- **원산지 |** 여지(荔枝)나무는 중국 남부 지역이 원산지로 알려져 있다.

- **재배지·판매 |** 중국의 하와이로 불리는 남쪽의 하이난(海南) 섬에 있는 중국의 학과학원 약용식물연구소 하이는 분소에는 수령 600년이 되었다는 여지나무가 우뚝 솟아 있다. 중국 남부지방에서는 이처럼 여지나무를 자주 만날 수 있다. 우리나라 뷔페식당과 대형식품매장에서도 과일 여지를 볼 수 있다.

- **식물 |** 무환자나무과에 속하며 학명은 Litchi chinensis로 열매를 먹는다. 『대한민국약전외한약(생약)규격집』에 '여지핵(核)'이 기재되어 있다.

- **양귀비가 좋아했던 과일 |** 양귀비는 당나라 현종의 황후이며 최고의 미인이었다. 중국 산시(山西)성의 중심 도시 시안(西安)은 양귀비의 별장인 화청지(華淸池)가 있는 곳으로 잘 알려진 관광도시다.

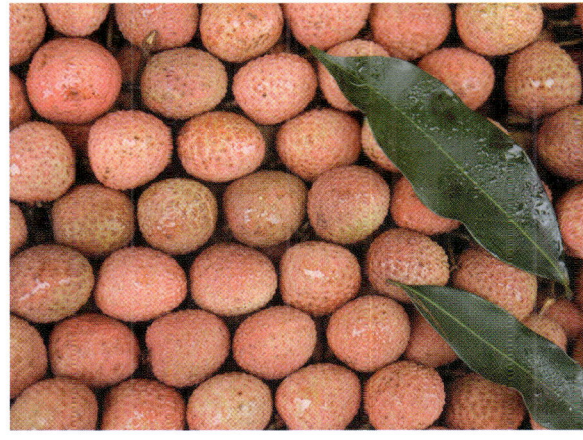

후베이성 언스(恩施)에서 판매 중인 여지 열매(중국)

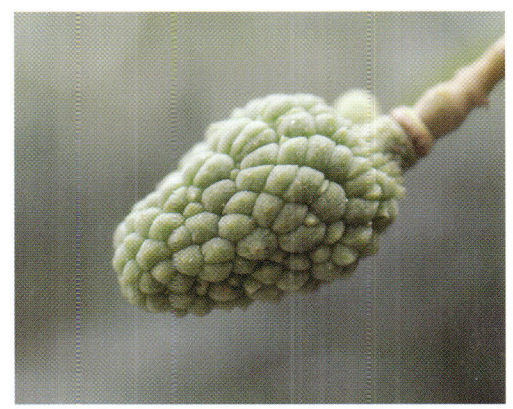

여지 열매(중국)

산세가 좋고 온천수가 솟아나 당 현종이 궁으로 조성하여 양귀비와 생활했던 곳이다. 현종은 양귀비가 목욕하는 부용탕(芙蓉湯) 안을 구멍으로 들여다보며 그녀의 몸매에 늘 감탄하곤 했다고 전한다.

양귀비는 리즈 또는 여지라 불리는 과일을 특히 좋아했다. 양귀비는 이 과일 맛에 반해 해마다 5월이 되면 중국 남방에서 생산되는 여지를 먹겠다고 황제를 졸랐다. 양귀비에게 반한 현종은 상하기 쉬운 여지를 싱싱한 상태로 선물하기 위해 빠른 말과 능숙한 기수를 뽑아 들였고, 대궐에 도착하는 시간을 조금이라도 줄이기 위해 곳곳

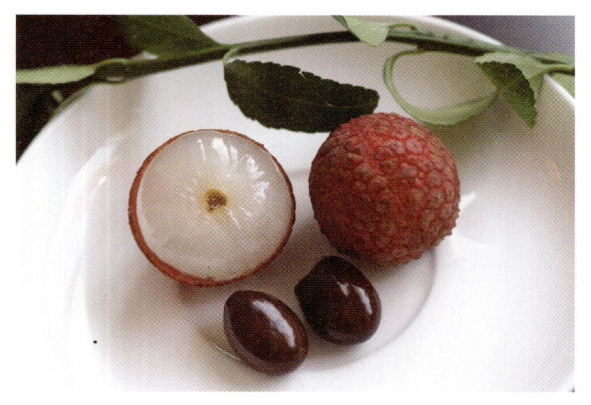
여지 열매와 씨

에 이들을 배치하여 릴레이식으로 운반하도록 명령했다. 여지의 원산지인 남쪽지방의 광둥(廣東)에서 양귀비가 살고 있는 시안까지는 2천km가 넘는 거리로, 오늘날의 기차로도 꼬박 26시간이 걸린다고 하는데, 백성들은 왕의 여자를 위해 여지를 담은 얼음상자를 등에 진 채 쉬지 않고 말을 달렸던 것이다. 그래서 여지는 '양귀비의 과일'이라고 불리기도 한다.

- **『동의보감』에 실린 여지 |** 조선 말, 특히 고종 시절에는 국세가 쇠퇴하고 내외의 정정(政情)이 많아 변천이 극에 달하여, 백성이 한가로이 의서(醫書)를 접할 수 있는 세상이 되지 못했다. 그렇다고 신체에 고통을 주고 생명을 앗아가는 질병을 등한시하고 도외시할 수는 없는 일이다.

백성들은 내용이 깊고 방대한 『동의보감』이나 『의학입문』 등을 읽을 상황이 되지 못했으므로 보다 간략하고 쉽게 이해할 수 있는 책을 요망하게 되었다. 이에 당대의 명의였던 혜암(惠庵) 황도연(黃度淵)은 1855년(철종 6년)에 『부방편람』 14권을 저술했다. 이 책은 『동의보감』을 근본으로 하여 각종 질환의 치료법 중 유용한 것을 초록한 것이다. 그 후 여러 과정을 거쳐 그의 아들 필수(泌秀)가 이를 개편하여 『방약합편』 1권을 1885년(고종 22년)에 간행했다.

이렇게 정리한 『방약합편』은 이과(夷果)편에 여지, 용안, 감람, 비자, 해송자 등 5종을 소개하고 있다. 이처럼 열대과일인 여지는 조선시대부터 한의학 책에 그 효능이 기록되어 있었다.

- **국에 넣어 먹기도 |** 중국의 하이난 섬에서는 겨울에도 말린 여지를 볼 수 있었다. 여지의 원산지가 가까운 상하이 사람들은 여지의 과육을 국에 넣어 끓여 먹는다. 실제 여지는 음식을 갖추어 차릴 때 약선(藥膳)재료 등으로 다양하게 이용된다. 태국의

호텔 식당에는 여러 가지 과일 주스가 준비되어 있는 것이 보통인데, 그중에는 여지 주스도 있어 즐겨 마셨던 기억이 있다. 공항 면세점 등에서는 여지로 만든 초콜릿을 발견할 수 있는데, 선물용으로도 적당하다.

- **지혜를 돕는 과일** | 『동의보감』 탕액편에는 '여지는 성질이 평하거나 약간 따뜻하고 맛은 달며, 독이 없는 것으로 분류된다. 정신을 깨끗하게 하고 지혜를 돕는다. 가슴이 답답하고 열이 나며 목이 마르는 중상인 번갈을 멎게 하고 얼굴빛을 좋게 한다. 많이 먹으면 열이 난다. 꿀물을 마시면 풀린다'라고 설명하고 있다. 그러고 보니 경국지색 양귀비의 미모와 왕의 사랑을 독차지한 그녀의 지혜, 양쪽에 모두 여지가 큰 기여를 한 것 같다. 여지 씨, 즉 여지핵도 가슴앓이와 허리나 아랫배가 아픈 병을 치료하는데, 태워서 가루를 낸 다음 따뜻한 술에 타 먹는다.

- **식용법** | 생과일 안에는 초콜릿 같은 까만 씨가 1개 들어 있다. 얇은 껍질을 벗기고 씨를 둘러싸고 있는 과육을 먹는데, 껍질을 손으로 벗기면 단물이 흐르는 흰색의 반투명한 과육이 나온다. 유난히 쫄깃한 그 맛이 일품이다. 광시좡(廣西壯)족 자치구인 구이린(桂林)의 한 시장에서 처음 여지를 구경하고서 그 자리에서 단숨에 30개나 까서 먹었던 기억이 선하다. 요즘은 수입이 되어 한국의 뷔페식당 등에서 쉽게 여지

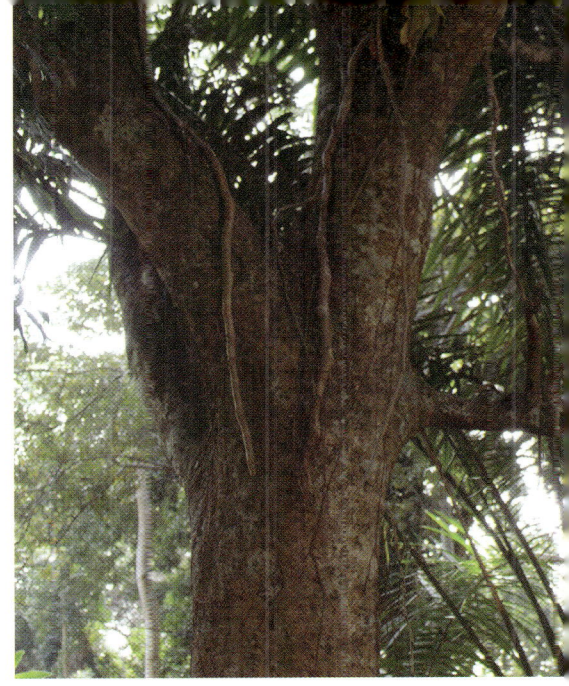

하이난성약용식물원에서 자라는 수령 600년의 여지나무(중국)

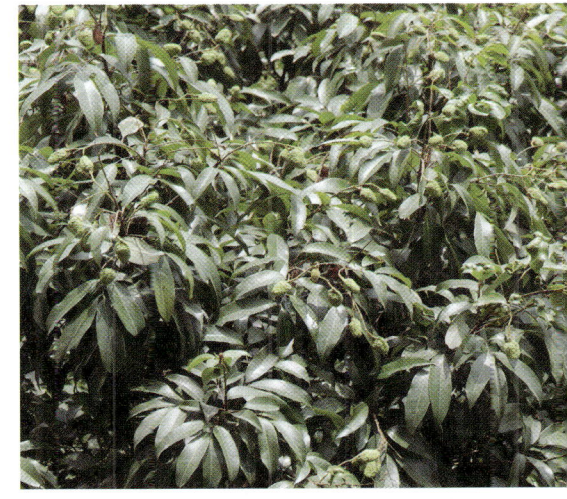

여지나무(중국)

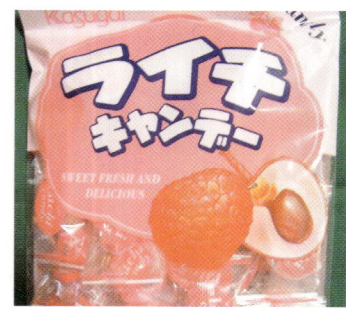
여지 사탕 제품(일본)

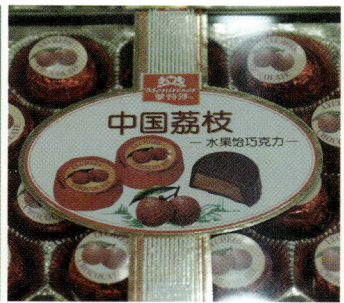
여지 초콜릿 제품(중국)

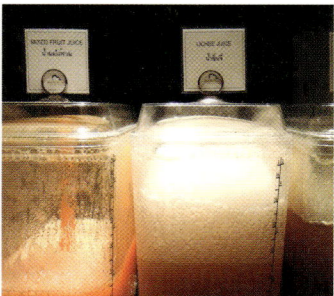
여지 주스(태국)

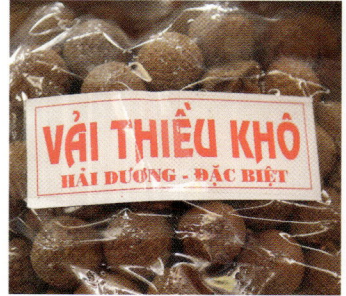
여지(베트남)

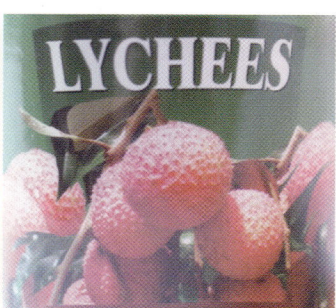
여지 통조림(필리핀)

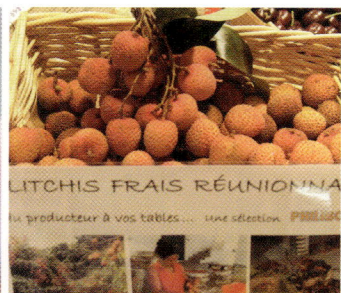
파리에서 판매하는 여지(프랑스)

맛을 볼 수 있다.

여지는 동남아시아와 중국 대륙 곳곳에서 판매하고 있으며 프랑스를 비롯한 유럽 지역에서도 많이 팔고 있다. 외국에서는 여지를 넣어 만든 초콜릿, 사탕, 통조림도 인기가 많다.

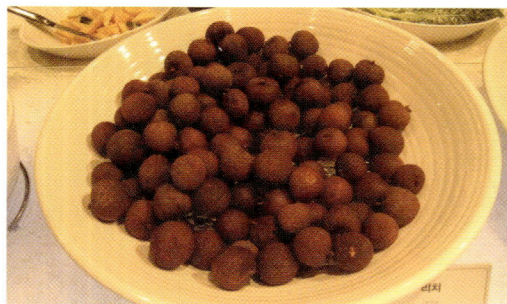
서울의 뷔페식당에서 제공되는 여지(한국)

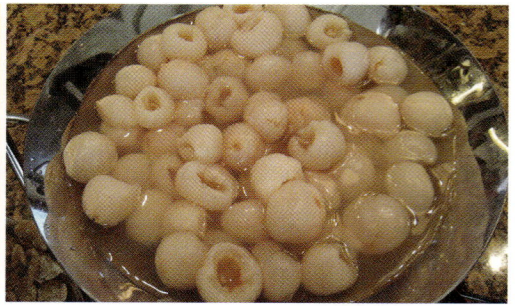
샤먼의 뷔페식당에 진열된 여지 과육(중국)

여지(리츠)의 한방 효능

1. **열매의 성미(性味)** : 맛은 달고 시며 성질은 약간 따뜻하다.

2. **열매의 효능**

   - 타액(침)을 생기게 하고 혈을 보익하며 기의 순환을 조절하고 통증을 완화시키는 효능이 있다.
   - 번갈(가슴이 답답하고 입이 마르는 증후), 딸꾹질, 위통을 치료한다.
   - 나력(瘰癧), 즉 목 또는 목 뒤, 겨드랑이 등의 임파절에 멍울이 생긴 병증을 치료한다.
   - 정종(疔腫, 외과 부스럼의 하나), 외상 출혈을 치료한다.
   - 머리를 총명하게 하고 기를 튼튼히 한다.
   - 두통을 치료한다.
   - 심조(心躁), 즉 신경을 너무 써서 마음이 지나치게 번잡하고 조급해지는 병을 치료한다.
   - 소아의 두창(痘瘡, 천연두)을 낫게 한다.
   - 성기능을 강하게 하고 원기를 북돋우며 중초(中焦, 횡격막에서 배꼽까지의 상복부)를 보하고 폐열(肺熱, 외부의 사기(邪氣)가 폐로 침범해 열로 변하는 것)을 없앤다.
   - 진액(津液, 체액의 총칭. 체내의 일정한 계통을 따라 순환하나 필요에 따라 분비되는 분비물까지 포함)을 생성하고 갈증을 멎게 하며 인후(咽喉, 목구멍)에 좋다.
   - 산후의 수종(水腫, 몸이 붓는 증), 비허하혈(脾虛下血, 비기의 허약과 비음의 부족으로 발생하는 출혈), 목구멍이 붓고 아픈 증세를 치료한다.

3. **기타 부위의 효능**

   - **열매껍질** : 이질, 복통, 습진 치료
   - **뿌리** : 유정(遺精, 무의식 중에 정액이 몸 밖으로 나오는 일), 소변의 회수가 많아지는 것을 치료
   - **꽃** : 월경불순, 당뇨병 치료

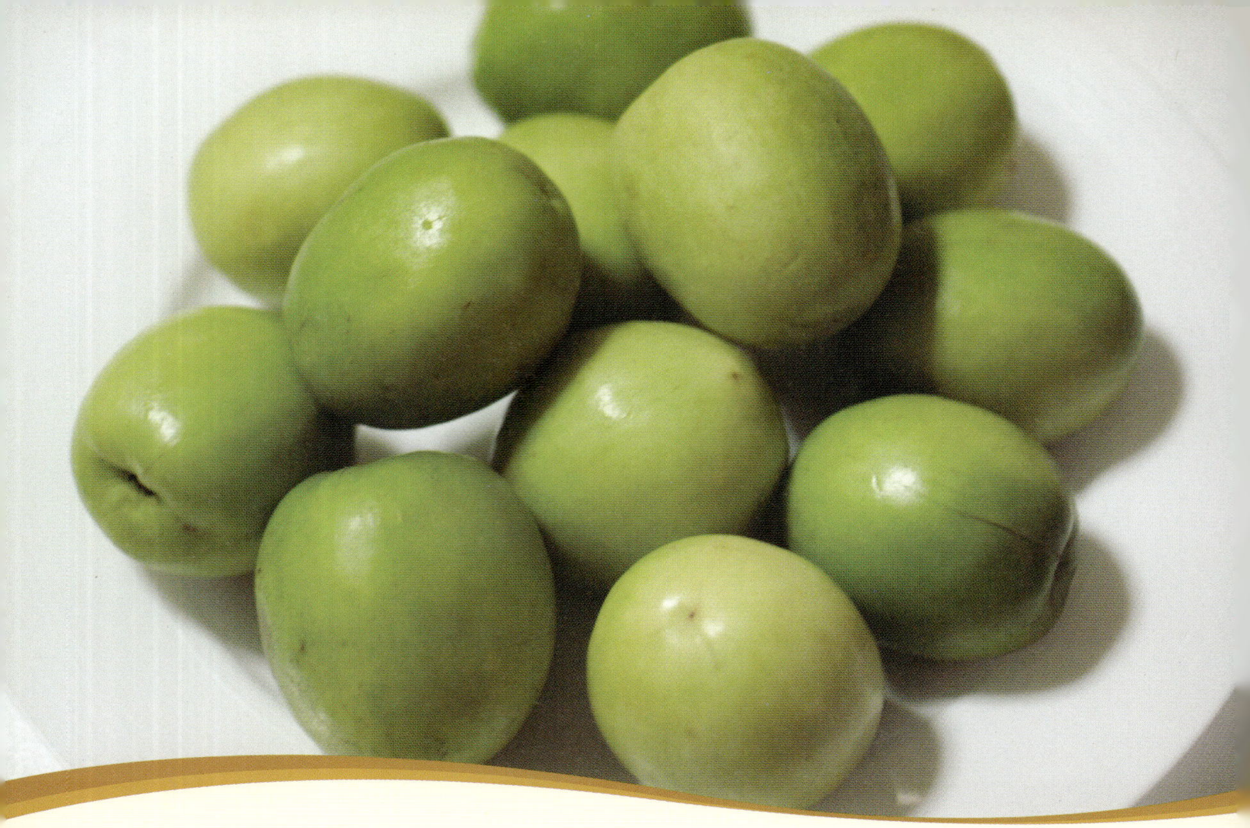

치앙마이에서 구입한
인디언 주주브(태국)

1.05 인디언 주주브 (인도대추, 사과대추)
염증을 없애고 새살을 돋게 하는

- **학명** | *Ziziphus mauritiana* Lamarck
- **식용부위** | 열매
- **과명** | 갈매나무과(Rhamnaceae)
- **약용부위** | 나무껍질, 씨, 잎, 줄기

 영어 • indian jujube, indian date, desert apple
 타이어 • phutsa india(풋싸 인디아)
 한자 • 緬棗(면조), 滇刺棗(전자조)
 인도어 • ber
 일본어 • インドナツメ(인도나츠메)

- **원산지 |** 인디언 주주브(인도대추, indian jujube) 또는 사과대추의 원산지는 인도에서 말레이시아에 이르는 지역으로 추정하고 있다.

- **재배지·판매 |** 인도, 동남아시아, 열대 아프리카, 중동, 지중해, 카리브 해 등지에서 널리 재배된다.

- **식물 |** 갈매나무과에 속하며 학명은 *Ziziphus mauritiana*로, 열매를 식용한다. 고려대 김기중 교수는 '대추보다는 열대성이고 건조한 기후에도 적응하는 특성을 보인다'고 설명한다.

- **다른 이름 |** 인디언 주주브의 영어 이름은 indian date, desert apple 등 다양하다. 이 식물은 '인도-말레이 원산의 대추'라는 의미이며, 품종에 따라 작은 녹색 사과 같은 크기이고 모양이 사과와 비슷하여 사과대추로 명명했다'고 고려대 김기중 교수는 설명한다.

- **나무껍질은 더운 물에 덴 상처 치료 |** 중국에서는 인디언 주주브의 껍질을 면조(緬棗) 또는 전자조(滇刺棗)라고 하여 한약으로 쓴다. 껍질에는 염증을 없애고 새살이 돋아나게 하는 효능이 있다. 뜨거운 물에 덴 상처도 이것으로 치료하는데, 이 경우에는 나무껍질을 알코올에 담가서 얻은 추출물을 아픈 곳에 바르면 된다. 첫날에는 4번 바르

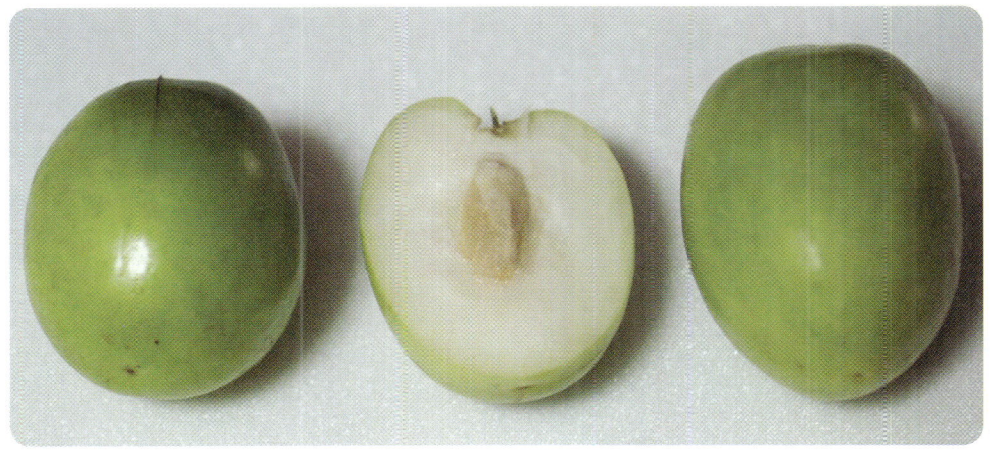

인디언 주주브의 내부(태국)

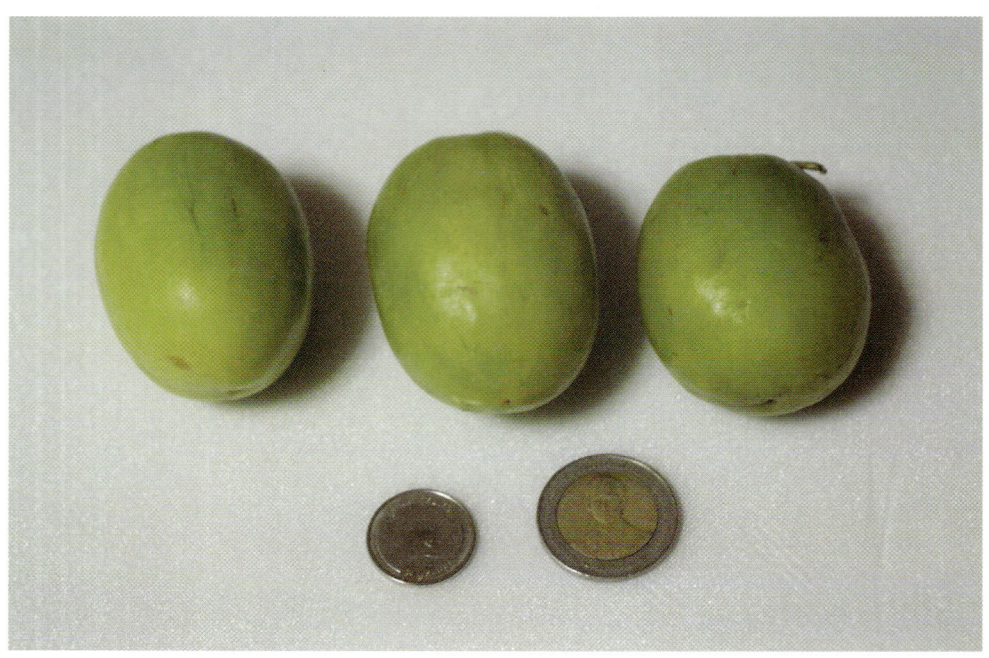

인디언 주주브 크기 비교(태국)

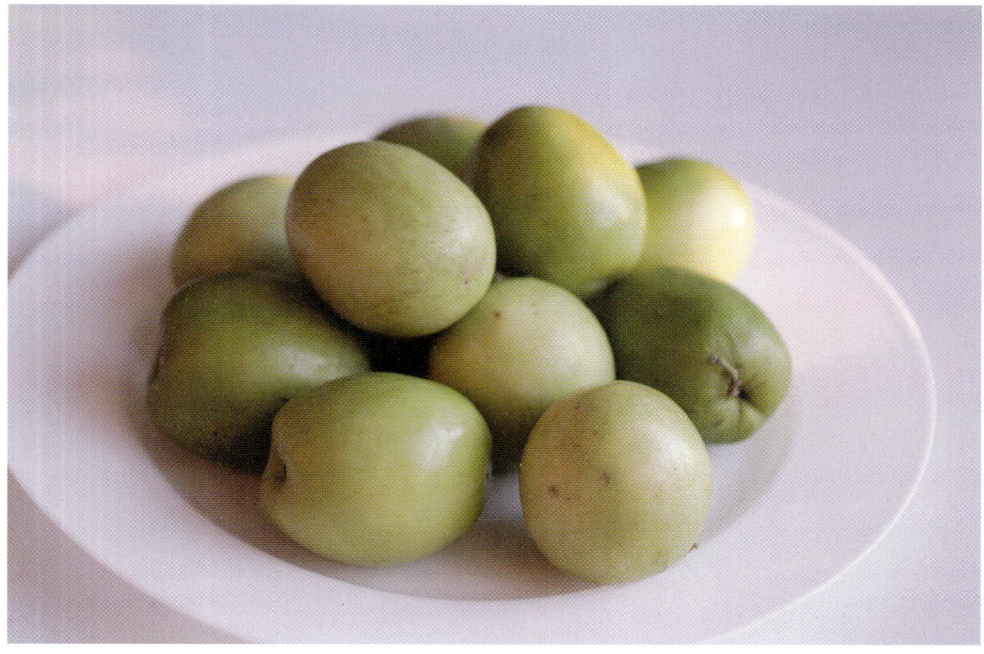

인디언 주주브(태국)

고 그 다음 날에는 하루에 1번씩 바르며, 붕대로 싸맬 필요는 없다.

저자는 태국의 치앙마이에서 이 과일을 처음 만났다. 현지 가이드로부터 과일 이름이 'phutsa'라고 전해 들었으나 이름만으로는 영문명이나 학명을 찾을 수 없었다. 뒤에 이 열매의 사진을 가지고 고려대 김기중 교수의 자문을 구한 결과 학명이 'Ziziphus mauritiana'임을 알게 되어 이 책에 게재할 수 있게 되었다.

- **식용법ㅣ** 인디언 주주브, 즉 인도대추 열매는 신맛이 없으며 맛있고 영양이 풍부하여 그대로 식용하거나 설탕에 절여 먹는다. 셔벗 등으로 가공하여 이용하기도 한다. 약리 효과를 얻기 위해서는 인디언 주주브의 나무껍질을 알코올에 담그고 3일이 지난 후 여액을 환부에 바르면 된다.

인디언 주주브(인도대추, 사과대추)의 한방 효능

1. 열매의 효능

- 황달 치료 및 소화불량에 이용한다.

2. 기타 부위의 효능

- 나무껍질의 성미(性味) : 맛은 조금 떫고 쓰며 성질은 평(平)하다.
- 나무껍질 : 염증을 없애고 사살을 돋게 하는 효능, 뜨거운 물에 덴 화상 상처를 치료, 지통작용
- 씨 : 하리, 위장병에 사용
- 잎과 줄기 : 혈관 확장 작용

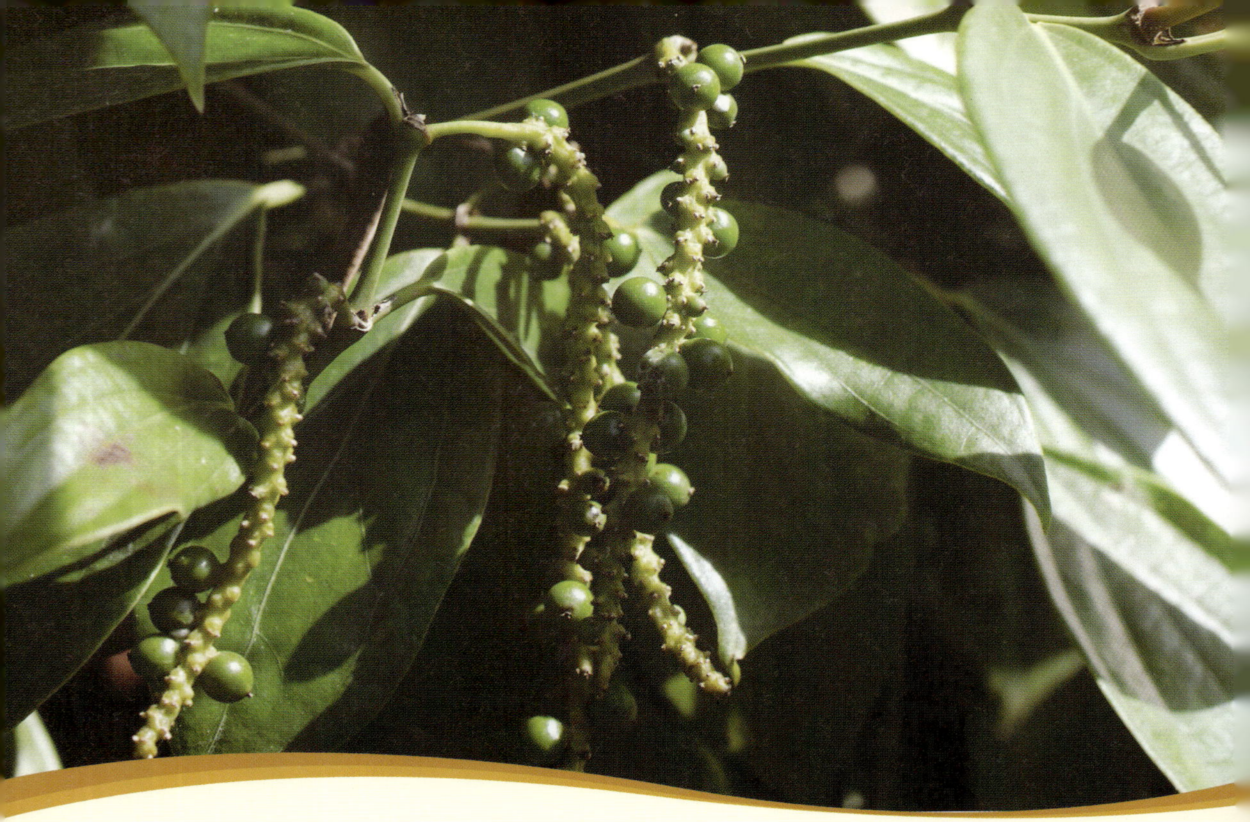

하이난성 남약재배기지의
후추나무 열매(중국)

1.06 후추
습진 치료, 신경쇠약에 좋은

- 학명 | *Piper nigrum* L.
- 식용부위 | 열매
- 과명 | 후추과(Piperaceae)
- 약용부위 | 열매

- 영어 • pepper, black pepper, pepper cone
- 이태리어 • pepe nero
- 스페인어 • pimienta
- 타이어 • phrik thai(프릭타이)
- 인도네시아어 • lada, merica
- 일본어 • コショウ(코쇼우)
- 한자 • 胡椒(호초)
- 프랑스어 • poivre
- 필리핀어 • paminta
- 말레이어 • lada, merica

❀ 후추가 수재된 조선시대 의서와 한국의 공정서
- 『동의보감』, 『방약합편』
- 『대한민국약전외한약(생약)규격집』(제4개정)

54

- **원산지 |** 후추(胡椒)는 인도 남부가 원산지이다.

- **재배지·판매 |** 인도네시아, 말레이시아, 서인도제도 등에서 재배한다.
중국 남부의 하이난(海南) 섬은 '천연 약창고'라고 불릴 만큼 약용식물이 풍부한 곳이다. 그중에서 호초, 고량강, 익지, 빈랑, 육두구, 정향의 6가지 한약은 중국 '하이난의 6대 남약(南藥)'이라 부른다. 섬 안의 싱룽(興隆)에 위치한 '국가남약규범화종식시범기지'라는 긴 이름의 재배지에는 후추나무가 대량 재배되고 있는데, 그 엄청난 규모의 후추 재배단지에 주렁주렁 매달려 있는 후추 열매를 보니 카메라 셔터를 수없이 눌러댈 수밖에 없었다. 이곳의 후추가 유명하다 보니 섬 안의 식품판매장에는 후추 제품이 빠지지 않고 진열되어 있었다.

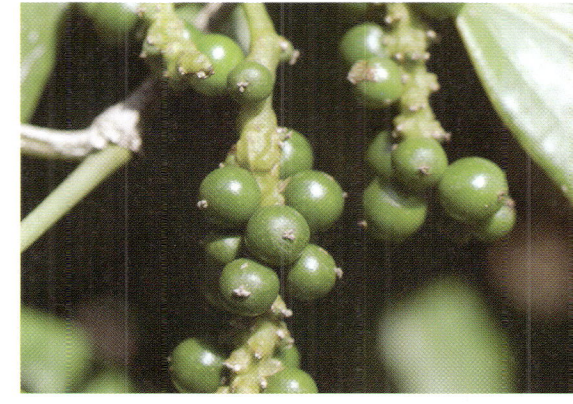

후추 열매(중국)

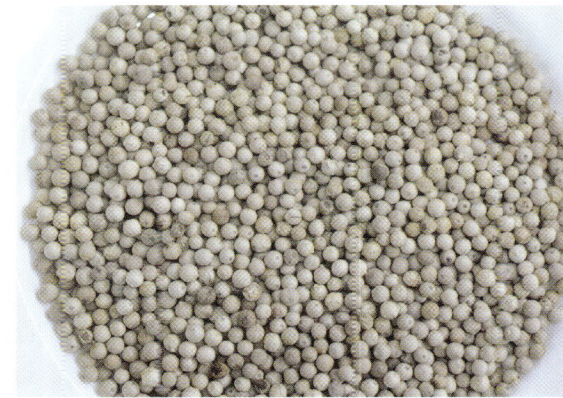

후추 열매 제품(한국)

- **식물 |** 후추과에 속하며 학명은 *Piper nigrum*으로서 열매를 식용한다. 열매는 둥글고 붉게 익으며 완숙하면 검은색으로 변한다. 성숙하기 전의 열매를 건조시킨 것을 후추 또는 검은 후추라 하고, 성숙한 열매의 껍질을 벗겨서 건조시킨 것을 흰 후추라 한다. 맛과 향은 검은 후추가 강하다. 한자로는 호초(胡椒)라 쓴다.

- **불로장수의 정력제 |** 후추는 유럽에서는 기원전 400년경 아라비아 상인을 통하여 전래되었다. 특히 유럽에서는 후추를 불로장수의 정력제라 믿었는데, 후추의 산지인 인도와의 사이에 아라비아가 가로막고 있어서 아라비아 상인을 통하여 금이나 은보다

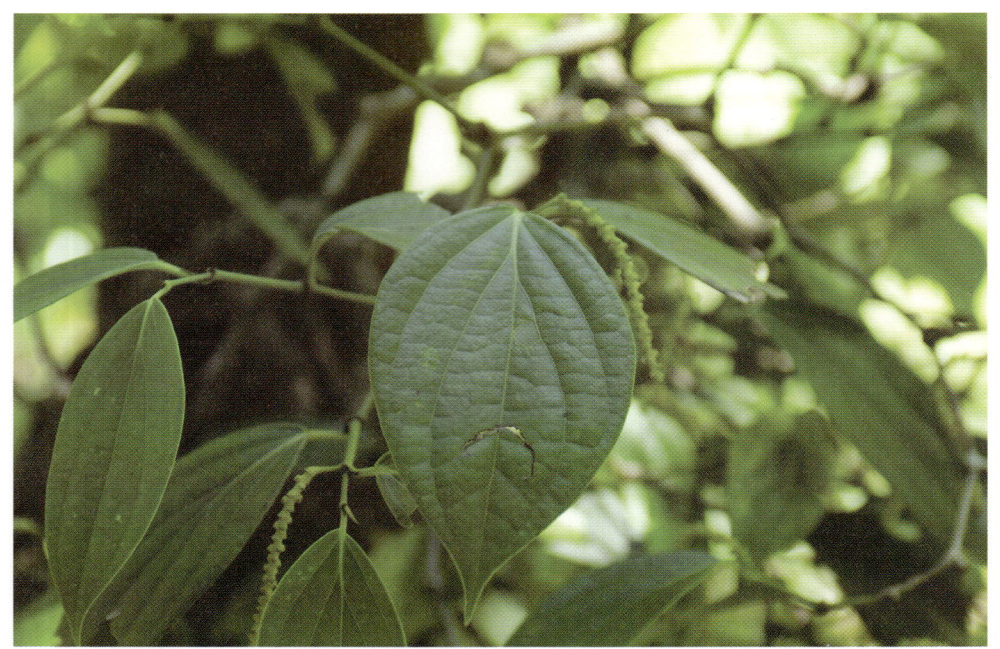

하이난 섬에서 자라는 후추의 잎(중국)

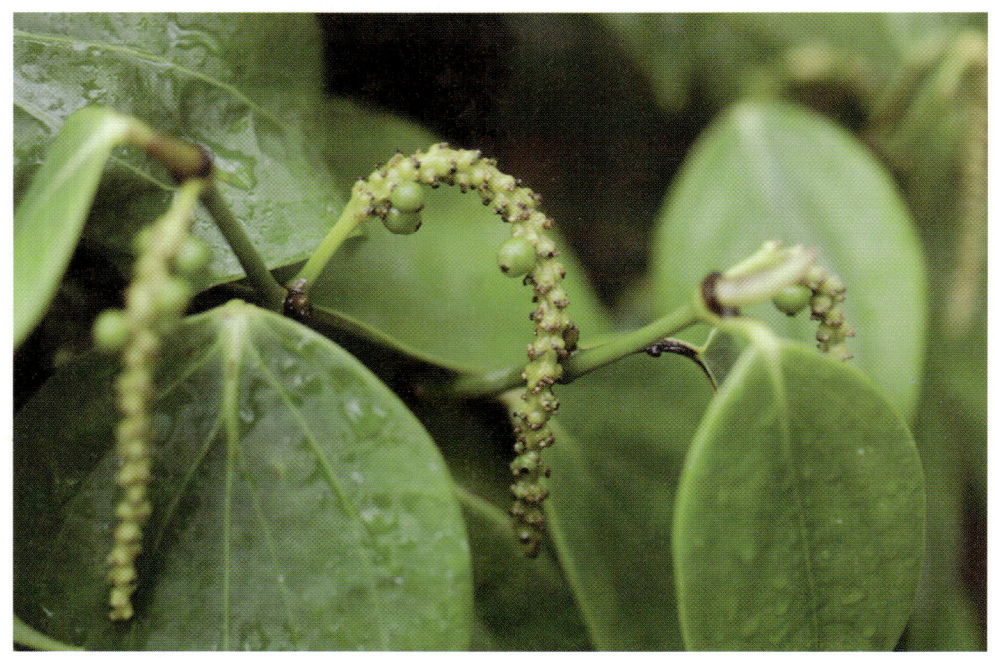

호시약과대학약용식물원에서 재배 중인 후추의 잎과 열매(일본)

도 비싼 값으로 구입하기도 했다.

● **기를 내리고 속을 따뜻하게 하는 효능** | 『동의보감』에는 '기를 내리고 속을 따뜻하게 하며 담을 삭이고 장부의 풍과 냉을 없애며 곽란과 명치 밑에 냉이 있어 아픈 것, 냉리(冷痢, 차가운 것과 날것, 불결한 음식을 지나치게 먹고 한기가 막혀서 통하지 않아 비의 양기가 상해서 발생하는 증상)를 낫게 한다. 또한 모든 생선, 고기 및 버섯의 독을 풀어준다'고 후추의 약효를 설명하고 있다.

또 중국의 문헌에는 소아의 소화불량에 의한 설사, 만성 기관지염과 천식, 신경쇠약에 환자를 활용한 치료에서 효과가 있었다고 소개하고 있다.

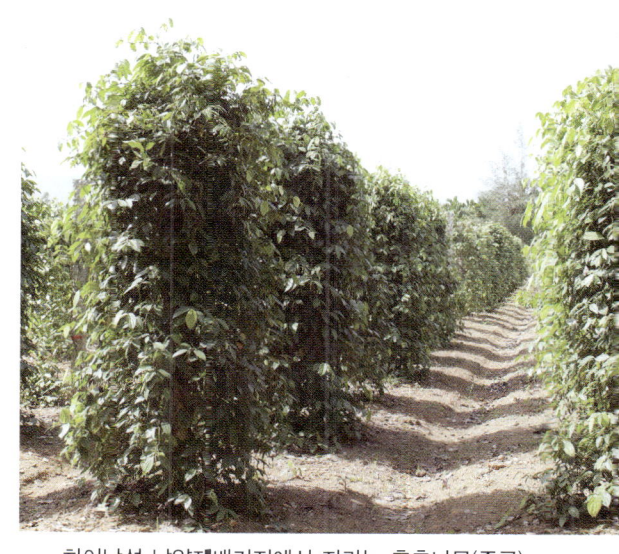

하이난성 남약재배기지에서 자라는 후추나무(중국)

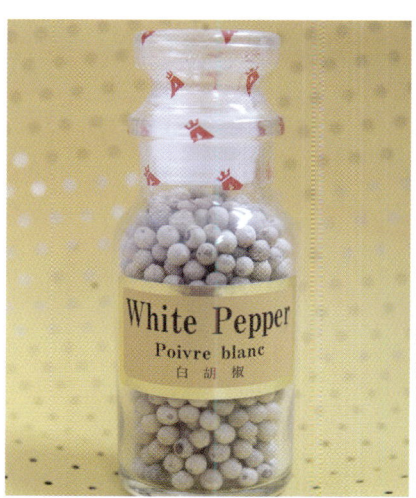

후추 제품(일본)

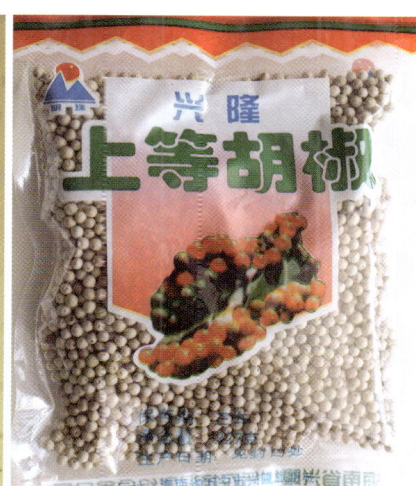

후추 제품(중국)

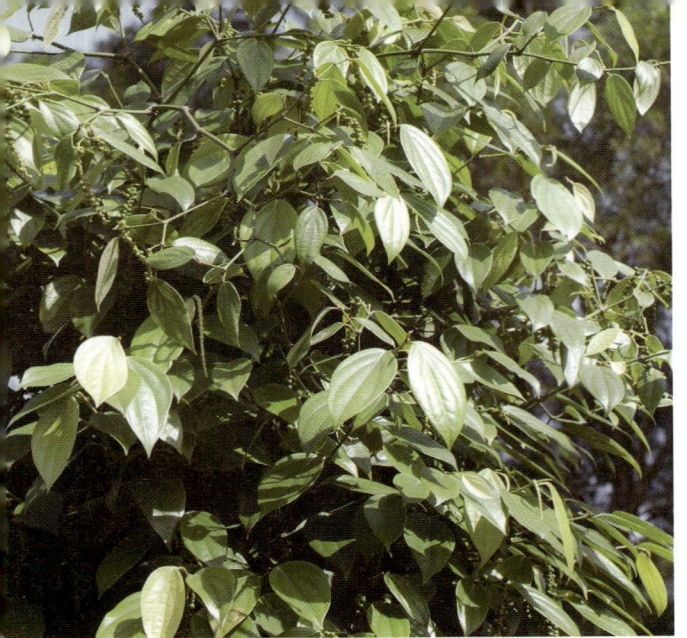

후추나무(중국)

후추는 구풍약[驅風藥], 소화관에 가스가 차서 불쾌한 팽만감이 있을 때 장관(腸管)운동을 항진시켜서 가스를 제거하는 약], 건위제로 사용하며 식품의 향신료로도 중요하게 쓰인다.

● **식용법** | 열매를 가루를 내어 이용하며 통으로 이용하기도 한다.

후추의 한방 효능

1. 열매의 성미(性味) : 맛은 맵고 독이 없으며 성질은 몹시 따뜻하다.

2. 열매의 효능

- 기를 내리고 속을 따뜻하게 하며 담을 삭인다.
- 곽란과 명치 밑에 냉이 있어 아픈 것을 낫게 한다.
- 건위구풍작용과 소량에서 식욕증진작용이 있어 방향성 신미(辛味) 건위제, 구풍약으로 이용한다.
- 소아의 소화불량에 의한 설사, 만성기관지염과 천식, 신경쇠약에 임상 효과가 있다.
- 생선, 고기 및 버섯 독을 풀어준다.
- 외용으로 습진에도 효과가 있다.
- 약용으로보다는 일반적으로 식품의 향신료로 쓴다.

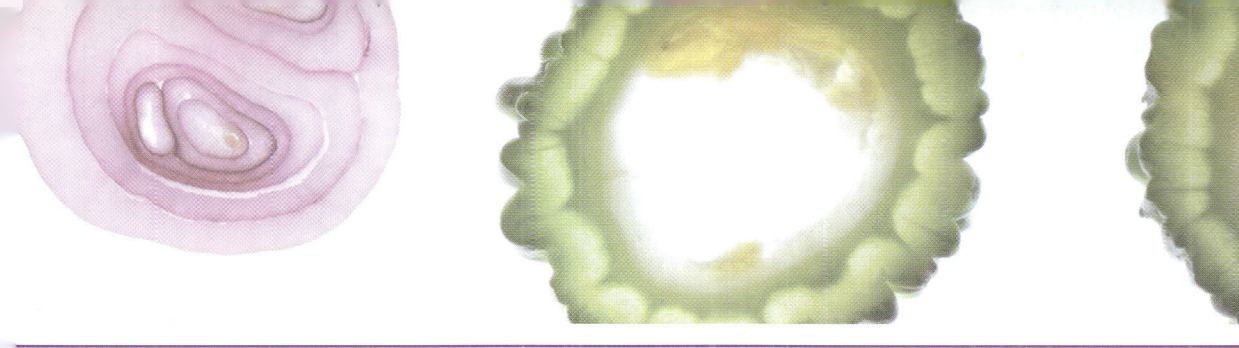

2.
신경안정, 우울증 예방, 항노화 효능을 지닌 열대과일

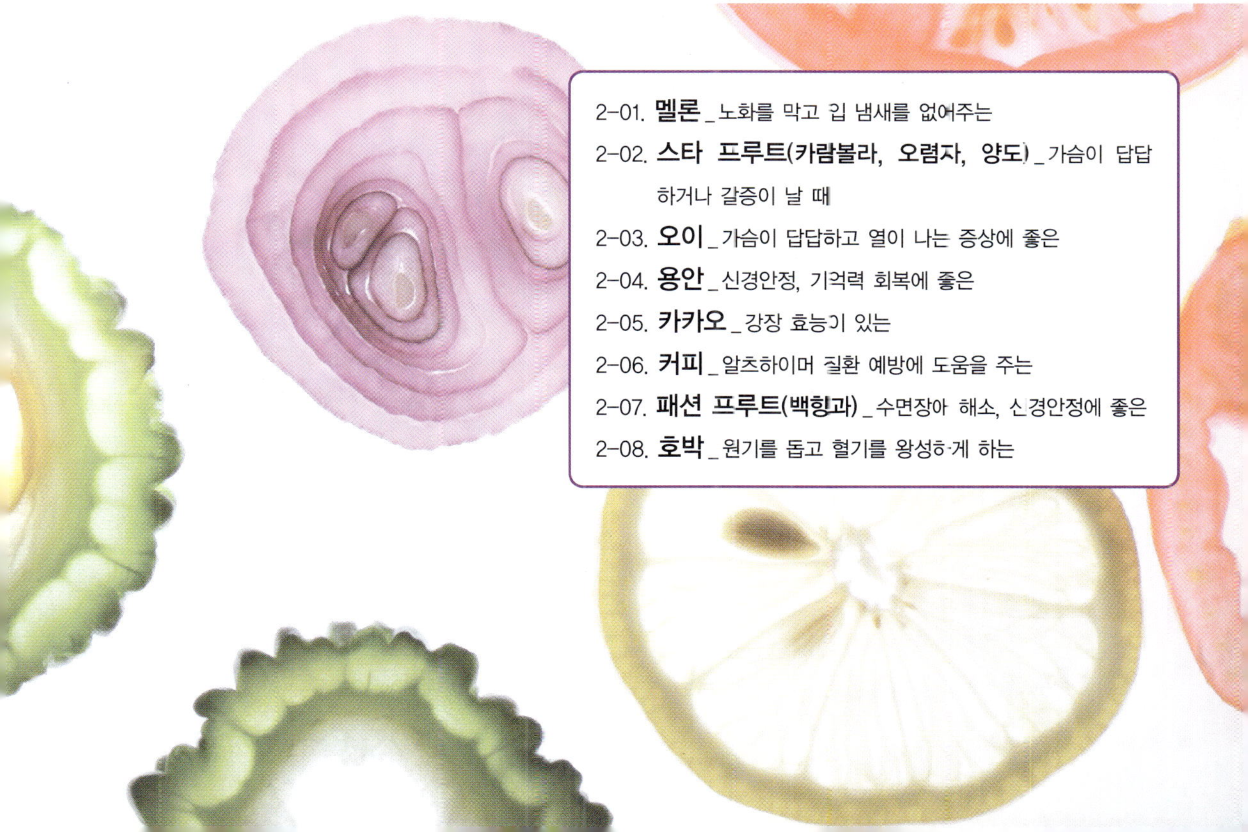

2-01. **멜론** _ 노화를 막고 입 냄새를 없애주는
2-02. **스타 프루트(카람볼라, 오렴자, 양도)** _ 가슴이 답답하거나 갈증이 날 때
2-03. **오이** _ 가슴이 답답하고 열이 나는 증상에 좋은
2-04. **용안** _ 신경안정, 기억력 회복에 좋은
2-05. **카카오** _ 강장 효능기 있는
2-06. **커피** _ 알츠하이머 질환 예방에 도움을 주는
2-07. **패션 프루트(백향과)** _ 수면장애 해소, 신경안정에 좋은
2-08. **호박** _ 원기를 돕고 혈기를 왕성하게 하는

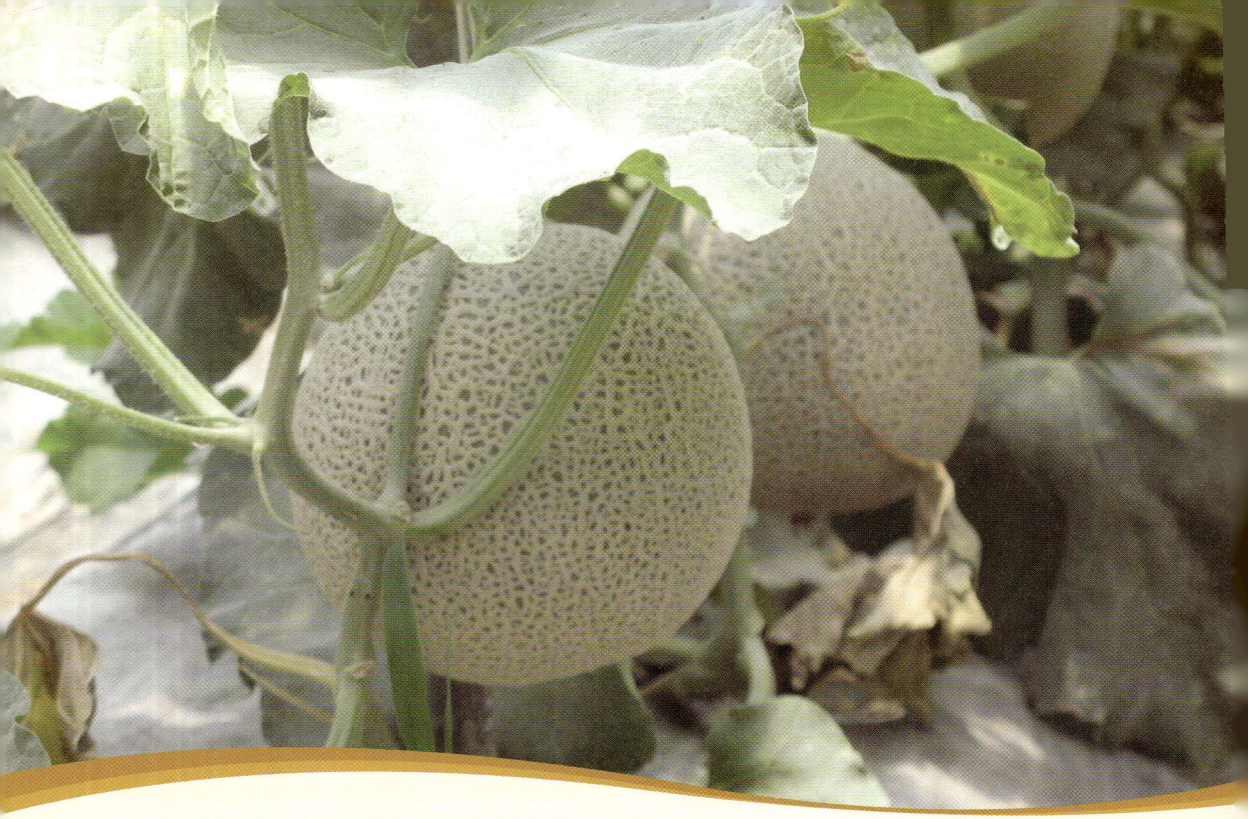

전남 곡성에서 재배 중인
멜론 열매(한국)

2.01 멜론
노화를 막고 입 냄새를 없애주는

- 학명 | *Cucumis melo* Linnaeus
- 식용부위 | 열매
- 과명 | 박과(Cucurbitaceae)
- 약용부위 | 나무 전체

 영어 • melon, spanish melon
 스페인어 • melon
 인도네시아어 • blewah
 일본어 • メロン(메론)
 프랑스어 • melon
 필리핀어 • milon
 말레이어 • blewah
 한자 • 香瓜(향과), 甛瓜(첨과)
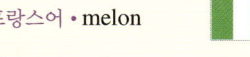 이태리어 • melone

60

- **원산지 |** 멜론(melon)의 원산지는 아프리카의 사하라 사막 남부, 아프가니스탄에 이르는 중동으로 알려져 있다.

- **재배지·판매 |** 주요 생산지는 중국, 프랑스, 인도, 스페인, 터키, 미국 등이다. 세계의 따뜻한 지역에서 멜론의 많은 재배 변종들을 널리 심고 있다. 우리나라는 경남 산청, 전남 곡성, 나주, 담양은 물론 북쪽의 강원도 양구, 화천에서까지 재배하고 있다.

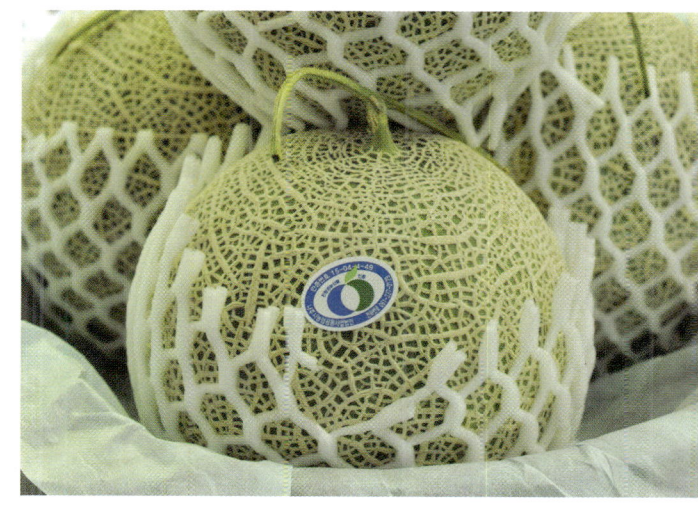

멜론(한국)

최근에는 우리나라에서 생산한 멜론을 싱가포르, 홍콩에 수출하게 되었다는 소식이

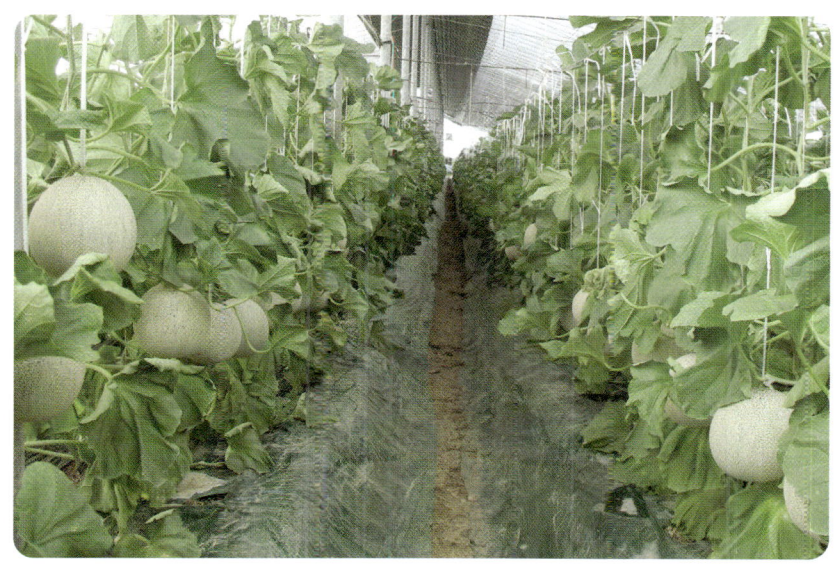

전남 곡성으 멜론 재배 농장(한국)

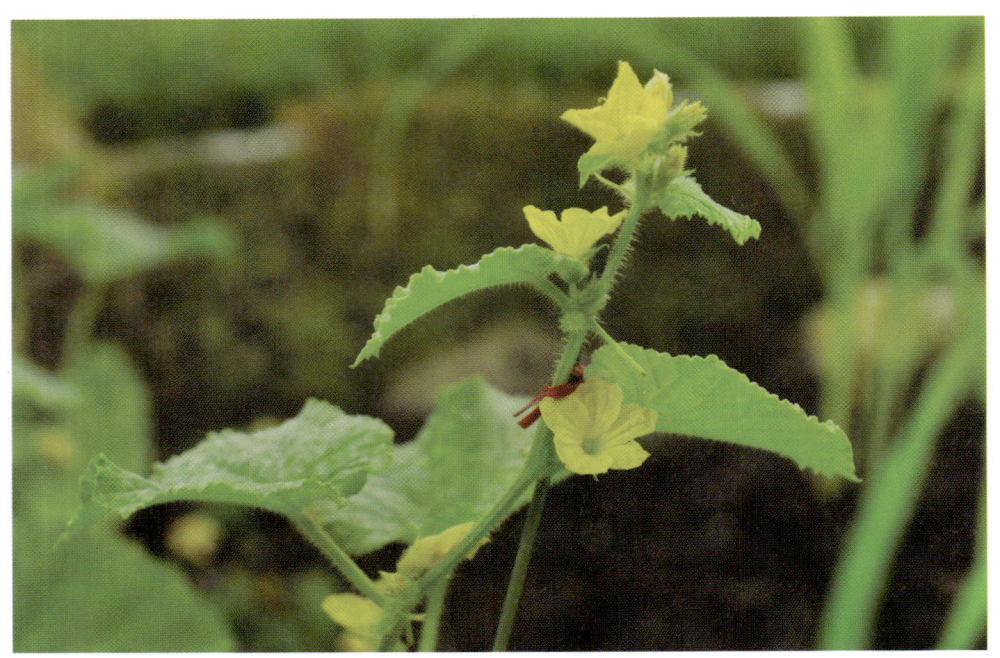
국제농업박람회장에서 재배 중인 멜론의 꽃(한국)

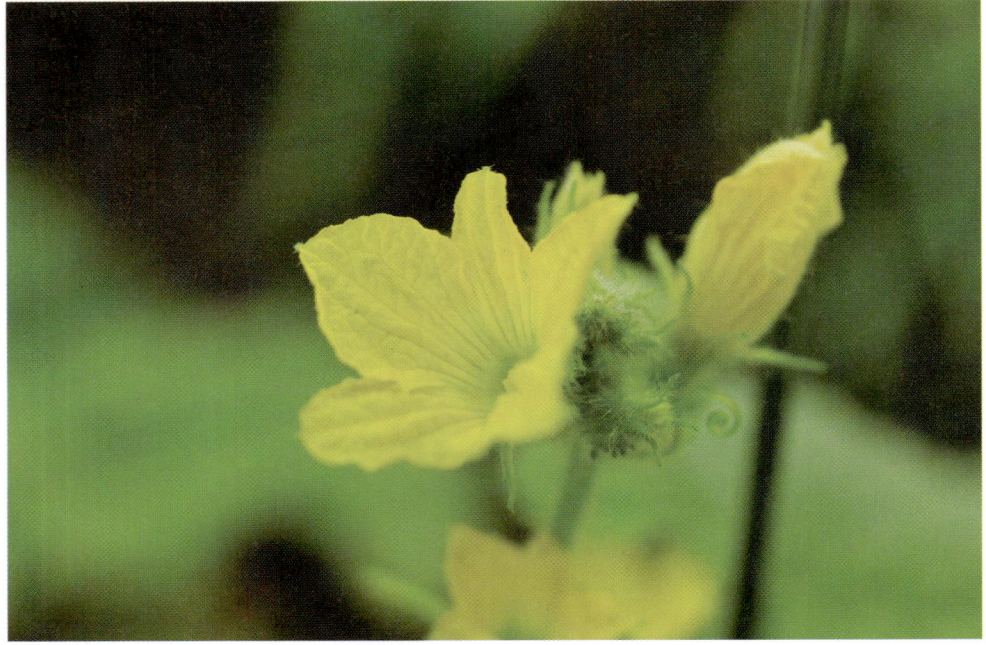
멜론 꽃(한국)

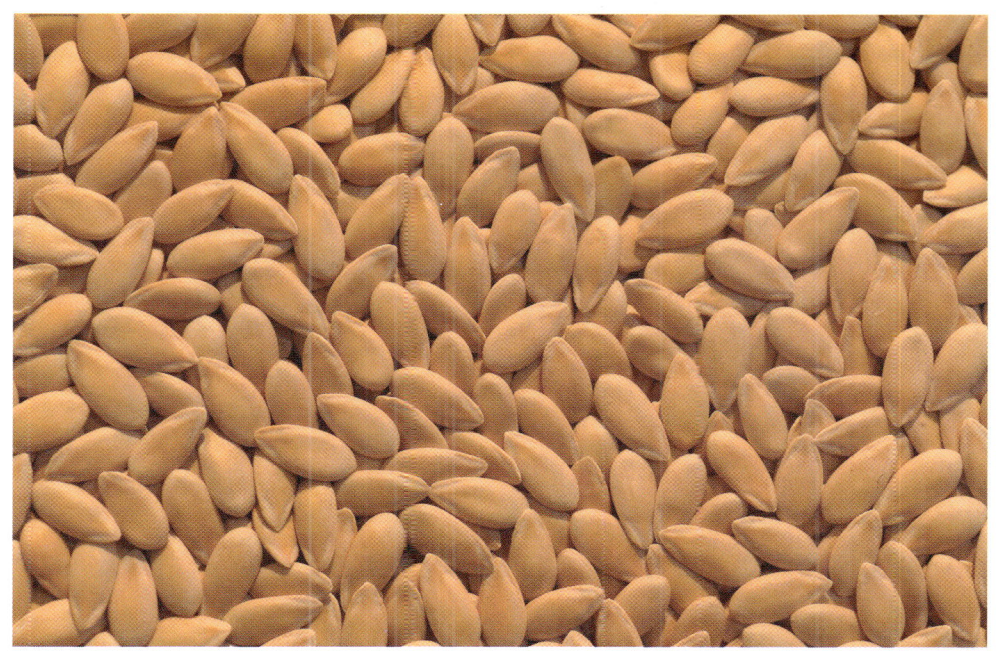

국제농업박람회장에서 전시 중인 멜론 씨(한국)

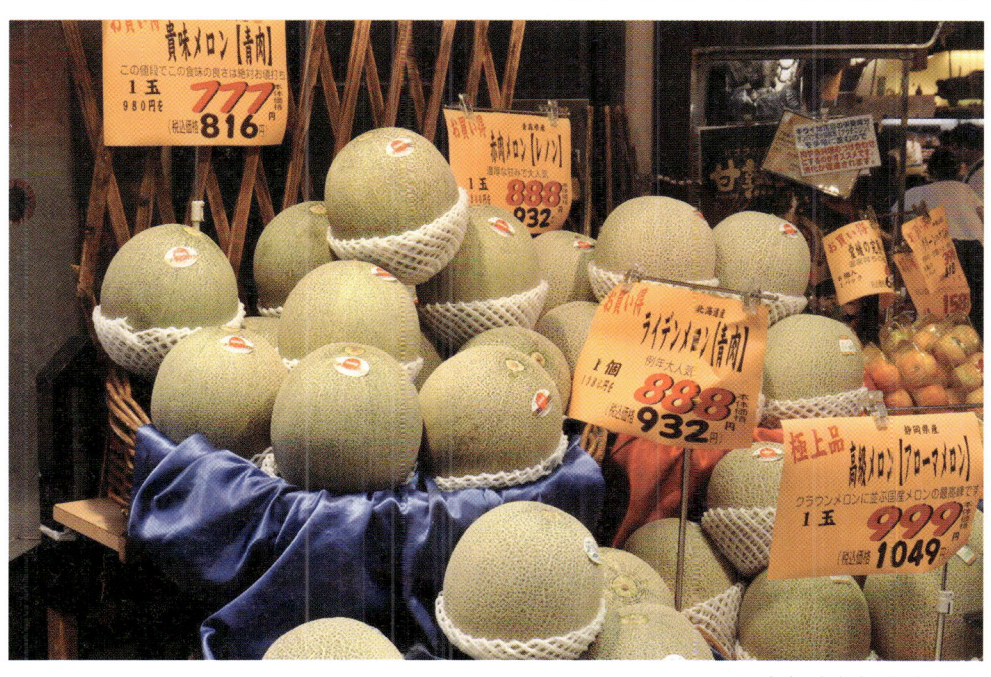

오사카 시장의 멜론(일본)

2-01. 노화를 막고 입 냄새를 없애주는 멜론

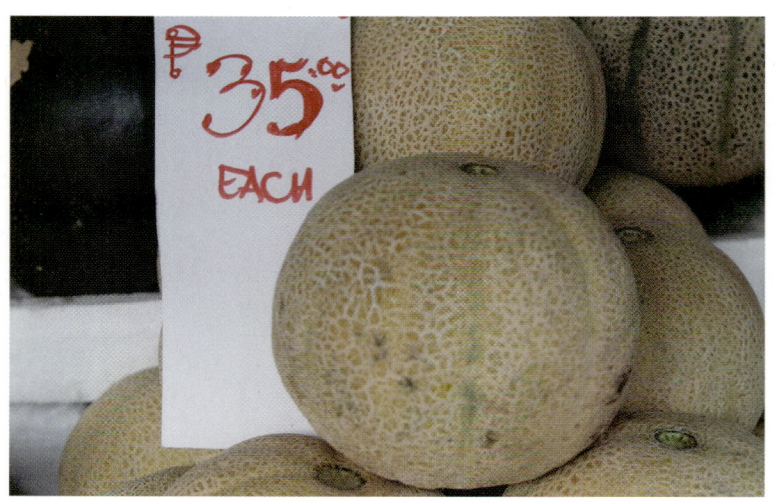

마닐라 시장의 멜론(필리핀)

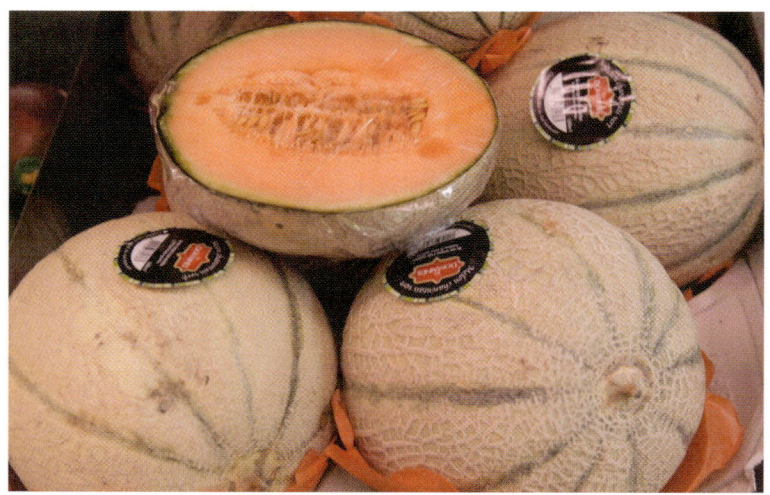

바르셀로나에서 판매하는 멜론(스페인)

들려왔다. 예전에 수입해서 먹던 열대과일을 이젠 우리가 재배하여 다시 외국으로 수출한다는 뉴스는 열대과일인 멜론이 새로운 농가소득원으로 각광받을 것을 알려 주고 있다.

● **식물** | 박과에 속하며 학명은 *Cucumis melo*로서 열매를 식용한다. 부드럽고 털이 많은 구불구불한 줄기에 크고 둥근 잎 또는 얕게 갈라진 잎이 달린다.

- **이뇨, 항노화 효능** | 멜론은 이뇨, 폐음을 자양하는 효능, 그리고 입 냄새를 없애주고 노화를 막는 약리작용이 알려져 있다. 멜론 열매의 꼭지도 급·만성 간염이나 간경화, 간암에 효과가 있다.

- **식용법** | 멜론 열매는 크고 둥근 모양이고 녹색 껍질에 잔그물 무늬가 있으며 과육은 달고 씨가 많다. 껍질을 벗겨 과일로 먹지만 서양에서는 익은 열매를 아이스크림과 함께 디저트로 먹거나 네모난 조각으로 잘라서 피클을 만들어 먹기도 한다.

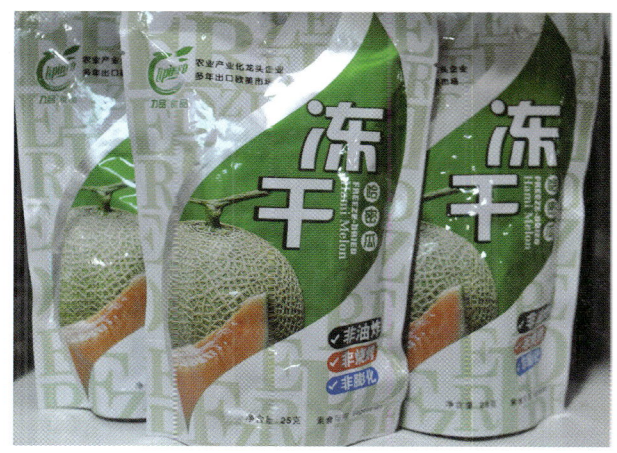

멜론 건조과자(중국)

멜론의 한방 효능

1. 열매의 성미(性味) : 맛은 달고 약간 시며 성질은 평(平)하다.

2. 열매의 효능

   - 이뇨, 윤폐 효능이 있다.
   - 입 냄새를 없애주고 노화를 막는다.

3. 기타 부위의 효능

   - 열매꼭지 : 급·만성 간염, 간경화, 간암에 효과

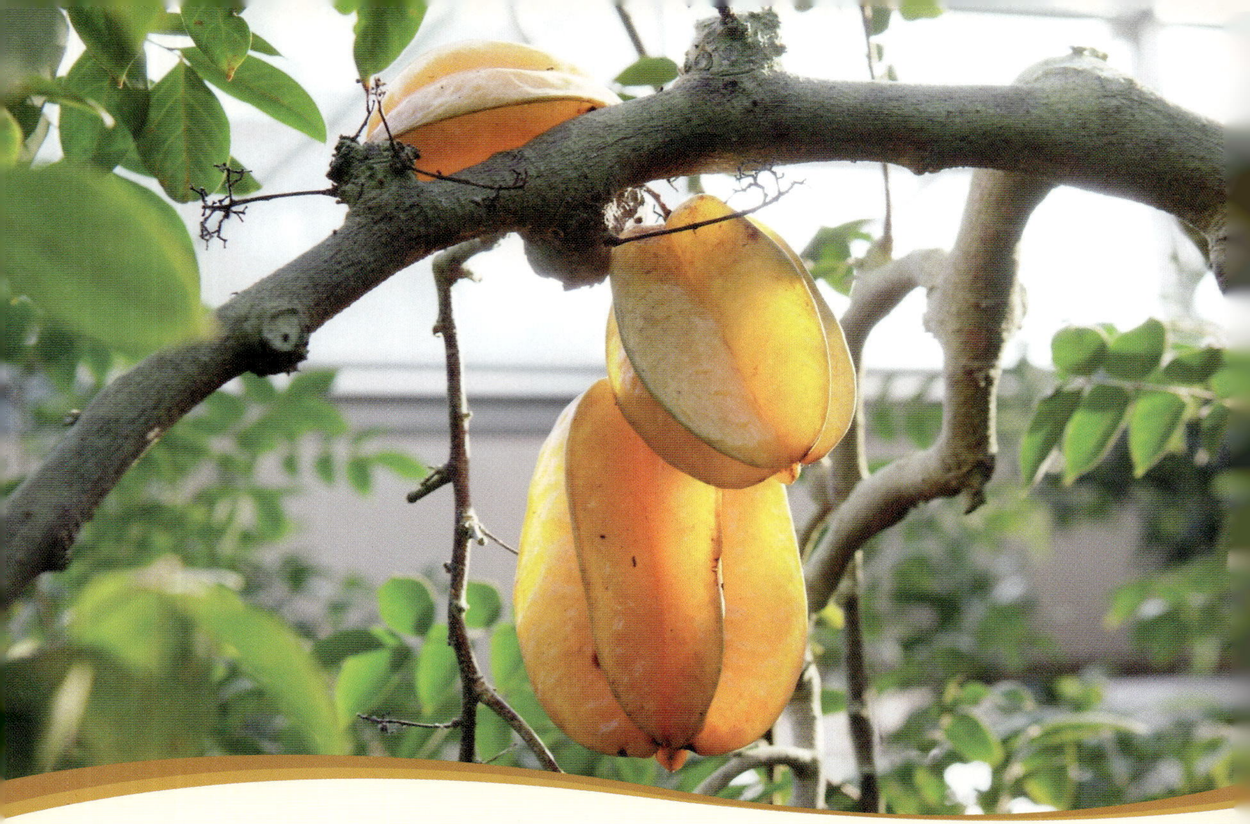

미야자키현아열대작물지장에서
재배 중인 스타 프루트 열매(일본)

2.02 스타 프루트(카람볼라, 오렴자, 양도)

가슴이 답답하거나 갈증이 날 때

- **학명** | *Averrhoa carambola* L.
- **식용부위** | 열매
- **과명** | 괭이밥과(Oxalidaceae)
- **약용부위** | 뿌리, 잎, 꽃, 가지

 영어 • star fruit, carambola
 스페인어 • carambola
 인도네시아어 • belimbing manis
 일본어 • ゴレンシ(고렌시)

 프랑스어 • carambolier vrai
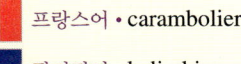 필리핀어 • balimbing
 말레이어 • belimbing manis
 한자 • 五斂子(오렴자), 陽桃(양도)

 이태리어 • carambola
 타이어 • mafuang(마프앙)

- **원산지 |** 스타 프루트(star fruit)의 원산지는 동남아시아의 말레이시아 인근으로 추정하고 있으나 정확하지는 않다.

- **재배지·판매 |** 오래전부터 열대지방의 각 지역에서 생산하고 있으며, 브라질과 페루, 가나, 미국의 플로리다 주와 하와이에서까지 재배되고 있다.

- **식물 |** 스타 프루트는 괭이밥과에 속하며 학명은 Averrhoa carambola로서 열매를 식용한다. 꽃은 개화기에 가지 끝이나 줄기로부터 짧은 원추화서(圓錐花序)가 나온 후, 옅은 보라색 꽃이 피며 크기는 지름이 5~6mm 정도로, 꽃잎이 5갈래로 갈라진 형태이다.

  열매는 광택이 나며 이랑이 깊게 파여 있다. 5개의 굴곡이 있는 길쭉한 모양의 열매를 횡으로 자르면 별과 같은 모양이

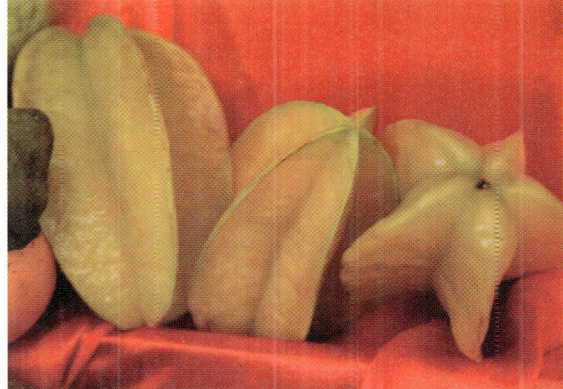

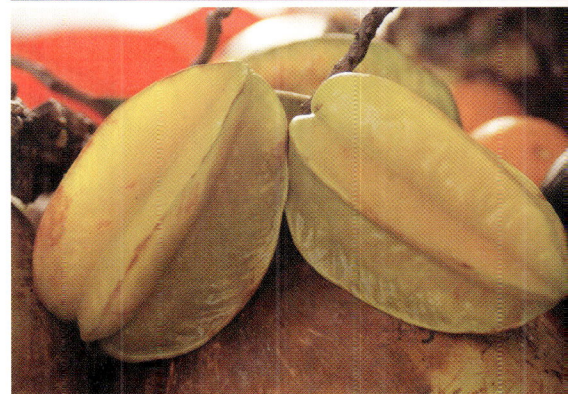

스타 프루트 열매(중국)

나타나므로 '스타 프루트'란 이름이 붙게 되었다. 중국에서는 양도(陽桃) 또는 오렴자(五斂子)라 부르고 일본 사람들은 '고렌시'라 한다.

- **가슴이 답답할 때, 배뇨 곤란에 효과 |** 10월에 찾은 일본 미야자키아열대식물원에는 노랗게 익은 스타 프루트 열매가 7~8개 달려 있고, 옆에는 아직 녹색의 덜 익은 열매도 섞여 있었다. 시장에서 파는 것이 아닌, 나무에 열려 있는 열매로서는 저자도 처음 보는 것이었다.

  한방에서 보는 열매는 맛이 달고 시며 성질은 차다. 열을 내리고 진액을 생성하며 해독 효과가 있다. 가슴이 답답하고 열이 나며 목이 마르는 증상, 치통, 방광 결석에 의한 배뇨 곤란에 효과가 있다.

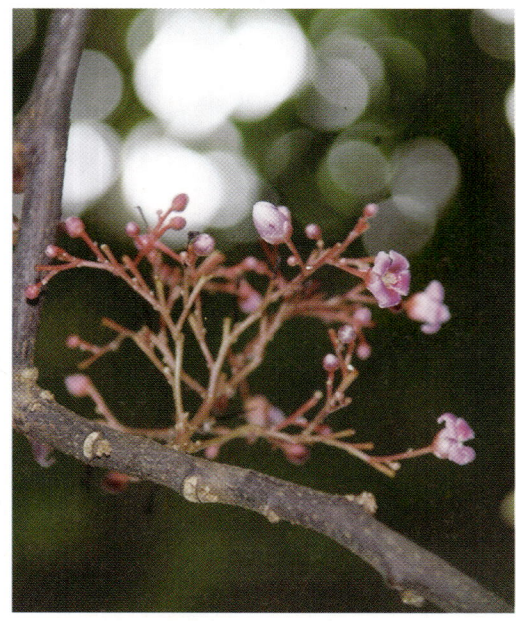

유메노시마아열대식물관에서 재배 중인
스타 프루트의 꽃(일본)

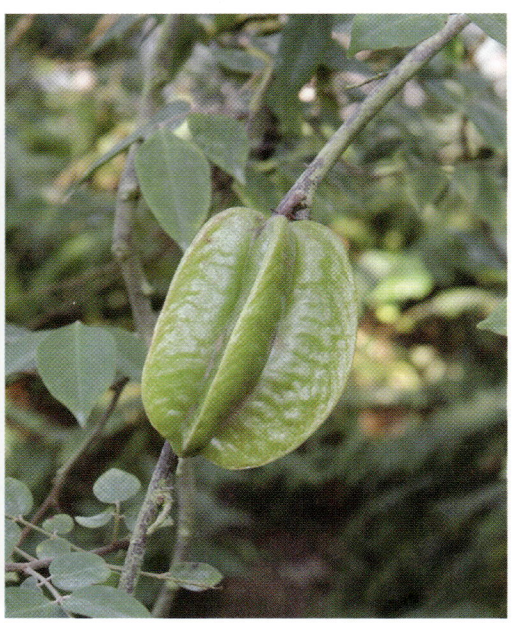

스타 프루트 열매(일본)

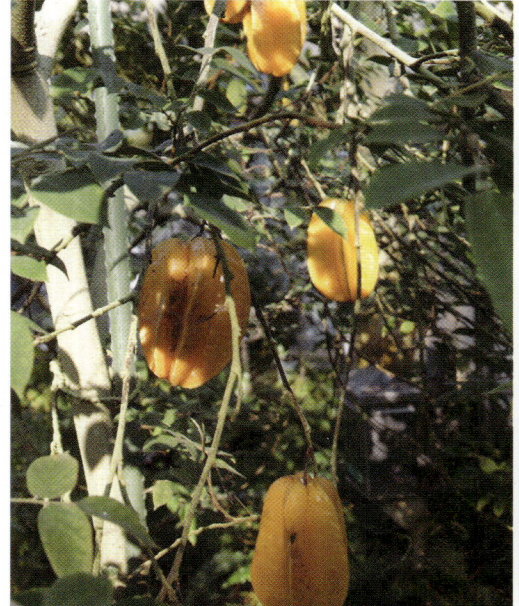

미야자키현아열대작물지장에서 자라는
스타 프루트 열매(일본)

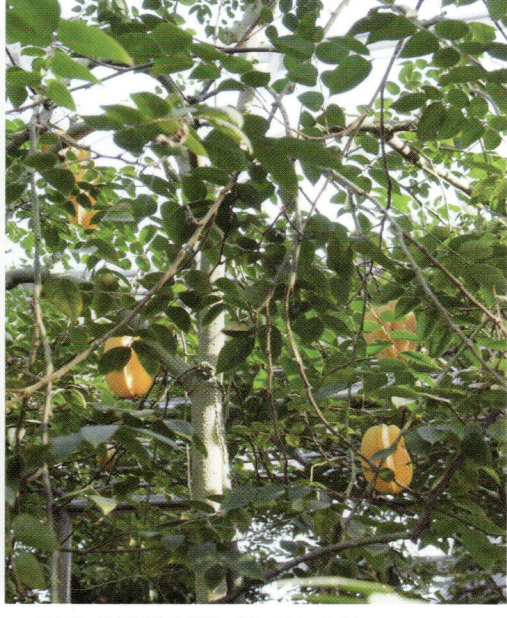

미야자키현아열대작물지장에서 자라는
스타 프루트나무(일본)

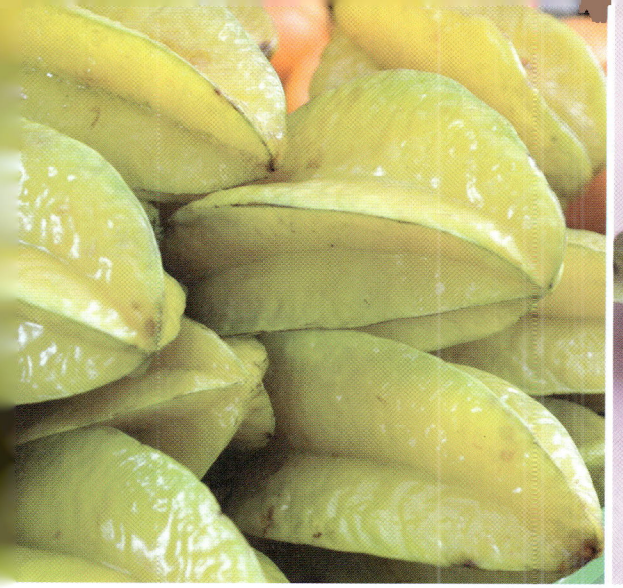
스타 프루트(중국)

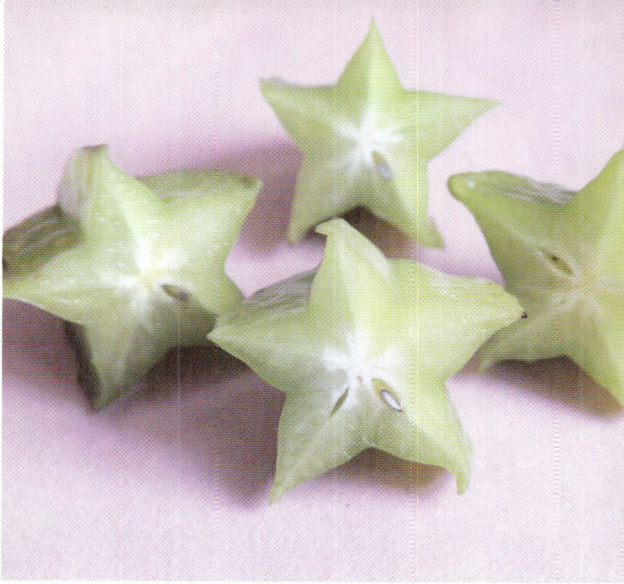
스타 프루트의 단면은 별 모양이다.(중국)

- **비타민 C 함량 높아 |** 미야자키아열대식물원의 안내문에 따르면 이 과일은 단맛과 신맛이 있어 청량감을 주고, 상큼한 기분이 들게 된다고 하지만 신 음식을 좋아하지 않는 입맛을 가진 사람에게는 그저 약간 신맛이 나는 정도로 느껴질 수 있다.

바로 먹을 때는 과피가 노랗게 익은 것을 선택하는 것이 좋다. 무기질 중 칼륨, 비타민 중 비타민 C의 함량이 많으며 신선한 과일의 수분 함량은 약 91%로, 물기가 가득하다. 열대 지역의 치솟는 열기와 시원한 몬순의 비가 함께 키워낸 과일이다.

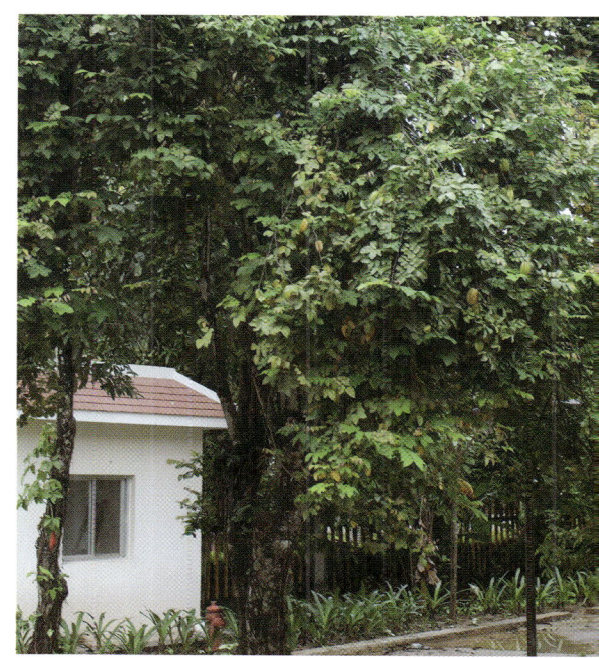
시샹반나 징훙 호텔 앞의 스타 프루트나무(중국)

- **식용법 |** 이 과일은 탄력이 있을 때 먹으면 더 좋다. 일단 과숙이 이루어지고 탄력을 잃기 시작하면 맛과 향기가 급격히 사라지기 때문이다.

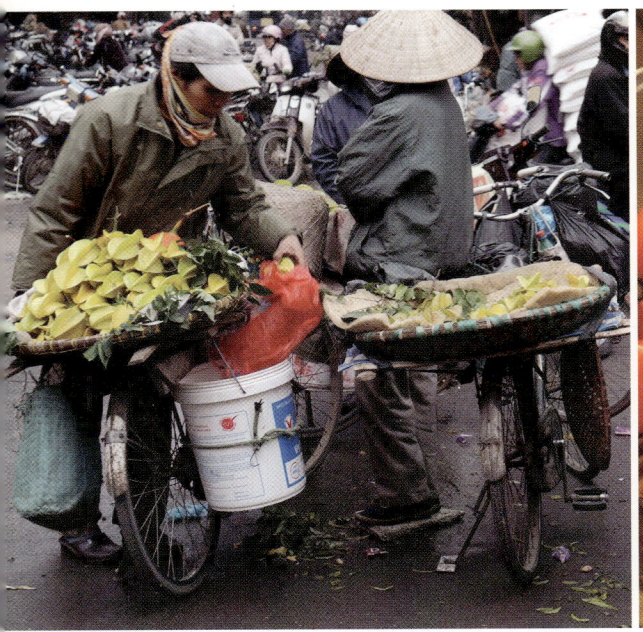
하롱베이 시장에서 판매하는 스타 프루트(베트남)

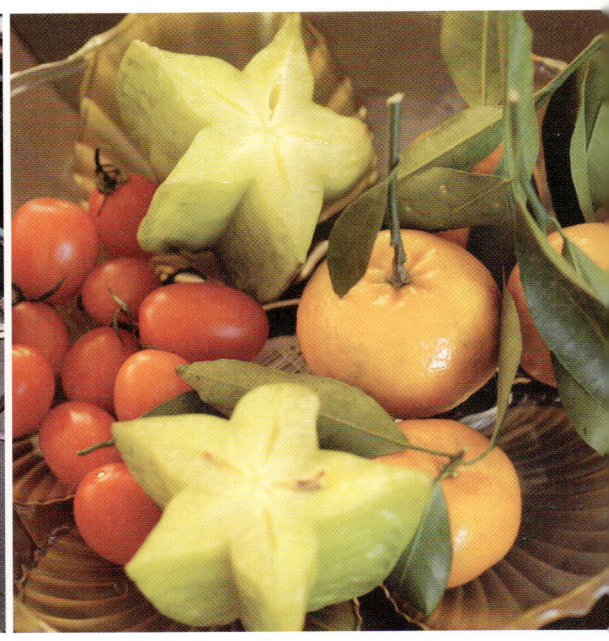
하이난성의 호텔 식당에 전시된 스타 프루트(중국)

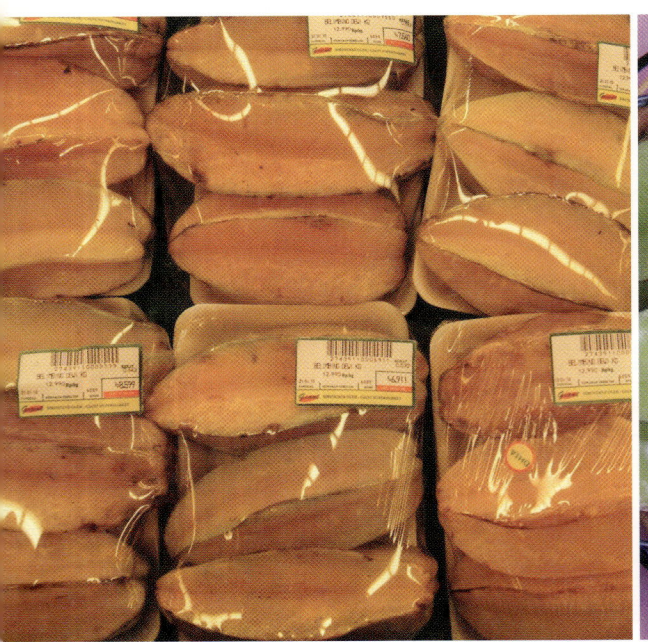
자카르타에서 판매하는 스타 프루트(인도네시아)

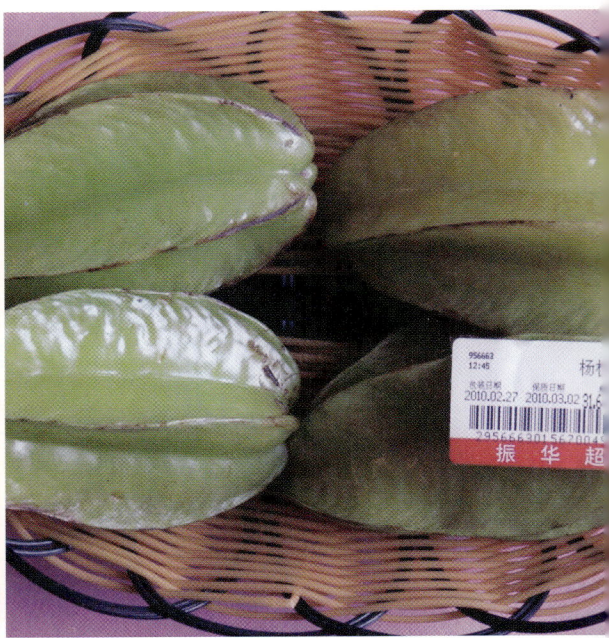
웨이하이 시장에서 판매하는 스타 프루트. '양도'라고 적혀 있다.(중국)

열매는 생으로 먹거나, 샐러드에 넣어서 예쁜 주황색을 내는 데 사용할 수 있다.
통째로 먹어도 좋지만 이 과일만의 맛과 멋을 제대로 즐기려면 가로로 얇게 자르는 것을 추천한다. 단면의 별 모양이 드러나 동심으로 돌아간 기분을 느껴볼 수 있을 것이다.
주스는 물론 와인으로도 제조해서 먹는다. 동남아에서는 주스, 젤리, 잼으로 가공해서 이용하고, 미얀마에서는 절여서 차로 먹기도 한다.

스타 프루트(카람볼라, 오렴자, 양도)의 한방 효능

1. **열매의 성미(性味)** : 맛은 달고 시며 성질은 차다.

2. **열매의 효능**
   - 열을 내리고 진액을 생성하며 이수(利水), 해독하는 효능이 있다.
   - 풍열(風熱) 해수[풍열사(風熱邪)가 폐에 침입하여 생긴 기침]를 치료하고 진액을 생성하며 갈증을 멎게 한다.
   - 번갈, 치통, 석림(石淋, 방광 결석에 의한 배뇨 곤란)을 치료한다.
   - 육식독(肉食毒)을 풀거 또 남장[嵐瘴, 학질(瘧疾, 일정한 시간 간격을 두고 오한, 발열이 엇바뀌면서 주기적으로 발작하는 특징적인 전염병)]을 푼다.
   - 말린 열매나 정제한 벌꿀에 담근 것은 풍토 부적응증이나 학질을 치료한다.
   - 갈증을 멈추게 하고 번열(煩熱, 가슴이 답답하고 열이 나는 증상)증을 치료한다.
   - 열을 내리고 소변이 잘 나오게 하며 뱀에 물린 상처를 치료한다.

3. **기타 부위의 효능**
   - **뿌리** : 관절통 치료
   - **잎** : 소변을 잘 배출시키고 열독(熱毒)을 푸는 효능
   - **꽃** : 아편의 독을 제거하는 효능
   - **가지** : 급성 위장염 치료

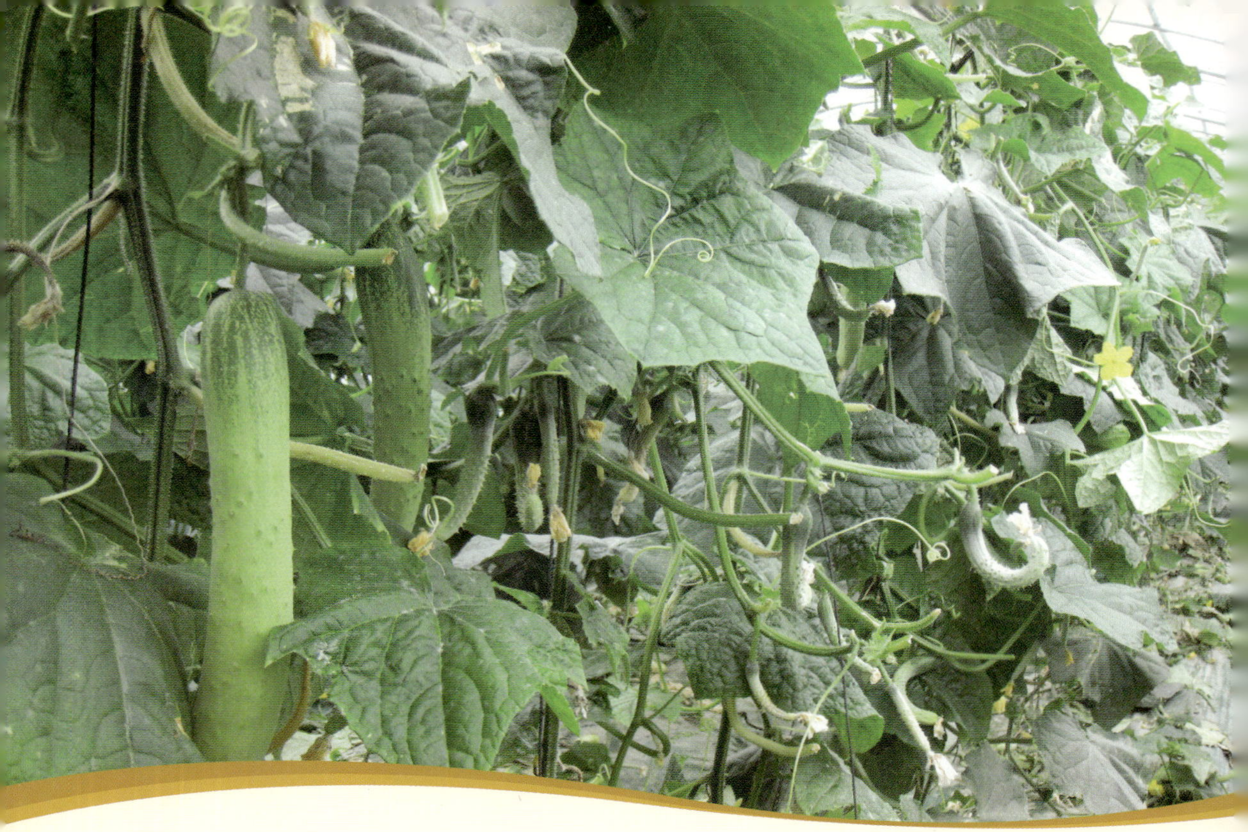

충남 공주에서 재배 중인
오이 열매(한국)

2.03 오이

가슴이 답답하고 열이 나는 증상에 좋은

- **학명** | *Cucumis sativus* L.
- **식용부위** | 열매
- **과명** | 박과(Cucurbitaceae)
- **약용부위** | 열매껍질, 과육, 잎, 뿌리, 덩굴, 씨

 영어 • cucumber
 프랑스어 • concombre
 이태리어 • cetriolo
 스페인어 • pepino
 필리핀어 • pipino
 타이어 • taeng kwa(땡꽈)
 인도네시아어 • mentimun, ketimun
 말레이어 • mentimun, ketimun
 일본어 • キュウリ(큐리)
 한자 • 黃瓜(황과), 胡瓜(호과)

❀ 오이가 수재된 조선시대 의서
- 『동의보감』, 『방약합편』에 '호과(胡瓜)'로 수재

- **원산지 |** 오이(cucumber)는 인도가 원산지로 추정된다.

- **재배지·판매 |** 아시아 서부에서 적어도 3천 년 동안 재배해왔으며, 1494년 콜럼버스에 의해 신대륙에 전래되었다.

  중국을 여행하다 보면 시장 어디서나 '黃瓜(황과)'라 적어놓은 오이를 볼 수 있다. 우리나라에는 1천 5백 년 전에 전파된 것으로 알려진다. 전남 순천, 보성, 고흥, 구례 지역이 오이 재배지로 유명하다. 경북 상주군 낙동면에는 가시오이를 재배하며, 전북 장수군 계남면에서는 논에 그물망을 이용하여 여름 오이를 재배하는 것이 특징이다. 그리고 경남 창녕군 남지읍에서는 부직포를 사용하여 겨울철에도 실내온도를 6~8℃로 유지하여 길러내는 것이 특징이다.

  일전에 금강산 여행을 했을 때 상가 입구에서 오이를 파는 모습을 보았는데 많은 관광객들이 산행 전에 오이를 사 가는 모습이 인상적이었다.

- **식물 |** 박과에 속하며 학명은 *Cucumis sativus*로 열매를 식용한다. 오이는 서역에서 중국으로 가져왔기 때문에 오랑캐[胡] 땅에서 들어온 과류(瓜類)라는 뜻으로 호과(胡瓜)라 하였다. 후에 오이가 익으면 노란색으로 변하기 때문에 황과(黃瓜)라고 명칭이

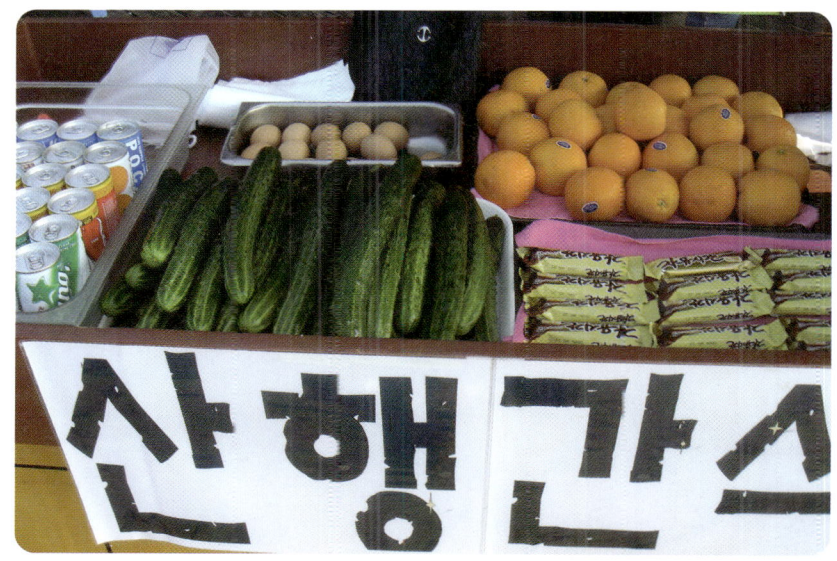

금강산에서 판매하는 오이(북한)

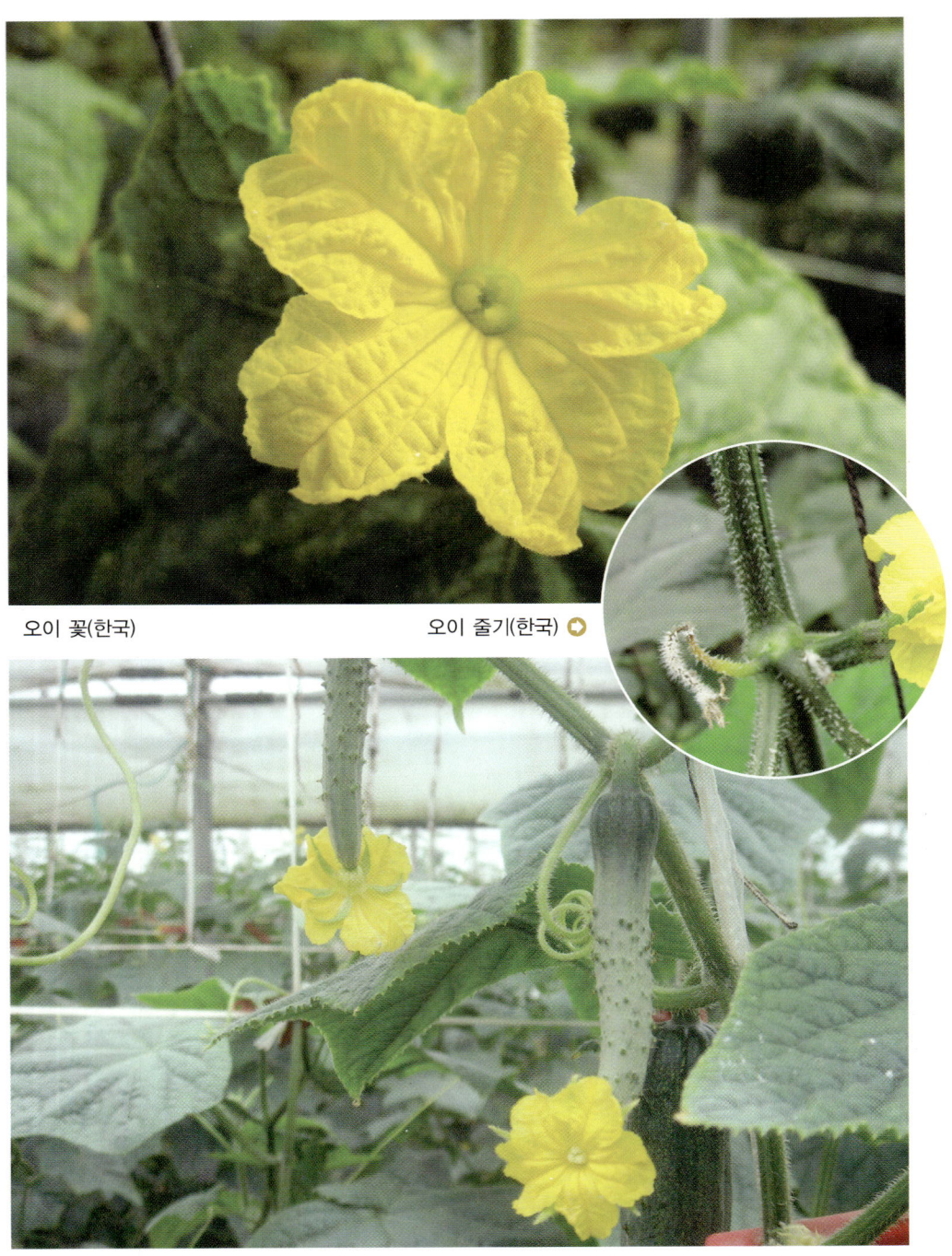

오이 꽃(한국) 오이 줄기(한국) ▶

오이 꽃과 열매(한국)

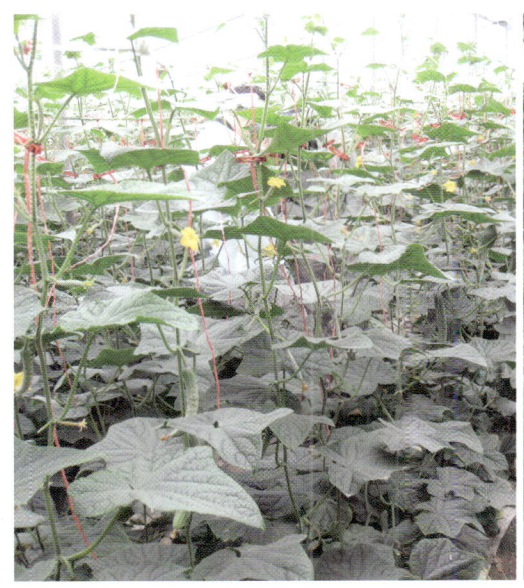
전남 고흥 지역의 오이 재배지(한국)

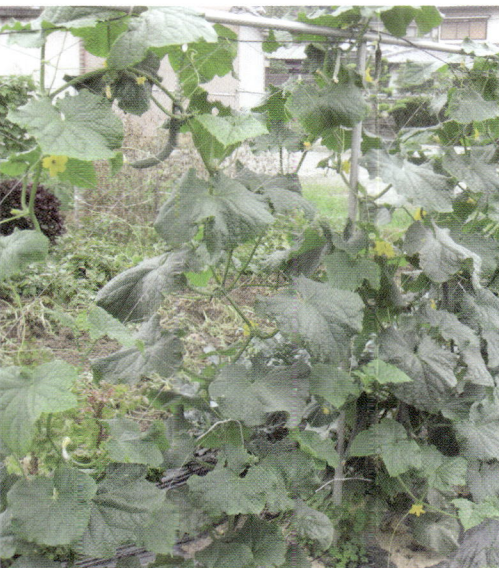
아스카 지역의 오이 재배장(일본)

● 여러 나라의 시장에서 판매되고 있는 오이

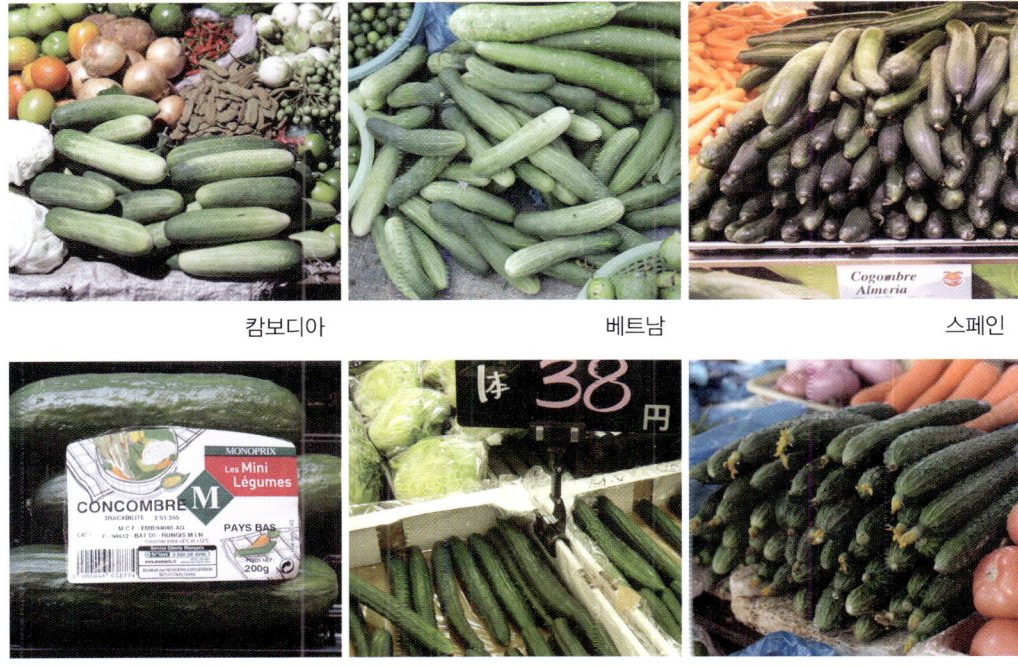

| 캄보디아 | 베트남 | 스페인 |

| 프랑스 | 일본 | 중국 |

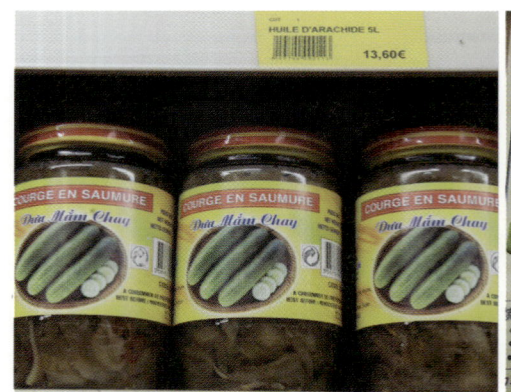
오이 절임(베트남)

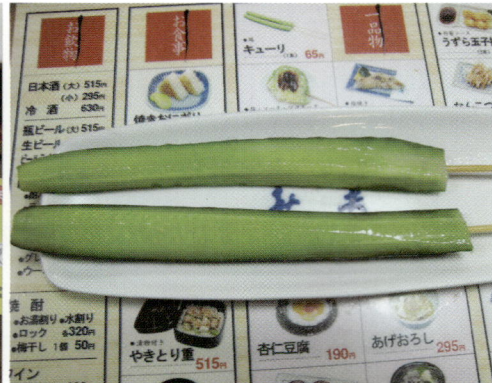
식당의 오이 메뉴(일본)

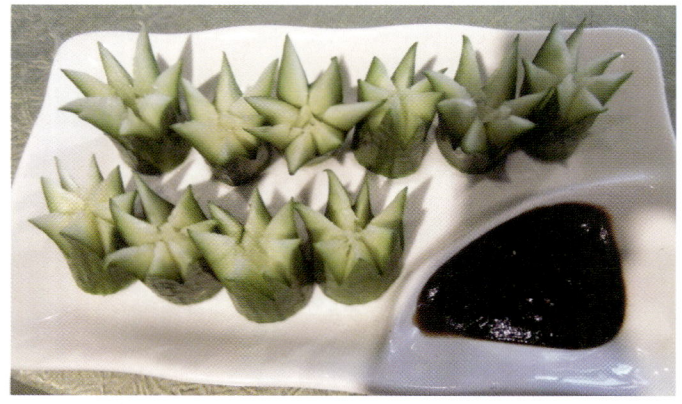
저장성 우전(烏鎭)의 한 호텔 식당에 나온 오이(중국)

바뀌었다.

● **이뇨, 해독작용, 충혈된 눈에 효과** | 오이 열매는 열기를 식히고 소변을 잘 나가게 하여 이를 통해 열기를 빼내는 효능과 염증을 가라앉히고 독기를 제거하는 효능이 있다. 그래서 열을 내려 가슴이 답답하면서 열이 나는 증상과 갈증을 풀어주고, 눈이 충혈되고 아픈 것을 치료한다. 그리고 번갈, 목구멍이 붓고 아픈 증상, 동통, 화상 치료에도 좋다. 오이 잎은 습열의 사기가 침입했을 때 열기를 식히면서 소변을 통해 습사를 빼내는 효능이 있다.

● **『동의보감』의 효능** | 『동의보감』에는 '오이(호과, 胡瓜)는 성질이 차고[寒] 맛이 달며[甘]

독이 없다. 많이 먹으면 한기와 열기가 동하고 학질이 생긴다. 오이 잎인 호과엽(胡瓜葉)은 어린이의 섬벽(閃癖)을 치료하는데, 주물러 즙을 내어 먹인 다음 토하거나 설사하면 좋다. 그리고 오이 뿌리인 호과근(胡瓜根)은 참대나 나무가시에 찔려서 생긴 독종(毒腫)에 짓찧어 붙인다'라고 설명하고 있다.

- **식용법 |** 오이는 세계 여러 지역에서 생으로 먹거나 샌드위치, 샐러드 등에 넣어서 먹으며, 피클로도 만들어 먹는다.

오이의 한방 효능

1. **열매의 성미(性味)** : 맛은 달고 성질은 서늘하다.
2. **열매의 효능**
    - 청열이수(淸熱利水, 열기를 식히고 소변을 잘 나가게 하여 이를 통해 열기를 빼냄) 효능이 있다.
    - 소염해독(消炎解毒, 염증을 가라앉히고 독기를 제거) 효능이 있다.
    - 열을 내리게 하므로 가슴이 답답하면서 열이 나는 증상과 갈증을 풀어준다.
    - 번갈, 목구멍이 붓고 아픈 증상, 동통, 화상을 치료한다.
    - 눈이 충혈되고 아픈 것을 치료한다.
    - 이뇨작용을 한다.
3. **기타 부위의 효능**
    - 씨 : 거풍, 소염작용
    - 잎 : 청습열(淸濕熱) 효능
    - 뿌리 : 청열(淸熱), 이습(利濕), 해독 작용
    - 덩굴 : 청열, 이습, 해독 작용

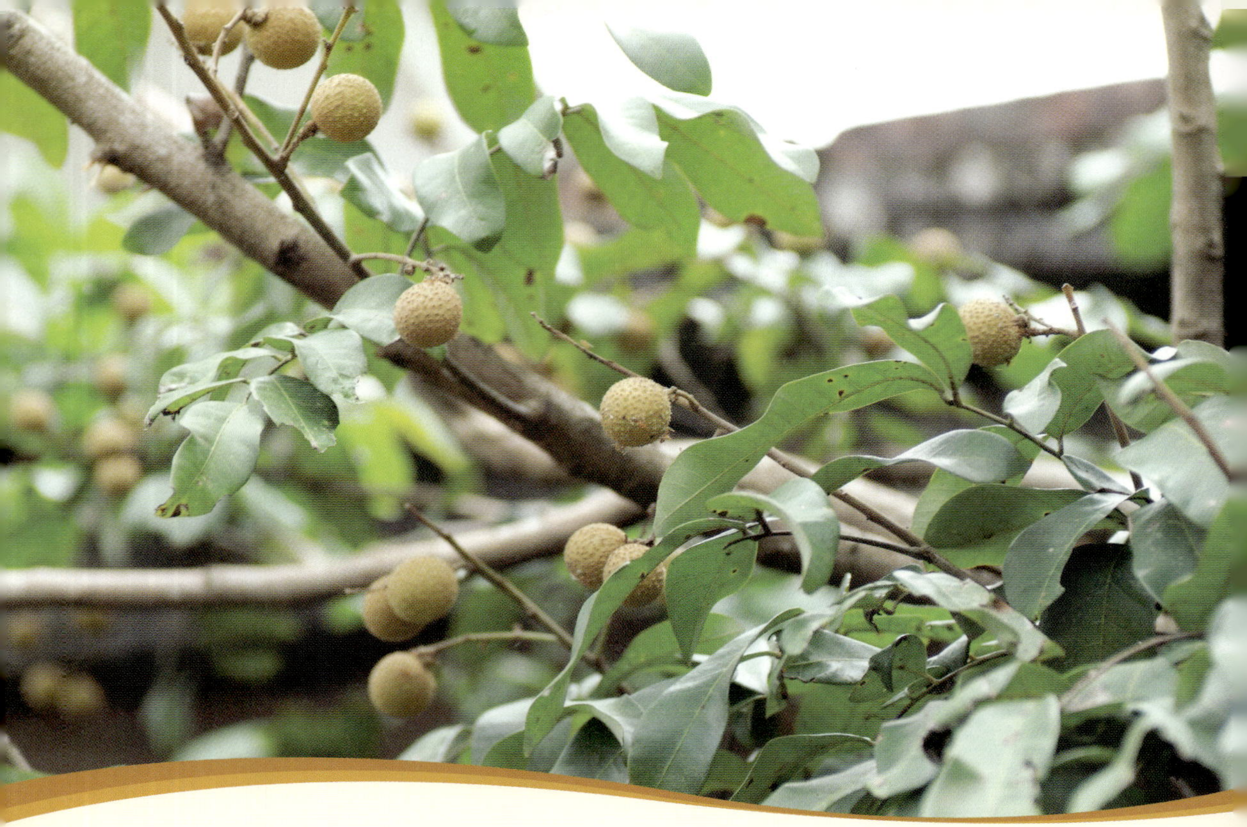

광시성 팡청강에서 자라는 용안나무의 열매(중국)

2.04 용안
신경안정, 기억력 회복에 좋은

- 학명 | *Dimocarpus longan* Lour.
- 학명의 이명 | *Euphoria longan* Steud., *Euphoria longana* Lamk., *Nephelium longana* Cambess.
- 식용부위 | 열매
- 과명 | 무환자나무과(Sapindaceae)
- 약용부위 | 열매껍질, 씨, 뿌리, 나무껍질, 꽃, 잎

영어 • longan, dragon's eye	프랑스어 • longanier	스페인어 • longán
인도네시아어 • klengkeng	말레이어 • klengkeng	타이어 • lamyai(람야이)
일본어 • リュウガン(류간)	한자 • 龍眼(용안), 龍眼果(용안과), 桂圓肉(계원육), 牛眼(우안)	

❀ 용안이 수재된 조선시대 의서와 한국의 공정서
- 『동의보감』에 '용안', '용안육', 『방약합편』에 '용안'으로 수재
- 『대한민국약전』(제10개정)에 '용안육'으로 수재

- **원산지 |** 용안(龍眼)나무는 중국 남부 지역이 원산지로 알려져 있다.

- **재배지·판매 |** 동남아와 중국의 광시(廣西)성, 푸젠(福建)성, 광동성, 쓰촨(四川)성, 타이완 등지에서 많이 재배된다. 중국의 식품매장 어디에서도 쉽게 만날 수 있으며 겨울철에도 말린 용안을 상점에서 판다.

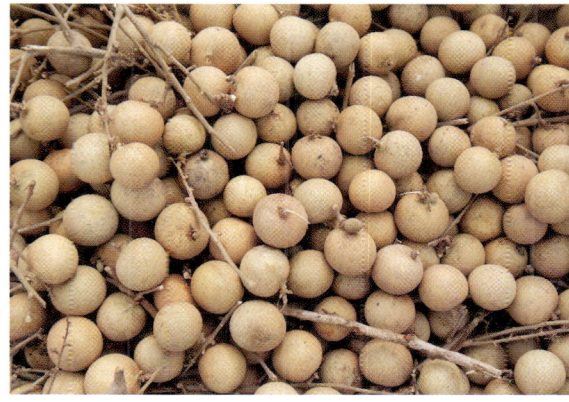

시장에서 판매하고 있는 용안 열매(중국)

- **식물 |** 무환자나무과에 속하며 학명은 *Dimocarpus longan*로서 열매를 먹는다. 『대한민국약전』에 '여지'로 수재되어 있다. 키가 큰 상록성 나무인 용안의 과육은 용안육(龍眼肉)이라고 부른다. 높이가 12m까지 자라는 나무로서 나무 줄기가 매우 크며 꽃은 커다란 다발 형태로 피고 후에 여지처럼 생긴 열매가 많이 달린다.

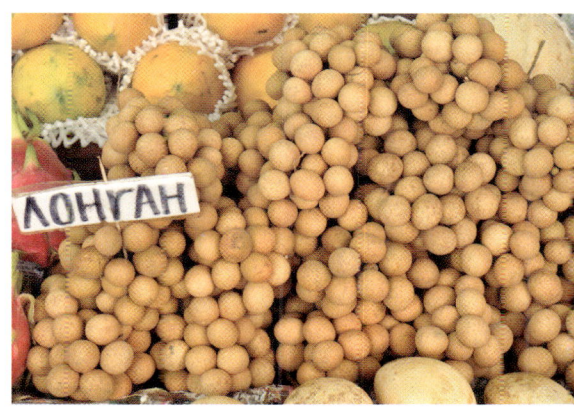

파타야 과일상점의 용안. 러시아 관광객을 위해 러시아어가 적혀 있다.(태국)

- **용의 눈알을 닮았다는 용안 |** 용안은 생김새가 용의 눈알과 비슷하다고 해서 이름 지었다고 『동의보감』에서 그 유래를 설명하고 있다. 중국 남단의 섬인 하이난(海南)과 광시좡족 자치구의 구이린(桂林)에서도 이 용안나무를 자주 볼 수 있었는데 큰 나무에 용의 눈알이 주렁주렁 달려 있는 듯한 모습은 장관이다. 중국의 재래시장에서도 말린 용안을 가지째로 묶어서 파는 모습을 흔히 볼 수 있다. 여지보다 크기가 작은 열매인 용안은 열매 살도 여지보다 적다. 베트남의 한국인 사업가는 용안육을 이용한 가공상품을 제조하고 있는데, 용안의 과육양이 적어 상품으로 만드는 데 어려움이 있다고 토로한다.

- **불안한 증상 치료 |** 한방에서 용안은 맛은 달고 성질은 따뜻한 효능을 가지고 있다. 약

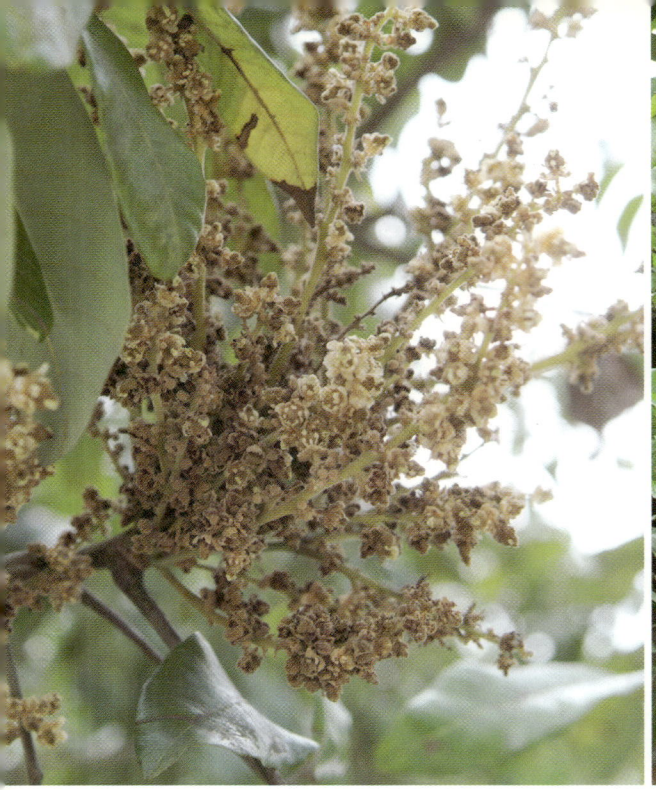
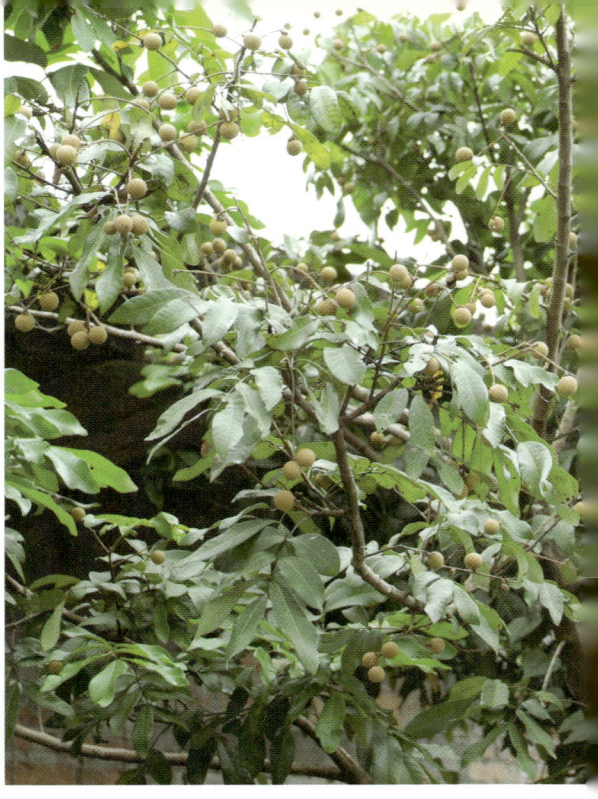

⬆ 광시약용식물원의 용안 꽃(중국)
⬆ 광시약용식물원에서 자라는 야생 용안나무(중국)

⬆ 광시성 팡청강 시에서 자라는 용안나무(중국)
⬆ 치앙마이 인근에서 자라는 용안나무(태국)

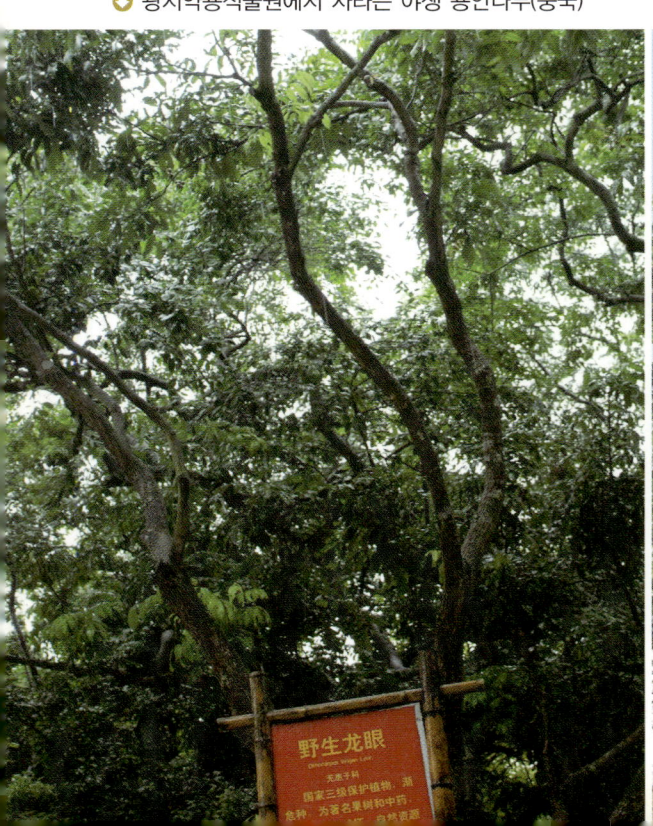

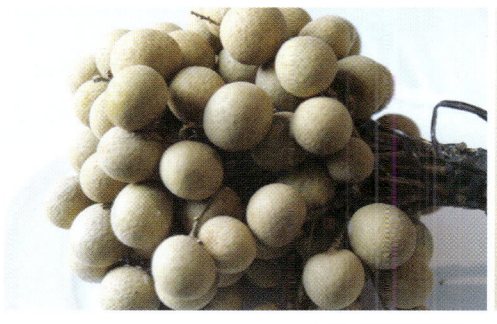
용안 열매(필리핀)

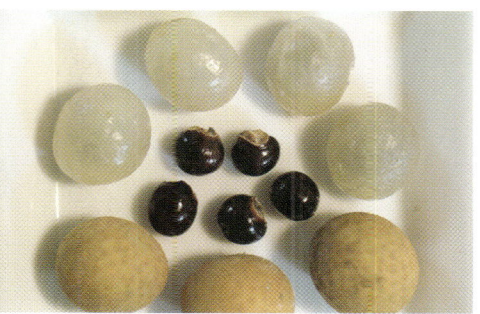
용안 과육과 씨(필리핀)

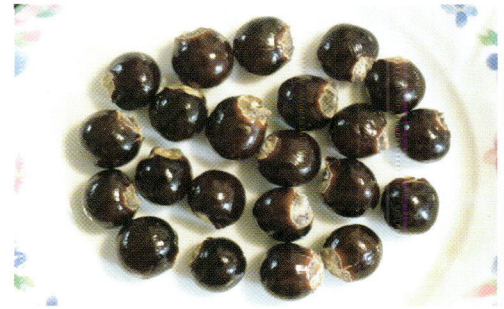
용안 씨(중국)

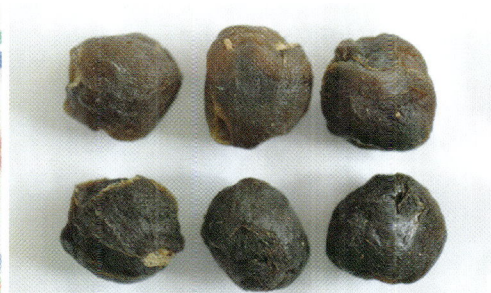
건조한 용안 과육(중국)

효는 심비(心脾, 심장과 비장)를 보익하고 기혈을 보양하며 정신을 안정시킨다. 몸과 마음이 허약하고 피로하며 기억을 잘 잃어버리거나 걸핏하면 잘 놀라는 증세, 심한 정신적 자극을 받거나 심장이 허할 때 가슴이 울렁거리고 불안한 증상을 치료한다. 중국의 가장 오래된 한방약물학 서적인 『신농본초경』에는 '오장사기(五臟邪氣)를 없애고 마음을 안정시키며 식욕과 소화를 촉진한다. 장기간 복용하면 정신을 강하게 하고 총명하게 한다'고 설명하고 있다.

중국 처방을 살펴보자. 지나치게 여러 가지 일에 대하여 깊게 생각하거나 무리하여 심비를 상하게 하는 증상, 잘 잊어버리거나 가슴이 울렁거리고 불안한 증상을 치료하려면 용안육에 백출, 복령, 황기, 산조인, 인삼, 목향과 구운 감초를 넣어 달여서 수시로 마시면 된다. 그리고 비위(脾胃)를 따뜻하게 하고 보양하며 정신력을 돕기 위해서는 용안육을 적당량의 소주에 100일 동안 담갔다가 매일 몇 잔씩 마신다.

● **씨는 액취 제거, 축농증에 효과 |** 용안의 씨인 용안핵도 약으로 쓴다. 중국의 한방서 『본

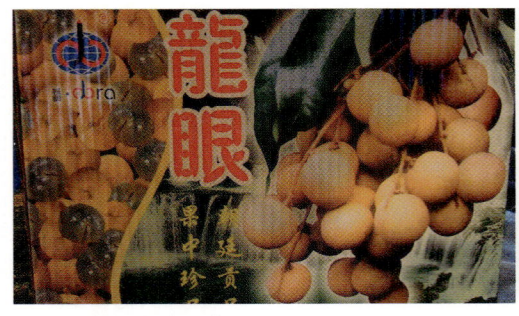
용안 판매 상품(중국)

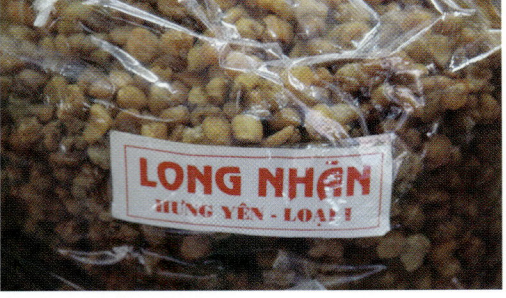
건조 용안육(베트남)

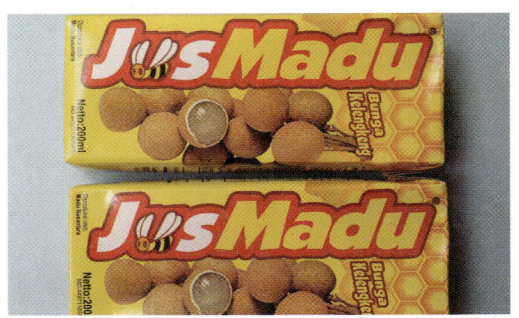
용안 주스(인도네시아)

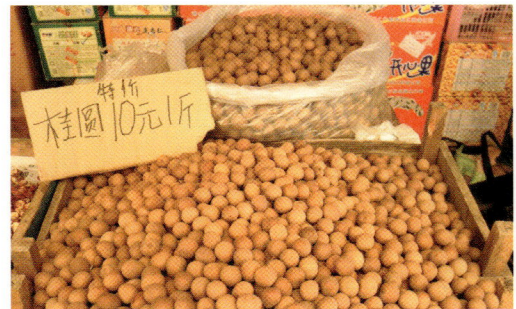
건조 용안. 현지에서는 '계원'이라 부른다.(중국)

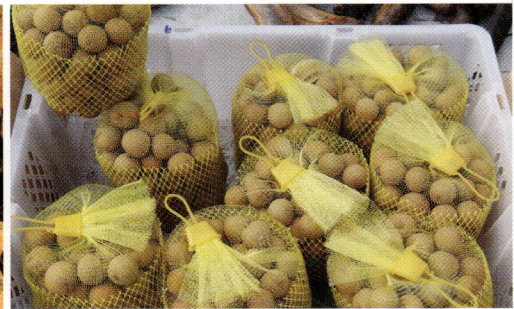
웨이하이 루산(乳山)에서 판매하는 용안(중국)

초강목(本草綱目)』에는 '액취에는 용안핵 6개를 호초 14개와 함께 갈아 땀이 나면 바른다'고 되어 있다. 축농증에는 용안핵을 구리쇠로 만든 화로 속에 넣고 태워서 나오는 연기를 통(筒)을 통해 콧구멍에 쏘이면 되고, 소변이 잘 나오지 않을 때도 검은 껍질을 제거한 용안핵을 부수어 달여 복용하면 좋다.

- **식용법** | 용안 열매의 껍질을 벗긴 다음 반투명한 과육(果肉, 열매에서 씨를 둘러싸고 있

는 살)을 꺼내 먹는다. 과육 안에는 까맣고 커다란 씨 1개가 들어 있다. 과육에는 단 과즙이 많이 포함되어 있으며 여지에 비해 과육의 양이 적다. 용안육은 여지처럼 달고 맛있어 우리나라 사람들도 좋아하는 열대과일이다.

용안의 한방 효능

1. **열매의 성미(性味)** : 맛은 달고 성질은 따뜻하다.
2. **열매의 효능**
   - 심비(心脾, 심장과 비장)를 보익하고 기혈(氣血, 기와 혈)을 보양한다.
   - 정신을 안정시키는 효능이 있다.
   - 허로리약(虛勞羸弱, 장부의 기혈이 부족하여 허약한 것)을 치료한다.
   - 불면, 건망증, 경계(驚悸, 놀라서 가슴이 두근거리거나 잘 놀라고 두려워하는 증상), 정충(怔忡, 가슴이 몹시 두근거리는 증상)을 치료한다.
   - 오장사기(五臟邪氣, 간, 심장, 비장, 폐, 신장에 병을 불러오는 요인)를 다스리고 마음을 안정시키며 식욕과 소화를 촉진한다.
   - 장기간 복용하면 정신을 강하게 하고 총명하게 한다.
   - 벌레의 독을 제거한다.
   - 비(脾)에 들어가며 머리를 총명하게 한다.
   - 혈을 보양하고 정신을 안정시키며 머리를 총명하게 하고 땀을 수렴하여 식욕을 돋우고 비(脾)를 보익한다.
3. **기타 부위의 효능**
   - **열매껍질** : 총이명목(聰耳明目, 시력과 청력을 좋아지게 함)
   - **뿌리** : 월경불순 효과, 유정(遺精), 당뇨병, 위궤양 치료
   - **잎** : 장염, 이질 치료
   - **꽃** : 당뇨병 치료

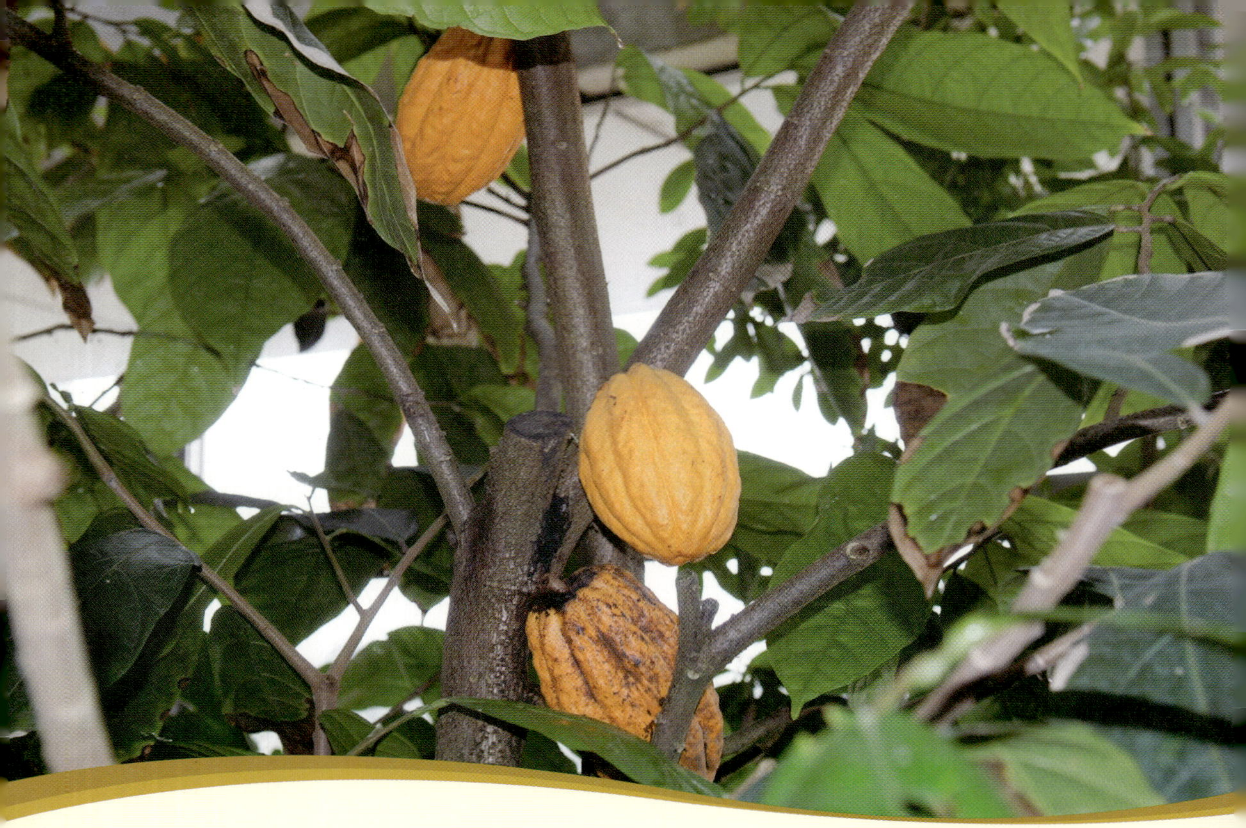

유메노시마아열대식물관의
카카오 열매(일본)

강장 효능이 있는
2.05 카카오

- **학명** | *Theobroma cacao* L.
- **식용부위** | 열매, 씨
- **과명** | 아욱과(Malvaceae)
- **약용부위** | 씨

– 과명 해설 : 과의 범위는 가장 최근의 APG(피자식물 계통연구 그룹) 시스템을 기준으로 채택하여 아욱과는 Malvaceae로 채택하고 있으나 기존의 Sterculiaceae도 사용 가능하다.

 영어 • cacao, cocoa tree
 스페인어 • cacao real
 인도네시아어 • cokelat
 일본어 • カカオ(카카오)
 프랑스어 • cacaotier, cacaoyer
 필리핀어 • kakaw
 말레이어 • cokelat
 한자 • 可可(가가)
 이태리어 • cacao
 타이어 • koko(꼬꼬)

- **원산지 |** 카카오(cacao)는 중남미가 원산지이다.

- **재배지·판매 |** 서아프리카, 동남아시아에서 상업적으로 많이 재배한다. 일본 유메노시마아열대식물원의 온실에서 재배 중이다.

- **식물 |** 카카오는 아욱과에 속하며 학명은 *Theobroma cacao*로서 열매를 코코아 분말과 초콜릿의 원료로 사용한다.

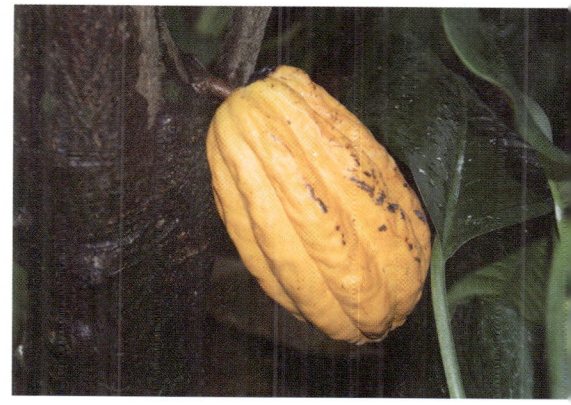

카카오 열매(일본)

코코아나무는 잎이 크고 단엽이며 하얀 꽃이 큰 줄기와 가지에 직접 핀다. 커다란 열매인 카카오는 녹색, 황색, 적색, 자주색이며 열매의 과육이 있는 하얀 펄프에는 60개 이하의 씨앗이 들어 있다.

- **고대 마야인들이 사용 |** 콜럼버스가 아메리카 대륙을 발견하기 이전 중앙아메리카 열대 지역에서 살던 원주민, 특히 마야족과 아스텍족은 이 열매의 유용성을 잘 알고 있어 음료수 제조뿐 아니라 물물교환용으로도 썼다. 16세기 동안 카카오 열대가 유럽으로 전해졌으며 이곳에서 가공법이 발달해 코코아와 초콜릿이 만들어졌다.

익은 열매에서 씨를 꺼내 나무통에서 며칠간 발효시키면 씨가 붉은 빛을 띤 갈색으로 변하고 독특한 향기가 난다. 이것을 물로 씻은 다음 건조시킨 것이 카카오 콩이며, 볶아서 분말로 만든 것이 카카오 페이스트(cacao paste)이다. 여기에 설탕, 우유, 향료를 첨가하여 굳힌 것이 초콜릿이다. 카카오 페이스트를 압축시켜 지방을 뽑아낸 것이 코코아이고, 여기서 얻은 지방을 카카오 버터(cacao butter)라고 한다.

- **강장, 이뇨 효능 |** 이처럼 카카오는 코코아 분말과 초콜릿의 주요 원료로 사용되고 있다. 코코아는 중추신경 흥분, 이뇨, 혈관 확장 등의 약리작용이 알려져 있으며, 각성 효과가 있는 테오브로민(theobromine), 카페인(caffeine) 성분이 함유되어 있다.

카카오는 강장작용이 있고 강심, 이뇨 효능이 있으며 현기증이 나서 눈이 침침한 증상에 좋다.

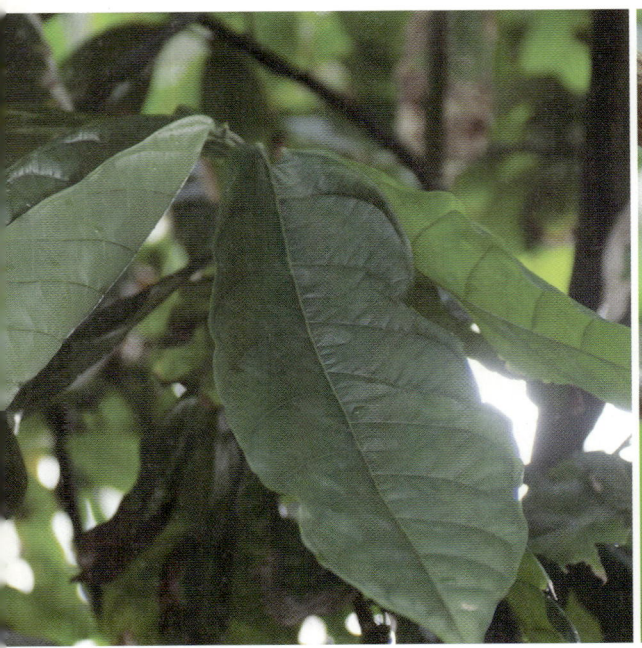
카카오나무의 잎(일본)

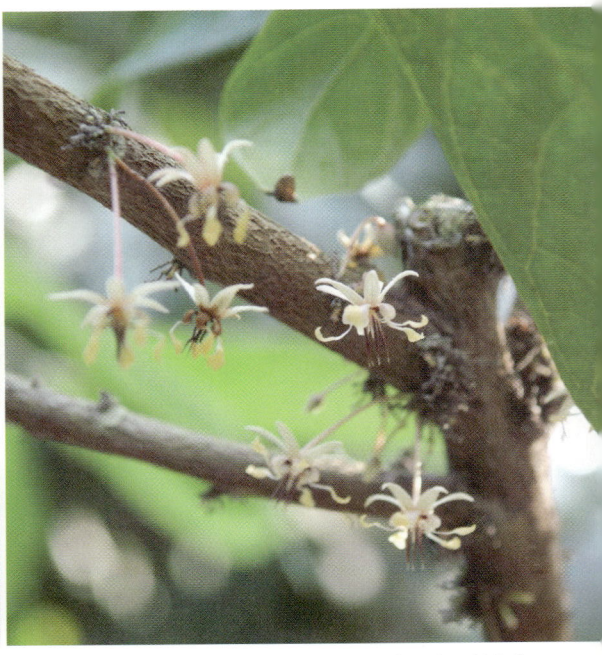
유메노시마아열대식물관에서 자라는 카카오의 꽃(일본)

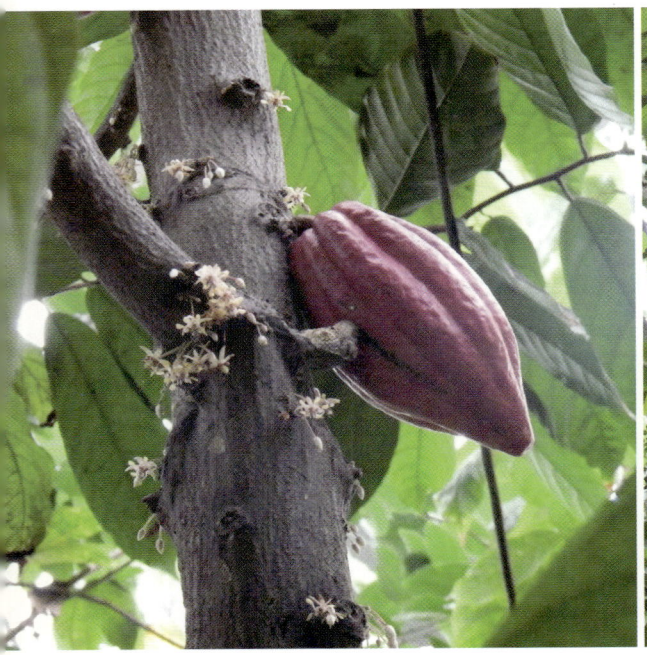
도쿄도약용식물원의 카카오 열매와 꽃(일본)

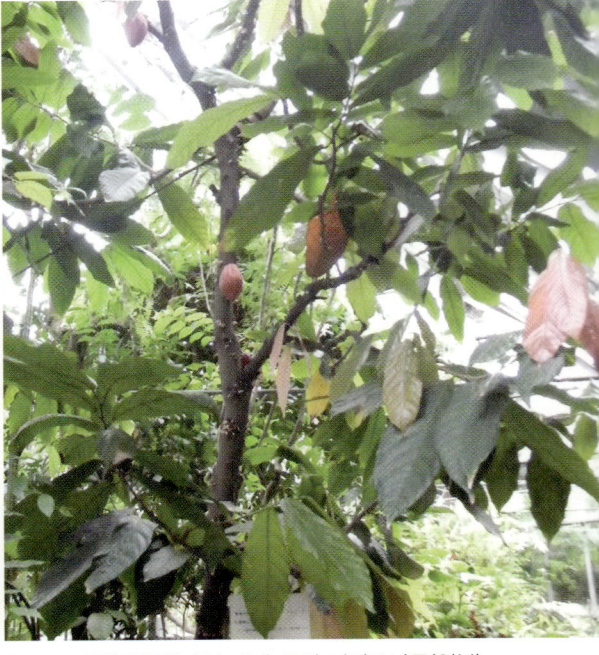
도쿄도약용식물원에서 재배 중인 카카오나무(일본)

- **항산화 효능** | 하루에 코코아 한두 잔을 마시면 건강에 이롭다는 연구 결과가 발표됐다. 미국 코넬대학의 이창용 박사 팀은 차, 적포도주, 코코아에 함유되어 있는 항산화물질 수치를 측정 비교한 결과 한 잔의 코코아에 함유되어 있는 항산화물질(폴리페놀)의 수치가 가장 높았다고 한다. 연구진은 코코아 1잔에 함유된 항산화물질이 적포도주 1잔보다 2배, 녹차 1잔보다는 3배, 홍차보다는 5배 이상 많다는 것을 발견했다. 항산화물질은 체내에서 생성되어 세포를 손상시키고 암을 유발할 수 있는 자유 라디칼 물질을 제거하는 역할을 한다. (출처: 한국과학기술정보연구원)

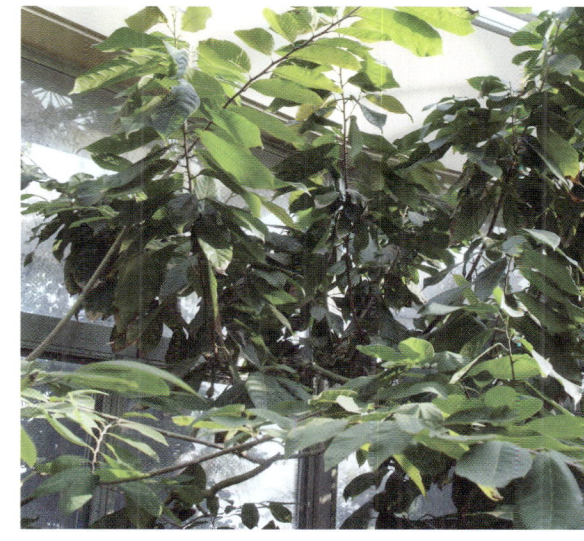

카카오나무(일본)

- **식용법** | 카카오를 넣은 잔에 적당량의 대두(콩)를 넣고 따뜻한 물로 복용하면, 고지혈증과 동맥경화를 예방할 수 있으며 두통, 변비, 관절염을 치료할 수 있다고 중국 문헌에 기재되어 있다.

카카오의 한방 효능

1. 열매의 성미(性味) : 맛은 달고 성질은 평(平)하다.

2. 열매의 효능
    - 강장 효능이 있다.
    - 혈당강하, 변비 예방 효능이 있다.
    - 강심, 이뇨, 중추신경 흥분, 혈관확장 작용이 있다.

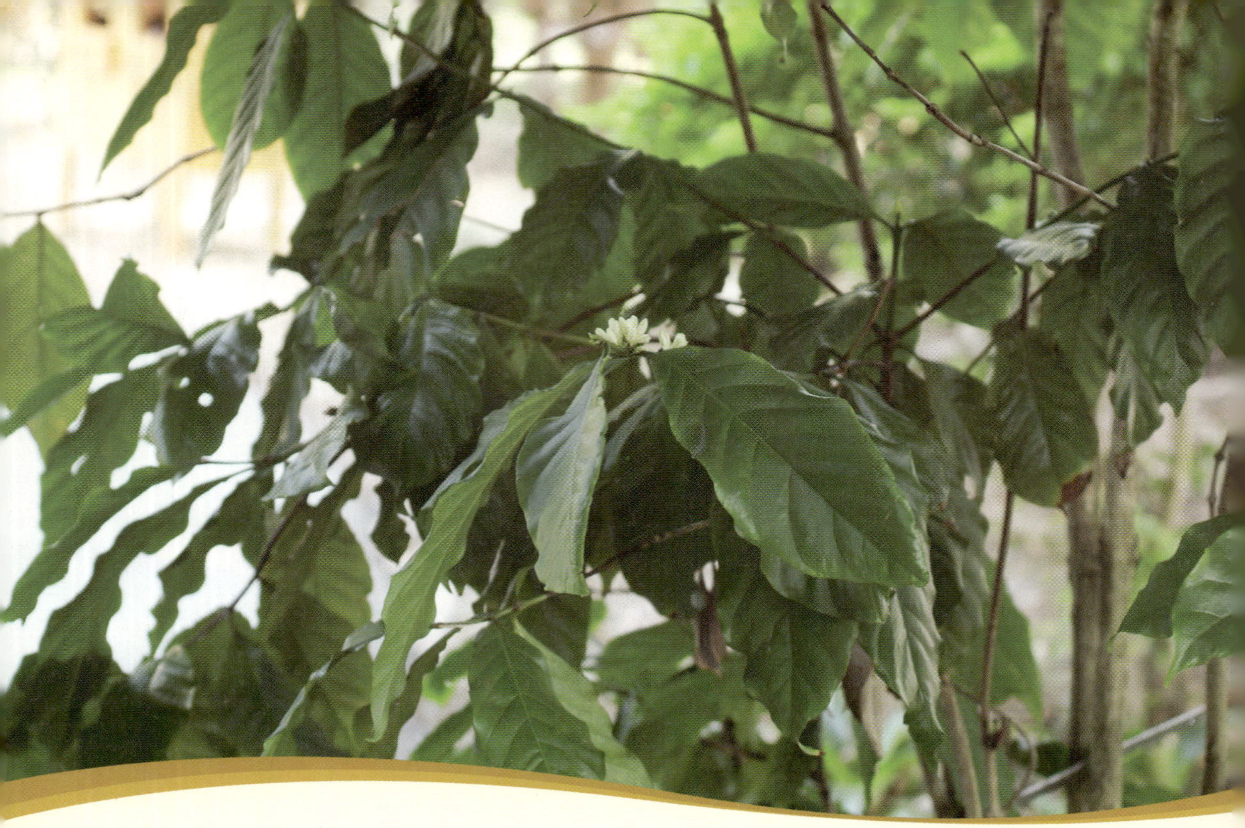

하이난성약용식물원에서 자라는
커피나무(중국)

2.06 커피
알츠하이머 질환 예방에 도움을 주는

- 학명 | *Coffea arabica* Linnaeus
- 식용부위 | 씨
- 과명 | 꼭두서니과(Rubiaceae)
- 약용부위 | 열매, 씨

 영어 • arabica coffee, coffee tree
 이태리어 • caffé
 타이어 • kafae (까페)
 프랑스어 • caféier d'Arabie
 스페인어 • cafeto
 한자 • 咖啡(가배)

- **원산지** | 아라비카 커피(arabica coffee)는 에티오피아가 원산지이다.

- **재배지·판매** | 아라비카 커피가 아라비아에 전해진 이래 아라비아인은 오랫동안 커피 산업을 독점하고 있었다. 커피가 유럽에 전해진 것은 1651년이고 인도에는 17세기 초에 들어왔다. 25종 이상의 커피식물은 대부분 열대 지역에서 야생으로 자라고 있다. 제일 먼저 알려지고 재배된 커피나무가 아라비카 종으로, 지금은 주로 라틴아메리카에서 재배되고 있다. 아라비카 품종은 전 세계 생산량의 75%를 차지하고 있으며 향기와 맛이 좋아 최고의 품질로 인정받는다. 오늘날 커피는 열대 전 지역에서 재배하며 주요 생산국은 브라질과 콜롬비아이다.
1900년대 초 미국에서는 인스턴트 커피가 나왔는데, 전쟁 시에 군인들의 휴대용 커피로 크게 생산량이 늘어났으며 전쟁 후에는 인스턴트 식품의 물결을 타고 널리 일반화되었다.

- **식물** | 꼭두서니과에 속하며 학명은 *Coffea arabica*로서 씨를 가공해서 사용한다. 열대과일에 관심이 많았던 저자는 일본의 대학에 머무르던 시절, 미야자키(宮崎)현 아오시마(靑島)아열대식물원에서 커피나무를 처음 직접 보고는 강의용으로 촬영했는

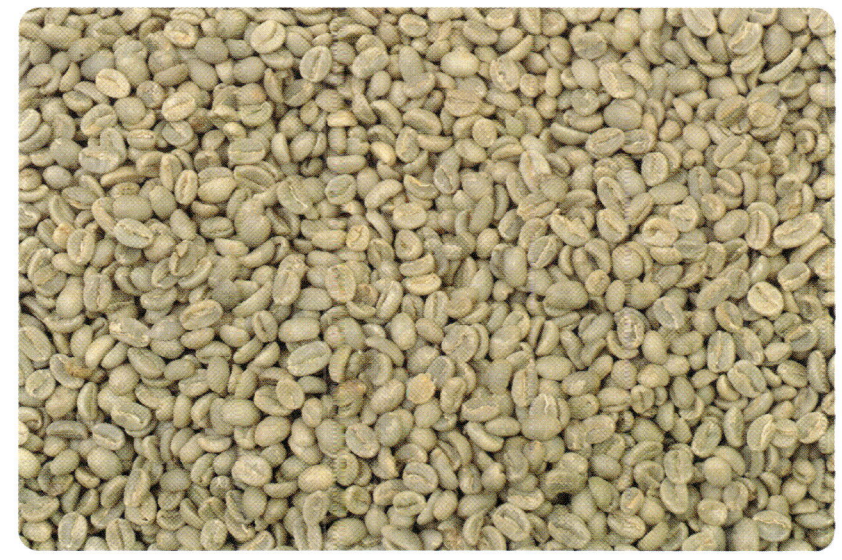

오사카 시장의 커피 생두(일본)

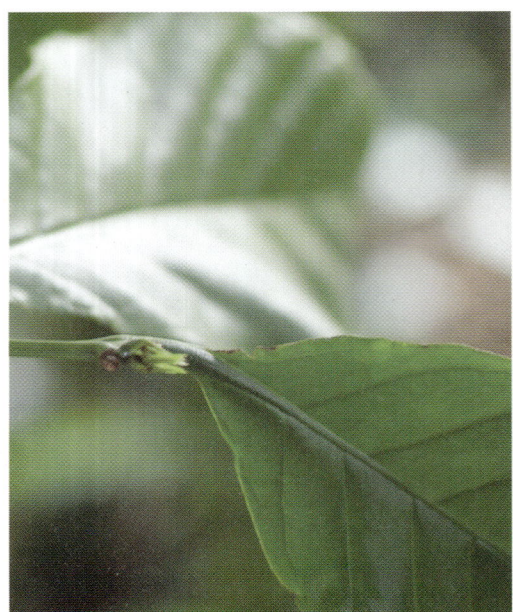 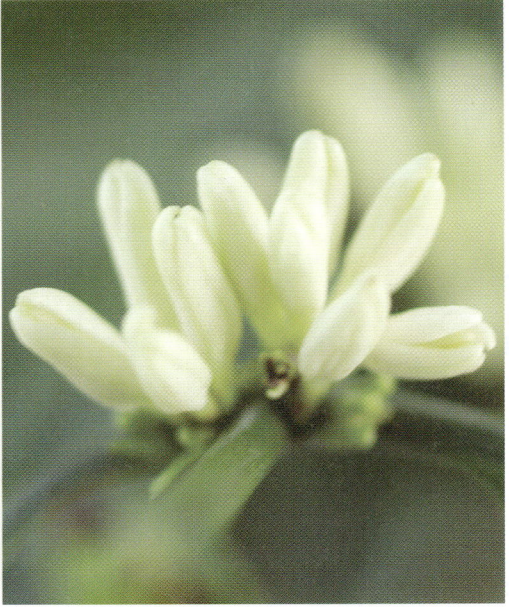

커피나무 잎(중국)　　　　　　　　　　하이난성약용식물원에서 재배 중인
　　　　　　　　　　　　　　　　　　커피나무의 꽃(중국)

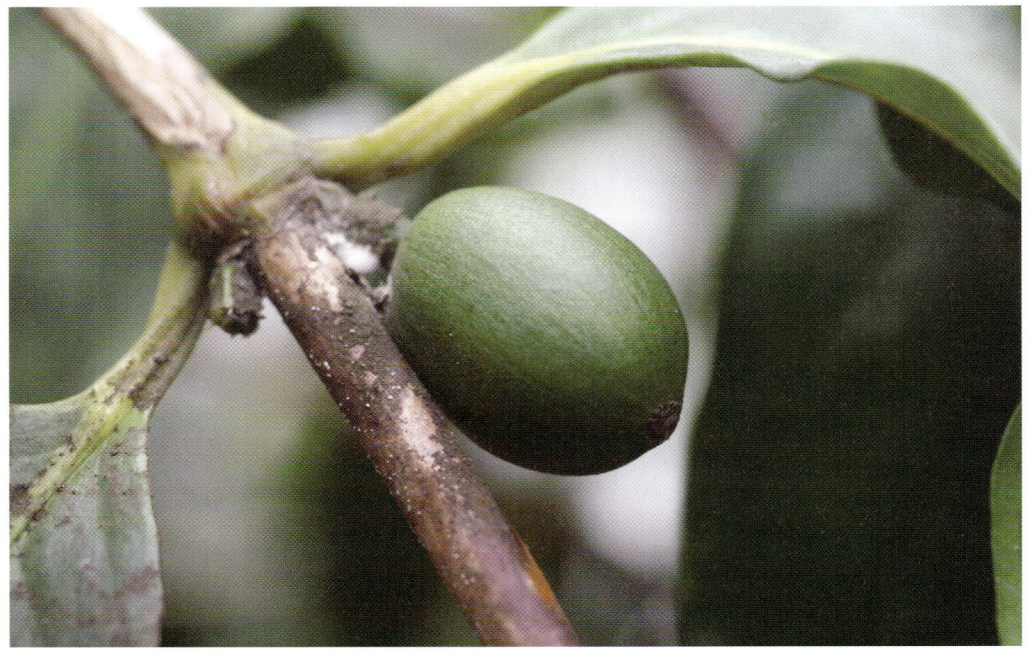

미야자키아열대식물원에서 자라는 커피나무의 열매(일본)

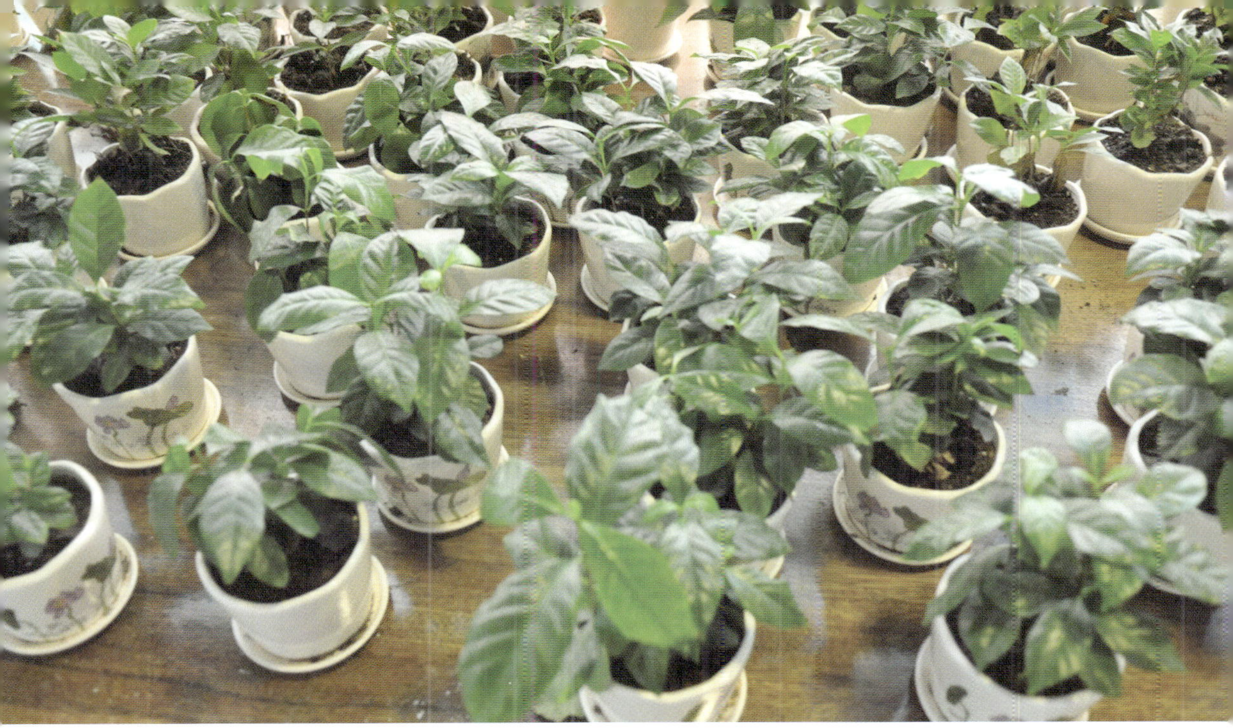

푸젠성 샤먼 인근에서 판매 중인 커피나무 묘종(중국)

데, 후에 중국 하이난(海南)성의 싱룽(興隆)에 있는 중국의학과학원 약용식물연구소 하이난 분소, 중국 남동해안에 위치한 푸젠(福建)성 샤먼(廈門)시 인근의 커피공장 등에서도 커피나무를 만날 수 있었다.

● **노인성 치매 예방에 도움** | 미국의 남플로리다 대학 연구팀은 커피 성분이 알츠하이머 질환을 예방하는 데 도움이 될 수 있다는 흥미로운 연구결과를 발표했다. 연구팀은 "카페인이 든 커피는 다른 카페인이 든 음료나 무카페인 커피를 마셨을 경우에는 얻을 수 없는, 기억

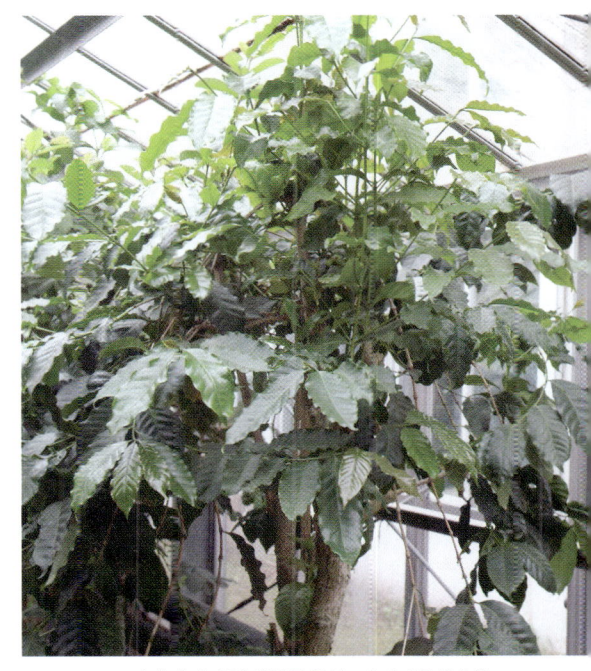

미야자키아열대식물원의 커피나무(일본)

2-06. 알츠하이머 질환 예방에 도움을 주는 커피 91

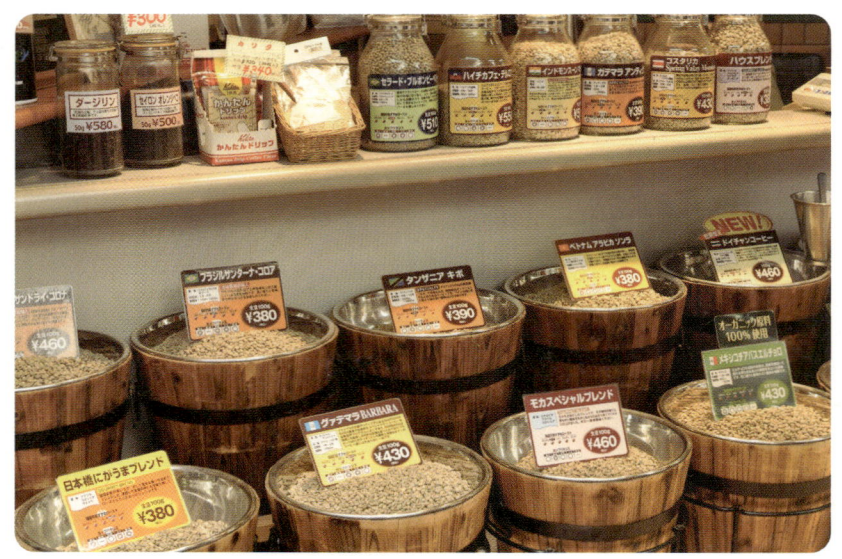

오사카의 커피 원두 판매점(일본)

력을 잃어버리게 하는 알츠하이머 질환을 예방하는 효과가 있다"라고 강조했다. 그렇지만 커피를 많이 마시면 성대질환을 유발할 수 있다는 연구결과도 최근에 발표되었다.

- **커피 성분의 약리작용** | 커피 성분은 카페인과 여기에 결합해 있는 클로로젠산(chlorogenic acid), 그리고 트리고넬린(trigonelline)을 함유하고 있다. 이중 카페인은 중추신경을 자극하는 작용을 하며 따라서 피로회복이나 각성작용이 있다. 심근의 수축력을 증강시키고 관상동맥을 확장시키는 효능, 이뇨작용도 가지고 있다. 클로로젠산도 중추신경을 흥분시키고 장의 연동운동을 촉진하는 작용을 한다.

- **볶음, 인스턴트, 조제 그리고 액상 커피** | 우리나라의 식품 기준과 규격을 수록한 공정서인 『식품공전』에는 커피를 '커피원두를 가공한 것이거나 또는 이에 식품 또는 식품첨가물을 가한 볶은 커피, 인스턴트 커피, 조제 커피, 액상커피'로 정의하고 있다.
제조·가공 기준으로는 '커피 원두의 추출용제는 물, 주정 또는 이산화탄소를 사용하여야 한다'고 되어 있으며 볶은 커피, 인스턴트 커피, 조제 커피 그리고 액상 커피의 4가지로 분류하고 있다. 즉 볶은 커피는 커피 원두를 볶은 것 또는 이를 분쇄한 것, 인스턴트 커피는 볶은 커피의 가용성 추출액을 건조한 것, 조제 커피는 볶은 커피 또는 인스턴트 커피에 식품 또는 식품첨가물을 혼합한 것, 그리고 액상커피는 볶은 커피의 추출액 또는 농축액이나 인스턴트 커피를 물에 용해한 것 또는 이에 당류, 유성분, 비유크림 등을 혼합한 것을 말한다.

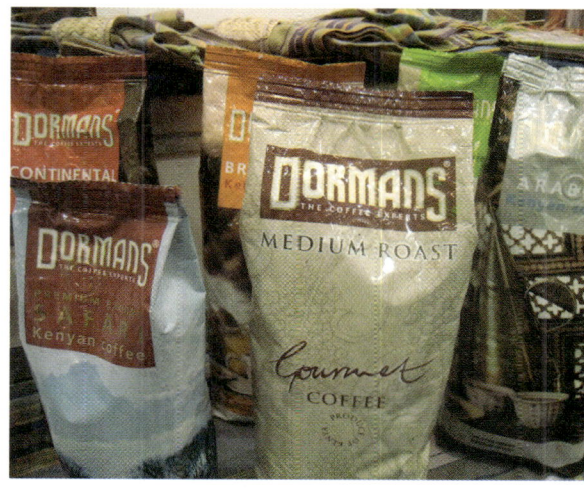

서울에서 전시된 커냐의 커피 제품(한국)

● **볶은 커피 원산지는 로스팅 가공국** 볶은 커피의 원산지는 원재료인 커피 생두의 생산국이 아니라 '로스팅 가공국'으로 봐야 한다는 한국의 행정심판 결정이 나왔다. 국민권익위원회 소속 중앙행정심판위원회는 "커피의 생두는 로스팅 가공을 거친 뒤 제품 분류번호가 바뀌며, 로스팅 가공은 커피 생두에 맛과 향을 가미해 실질적으로 변형시킴으로써 볶은 커피 고유의 특성을 부여하는 과정"이라고 밝혔다.

● **식용법 |** 커피나무에서 열매를 수확하여 가공공정을 거쳐 볶아서 분쇄한 후 식용한다.

커피의 한방 효능

1. **씨의 성미(性味) :** 맛은 향기가 있고 쓰고 떫으며 성질은 평(平)하다.

2. **씨의 효능**

   - 각성제로 응용한다.
   - 소화를 돕고 이뇨 효능이 있다.
   - 만성 기관지염에 효능이 있다.

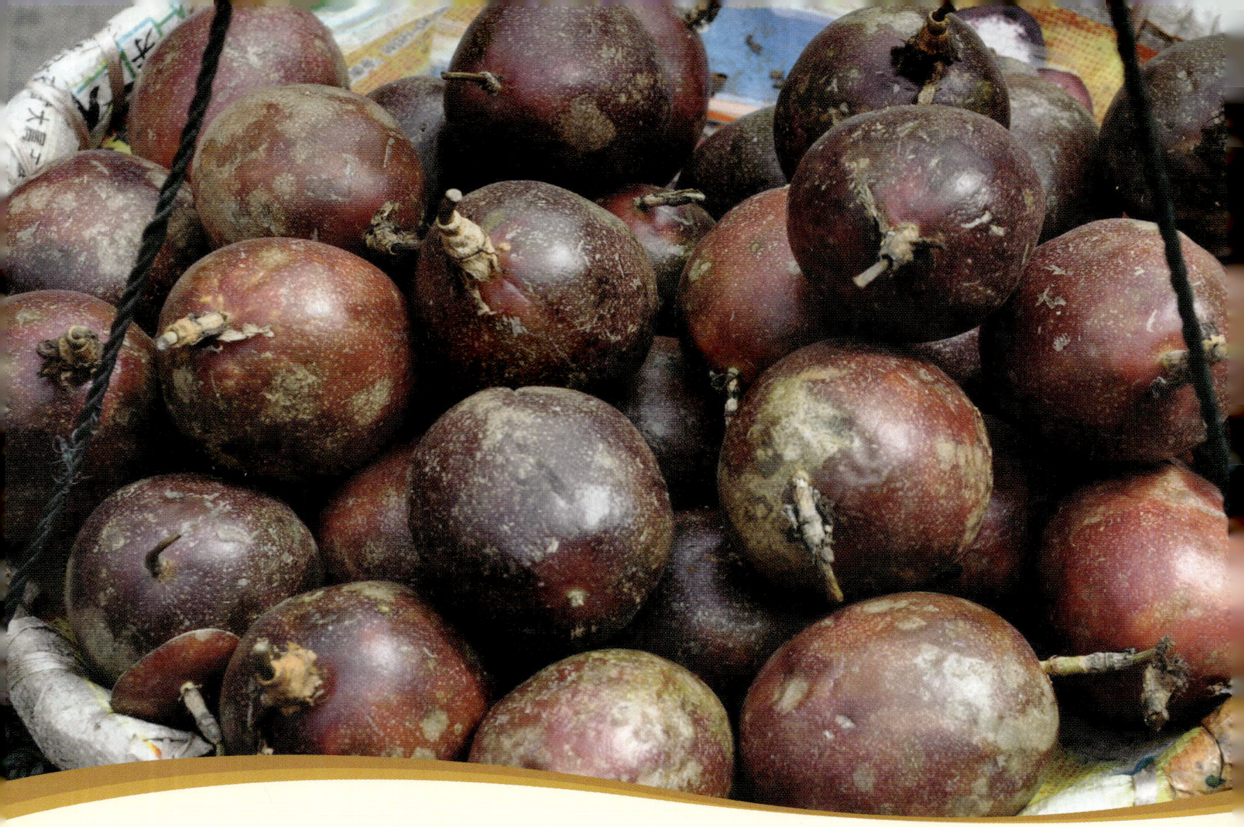

푸젠성 샤먼에서 판매하는
패션 프루트(중국)

2.07 패션 프루트(백향과)
수면장애 해소, 신경안정에 좋은

- 학명 | *Passiflora edulis* Sims
- 식용부위 | 열매
- 과명 | 시계꽃과(Passifloraceae)
- 약용부위 | 나무전체, 뿌리, 잎

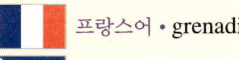 영어 • passion fruit   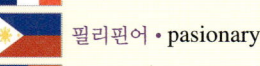 프랑스어 • grenadille   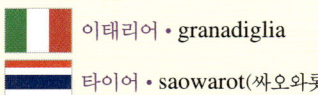 이태리어 • granadiglia

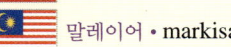 스페인어 • granadilla, maracuya   필리핀어 • pasionarya   타이어 • saowarot(싸오와롯)

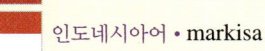 인도네시아어 • markisa   말레이어 • markisa

 일본어 • パッションフルーツ(팟숀후루츠)

 한자 • 白香果(백향과), 鷄蛋果(계단과), 時計果(시계과), 大西番蓮(대서번련), 西番果(서번과)

- **원산지 |** 패션 프루트(passion fruit)는 브라질 남부 지역이 원산지이다.

- **재배지·판매 |** 18세기 말에서 19세기 초에 열대, 아열대 아시아, 아프리카, 호주 및 뉴질랜드 등의 오세아니아 지역으로 광범위하게 전파되었다. 중국에서는 푸젠(福建)성, 윈난(雲南)성 그리고 타이완 등 따뜻한 지방에서 많이 재배된다.
최근 우리나라 뷔페식당에서도 패션 프루트가 선보이기 시작했다. 반으로 잘라놓은 열매를 스푼으로 파먹는 재미가 쏠쏠하다.

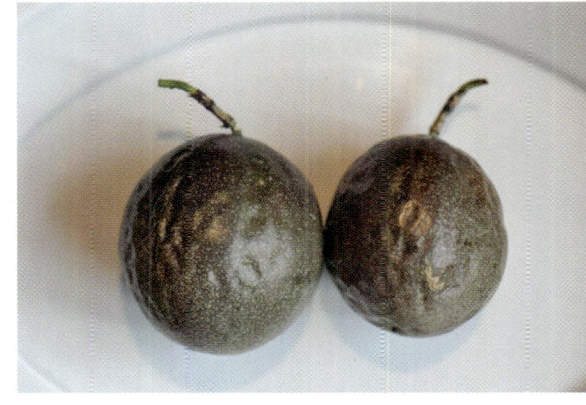

패션 프루트 열매(중국)

- **식물 |** 패션 프루트는 시계꽃과에 속하며 학명은 *Passiflora edulis*로서 열매를 식용한다.

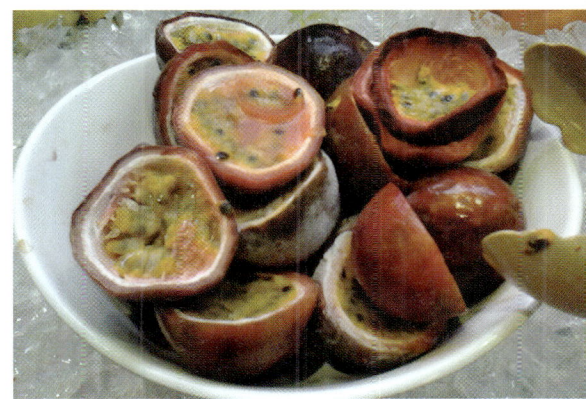

서울의 뷔페식당에 진열된 패션 프루트(한국)

- **꽃 모양은 그리스도의 십자가 수난 상징 |** 저자는 푸젠성 샤먼(廈門) 시의 구랑유(鼓浪嶼, 고랑서) 섬에서 패션 프루트를 처음 만났다. 유럽에서 남미로 건너간 선교사들은 이 과일의 꽃을 처음 보고 그리스도의 십자가 수난(受難, the Passion)을 상징하는 모양이라고 착안하여 '패션 프루트'라고 이름 붙였다. 5개의 수술은 그리스도의 5군데 상처를, 3개의 암술대는 그리스도를 십자가에 희생시킨 3개의 못을 상징한다. 일본에서는 이 과일의 꽃이 시계바늘처럼 보인다고 해서 '시계화'라는 이름을 붙였다. 열매는 암갈색으로, 테니스공보다 약간 작은 크기이다. 중국에서는 여러 가지 향이 난다고 해서 '백향과(늘香果)'라는 이름으로 부른다.

- **독특한 양과 약간 신맛 |** 남국의 열기와 열정을 느끼게 하기에 충분할 만큼 다양하고

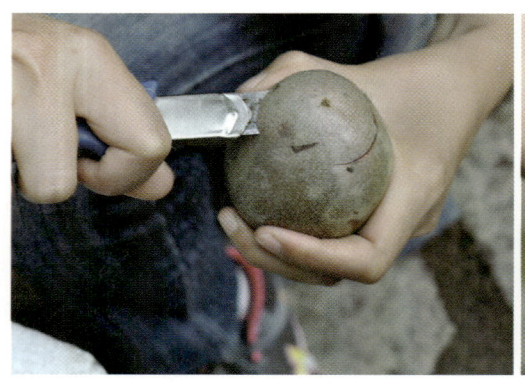
열매 상단을 자르는 모습(중국)

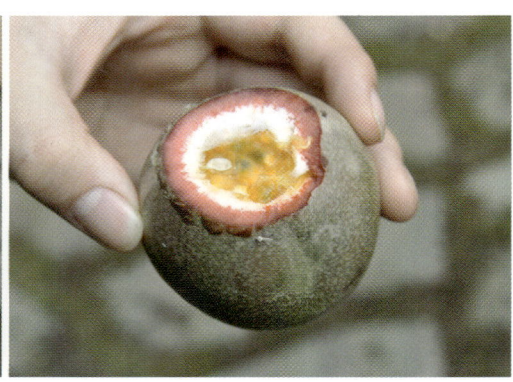
열매 상단을 자른 모습(중국)

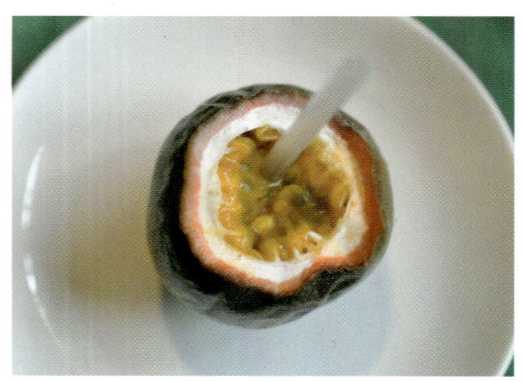
먹기 전 빨대를 꽂은 모습(중국)

화려한 열대과일 중에서도 유독 눈길을 끄는 것이 패션 프루트이다. 중국 관광객들이 이 열매에 빨대를 꽂아 걸어가면서 빨아먹고 있는 모습도 궁금증을 자아낸다. 과일을 파는 노점상 아주머니는 과일의 윗부분을 칼로 잘라내고 빨대를 꽂으며 빨아 먹으면 된다고 알려준다. 열매 속에는 젤라틴 상태의 과육과 과즙, 씨가 들어 있는데 독특한 향이 있으며 약간 새콤하고 쌉쌀한 맛이 난다. 저자는 숙소로 돌아와서 과일의 외부 형태와 내부 모습까지 자세히 촬영했는데, 이렇게 패션 프루트에 열정을 빼앗기는 바람에 일행을 놓쳐서 뒤쫓아 합류하느라 혼이 난 기억이 있다.

● **안신작용, 기침 진정 효과** | 한방에서는 이 열매가 달걀 모양으로 생겼다 하여 계단과(鷄蛋果)라고 부른다. 열증(熱症)을 제거하고 독을 없애주는 청열해독(淸熱解毒) 작용과 통증을 없애주고 정신을 안정시키는 진통안신(鎭痛安神)의 효능이 알려져 있다. 그리고 숙면을 이루지 못하면서 식욕부진, 피로감, 주의력 감퇴, 두통 등의 증상을 수반하는 수면장애에도 좋다. 과일 전체는 안신(安神) 작용과 기침을 진정시키는 효과

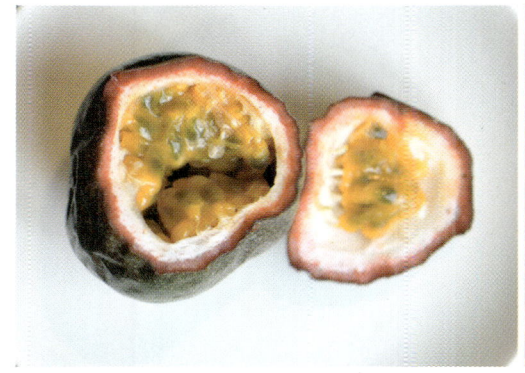 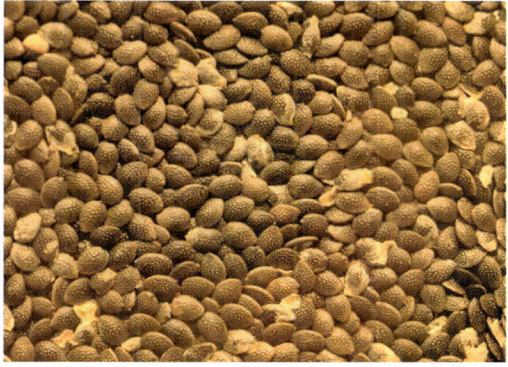

패션 프루트 내부(중국)   더한민국농업박람회장의 패션 프루트 씨(한국)

가 있으며 잎은 두통 치료에 응용하기도 한다.

● **식용법** | 과일을 반으로 잘라서 숟가락으로 생과육을 떠먹어도 되고 녹차에 넣어 마시거나 얼음과 같이 갈아 마셔도 된다. 외국에서는 과육을 음료, 요구르트, 디저트 등에 사용한다.

패션 프루트(백향과)의 한방 효능

1. **열매의 성미(性味)** : 맛은 달고 약간 시며 성질은 평(平)하고 약간 서늘하다.

2. **열매의 효능**
   - 청열해독(淸熱解毒) 효능이 있다. 즉 열사를 제거하고 열독을 풀어준다.
   - 진통안신(鎭痛安神)의 효능이 있다. 즉 통증을 없애주고 정신을 안정하게 한다.
   - 이질, 통경(通經), 실면(失眠)에 사용한다.
   - 기침 치료에 효능이 있다.

3. **기타 부위의 효능**
   - **뿌리** : 골막염(骨膜炎) 치료 효능
   - **잎** : 풍열(風熱), 두통 치료

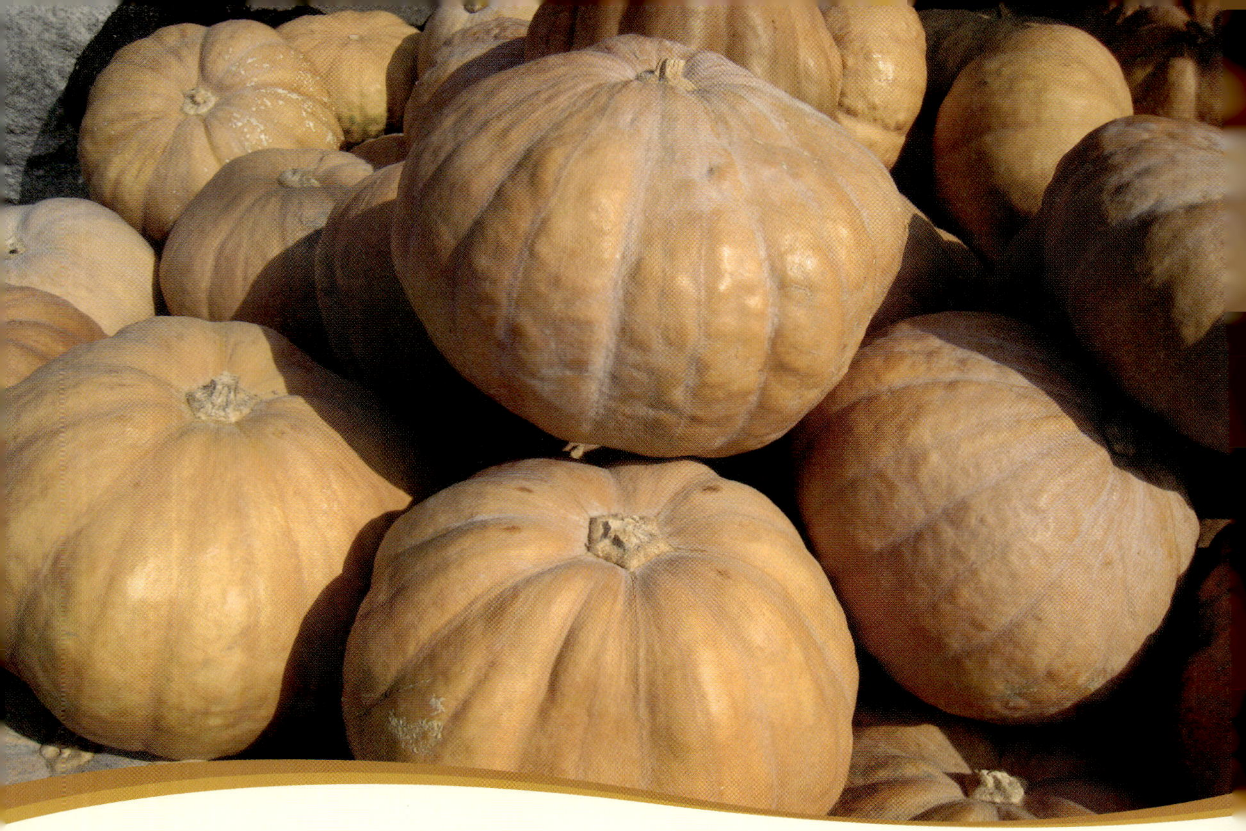

경남 하동의 화개장터에서 판매하는
호박(한국)

원기를 돋고 혈기를 왕성하게 하는
2.08 호박

- 학명 | *Cucurbita moschata* Duchesne
- 학명의 이명 | *Cucurbita pepo* Linnaeus var. *moschata* (Duchesne) Duchesne
- 식용부위 | 열매
- 과명 | 박과(Cucurbitaceae)
- 약용부위 | 열매껍질, 꽃, 잎, 덩굴

영어 • pumpkin, squash	프랑스어 • courge musquée	이태리어 • zucca moscata
스페인어 • calabaza moscada	필리핀어 • kalabasa	타이어 • fak thong (꽉텅)
인도네시아어 • labu kuning	말레이어 • labu kuning	일본어 • カボチャ (가보챠)
한자 • 南瓜(남과)		

※ 호박이 수재된 조선시대 의서
- 『방약합편』에 '남과(南瓜)'로 수재

- **원산지** | 호박(pumpkin)은 북아메리카 멕시코가 원산지로 추정된다.

  고려대 김기중 교수는 '호박 속은 박과의 다른 재배 작물과는 달리 모두 열대 및 아열대 아메리카가 원산지'라고 설명했다. 그리고 '주로 재배되는 3종 중 애호박(Cucurbita pepo)은 멕시코 북부 및 미국 남서부 지역이 원산지로 아열대성-온대성이며, 큰호박(Cucurbita maxima)은 아르헨티나와 콜롬비아의 열대 및 아열대 지역이 원산지이고, 호박(Cucurbita moschata)은 야생상태를 정확히 모르지만 유전적 다양성으로 보아 멕시코 남부에서 중미로 이어지는 지역이 원산지로 추정된다'고 말했다.

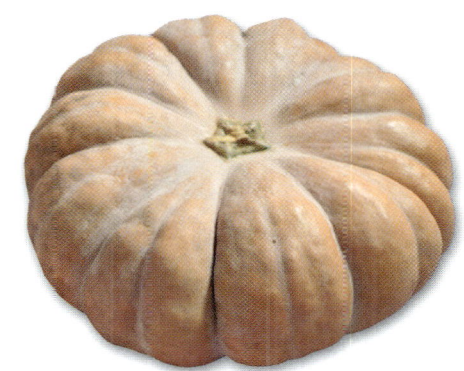

호박(한국)

- **재배지·판매** | 중국의 한의약 서적인 『본초강목』의 저자인 이시진은 이 책에서 '호박은 남쪽 오랑캐 땅[南番]에서 중국 남부 지역으로 들어와 현재 연경(燕京, 지금의 베이징) 곳곳에서 재배되고 있다'고 기재했다.

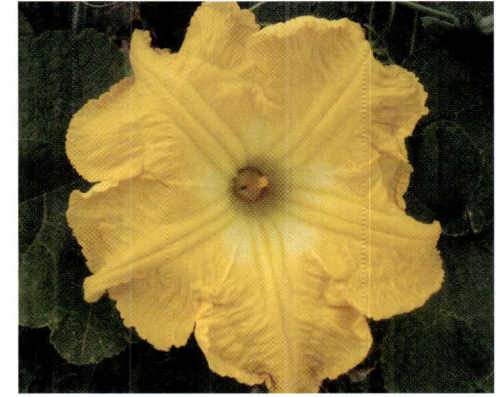

호박 꽃(한국)

- **식물** | 박과에 속하며 학명은 Cucurbita moschata로서 열매를 식용한다. 저자는 출장 중에 숙소에서 매일 아침 호박꽃을 본 적이 있다. 활짝 핀 노란 호박꽃은 아침의 상쾌한 기분에 활력소를 더해주었다. 그런데 햇빛이 퍼지면 노란 꽃은 점점 시들어 점심 때가 되면 완전히 꽃을 볼 수 없을 정도로 잎에 파묻혀버린다. 시간과 햇빛에 따른 호박꽃의 오묘한 생리작용을 느낄 수 있는 모습이다.

- **남과** | 한의약 책인 『본초강목』은 '서리가 내린 다음에 거둬들여 따뜻한 곳에 보관하

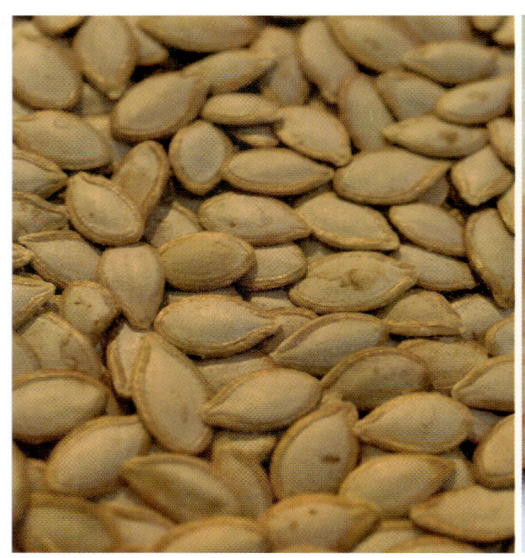

호박 씨(한국)　　　　　　　자른 호박(한국)

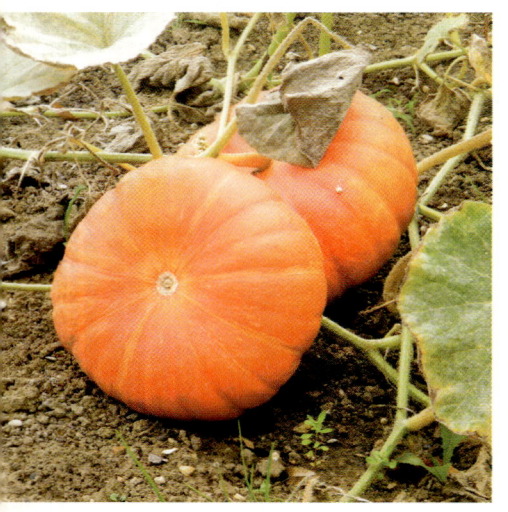

마리 앙투아네트가 가꾸던 베르사이유 궁전에 있는 시골 정원의 호박(프랑스)

면 이듬해 봄까지 저장이 가능하다. 씨는 동아[冬瓜] 씨와 비슷하며 살은 두텁고 노란빛이 난다. 호박은 날로 먹지는 못하고 껍질을 제거한 다음 쪄서 먹는데 마[山藥]와 같은 맛이 난다. 돼지고기와 같이 끓여 먹으면 더욱 좋으며 꿀을 넣어 달이기도 한다'라고 했다. 남쪽지방에서 왔으므로 호박을 남과(南瓜)라고 부르고 있음을 알 수 있다.

호박은 1613년에 출간된 『동의보감』에는 실려 있지 않으며 1884년에 발행된 『동의보감』의 축소판인 『방약합편』에는 '남과'라는 이름으로 수재되어 있다.

● **빈혈, 가슴막염(늑막염), 당뇨에 효과** ǀ 호박은 한방에서 비위(脾胃)를 보하여 원기를 돕는 보중익기(補中益氣) 효능, 그리고 혈(血)이나 음(陰)을 보하여 뼈대가 강하고 혈기가

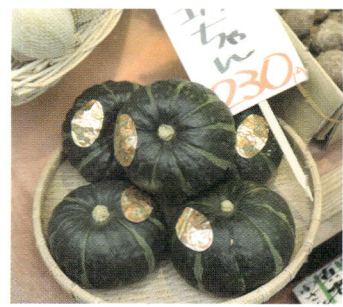 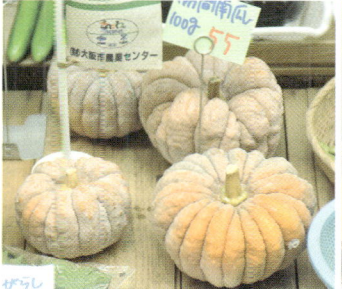 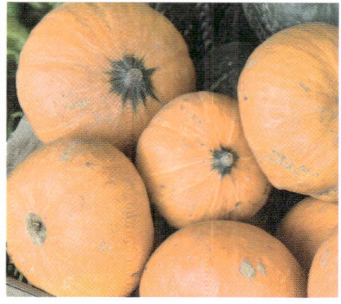

　　　　오사카 시장의 호박(일본)　　　웨이하이 시장의 호박(중국)

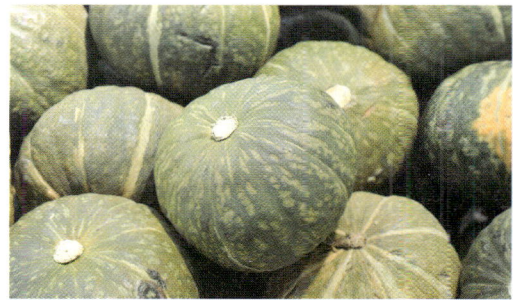 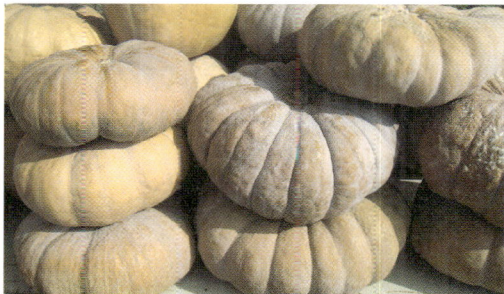

전남 고흥에서 판매하는 호박(한국)　　　경남 하동에서 팔고 있는 호박(한국)

왕성해지는 자보강장(滋補强壯)의 효능이 있다. 그 외에 염증(炎症)을 가라앉히고 통증을 멎게 하며 어지러운 증상과 빈혈에도 효과가 있다. 『중약대사전』에 따르면 호박을 푹 삶아서 건성 가슴막염(늑막염)과 늑간신경통의 아픈 듯에 종이에 발라 붙이면 염증을 없애고 통증을 멎게 하는 작용이 있다고 한다.

- **산후 부종에 효과 |** 호박은 산후 부종을 빼주는 데 자주 활용하므로 산후조리 음식의 대명사라 할 수 있다. 호박의 이뇨작용을 고려하면 산후의 어혈과 부종을 치료하는 데 유익하다. 출산 후 체내에는 탁기(濁氣)가 끊아지는데, 이를 빨리 배출해야만

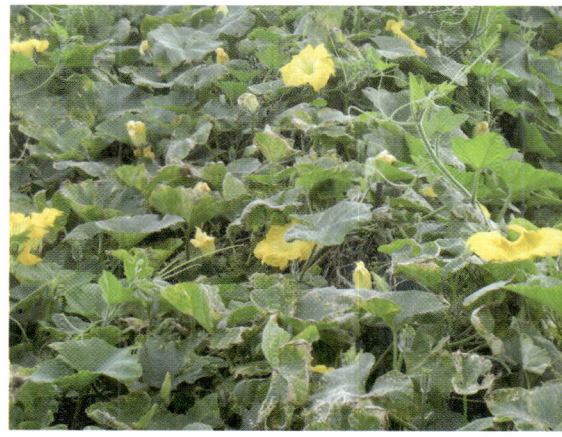

전남 여수의 호박 재배지(한국)

산후 부종 등의 후유증이 없어지므로 호박을 먹는 것이다. 소음인이 호박을 오래 먹으면 하체가 약해지고 황달에 걸리기 쉬우므로 조심해야 한다. 『본초강목』에도 '호박을 많이 먹으면 각기, 황달 등이 나타날 수 있으며, 양고기와 같이 먹으면 기가 뭉쳐질 수도 있다'고 하였다.

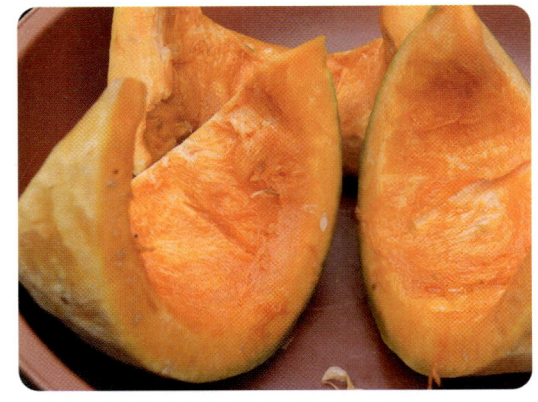

전남 순천의 전통시장에서 팔고 있는 호박(한국)

● **식용법** | 성숙한 열매를 익혀서 먹거나 호박 파이, 호박 튀김 등의 요리 재료로 사용한다.

호박의 한방 효능

1. **열매의 성미(性味)** : 맛은 달고 성질은 따뜻하다.

2. **열매의 효능**
   - 보중익기(補中益氣) 효능이 있다. 즉 비위(脾胃)를 보하여 원기를 돕는다.
   - 소염지통(消炎止痛) 효능이 있다. 즉 염증(炎症)을 가라앉히고 통증을 멎게 한다.
   - 화담배농(化痰,排膿) 효능이 있다. 즉 담(痰)을 삭이고 고름을 뽑아낸다.
   - 자보강장(滋補强壯) 효능이 있다. 즉 혈(血)이나 음(陰)을 보하여 뼈대가 강하고 혈기가 왕성하게 한다.
   - 현훈(眩暈, 정신이 아찔아찔하여 어지러운 증상), 빈혈, 임신 복통에 효과가 있다.
   - 위통, 이질, 당뇨병에 효과가 있다.

3. **기타 부위의 효능**
   - 씨 : 구충, 살충 효능, 항당뇨병 작용, 만성 요통에 효과
   - 잎 : 청열, 해서(解暑, 열기를 식힘), 지혈 효능, 간염, 폐결핵에 효과
   - 꽃 : 청습열[淸濕熱, 습(濕)과 열(熱)이 결합된 나쁜 기운을 제거] 효능

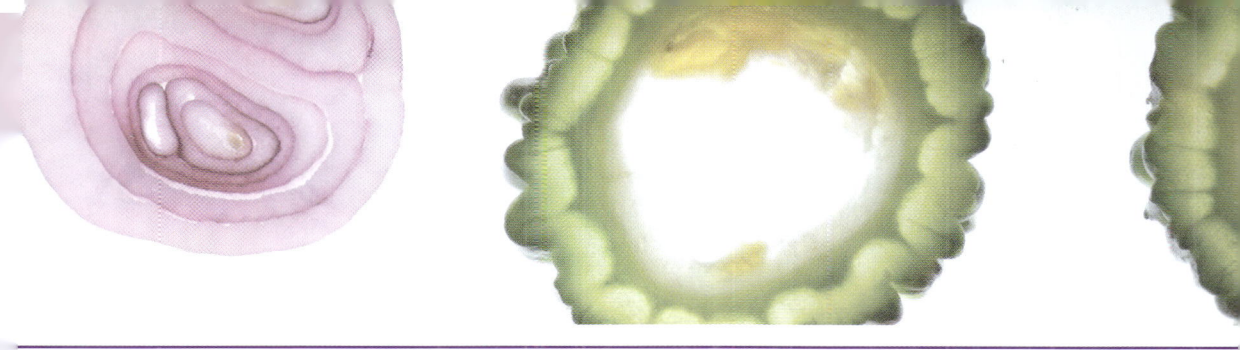

3. 면역력 증강, 항암 효능을 지닌 열대과일

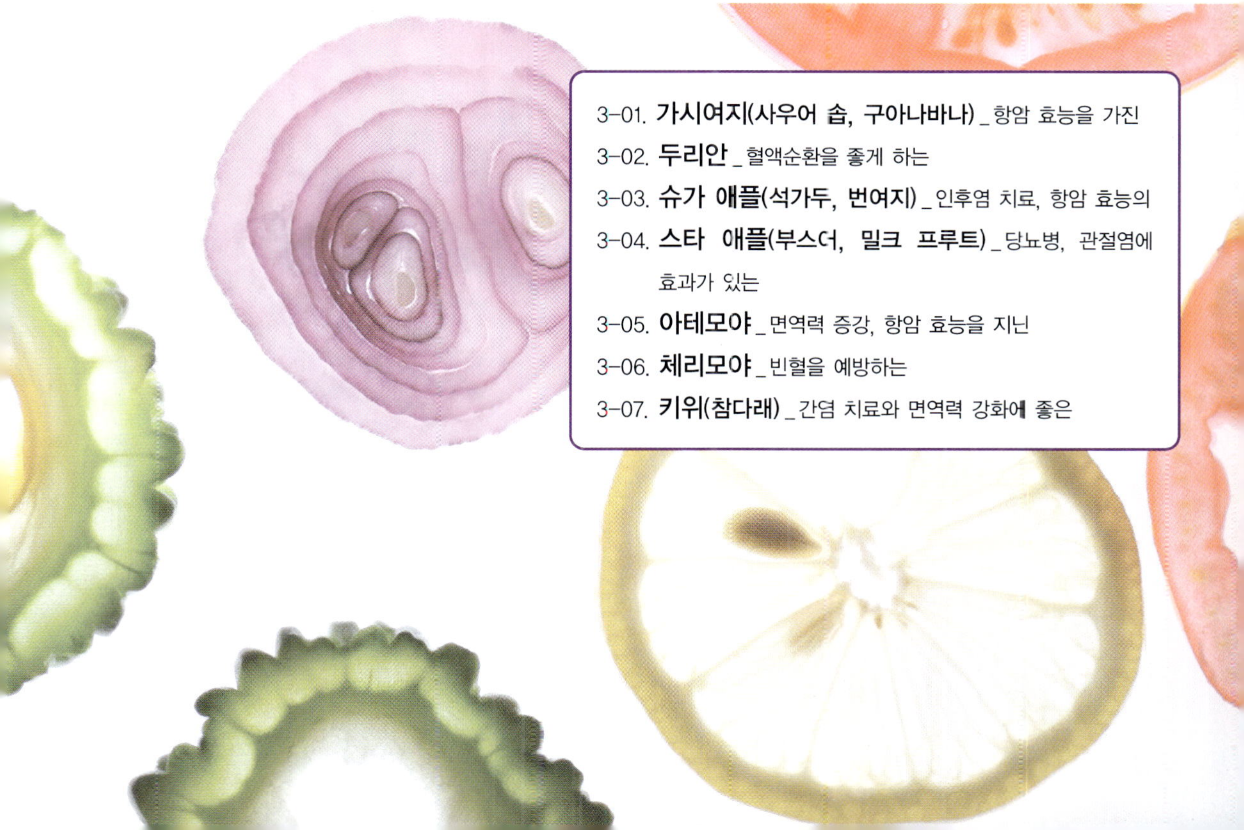

3-01. **가시여지(사우어 솝, 구아나바나)** _ 항암 효능을 가진
3-02. **두리안** _ 혈액순환을 좋게 하는
3-03. **슈가 애플(석가두, 번여지)** _ 인후염 치료, 항암 효능의
3-04. **스타 애플(부스더, 밀크 프루트)** _ 당뇨병, 관절염에 효과가 있는
3-05. **아테모야** _ 면역력 증강, 항암 효능을 지닌
3-06. **체리모야** _ 빈혈을 예방하는
3-07. **키위(참다래)** _ 간염 치료와 면역력 강화에 좋은

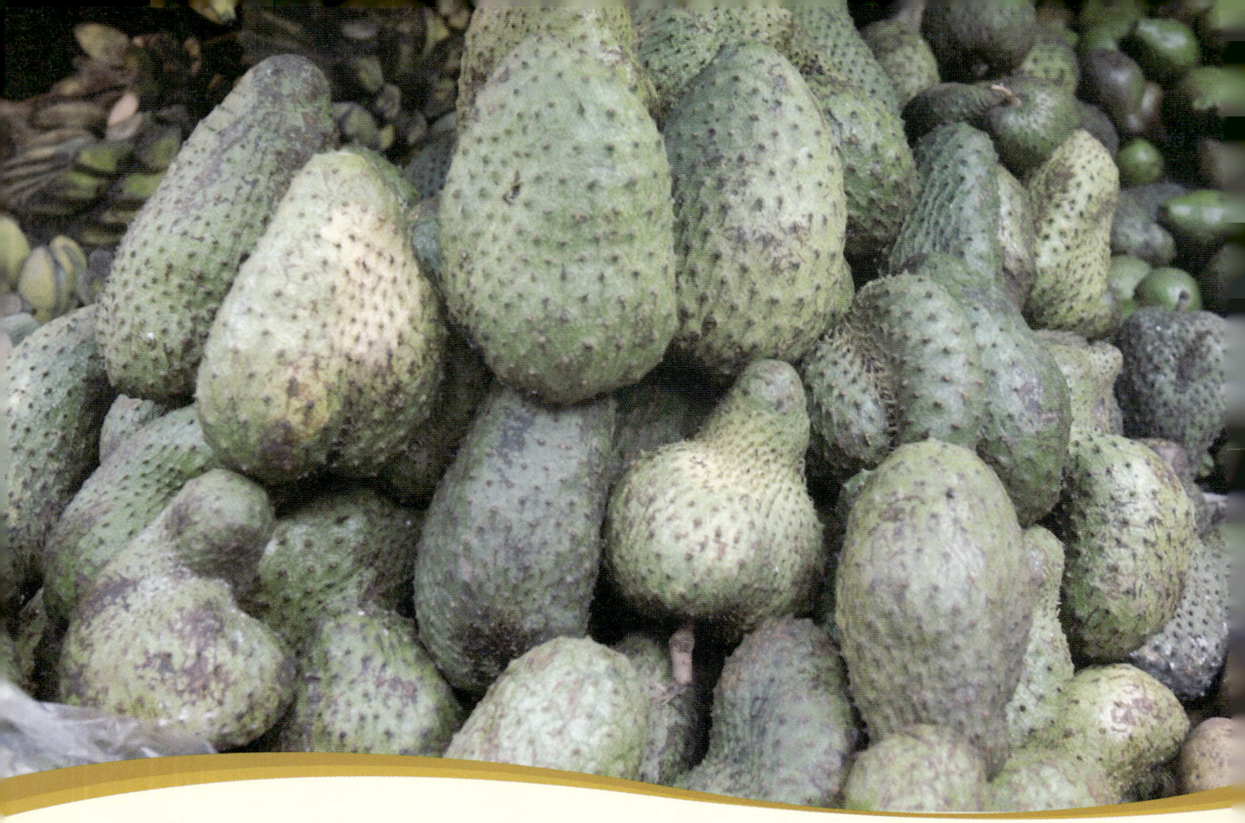

자카르타 전통시장의 가시여지(인도네시아)

3.01 항암 효능을 가진 가시여지(사우어 솝, 구아나바나)

- **학명** | *Annona muricata* L.
- **식용부위** | 열매
- **과명** | 아노나과(Annonaceae)
- **약용부위** | 열매

 영어 • sour sop
 포르투칼어 • graviola
 타이어 • thurian thet(투리안텟)
 일본어 • サワーソップ(사와솟프), トゲバンレイシ(토게반레이시)
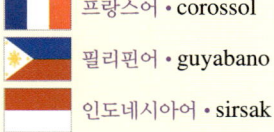 프랑스어 • corossol
필리핀어 • guyabano
인도네시아어 • sirsak
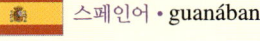 스페인어 • guanábana

가시여지가 수재된 한국의 공정서
- 한국 『식품공전』의 '식품에 사용할 수 있는 원료' 부분에 '가시여지'로 수재

- **원산지 |** 가시여지(sour sop)는 남미 북부와 서인도 제도가 원산지이다.

- **재배지·판매 |** 콜럼버스가 신대륙을 발견할 무렵 이미 중남미 지역에서는 가시여지를 널리 재배하고 있었다그 한다. 인도, 자메이카, 인도네시아, 태국, 말레이시아에서 많이 재배하고 있다.

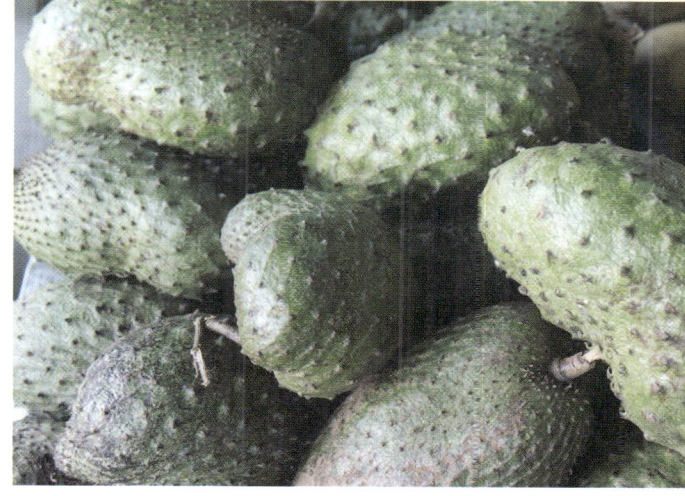

가시여지(필리핀)

- **식물 |** 아노나과에 속하며 학명은 *Annona muricata*로서 열매를 식용한다. 가시여지 열매는 타원형으로 녹색을 띠는데 향기가 난다. 겉껍질은 단단하지 않고 부드러우며 겉면에는 구부러진 바늘 모양의 가시가 있는 것이 특

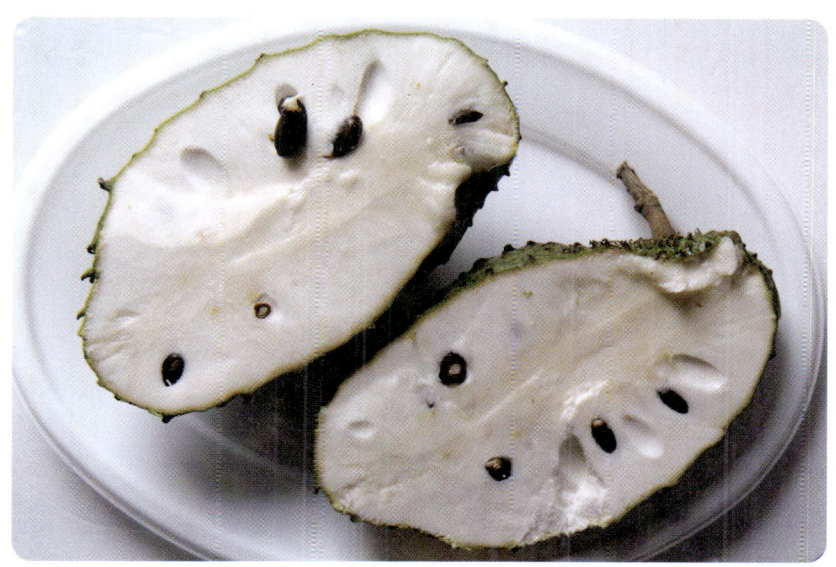

가시여지의 내부(필리핀)

3-01. 항암 효능을 가진 가시여지(사우어 솝, 구아나바나) 105

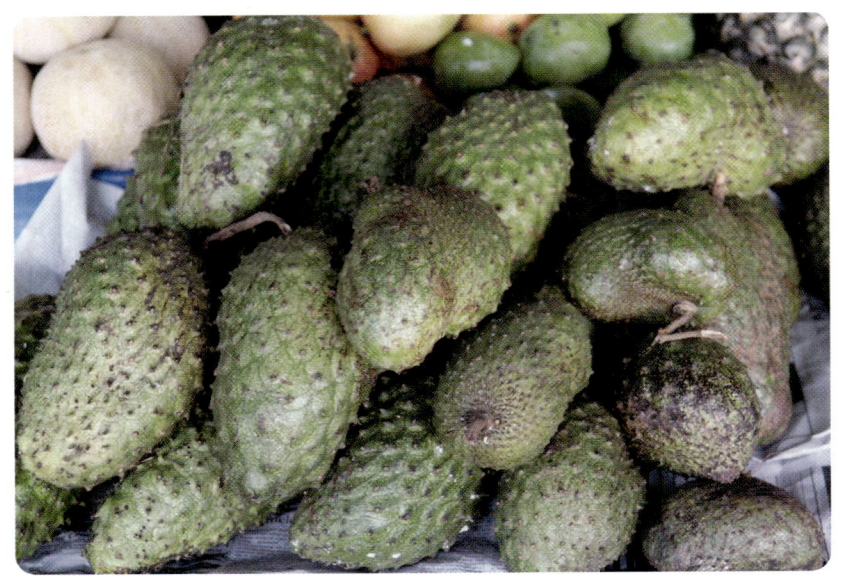

마닐라 시장의 가시여지(필리핀)

징이다. 열량이 낮고 무기질과 비타민 함량이 높아 인기가 있다.

한국의 『식품공전』에서는 '식품에 사용할 수 있는 원료' 부분에 가시여지란 이름으로 수재되어 있다. '신 맛 나는 봉지'를 의미하는 네덜란드어에서 유래한 가시여지는 사우어숍(sour sop), 구아나바나(guanabana)로도 불린다.

- **류머티스 치료에 효과가 있으며 무기질, 비타민이 풍부한 과일** | 이 과일의 다른 이름인 포르투갈어 'graviloa'를 인터넷에서 검색하면 외국 논문집에서는 이 과일에 항암 효과가 있다는 연구결과가 발표되어 있으며, 류마티스 치료 효과와 바이러스 억제작용도 있음을 알 수 있다.

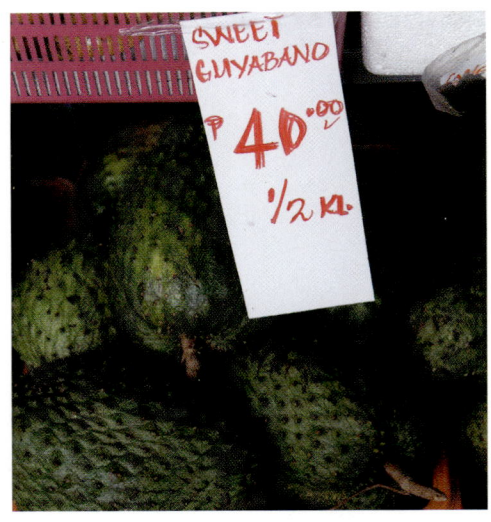

필리핀에서는 '구야바노'라 부른다.(필리핀)

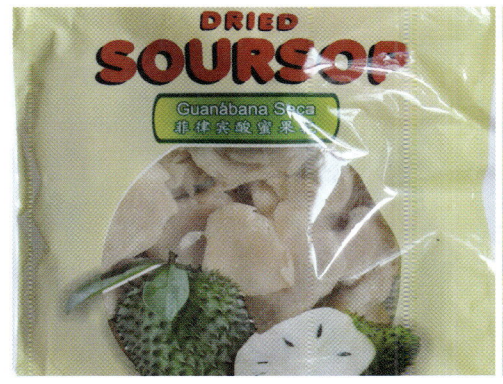 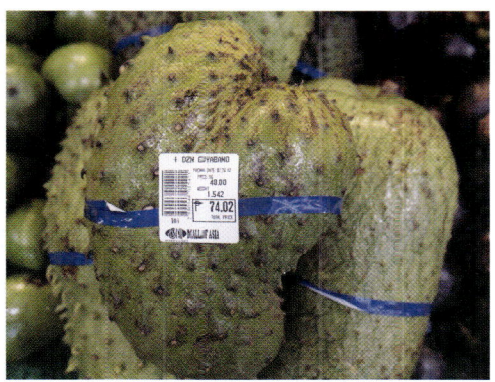

건조 가시여지 제품(필리핀)　　　마닐라 시장에서 판매하는 가시여지(필리핀)

저자는 이 과일을 필리핀에서 처음 만났다. 슈가 애플인 스위트 솝(sweet sop)과 비슷하여 사진만 찍어뒀는데, 돌아와서 책을 보며 비교해보니 가시여지인 사우어 솝(sour sop)이었다. 그러다가 나중에 인도네시아 재래시장을 방문했을 때 이 과일을 다시 만날 수 있었다.

- **식용법 |** 껍질을 벗겨 즙이 많은 하얀 과육을 숟가락으로 퍼 먹거나 과육을 잘게 썰어 설탕에 재워 먹는다. 맛은 망고, 파인애플과 비슷하나 달짝지근하고 시큼한 맛이 난다. 과일주스나 청량음료로 가공되기도 하고 아이스크림, 젤리, 과일 샐러드 등에 넣어 먹기도 한다.

가시여지(사우어 솝, 구아나바나)의 효능

1. 열매의 효능

- 항암 효과가 있다.
- 류마티스 치료 효과가 있다.
- 바이러스 억제 작용을 한다.

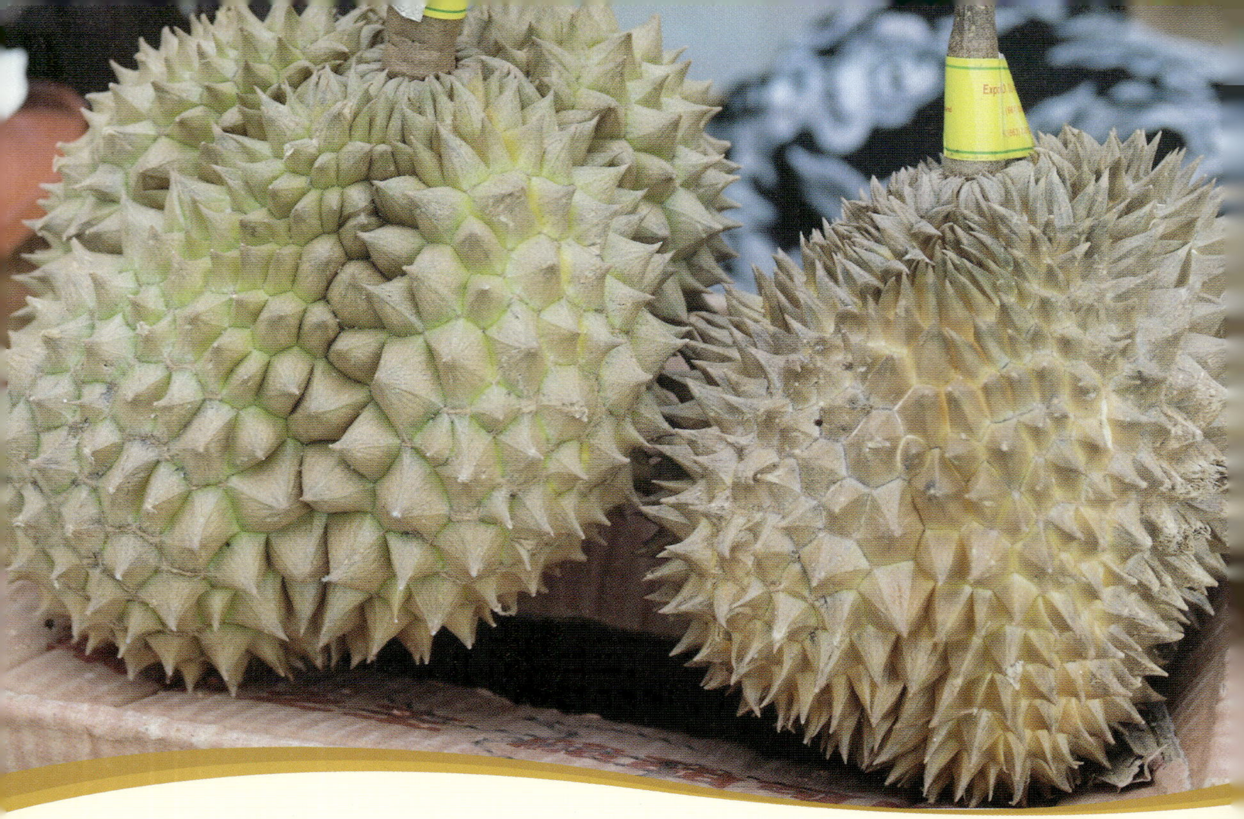

웨이하이 시장에서 팔고 있는
두리안(중국)

혈액순환을 좋게 하는
3.02 두리안

- **학명** | *Durio zibethinus* Murr.
- **식용부위** | 열매
- **과명** | 아욱과(Malvaceae)
- **약용부위** | 열매껍질, 뿌리, 잎

- 과명 해설 : 과의 범위는 가장 최근의 APG(피자식물 계통연구 그룹) 시스템을 기준으로 채택하여 아욱과는 Malvaceae로 채택하고 있으나 기존의 Sterculiaceae도 사용 가능하다.

 영어 • durian
 프랑스어 • durio, dourian
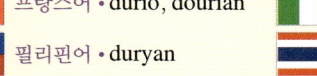 이태리어 • durian
 스페인어 • durian, durión
 필리핀어 • duryan
 타이어 • thurian(투리안)
 인도네시아어 • durian, durin
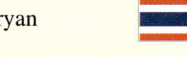 말레이어 • durian, durin
 일본어 • ドリアン(도리안)
 한자 • 榴蓮(류렌), 流蓮(류렌)

- **원산지** | 두리안(durian)은 동남아시아의 보르네오에서 서부 말레이시아 지역이 원산지로 알려져 있다.

- **재배지·판매** | 동남아시아와 주변 국가들은 오래전부터 재배, 이용해왔고, 서양에 알려진 것은 600년 전으로 기록되어 있다. 동남아 지역과 중국, 일본에서 쉽게 만날 수 있는 과일이다. 요즘은 우리나라의 마트나 백화점에서도 두리안 과육을 판매한다.

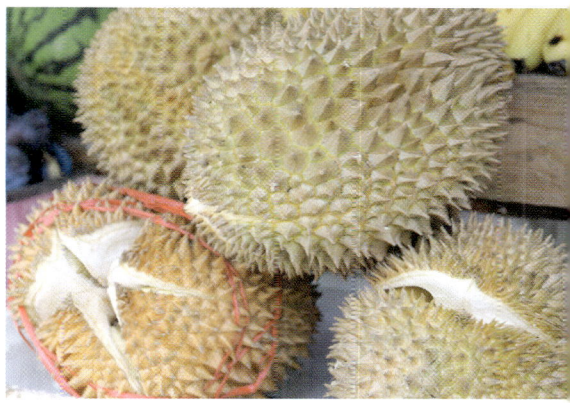

두리안(중국)

- **식물** | 아욱과에 속하며 학명은 *Durio zibethinus*로서 열매를 식용한다. 말레이어로 '가시'를 뜻하는 두리(duri)에서 왔다.

- **맛은 천국, 냄새는 지옥** | 한 신문기사는 '냄새는 지옥, 맛은 천국이라는 별명을 가진 열대과일의 황제'로 두리안을 소개하고 있다. 워낙 냄새가 지독해서 처음 대할 땐 누구나 기겁을 하고 돌아서지만, 한번 맛을 들이면 천하의 어떤 과일보다 맛있다고 평가하기 때문에 붙여진 별명이다.

  외국의 요리평론가는 강한 두리안의 향은 "돼지 변과 테러 빈유 그리고 양파를 체육관용 양말에 넣고 뒤섞었다고 하겠다. 몇 야드(1야드는 91.44cm) 떨어진 곳에서도 그 냄새를 맡을 수 있다"고 묘사하기도 한다. 지독한 냄새에도 불구하고 막상 입에 넣어 맛을 보게 되면 다시 찾게 되는 중독성 강한 맛이다.

- **미네랄, 비타민 풍부** | 동남아시아의 호텔은 특이한 냄새 때문에 생 두리안의 반입을 금지한다는 표시판을 붙여두기도 한다. 중국이나 동남아시아 곳곳을 다니다 보면 과일 상점에서 두리안을 판매하는 모습을 심심찮게 볼 수 있는데, 그만큼 열대지방 사람들은 두리안을 즐겨 먹는다. 두리안을 쪼개놓고 속살을 보여주고 팔기도 하고, 속살만 따로 포장하여 판매하기도 한다.

  두리안은 단맛이 강하며 미네랄과 비타민이 풍부하다. 열매의 씨는 삶거나 튀기거나

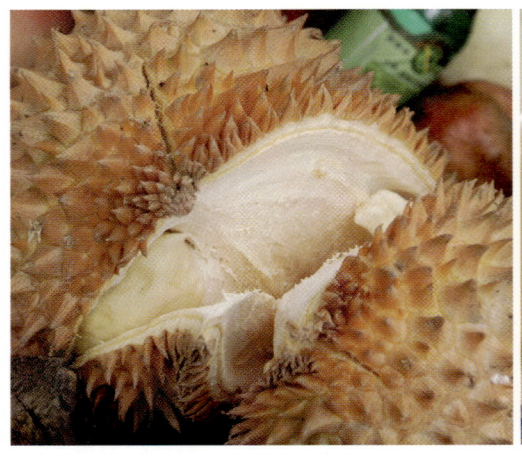
두리안 내부(중국)

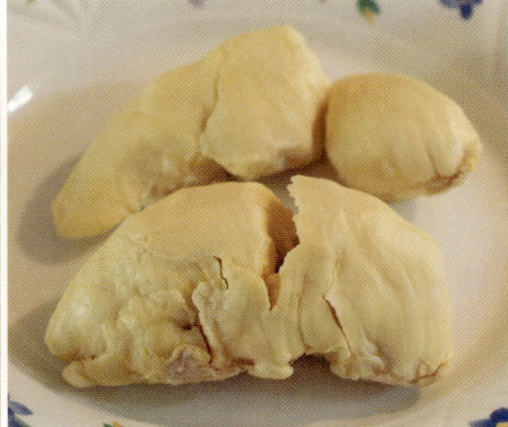
두리안의 과육(한국)

구워서 먹는다.

- **식용법** | 두리안의 겉껍질은 수많은 가시로 단단하고 거칠게 덮여 있다. 조심해서 껍질을 쪼갠 후 과육을 꺼내 생으로 먹는다. 속은 4~5개의 타원형 방으로 되어 있는데, 방마다 속살이 가득 자리 잡고 있다.

독특한 냄새로 잘 알려져 있는 두리안을 태국에서 시식한 적이 있다. 방콕의 선상 상

유메노시마아열대식물관에서 재배 중인 두리안의 어린 열매(일본)

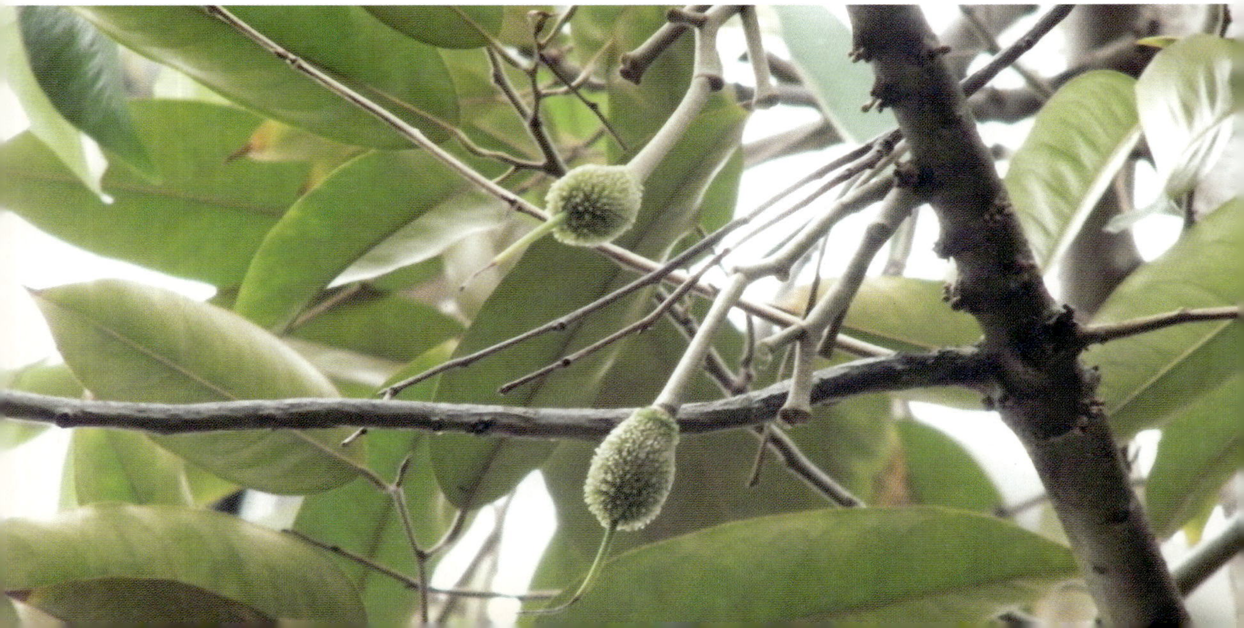

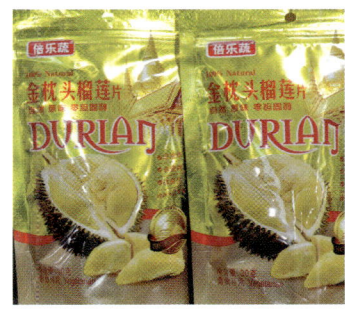 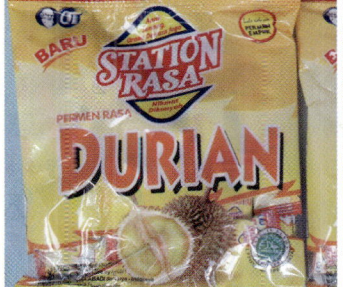 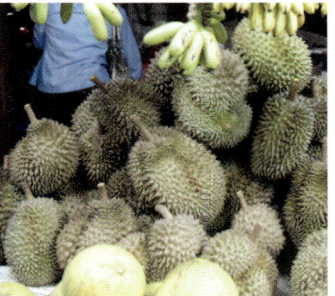

| 두리안 건조 과자(중국) | 두리안 과자(인도네시아) | 두리안(캄보디아) |

점에서 사서 먹어보았는데, 생각보다 그렇게 냄새는 심하지 않았다. 다른 사람들도 강한 선입관으로 처음엔 기겁을 하면서 먹지 않으려 했으나 옆 사람을 따라 한 조각씩 맛을 보니 다들 그런대로 괜찮다는 표정이었다. 약간 단맛이 있고 섬유질을 느낄 수 있는 과일이다.

두리안의 한방 효능

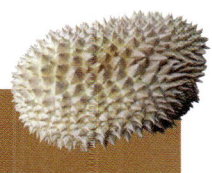

1. 열매의 성미(性味) : 맛은 달고 성질은 따뜻하다.
2. 열매의 효능
   - 혈액순환을 돕는다.
   - 허한증[虛寒症, 정기(正氣)가 허하고 속이 차가운 증상이 같이 나타나는 증상]을 치료한다.
   - 심복냉통(心腹冷痛, 가슴과 배가 차면서 아픈 증상)을 치료한다.
3. 기타 부위의 효능
   - 뿌리, 잎 : 세균성 이질 치료
   - 열매껍질 : 개선(개선충의 기생으로 발생하는 피부질환) 치료

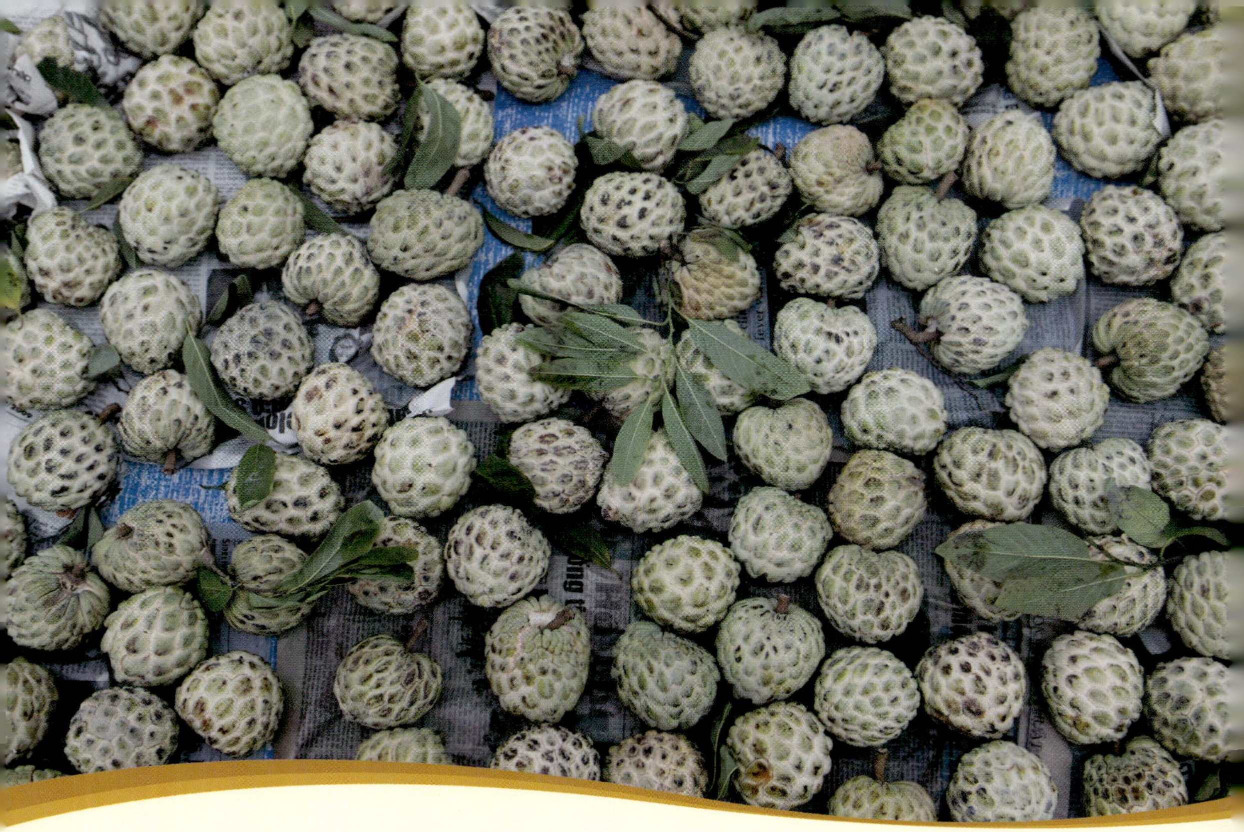

하롱베이 시장에서 팔고 있는
슈가 애플(베트남)

3.03 슈가 애플(석가두, 번여지)

인후염 치료, 항암 효능의

- **학명** | *Annona squamosa* L.
- **식용부위** | 열매
- **과명** | 아노나과(Annonaceae)
- **약용부위** | 열매, 씨, 뿌리, 나무껍질, 잎

 영어 • sugar apple, sweet sop　　 필리핀어 • atis　　 타이어 • noina(너이나)

 인도네시아어 • buah nona, srikaya　　 말레이어 • buah nona, srikaya

 일본어 • バンレイシ(반레이시, 番荔枝)

 한자 • 釋迦頭(석가두), 釋迦果(석가과), 番荔枝(번여지)

112

- **원산지 |** 슈가 애플(sugar apple)은 중미가 원산지이다.

- **재배지·판매 |** 동남아시아에서도 많이 재배한다. 가격은 비싼 편이다. 중국에서 kg당 가격이 우리 돈 1만 2500원 정도이다. 서울의 한 식품매장에서 이 과일을 처음 판매하였을 때에는 1개가 무려 5만원에 이르기도 했다. 태국이나 베트남 등 동남아시아에서도 넓게 재배하고 있다.

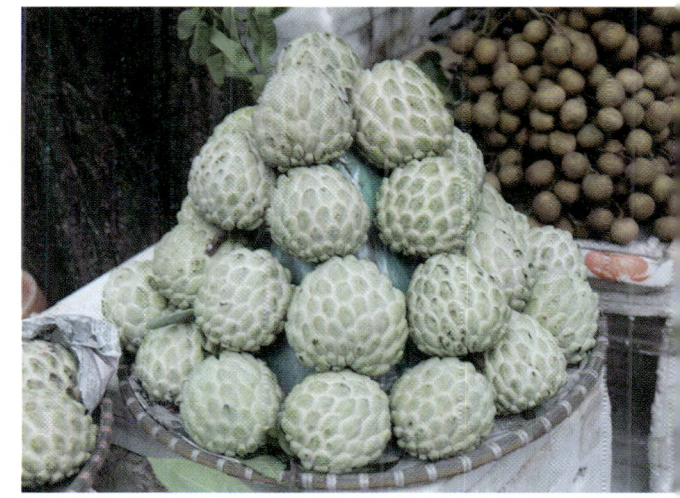

슈가 애플(베트남)

- **식물 |** 아노나과에 속하며 학명은 *Annona squamosa*로서 열매를 식용한다.

- **부처님 머리 모양을 닮은 과일 |** 슈가 애플은 과일 모양이 불상의 머리와 닮아서 별명으로 석가두(釋迦頭)라 부른다. 그 외 영어로 스위트 솝(sweet sop), 일본에서는 반레이시(バンレイシ) 또는 샤카도우(しゃかとう), 중국에서는 번여지(番荔枝) 또는 석가과(釋迦果)라고 불린다. 타이완에는 17세기에 네덜란드인에 의해서 반입되었지만 현재는 타이완의 대표 과일로 알려져 있다.

  처음 먹어본 슈가 애플은 이름에 걸맞게 설탕처럼 달았다. 당도가 높고 씹는 맛이 있어 입맛에 딱 맞는 과일이었다. 상점에서 자주 사 먹다 보니 고르는 방법도 알게 되었다. 좀 오래된 것은 손가락으로 눌러보면 힘없이 쑤욱 들어갈 정도로 무르다. 따라서 현지에서 고를 때는 다소 단단한 상태의 과일을 골라서 사 먹는다.

- **청열해독, 부종 치료 효능 |** 열매는 감미가 매우 강해서 설탕의 알갱이를 씹어 먹는 느낌이 들기도 한다. 영어 이름인 슈가 애플은 먹을 때의 느낌을 잘 표현한 이름이다. 잘 익으면 과육이 크림 상태가 되어 무르기 쉽기 때문에, 운반에 세심한 주의가 필요하다.

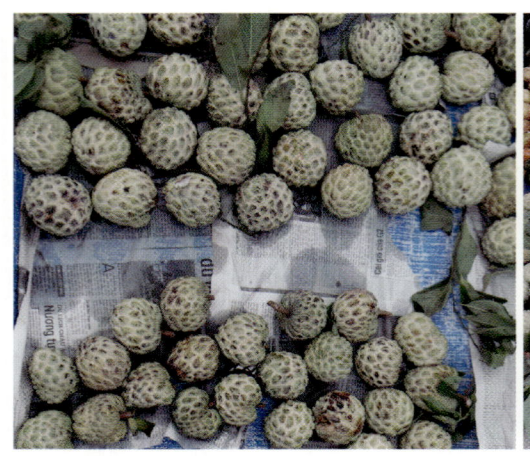 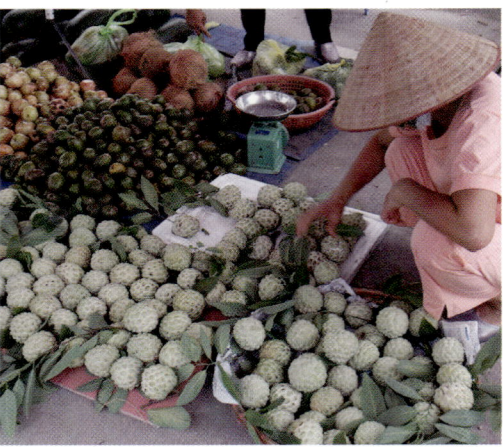

◐◐ 하롱베이 전통시장에서 팔고 있는 슈가 애플(베트남)

열매는 한방에서 청열해독 및 살충 효과가 알려져 있다. 잎과 뿌리는 인도에서 기생충 구제나 부종의 조기 치료에 사용하기도 한다.

씨에는 유산을 억제하는 작용이 있는데, 임신한 쥐에 슈가 애플 추출물을 주입하여 실험했더니 우수한 효과가 관찰되었다. 또한 씨에서는 토끼의 배란을 억제하는 작용도 확인되었다.

성분은 아노나인(anonaine), 아노닌(annonin), 스쿼모신(squamocin), 아시미신(asimicin) 등이 함유되어 있는데, 스쿼모스타틴(squamostatin) A는 항암 성분으로 알려져 관심을 받고 있다.

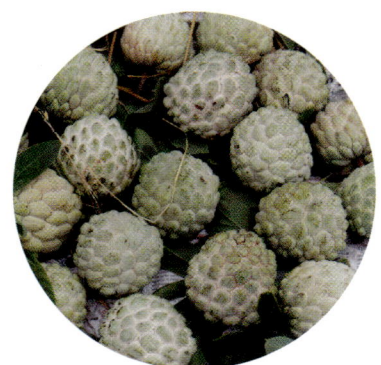

슈가 애플(베트남)

- **식용법 |** 슈가 애플의 껍질은 칼로 쉽게 잘 벗겨진다. 검은 씨가 군데군데 박혀 있지만 먹기엔 아무런 불편함이 없다. 과육은 단단하지 않고 익은 열매는 손가락으로 누르면 약간 들어갈 정도 물러서 먹기 편하다. 스푼으로 과육을 떠먹어도 좋다.
과육은 유백색의 크림 모양으로 과즙이 많고 단맛이 있으며 향기가 감돈다. 달콤하고 스트레스를 날려줄 만큼 씹는 맛이 즐겁다. 당과 비타민 C도 풍부해서 그냥 먹어도 만족스럽지만 셔벗 원료, 젤리로 가공하여 사용하기도 한다. 열대 지역의 무더운 날씨를 생각할 때 이런 과일이 사람의 기력을 돋우고 불쾌지수를 낮춰주는 중요한 역할을 하지 않았을까 짐작한다.

- **참고 |** 아테모야(p.120) 편과 체리모야(p.124) 편을 참고하면 슈가 애플과 비교할 수 있다.

슈가 애플(석가두, 번여지)의 한방 효능

1. 열매의 성미(性味) : 맛은 달고 성질은 차다.
2. 열매의 효능
    - 비위(脾胃)를 튼튼하게 한다.
    - 청열해독(淸熱解毒) 효과가 있다. 즉 열사를 제거하고 열독을 풀어준다.
    - 인후염, 부종 치료에 효과가 있다.
    - 살충 효능이 있다.
3. 기타 부위의 효능
    - 미성숙 열매 : 수렴작용
    - 씨 : 살충 효과
    - 잎 : 청열해독, 구충 효과
    - 뿌리 : 청열, 해독 효과
    - 나무껍질 : 수렴, 강장작용

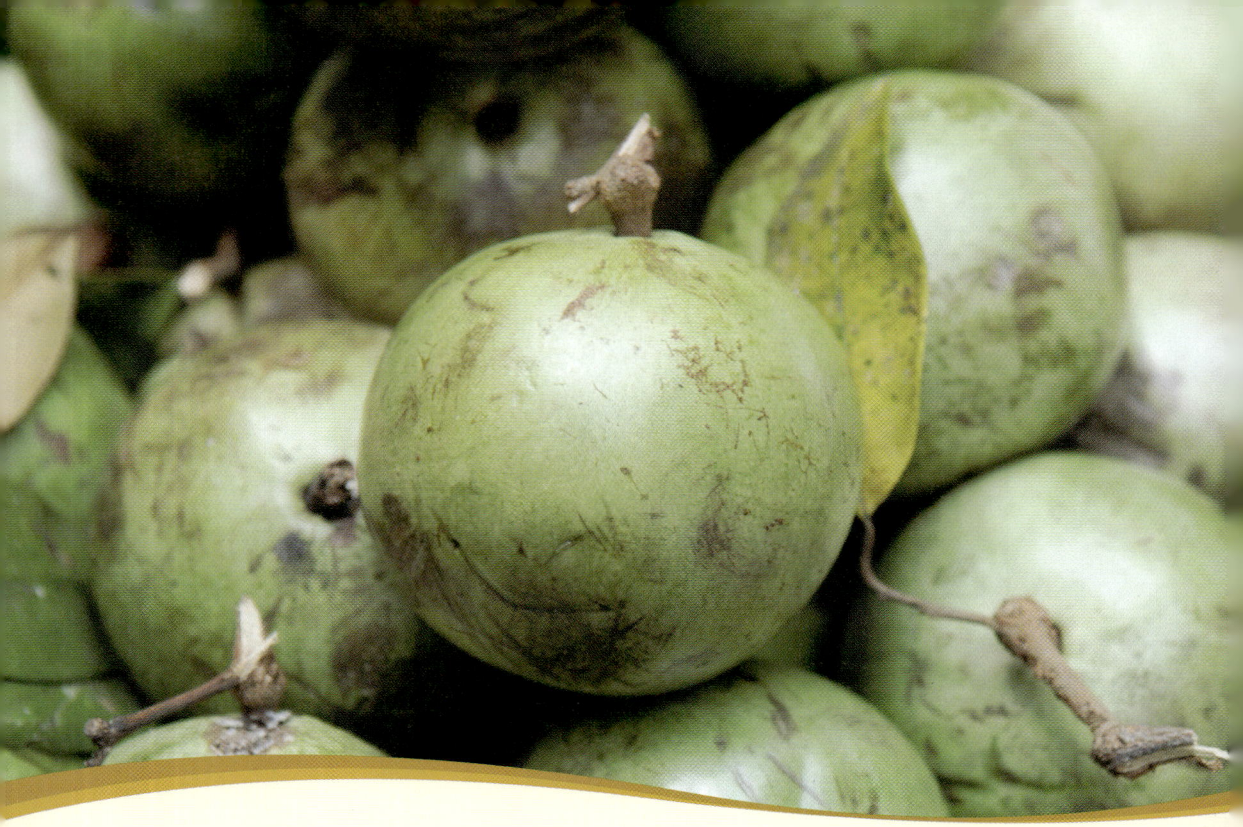

마닐라 시장에서 팔고 있는
녹색의 스타 애플(필리핀)

3.04 스타 애플(부스어, 밀크 프루트)

당뇨병, 관절염에 효과가 있는

- **학명** | *Chrysophyllum cainito* L.
- **과명** | 사포테과(Sapotaceae)
- **식용부위** | 열매

 영어 • star apple, golden leaf, milk fruit
 타이어 • luknamnom(룩남놈)
 말레이어 • sauh hijau
 일본어 • スイショウガキ(水晶柿, 스이쇼우가키)
 필리핀어 • kaimito
 인도네시아어 • sauh hijau
 베트남어 • vú sua

- **원산지 |** 스타 애플(star apple)은 중남미의 열대 지역이 원산지이다.

- **재배지·판매 |** 카리브 해 국가들에서는 매우 흔하게 재배되고 있다. 동남아시아, 아프리카, 하와이에서도 많이 재배한다.

- **식물 |** 스타 애플은 사포테과에 속하며 학명은 *Chrysophyllum cainito*로서 열매를 식용한다. 과일 표면은 둥글고 왁

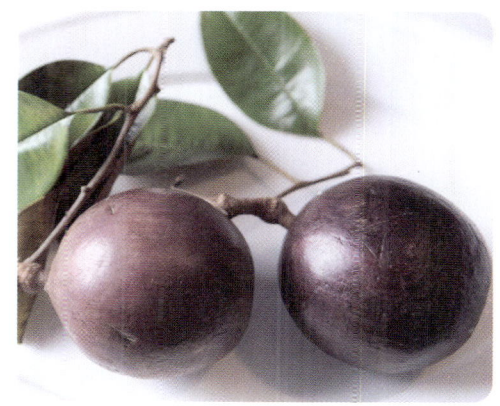

자색 스타 애플(필리핀)

스로 닦은 것처럼 반질반질하다. 껍질 색은 녹색과 보라색, 두 종류이다. 녹색 쪽이 껍질이 얇고 과육에 수분이 많은 데 비해 보라색 과일은 껍질이 두껍고 수분이 적다. 과일을 반으로 자른 단면을 보면 씨와 과육의 모양이 별처럼 생겼다고 해서 이 과일을 스타 애플(star apple) 또는 잎의 이면이 황금색이라서 골든 리프(golden leaf)라고 부른다. 그렇지만 사실은 딱딱한 미숙과일이 아니면, 말랑말랑한 과육과 씨를 반으로 자르기 어려워 별 모양을 확인하기 어렵다. 하얀 우윳빛의 과즙이 있어 밀크 프루트(milk fruit)라고도 한다.

동남아 열대 지역에서는 주로 2~5월에 열매를 수확한다.

- **우윳빛 과즙이 나오는 별 모양의 과일 |** 동남아시아에서 널리 재배하고 있으며 열매를 얻기 위해서만이 아니라 관상수 또는 가로수로도 재배하고 있다. 베트남에서는 부스어(vú sua), 필리핀에서는 카이미토(kaimito), 일본에서는 스이쇼우가키(スイショウガキ)라고 부른다. 이중 베트남어인 '부스어'는 모유처럼 희고 끈적한 과즙과 희고 투명한 과육이 들어 있는 '어머니 젖'이란 뜻이다.

서인도제도에 위치한 세인트 루시아(Saint Lucia) 출신으로 노벨문학상을 수상한 시인 데렉 월코트(Derek Walcott)는 1979년에 발표한 시집 『스타 애플의 왕국(The Star Apple Kingdom)』에서 스타 애플을 카리브의 상징이라고 노래했다.

- **강장제, 당뇨병, 관절염에 효과 |** 문헌을 들추어보니 이 나무의 잎으로 만든 허브차는

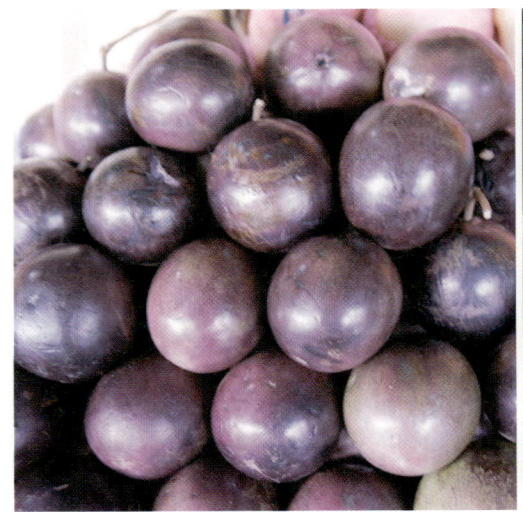
자색 스타 애플(필리핀)

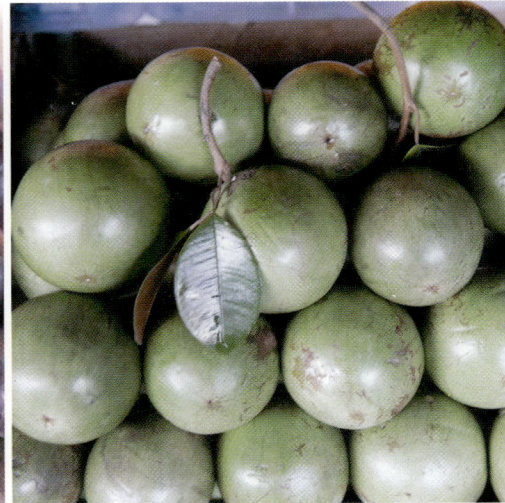
녹색 스타 애플(필리핀)

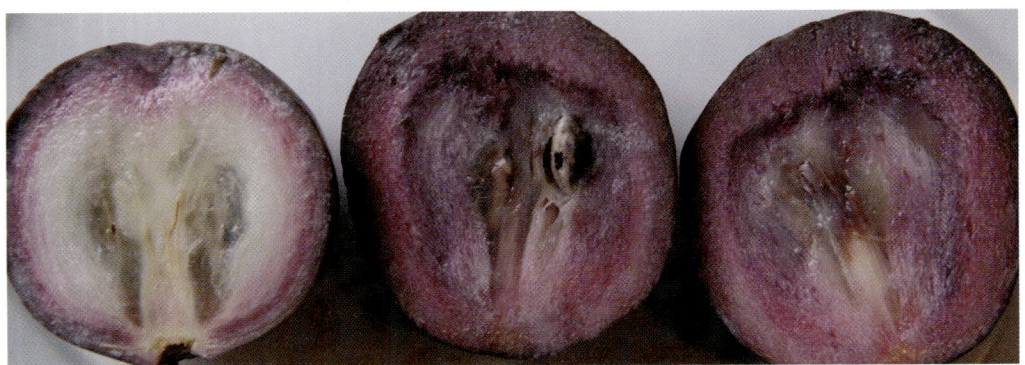
자색 스타 애플의 과육(필리핀)

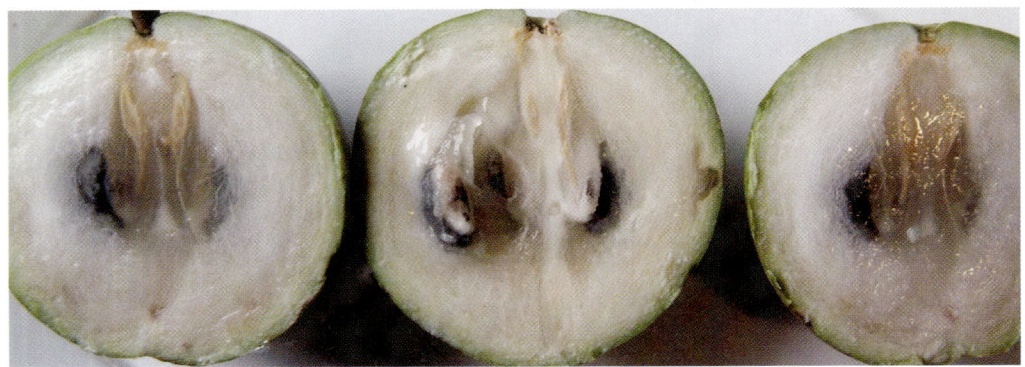
녹색 스타 애플의 과육(필리핀)

당뇨병이나 관절 류머티즘 치료용으로 이용해왔고, 나무껍질은 강장(强壯, 몸이 건강하고 혈기를 왕성하게 함)제나 각성제로, 달인 나무껍질은 기침을 멈추는 데 유용하다.

필리핀의 재래시장에는 스타 애플을 많이 판매하는데, 겉으로 보면 그다지 눈길을 끌지 않아서 관심을 가지지 않고 그냥 지나친 적이 많았다. 백 번을 들어도 한 번 본 것만 못하다고 하는데, 여러 번을 보아도 한 번 먹은 것만 못한 법인지, 우연히 사서 맛있게 먹은 뒤로는 시장에서 자주 사 먹게 되었다.

- **식용법** | 스타 애플은 말랑말랑하므로 껍질을 조심스럽게 벗긴 후 풍부한 과육을 스푼으로 떠먹으면 된다. 과육은 반투명한 젤리 모양으로 신맛이 전혀 나지 않고 달다. 저자가 먹어보니 보라색 스타 애플도 달지만 녹색의 과일이 더 단맛이 났다. 이 과일은 디저트로 이용하면 맛이 매우 적당할 것이다. 아이들은 이 과일을 잘 비벼서 작은 구멍을 뚫어 들이마시기도 한다.

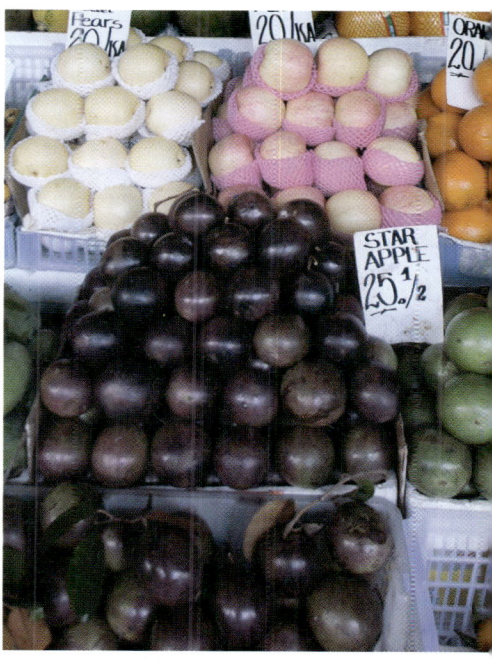

마닐라 전통시장에서 판매하는 스타 애플(필리핀)

스타 애플(부스어, 밀크 프루트)의 효능

1. 열매의 효능
   - 항당뇨작용이 있다.
2. 기타 부위의 효능
   - 나무껍질 : 강장작용, 진해작용

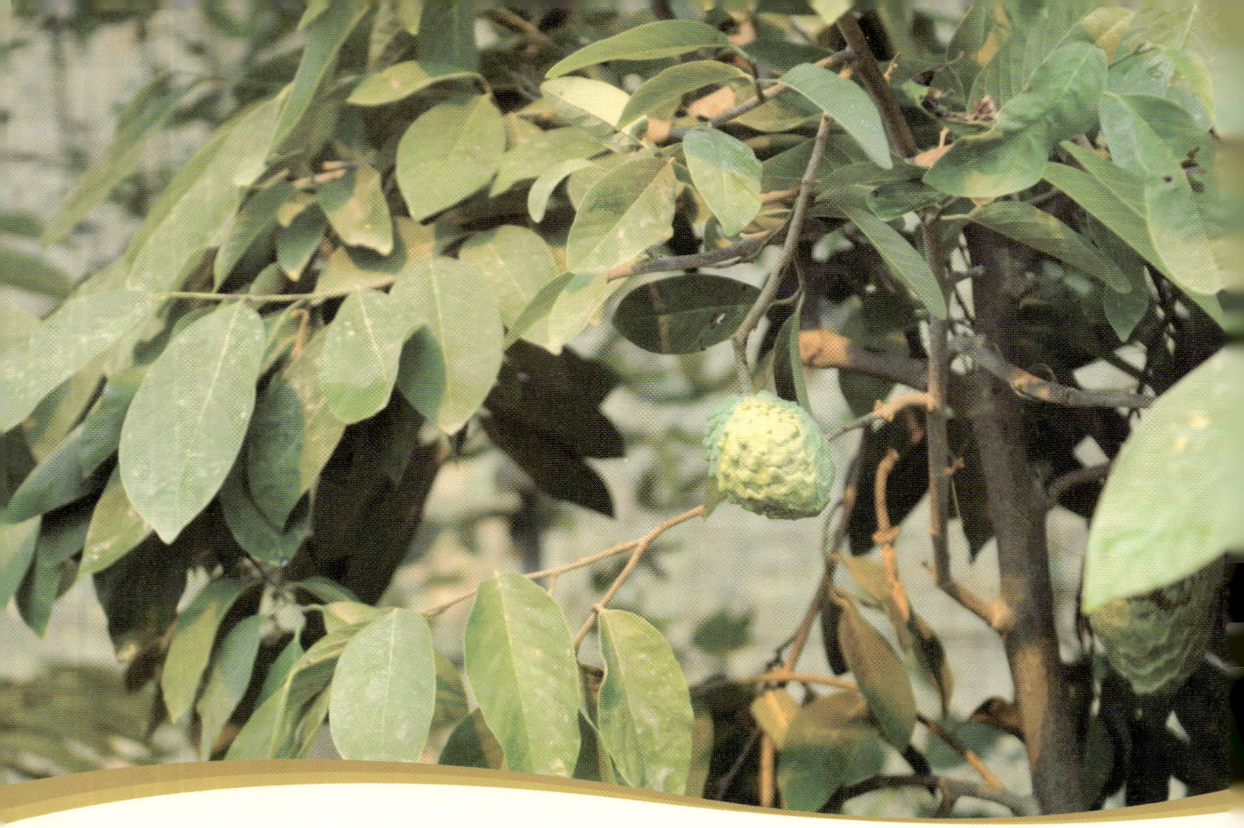

대한민국농업박람회장의
열매가 달린 아테모야나무(한국)

3.05 아테모야

면역력 증강, 항암 효능을 지닌

- **학명** | *Annona squamosa* x *cherimola*
- **식용부위** | 열매
- **과명** | 아노나과(Annonaceae)
- **약용부위** | 열매, 씨, 뿌리, 나무껍질, 잎

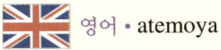 영어 • atemoya

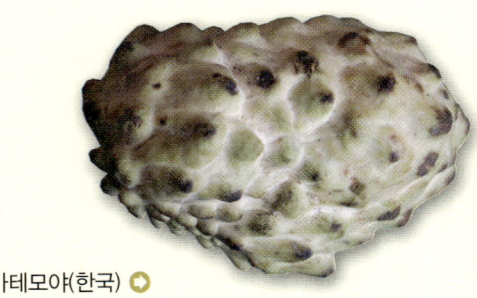

아테모야(한국)

- **원산지 |** 아테모야(atemoya)는 미국 플로리다에서 품종 개량된 잡종이다.

- **재배지·판매 |** 슈가 애플(sugar apple)과 안데스 산맥 고산지대가 원산지인 체리모야(cherimoya, *Annona cherimola*)를 이용하여 만든 잡종이다. 아테모야라는 이름은 브라질어 아테(ate)와 체리모야의 모야(moya)에서 합성하여 이름이 붙여졌다.

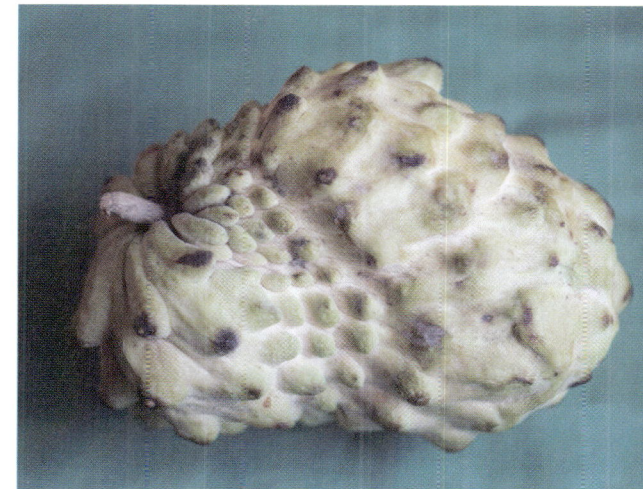

아테모야(중국)

전남 나주에서 열린 '대한민국농업박람회' 전시장에 아테모야 열매가 전시되어서 많은 관람객들의 관심을 끌었다. 전시장에서는 우리나라에도 소규모로 재배 중이라는 설명과 함께 면역력 증강, 항암

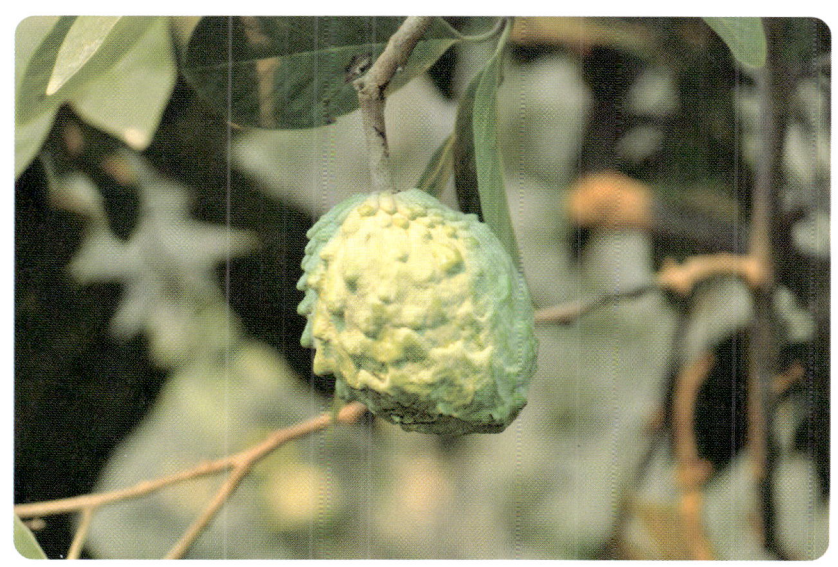

아테모야 열매(한국)

3-05. 면역력 증강, 항암 효능을 지닌 아테모야 121

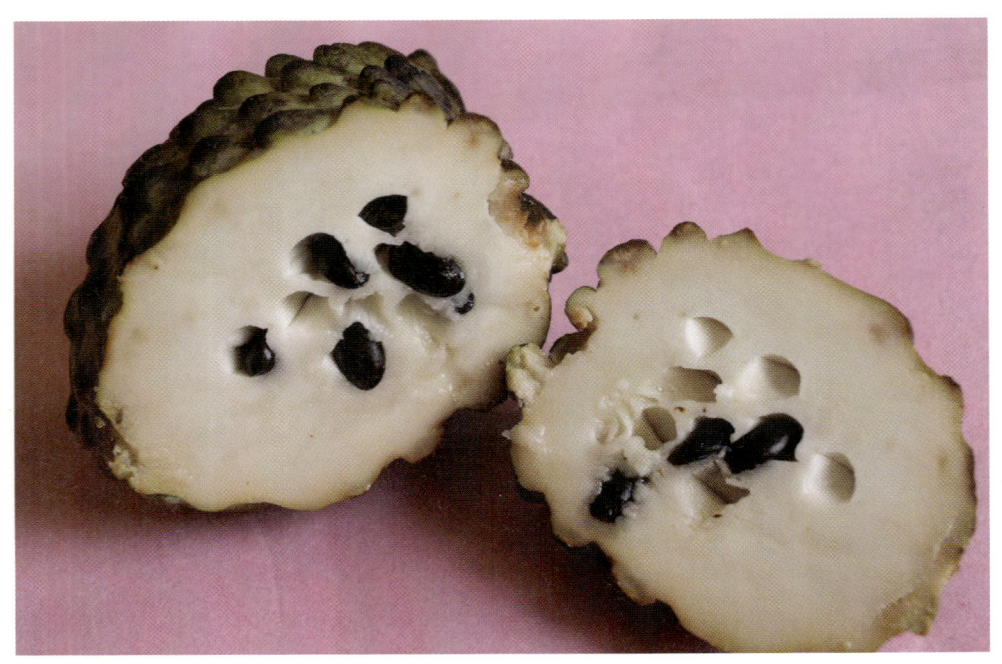

아테모야의 내부(중국)

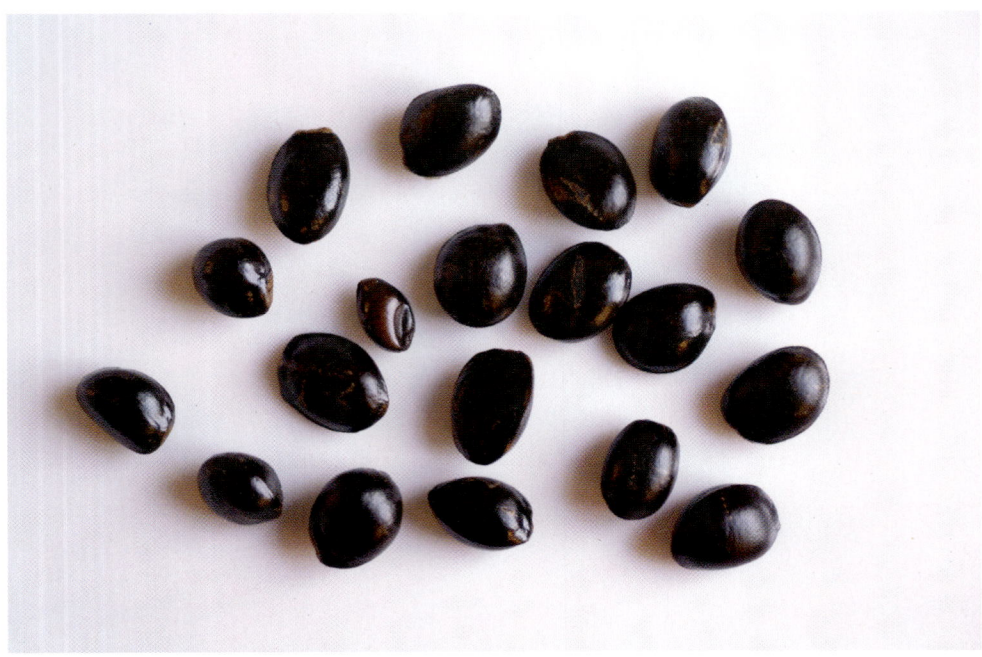

아테모야의 씨(중국)

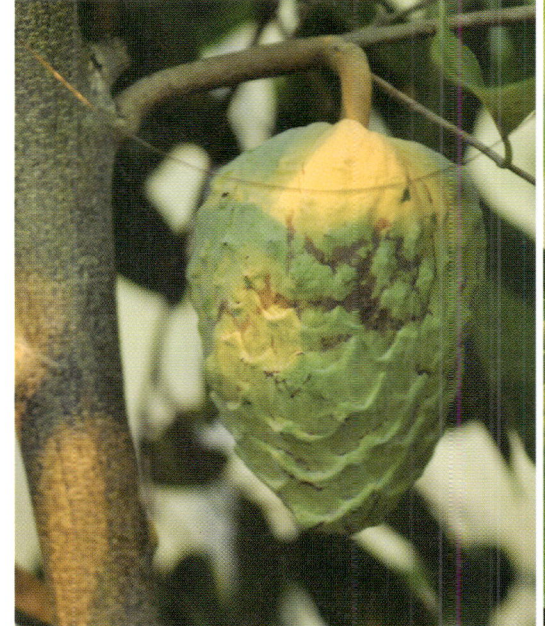
아테모야(한국)

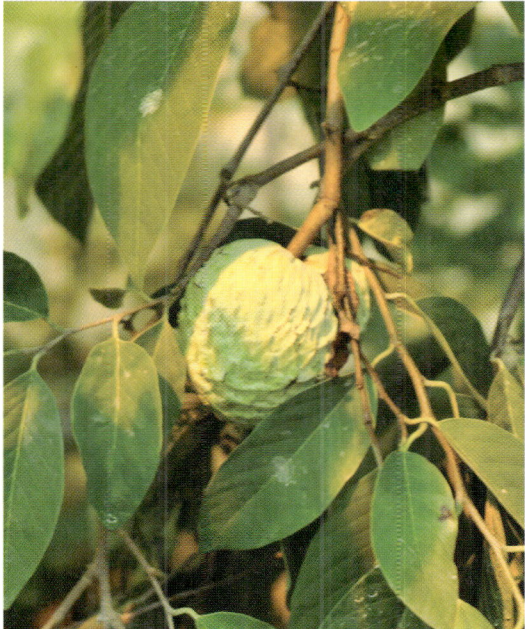
대한민국농업박람회에 전시된 아테모야나무(한국)

효과가 있다고 소개하고 있었다.

- **식물** | 아노나과에 속하며 학명은 *Annona squamosa x cherimola*로서 열매를 식용한다. 먹을 때의 느낌이나 풍미가 파인애플과 닮아서 타이완에서는 파인애플 석가두라고 부른다.

- **식용법** | 생으로 먹거나 통조림, 주스, 아이스크림 등으로 만들어 먹는다.

- **아테모야의 효능** | 슈가 애플과 효능이 비슷하다.

- **참고** | 슈가 애플(p.112) 편과 체리모야(p.124) 편을 참고하면 아테모야와 비교할 수 있다.

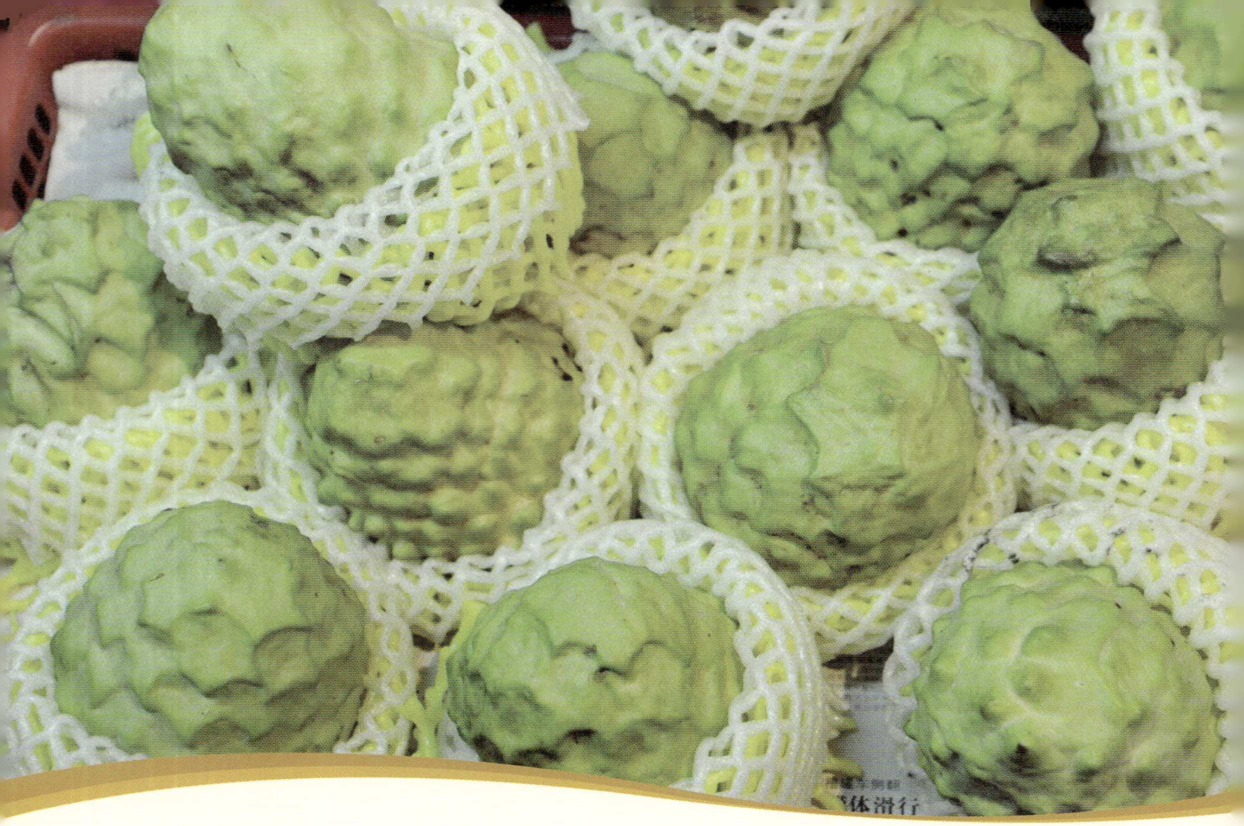

푸젠성 샤먼의 시장에서 판매하고 있는
체리모야(중국)

3.06

빈혈을 예방하는

체리모야

- 학명 | *Annona cherimola* Mill.
- 식용부위 | 열매
- 과명 | 아노나과(Annonaceae)

 영어 • cherimoya

 스페인어 • cherimoya

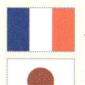 프랑스어 • chérimole

일본어 • チェリモヤ(체리모야)

124

- **원산지 |** 체리모야(cherimoya)의 원산지는 남미의 페루와 에콰도르이다.

- **재배지·판매 |** 중남미, 카리브 해, 미국 남부, 아프리카 북부 지역에서 널리 재배한다. 체리모야는 적도 바로 아래가 원산지임에도 불구하고 추위와 더위에 약한 성질을 가지고 있다.

- **식물 |** 체리모야는 아노나과에 속하며 학명은 *Annona cherimola*로서 열매를 식용한다. 체리모야는 망고, 망고스틴과 함께 세계 과일로 알려져 있다.

- **식용법 |** 과일을 잘라서 그대로 숟가락으로 과육을 떠먹거나 과일 샐러드에 넣어 먹는다. 또는 아이스크림으로 만들어 먹어도 좋다.

- **체리모야의 효능 |** 2010년에 발행된 국제 논문집(Food Research International)에 의하면 체리모야 주스는 우수한 항산화 효능이 있음이 밝혀졌다. 체리모야의 나무줄기에서는 알칼로이드 성분(annocherine A, annocherine B, cherianoine, romucosine H, artabonatine B)들이 타이완 학자들에 의해 분리되었다. 주 영양성분으로는 엽산과 칼륨이 풍부하며 그 외에 비타민 B_6와 C가 들어 있다. 풍부한 엽산과 칼륨 덕분에 빈혈과 고혈압 예방에 효과적이다.

- **참고 |** 슈가 애플(p.112) 편과 아테모야(p.120) 편을 참고하면 체리모야와 비교할 수 있다.

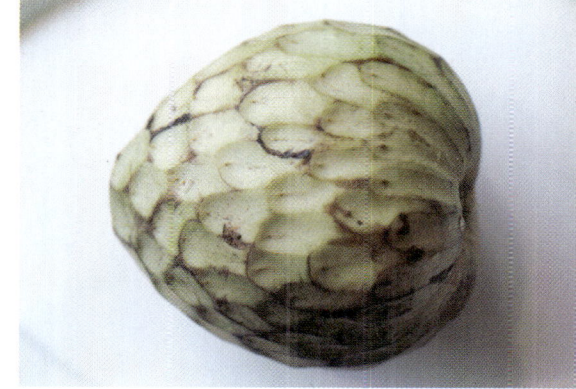

과리 과일상점의 체리모야(프랑스)

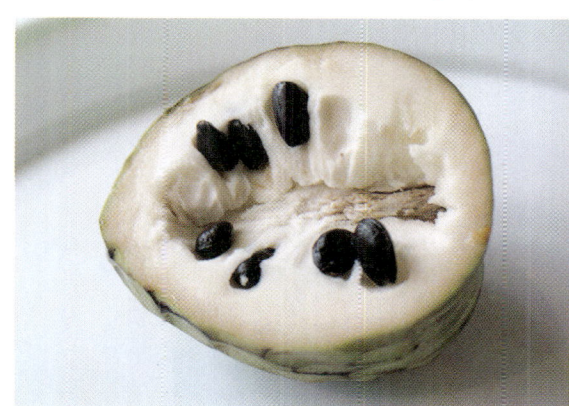

체리모야의 내부(프랑스)

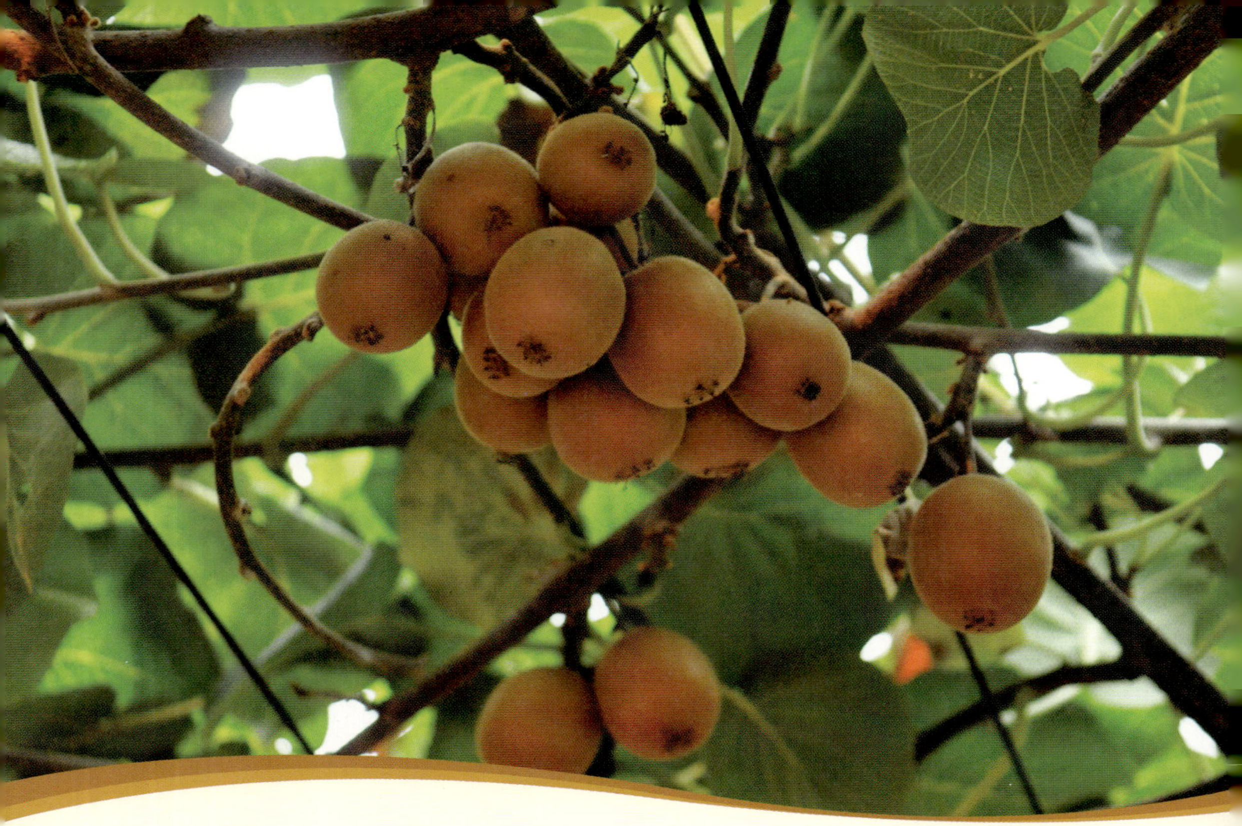

대한민국농업박람회장에서
재배 중인 키위(한국)

3.07 키위(참다래)
간염 치료와 면역력 강화에 좋은

- **학명** | *Actinidia chinensis* Planch, *Actinidia deliciosa* (A. Chev.) C.F. Liang et A. R. Ferguson
- **과명** | 다래나무과(Actinidiaceae)　　• **식용부위** | 열매　　• **약용부위** | 뿌리, 잎, 덩굴

 영어 • kiwifruit　　 프랑스어 • kiwi

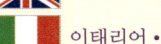 이태리어 • kiwi　　 스페인어 • kiwi

 한자 • 獼猴桃(미후도), 奇异果(기이과), 羊桃(양도), 藤梨(등리)

126

- **원산지 |** 키위(참다래, kiwifruit)는 중국이 원산지이다.

- **재배지·판매 |** 1904년에 키위 씨앗을 중국에서 뉴질랜드로 가져가 심었다. 1920년대에 열매 크기가 굵고 당도도 높은 품종을 육종했는데, '그린키위'라 불리는 '헤이워드(Hayward)' 품종이다. 우리나라에는 1978년 도입되었다. 서양에서 들어온 '다래'라 하여 '양다래'라고 불리다가 나중에 '참다래'로 불리게 됐다. 우리나라에서는 전남 고흥, 보성 지역과 경남 고성, 사천 지역 및 제주 지역에서 재배하고 있다.

- **식물 |** 다래나무과에 속하며 학명은 Actinidia chinensis, Actinidia deliciosa 로서 열매를 식용한다.

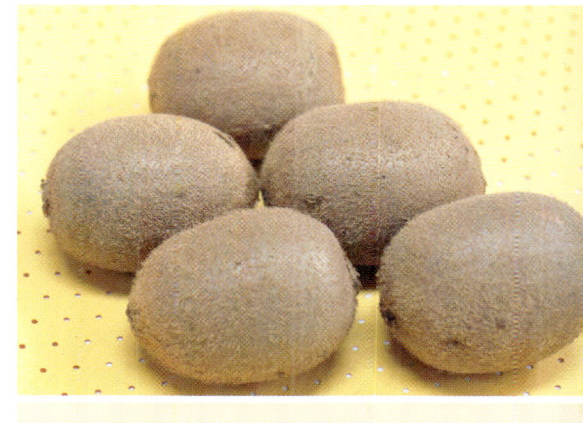
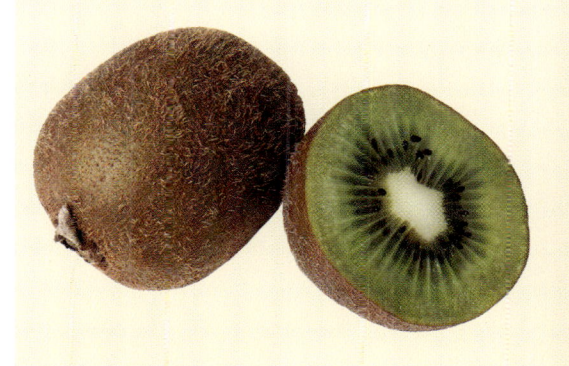

키위(한국)

- **키위는 뉴질랜드의 새 이름 |** '키위'란 이름은 뉴질랜드 새인 키위와 닮았다고 해서 붙여진 명칭이다. 키위는 뉴질랜드를 상징하는 국조(國鳥)로 동전, 우표, 중요한 생산물의 상표 등에 그려진다.

- **식욕부진, 소화불량에 효과 |** 한방에서 키위의 성미는 맛은 달고 시며 성질은 차다. 갈증을 없애주고 소화불량에도 효과가 있다. 식욕부진, 소화불량에는 말린 키위 열매를 달여서 복용하면 좋다. 간염에도 효과가 있다는 설명도 있다. 키위의 뿌리와 덩굴도 약용하는데, 유선암과 황달에 각각 효과가 있다.

- **식용법 |** 비타민 C가 풍부하므로 신선한 상태로 그냥 먹거나 샐러드에 넣어 먹으며 주스, 잼 등으로 가공하기도 한다.

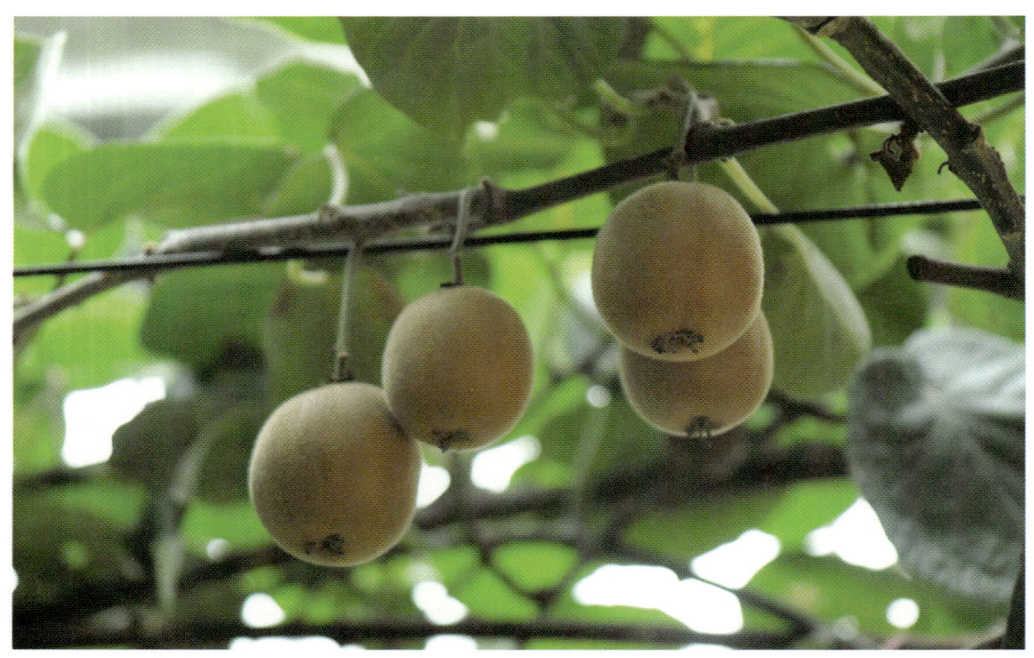

대한민국농업박람회에 재배 중인 키위 열매(한국)

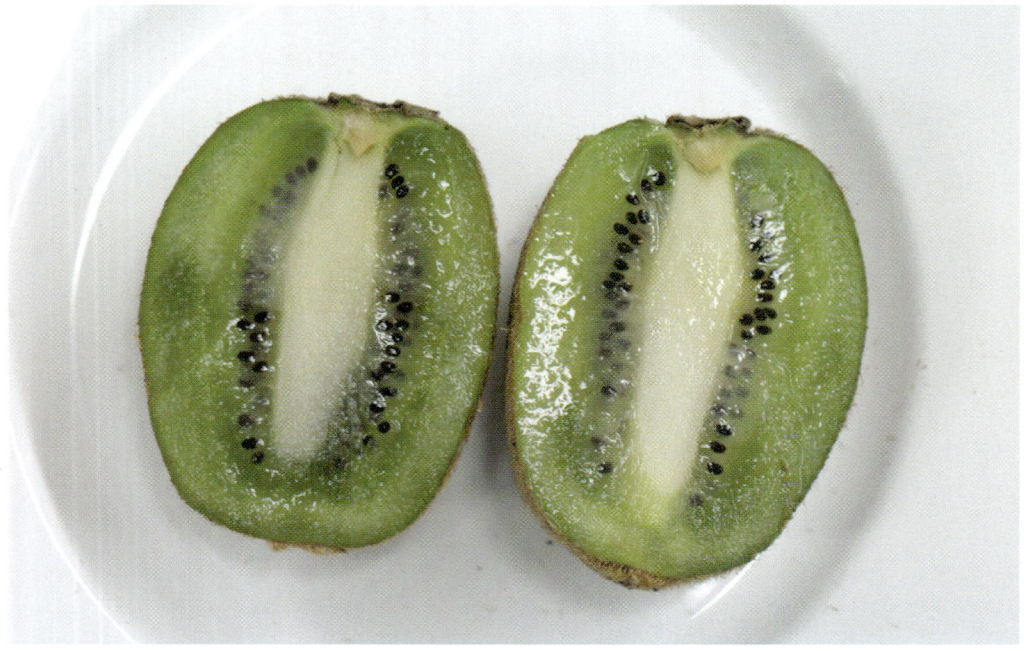

키위 내부(한국)

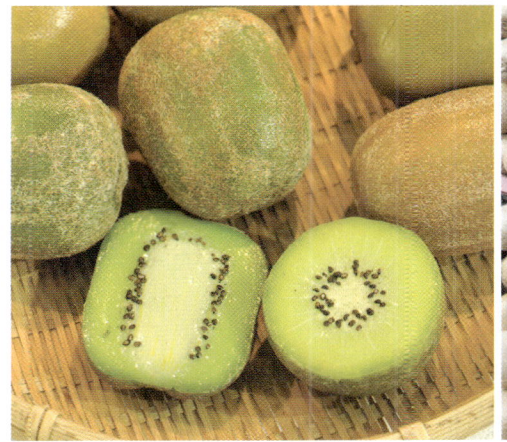
키위(한국)

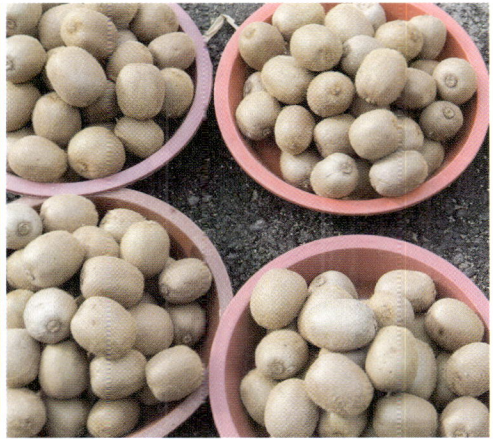
전남 순천 전통시장에서 팔고 있는 키위(한국)

키위(참다래)의 한방 효능

1. **열매의 성미(性味)** : 맛은 달고 시며 성질은 차다.

2. **열매의 효능**

   - 생진(生津, 침이나 체액의 분비를 촉진), 윤조(潤燥) 효능이 있다.
   - 갈증을 없애주고 면역력 증강, 미용 효과가 있다.
   - 간염, 식욕부진, 소화불량, 요로결석에 좋다.

3. **기타 부위의 효능**

   - 뿌리 : 청열해독 효능, 간염, 유선암에 효과
   - 덩굴 : 소화불량, 황달 치료
   - 잎 : 살충, 지혈작용

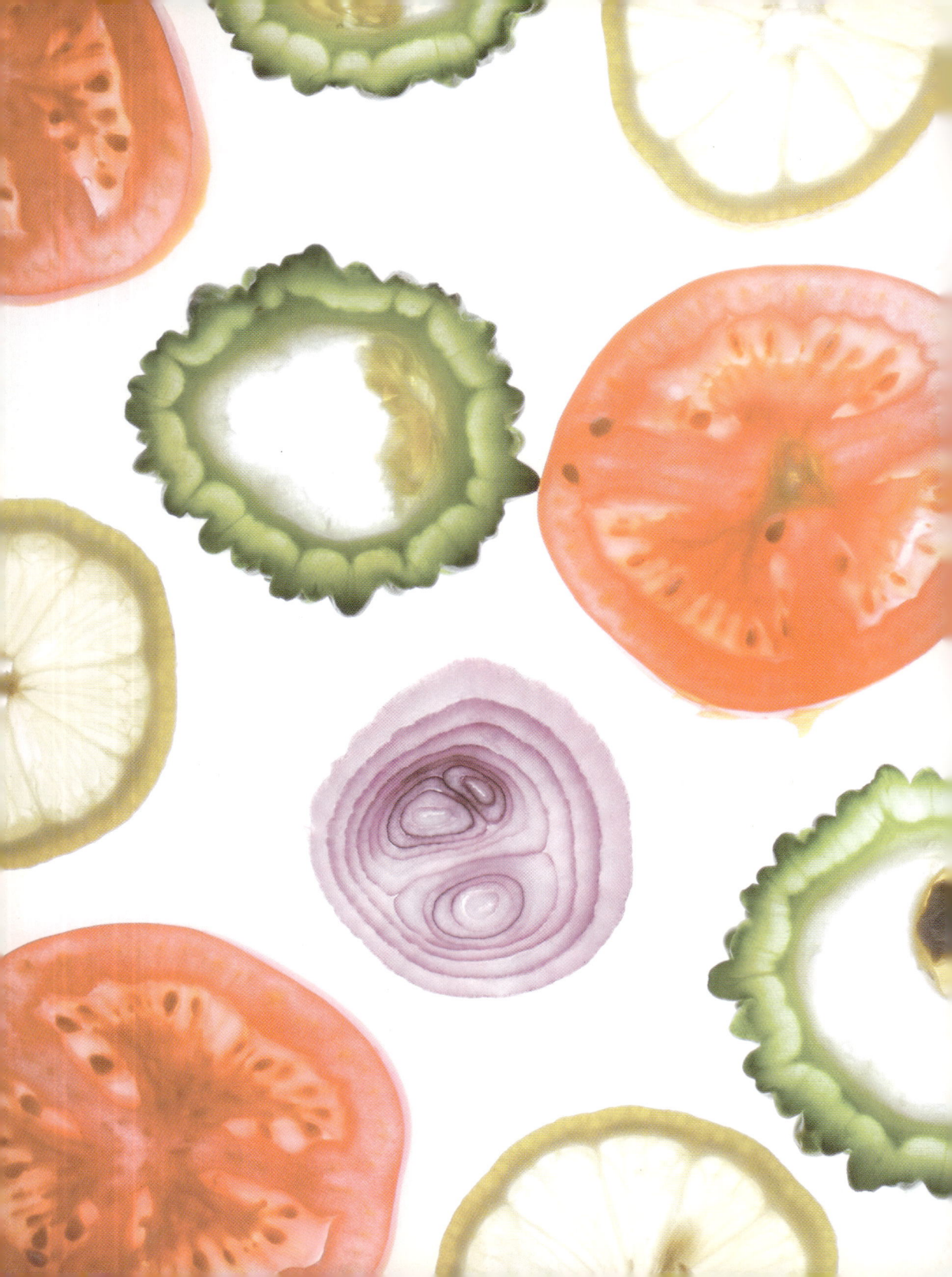

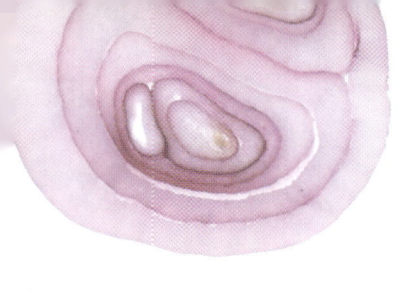
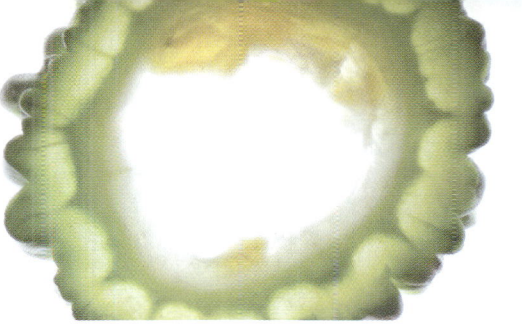

4.
고혈압, 당뇨 치료에 도움이 되는 열대과일

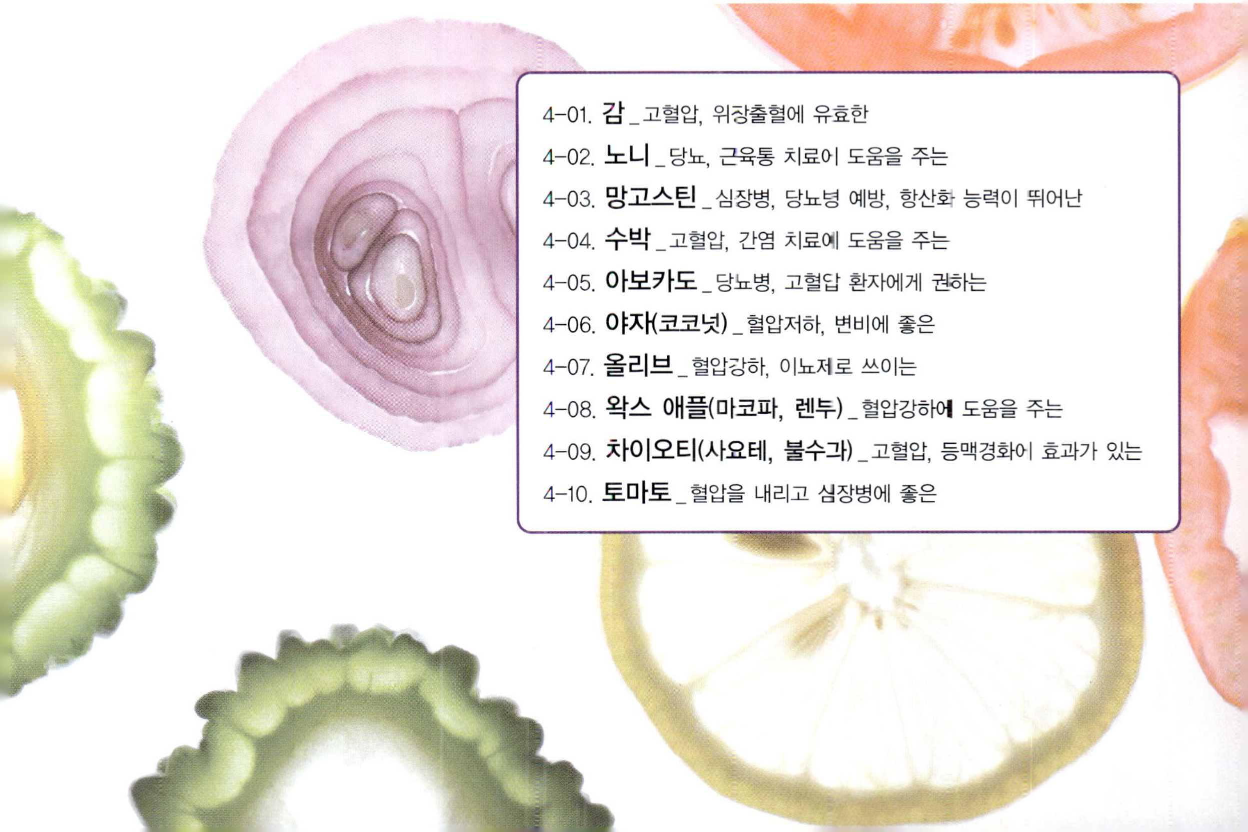

4-01. **감** _ 고혈압, 위장출혈에 유효한
4-02. **노니** _ 당뇨, 근육통 치료에 도움을 주는
4-03. **망고스틴** _ 심장병, 당뇨병 예방, 항산화 능력이 뛰어난
4-04. **수박** _ 고혈압, 간염 치료에 도움을 주는
4-05. **아보카도** _ 당뇨병, 고혈압 환자에게 권하는
4-06. **야자(코코넛)** _ 혈압저하, 변비에 좋은
4-07. **올리브** _ 혈압강하, 이뇨제로 쓰이는
4-08. **왁스 애플(마코파, 렌부)** _ 혈압강하에 도움을 주는
4-09. **차이오티(사요테, 불수과)** _ 고혈압, 동맥경화에 효과가 있는
4-10. **토마토** _ 혈압을 내리고 심장병에 좋은

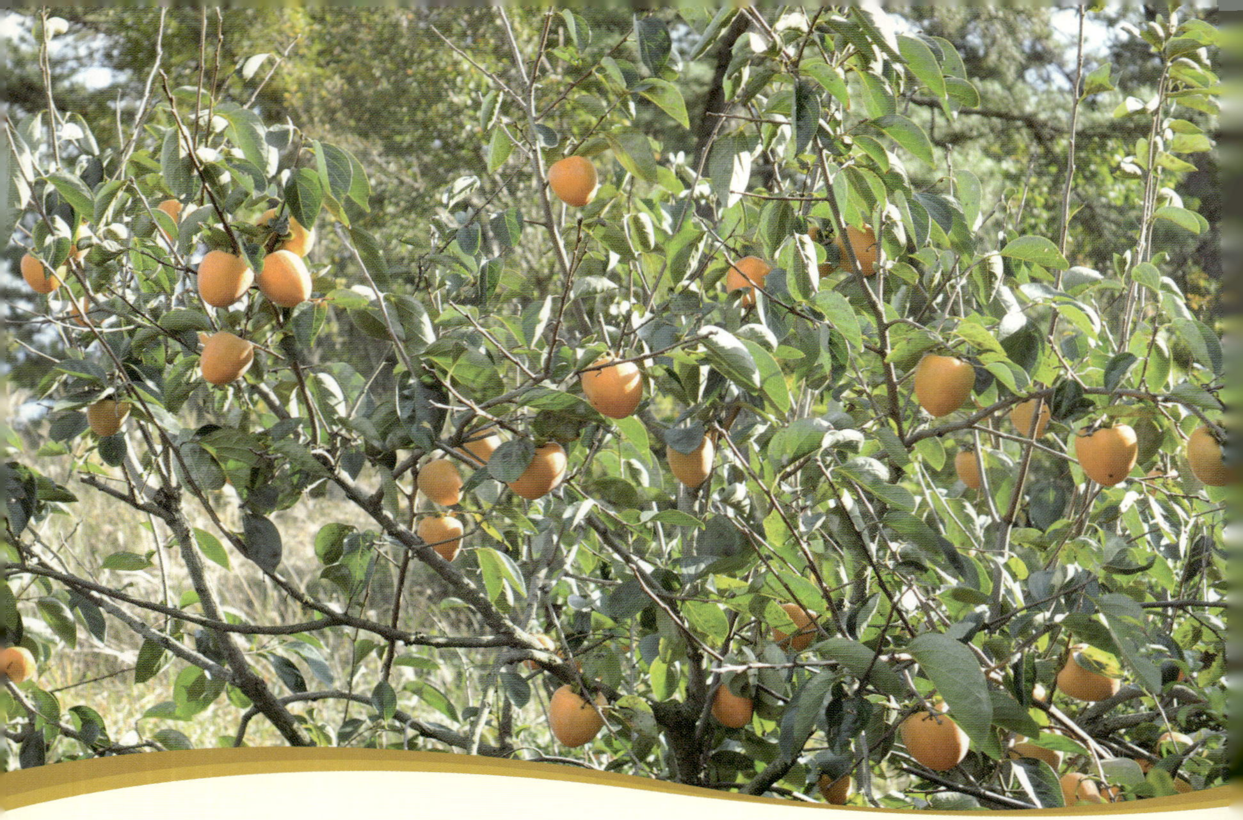

전남 고흥의 감나무(한국)

고혈압, 위장출혈에 유효한
4.01 감

- 학명 | *Diospyros kaki* Thunb.
- 학명의 이명 | *Diospyros kaki* L.f.
- 식용부위 | 열매

- 과명 | 감나무과(Ebenaceae)
- 약용부위 | 열매, 꽃받침, 잎, 곶감

 영어 • persimmon, oriental persimmon
 스페인어 • caqui
 일본어 • カキノキ(柿の木, 카키노키)
 프랑스어 • kaki
 타이어 • phlab(프랍)
 한자 • 柿(시), 柿果(시과)
이태리어 • kaki

⊛ 감나무가 수재된 조선시대 의서와 한국의 공정서
- 『방약합편』에 감나무의 열매인 '시자(柿子)'로 기재
- 『대한민국약전외한약(생약)규격집』(제4개정)에는 감나무의 꽃받침인 '시체(柿蒂)'가 기재
- 한국 『식품공전』의 '식품에 사용할 수 있는 원료' 부분에 '열매, 잎' 수재

- **원산지 |** 감(persimmon)은 중국 남부가 원산지다.

- **재배지·판매 |** 감나무속(*Diospyros*)은 500여 종 이상으로 구성된 속으로 아시아, 아프리카, 아메리카의 열대에서 아열대 지역에 걸쳐 광범위하게 분포한다.

- **식물 |** 감나무과에 속하며 학명은 *Diospyros kaki*로서 열매를 식용한다. 한방에서는 감나무의 꽃받침을 시체(柿蒂), 열매를 시자(柿子), 잎을 시엽(柿葉), 곶감을 시병(柿餅)이라고 한다.

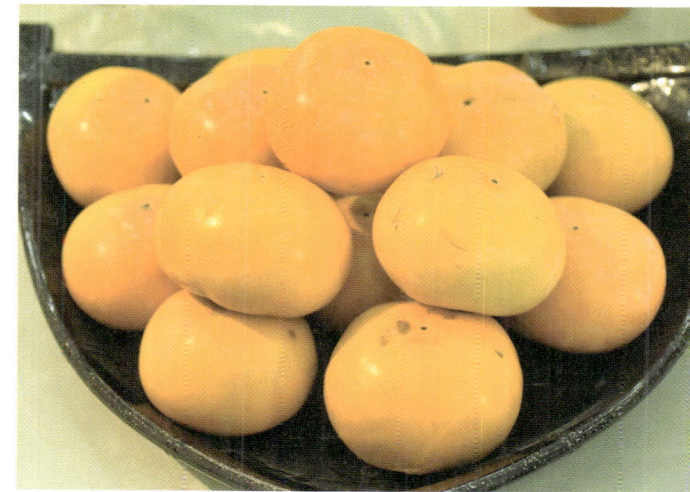

감(한국)

- **감의 꽃받침은 딸꾹질에 효과 |** 시체는 역상승한 기를 내리고 심한 트림, 구토를 멎게

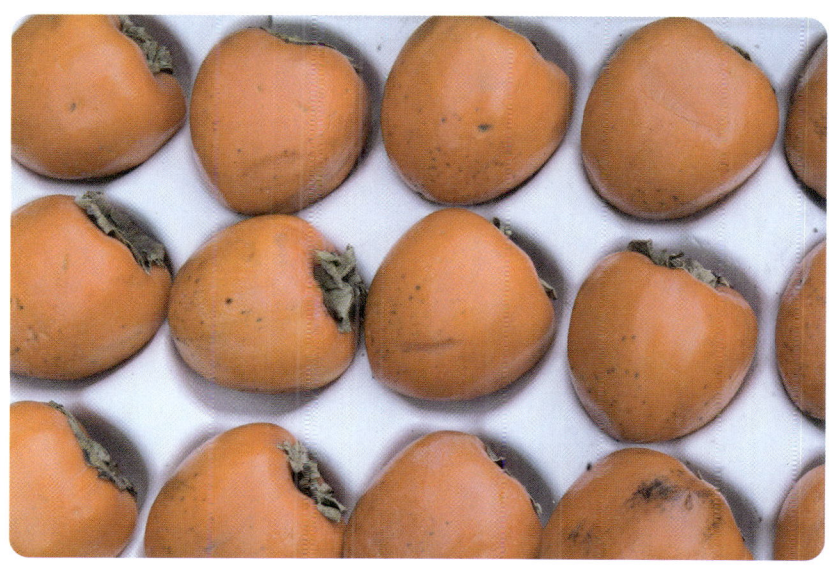

감(한국)

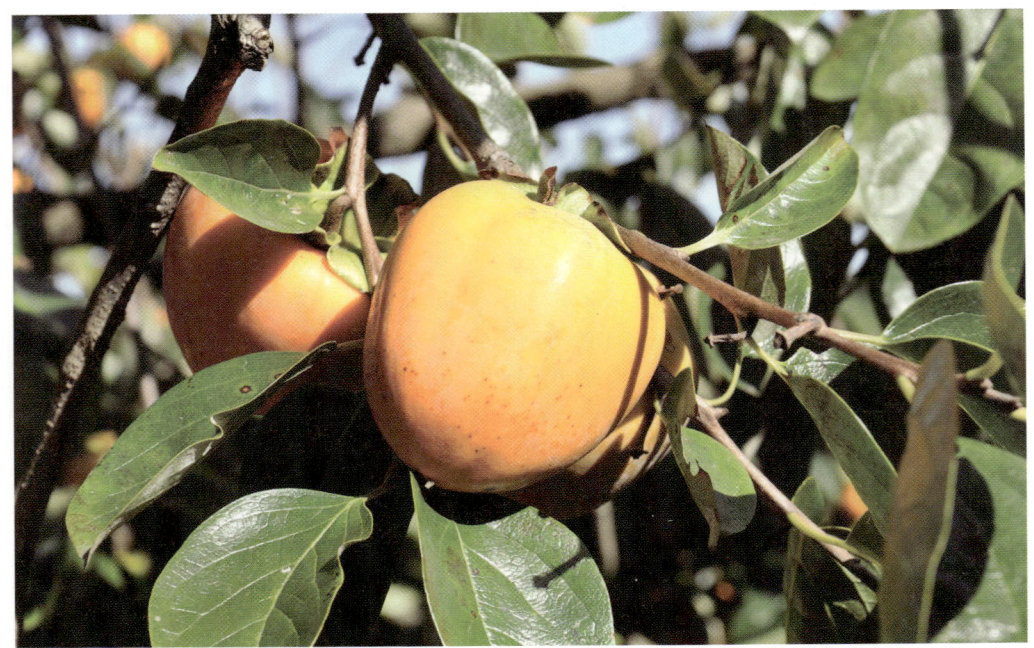
감 열매(한국)

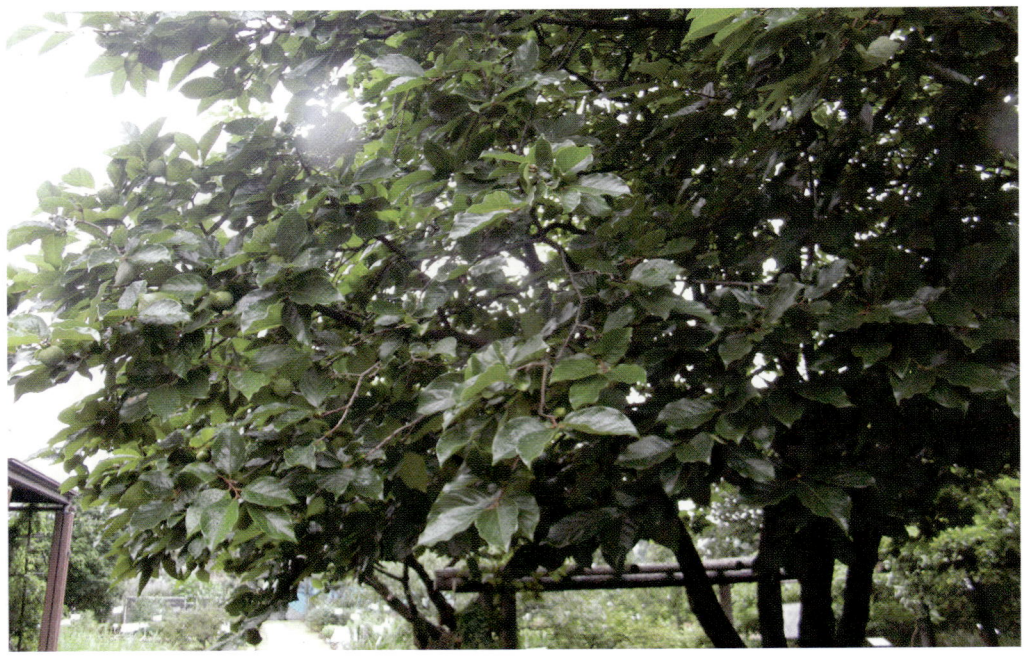
도쿄약용식물원의 감나무(일본)

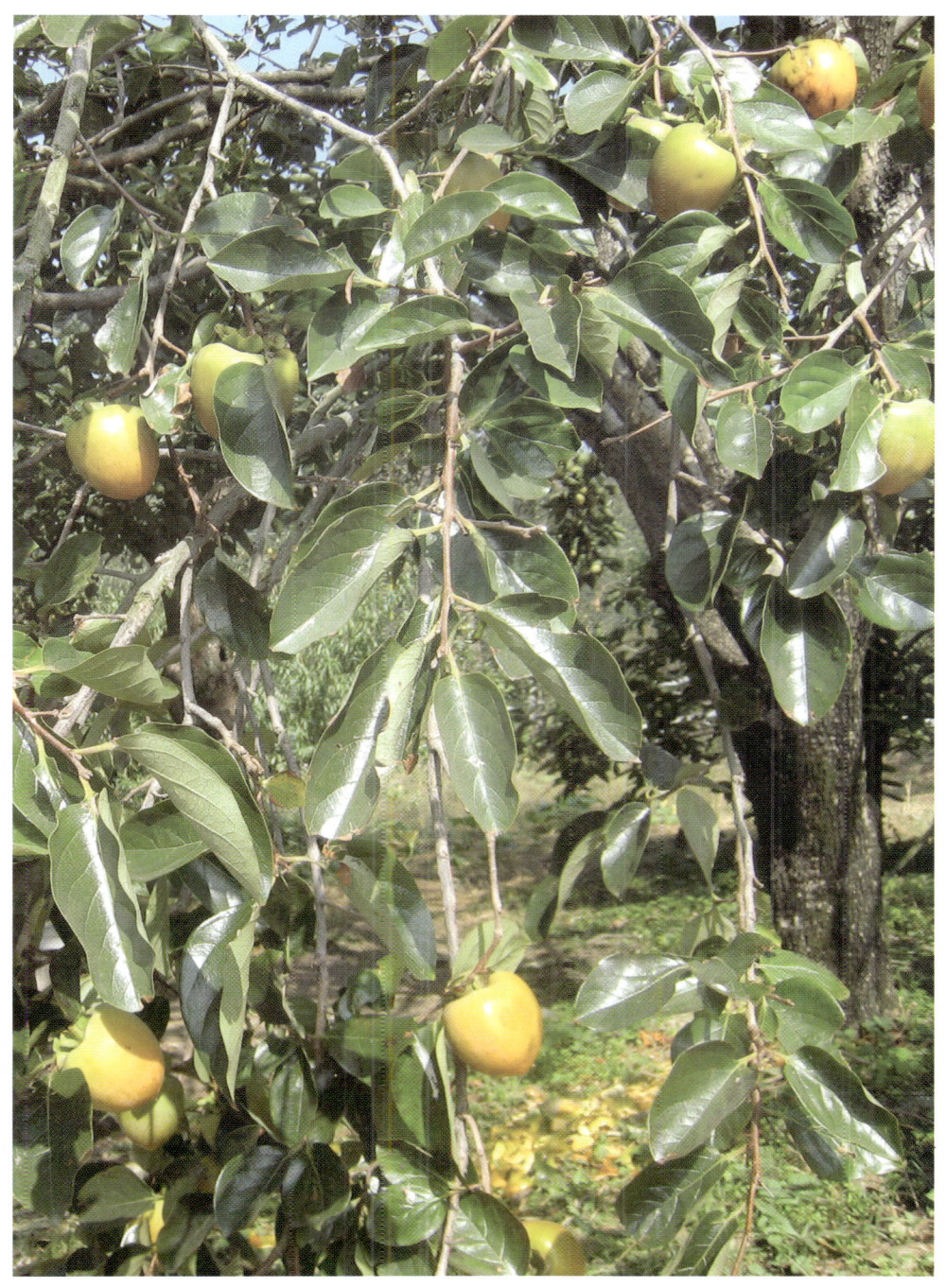

경남 하동의 감나무(한국)

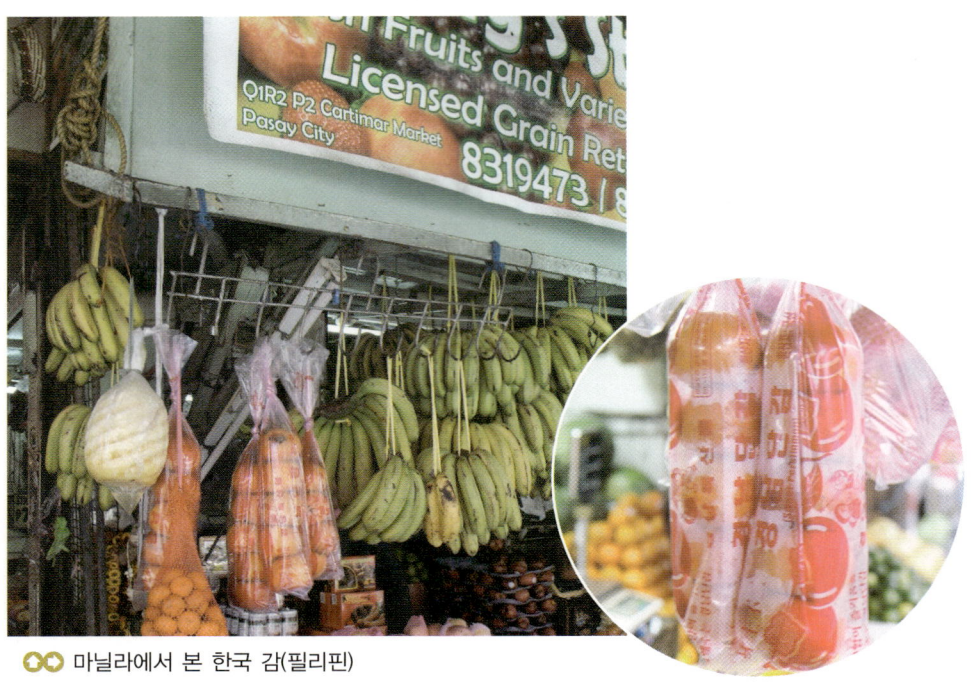

❀❀ 마닐라에서 본 한국 감(필리핀)

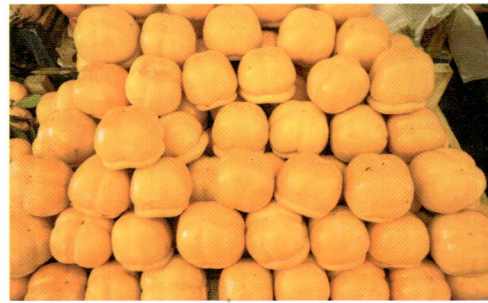

웨이하이에서 판매되는 감(중국)

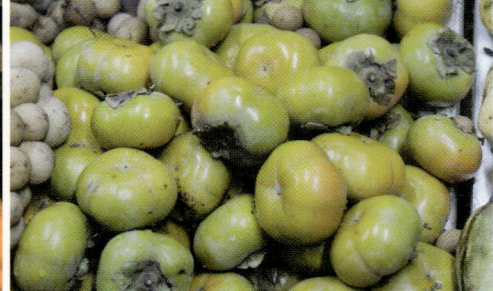

씨엠립 시장의 감(캄보디아)

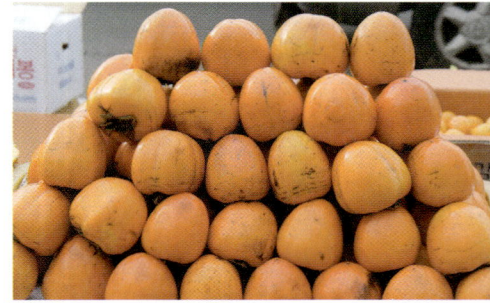

순천에서 판매되는 감(한국)

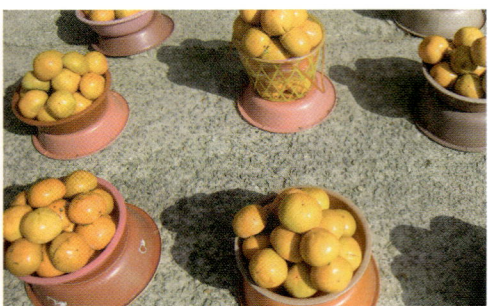

하동에서 판매되는 감(한국)

하는 효능이 있다. 특히 딸꾹질 치료에는 꽃받침을 정향, 인삼과 같은 양으로 곱게 가루를 내어 달여서 식후에 복용하면 효과가 있다. 그리고 가슴이 팽창한 느낌이 있고 심한 기침이 멈추지 않을 때, 택일해 치료에도 감 꽃받침을 관련 한약과 달여 먹으면 효과가 있다.

- **식용법** | 열매를 생으로 먹거나 과일 샐러드에 넣어 먹는다. 과육을 갈아 신선한 주스로 만들어 마신다. 열매는 비타민 C의 훌륭한 공급원이 된다.

감의 한방 효능

1. **열매의 성미(性味)** : 맛은 달고 약간 떫고 시며 성질은 서늘하고 차다.
2. **열매의 효능**
   - 청열윤폐(淸熱潤肺) 효능이 있다. 즉 열기를 식히고 열기로 고갈된 폐의 진액을 보충하여 윤택하게 한다.
   - 화담지해(化痰止咳) 효능이 있다. 즉 기침을 멈추고 담을 없앤다.
   - 복통, 구토, 위통에 쓰인다.
   - 고혈압, 위장출혈에 유효하다.
3. **기타 부위의 효능**
   - 꽃받침 : 딸꾹질, 야뇨증에 효과
   - 잎 : 기침에 유효
   - 곶감 : 토혈, 이질에 사용

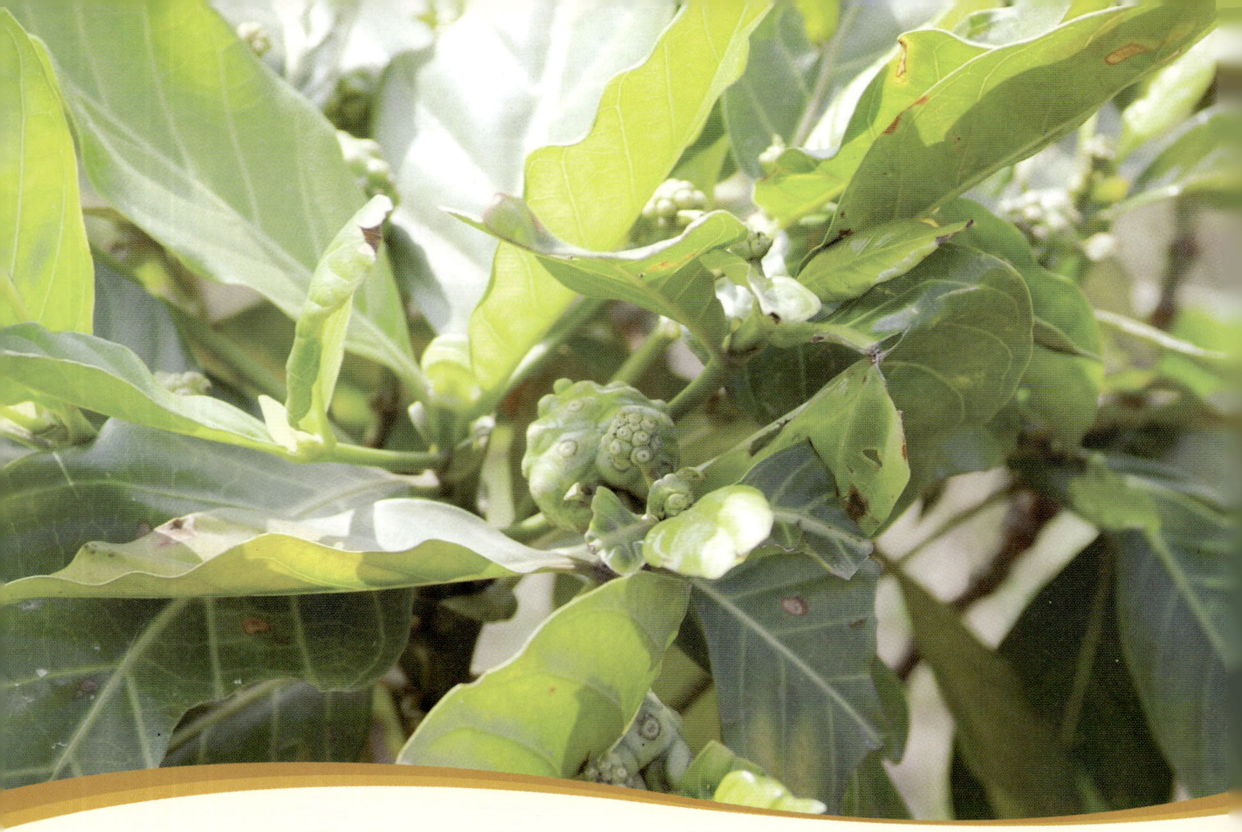

하이난섬의 노니 열매(중국)

당뇨, 근육통 치료에 도움을 주는
4.02 노니

- 학명 | *Morinda citrifolia* L.
- 학명의 이명 | *Morinda bracteata* Roxb., *Morinda litoralis* Blanco
- 식용부위 | 열매
- 과명 | 꼭두서니과(Rubiaceae)
- 약용부위 | 열매, 뿌리

 영어 • indian mulberry, noni tree, great morinda
 스페인어 • mora de la India, noni
 말레이어 • pace, bengkudu
 한자 • 橄樹(격수), 海巴戟天(해파극천)
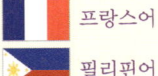 프랑스어 • nono
 필리핀어 • apatot
일본어 • ヤエヤマアオキ(야에야마아오키)

※ 노니가 수재된 한국의 공정서와 대학 교재
- 약대 교재인 『생약학』(동명사)에 '노니'로 수재
- 한국 『식품공전』의 '식품에 사용할 수 있는 원료' 부분에 '노니'라는 이름으로 수재

- **원산지 |** 노니(noni)의 원산지는 인도네시아 등이다.

- **재배지·판매 |** 노니는 동남아시아에서 열대아시아 해안지대의 맹그로브(mangrove, 열대와 아열대의 갯벌이나 하구에서 자라는 목본식물의 집단)에 걸쳐 넓게 분포하고 있으며 중국 남단의 섬인 하이난(海南)에는 넓은 밭에 노니를 재배하고 있었다. 인도와 하와이에서는 식품과 약으로 사용한다.

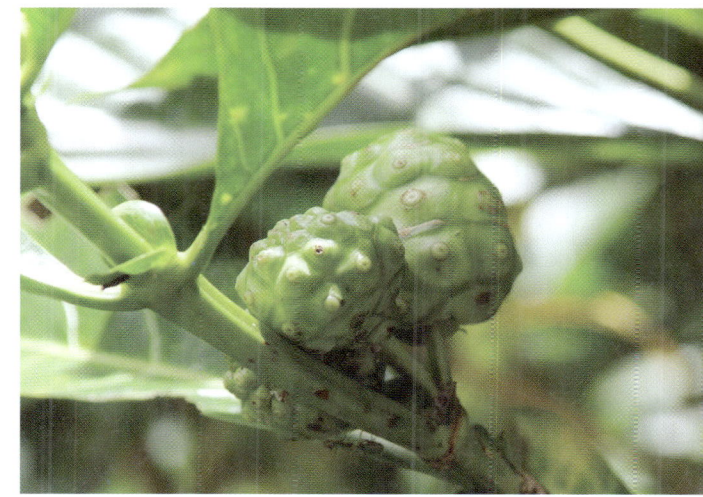

노니 열매(중국)

중국 남부지방이나 동남아 지역을 여행하다 보면 여행 안내원이 소개하는 상점에 노니 제품이 진열되어 있는 경우가 있다. 노니를 원료로 다양한 건강제품을 개발하여 팔고 있는 것이다.

- **식물 |** 꼭두서니과에 속하며 학명은 *Morinda citrifolia*로서 열매를 식용 및 약용한다. 노니 열매는 여러 개의 작은 열매로 이루어져 있으며 하나의 열매를 이루고 있는 수많은 작은 열매에는 씨앗이 1개씩 들어 있다.

- **노니의 다른 이름 |** 노니는 '인도 오디'라고 부르기도 한다. 고려대 김기중 교수는 노니의 라틴어 속명인 Morinda가 뽕나무(morus)와 인도(India)를 합성한 단어이고, 열매가 오디 모양이므로 '인도 오디'라고 했다고 설명한다. 중국에서는 한약인 파극천과 닮았다고 해서 해파극천(海巴戟天) 또는 격수(橄樹)라고 부른다.

  한국의 『생약학』 교과서와 공정서인 한국의 『식품공전』의 '식품에 사용할 수 있는 원료'에서는 '노니'로 부르고 있다.

- **성기능 강장제, 당뇨병 치료에 사용되는 열매 |** 노니 열매는 성기능 강장제로 효과가 있고 요도 관련 질병, 발열, 통증을 치료하는 데 유용하다고 『세계의 식용식물』에서 소

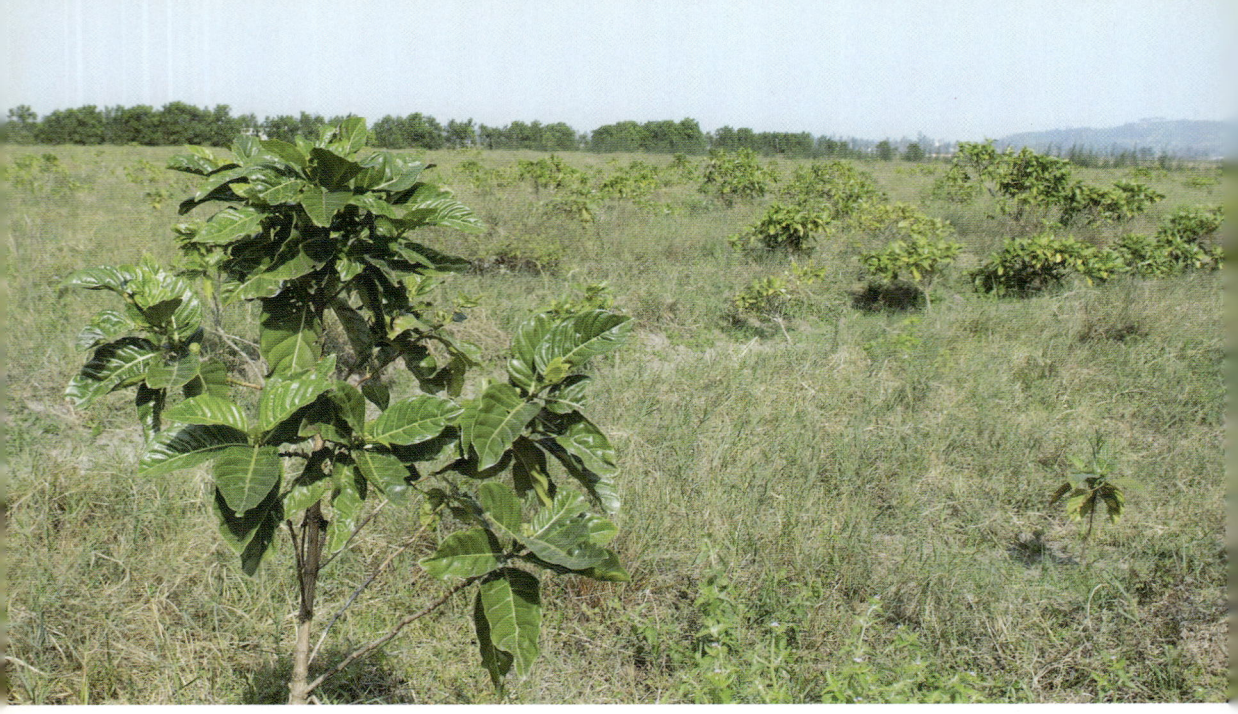
하이난성의 노니나무 밭(중국)

개하고 있다. 보르네오에서는 노니 주스를 당뇨병이나 위염 치료제로 사용하며, 일본에서는 이 열매를 술로 만들어 먹으면 근육통에 효과가 있어 육체노동을 하는 사람들에게 좋다고 알려져 있다.

열매는 소화를 돕고 기침, 천식에도 효능도 있으며 비타민 B와 C가 풍부하다. 뿌리를 말린 것으로는 타박상과 고혈압 치료에 사용한다.

한국 약학대학의 생약학교재편찬위원회가 제작한 『생약학』 교재의 파극천 부분에는 '남태평양 제도에서 생산되는 *Morinda citrifolia*의 열매는 노니라는 이름으로 상품화되어 있다'고 소개하고 있다.

● **식용법** | 최근 건강식품으로 알려진 이 과일은 생으로 먹거나 커리요리에 사용하기도 한다. 태국이나 말레이시아에서는 잎을 채소로 사용하고, 인도네시아에서는 열매를 주스로 만들어 마시기도 한다.

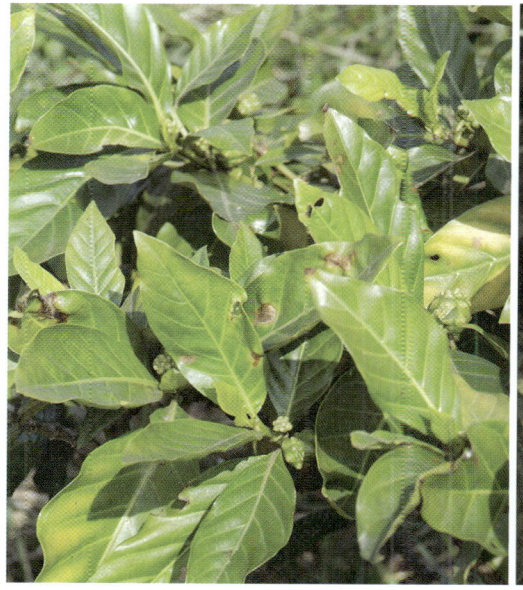
노니 잎(중국)

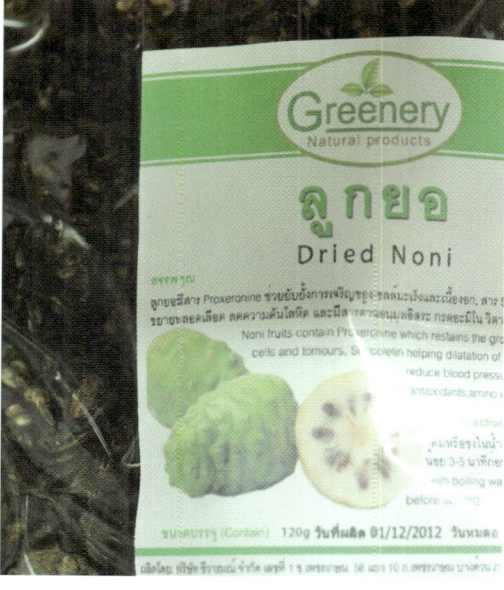
파타야의 한 약국에서 판매 중인
건조 노니 제품(태국)

노니의 효능

1. 열매의 효능

- 성기능 강장제로 효과가 있다.
- 진통, 해열작용이 있다.
- 항암 및 혈압강하 작용이 있다.

2. 기타 부위의 효능

- **뿌리** : 제습(除濕, 밖에서 풀거나 속에서 스며 나오게 하는 것, 습사(濕邪)를 제거하는 것) 효능, 장골(壯骨, 기운 좋고 큼직하게 생긴 골격) 효능, 고혈압, 습진, 타박상 치료에 사용

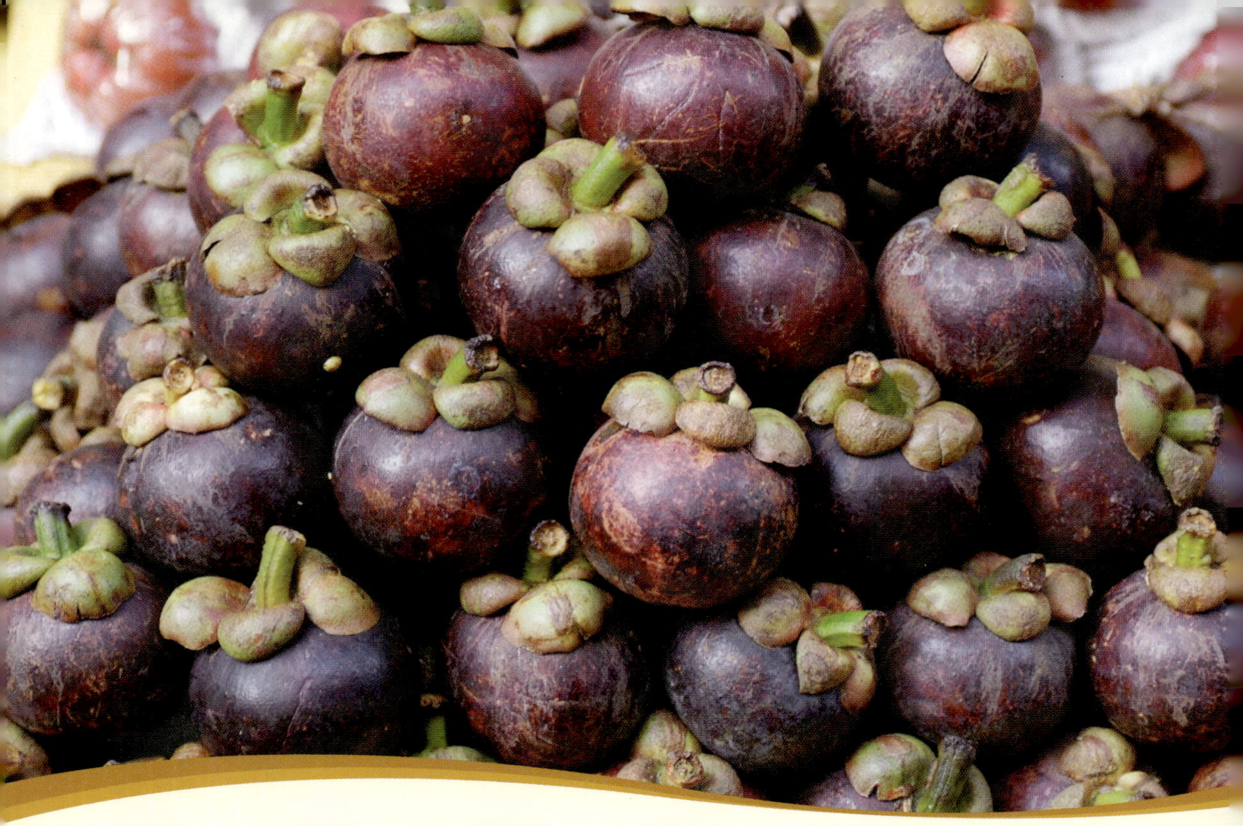

하이난성의 과일도매시장의
망고스틴(중국)

4.03 망고스틴

심장병, 당뇨병 예방, 항산화 능력이 뛰어난

- 학명 | *Garcinia mangostana* L.
- 식용부위 | 열매
- 과명 | 물레나물과(Clusiaceae, Guttiferae)
- 약용부위 | 과일껍질, 나무껍질, 뿌리, 가지, 잎

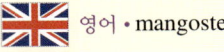 영어 • mangosteen
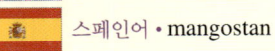 스페인어 • mangostan
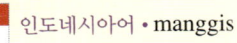 인도네시아어 • manggis
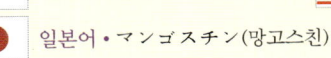 일본어 • マンゴスチン(망고스친)
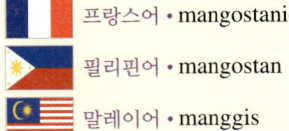 프랑스어 • mangostanier
필리핀어 • mangostan
말레이어 • manggis
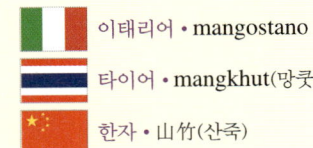 이태리어 • mangostano
타이어 • mangkhut(망쿳)
한자 • 山竹(산죽)

- **원산지 |** 망고스틴(mangosteen)은 말레이 반도가 원산지로 알려지고 있다.

- **재배지·판매 |** 망고스틴은 태국, 필리핀, 말레이시아 등 동남아시아에서 많이 재배한다.

- **식물 |** 물레나무과에 속하며 학명은 *Garcinia mangostana*로서 열매를 식용한다. 열매에는 독특한 꽃받침조각이 열매 자루 끝 근처에 계속 붙어 있다. 열매는 둥글고 짙은 자줏빛의 두꺼운 껍질을 가지고 있으며 약간 납작한 공 모양으로, 탁구공보다 조금 크다. 칼로 열매 가운데를 약간 파서 한 바퀴 돌려 베어내면 껍질을 열 수 있다. 또는 꼭지를 따고

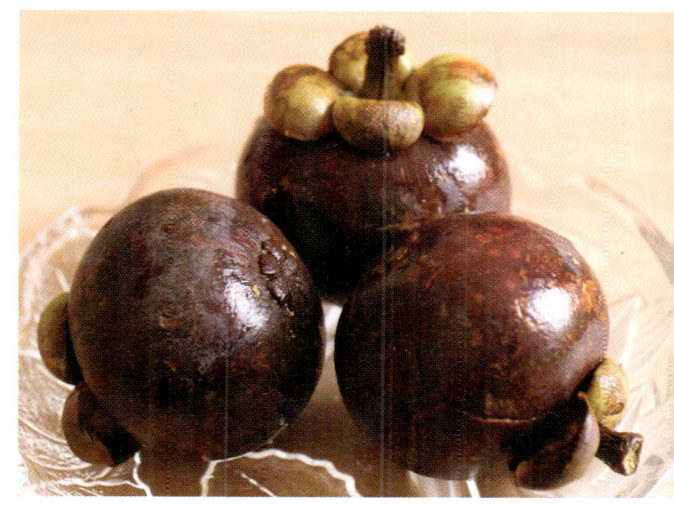

망고스틴

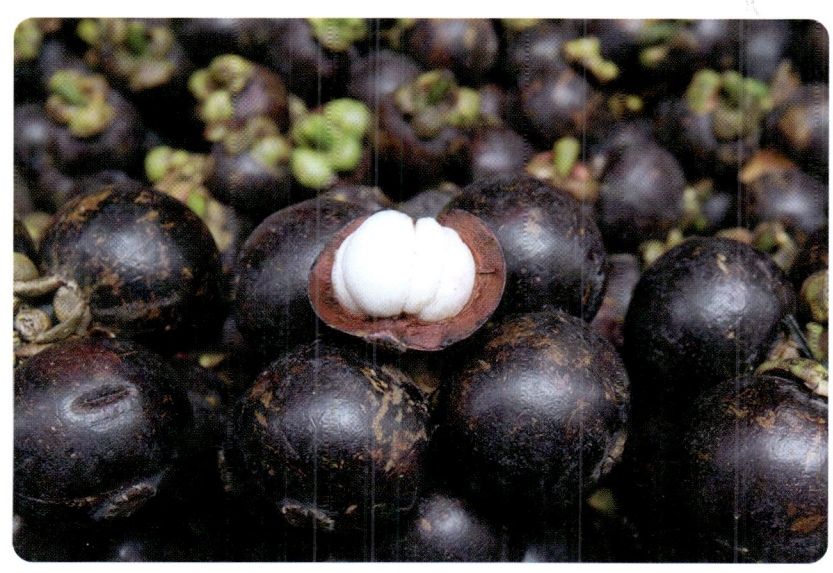

망고스틴(필리핀)

4-03. 심장병, 당뇨병 예방, 항산화 능력이 뛰어난 당고스틴 143

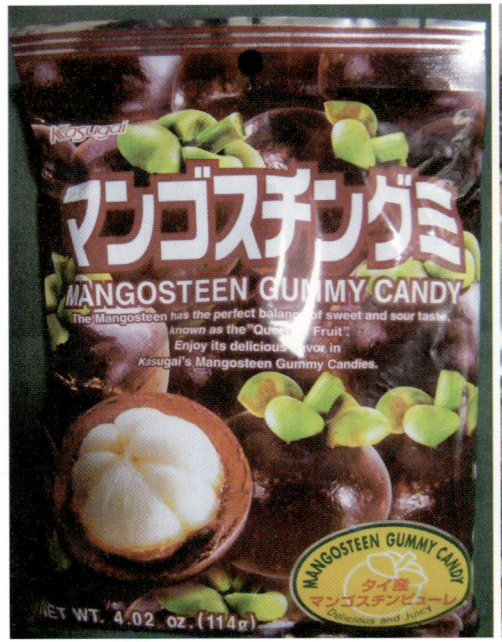
망고스틴 사탕(일본)

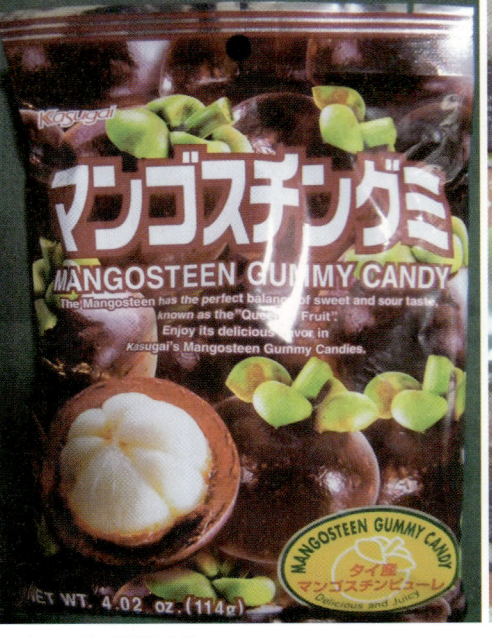
망고스틴 비누(태국)

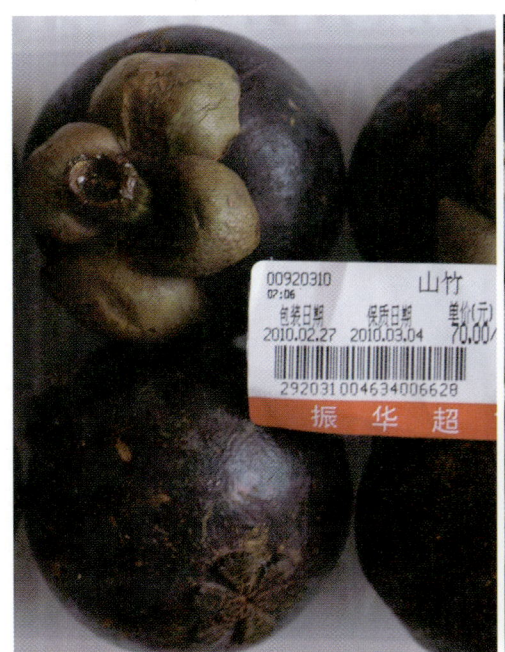
망고스틴. '산죽'으로 표기되어 있다.(중국)

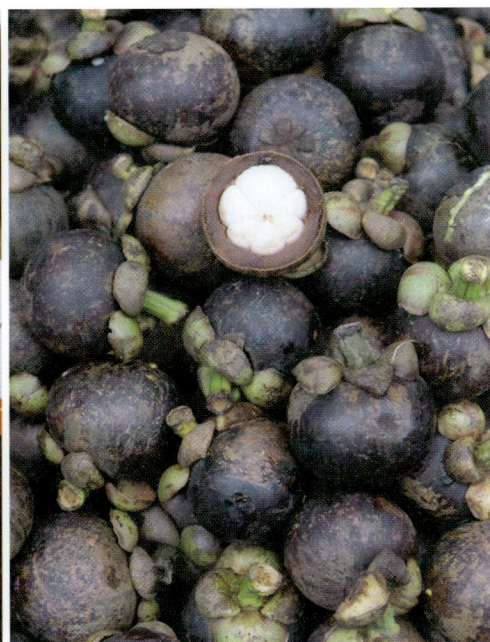
보고르 시장의 망고스틴(인도네시아)

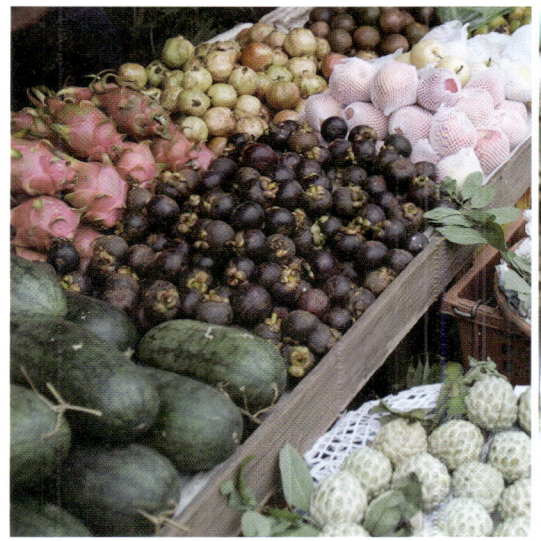
하롱베이 시장의 망고스틴(베트남)

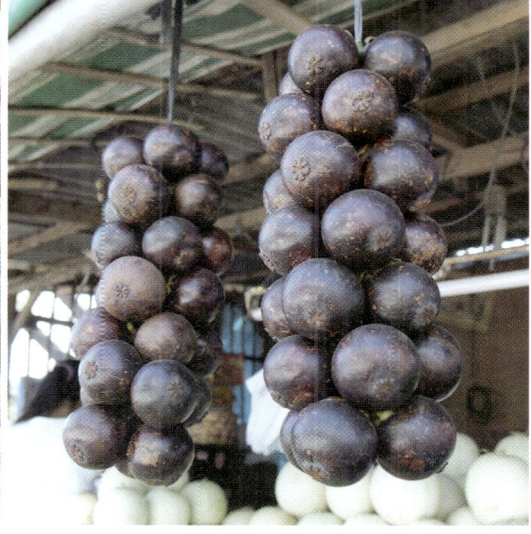
상점 앞에 걸어놓은 망고스틴(필리핀)

껍질 아래쪽을 손으로 눌러 벗겨내도 흰색의 보드라운 속살이 나온다. 손으로 눌러서 딱딱함이 없고 약간씩 들어가는 느낌이 나는 것이 맛있다. 겉껍질이 너무 단단한 것은 저장기간이 오래되어 신선하지 않은 것이므로 주의해야 한다. 흰 다육질의 과육은 마늘과 비슷하게 여러 조각으로 갈라져 있다.

- **과일의 여왕** | 두리안(durian)을 '과일의 왕'이라고 부르는 데 반해 망고스틴은 부드러운 과육과 섬세한 단맛으로 '과일의 여왕'으로 불린다. 자줏빛의 향기로운 과일이 열리며 인도네시아어로는 '망기스', 타이어로 '망쿳'이라고 부른다. 명칭이 망고와 닮았지만 학명과 과명이 달라서 관련성은 없다.

- **항산화 능력이 강하고 영양소도 풍부** | 나무에 달린 채로 열매가 익어야 하고, 보존 가능한 기간도 짧기 때문에 재배 지역의 상점에서만 찾아볼 수 있다. 열매는 따뜻한 환경에서 20일 정도는 보존할 수 있지만, 실험적으로는 4℃, 습도 90%로 49일간 품질을 유지했다는 연구결과도 있다.

망고스틴 열매의 안쪽 껍질에서 흐르는 물은 색소가 강하므로 옷에 묻지 않도록 조심해야 한다. 껍질에는 타닌 성분이나 황색 색소가 들어 있으므로 염색제로 사용하

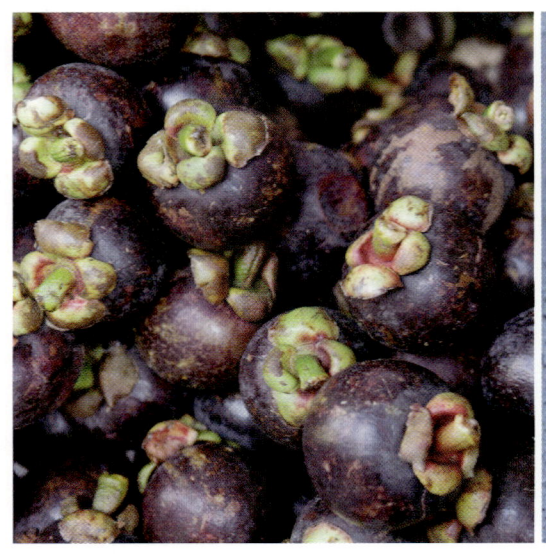
망고스틴(필리핀)

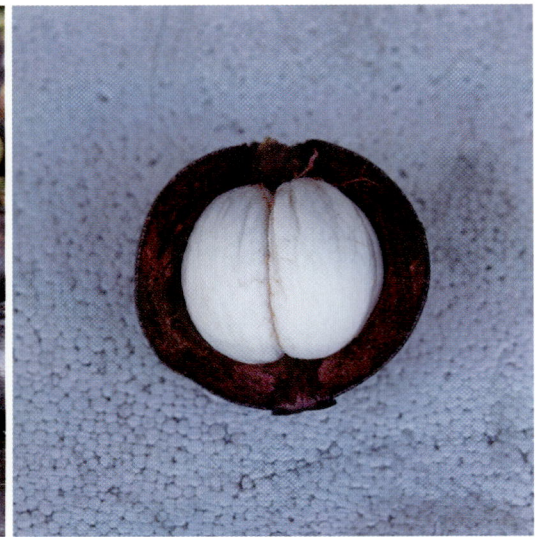
망고스틴 과육(필리핀)

기도 한다.

새로운 기능성 식품이자 슈퍼과일(superfruit)로도 불리는 망고스틴은 영양소가 풍부하고 항산화능력이 강하다.

● **심장병, 당뇨병 예방 효과** | 신문 보도에 의하면 망고스틴 주스가 항염증작용으로 비만환자들의 심장병, 당뇨병을 예방해준다는 연구결과가 『영양학 저널(Nutrition Journal)』에 발표되었다고 한다. 미국 캘리포니아 메디쿠스연구소의 제이 우다니 박사 팀은 비만인 사람 120명을 네 그룹으로 나눠 한 그룹은 위약, 나머지 세 그룹에게는 각각 망고스틴의 양(0.2, 0.3, 0.5kg)을 달리한 주스를 8주 동안 제공하며 C-반응성 단백질(CRP)의 수치를 조사했다. CRP는 염증에 대한 반응이며 간에서 만들어지는 것으로, 이 수치가 높아지면 심장병, 생리기능 저하, 발작, 뇌중풍의 위험이 커진다. 그 결과 하루에 망고스틴 0.5kg이 들어 있는 주스를 마신 사람들의 CRP 수치가 다른 그룹보다 크게 줄었다는 것이다. CRP 수치가 낮을수록 건강상태가 좋다.

● **식용법** | 망고스틴의 껍질은 두텁지만 두 손의 엄지손가락을 과일 꼭지에 대고 힘을 주면 쉽게 반으로 쪼개지므로 과육을 꺼내 먹기에 편하다. 하얀 속살은 약간 신맛과

단맛이 난다. 이 과일은 즙이 많고 단맛을 내므로, 맵고 뜨거운 음식을 먹은 후 디저트로도 좋다. 먹을 때의 느낌을 즐기기 위해 이처럼 생것 그대로도 먹지만 주스, 젤리로도 이용하며 통조림으로 가공하기도 한다.

동남아 지역 어디에서나 망고스틴을 만날 수 있으며 중국, 일본의 식품매장에서도 쉽게 찾아볼 수 있다.

망고스틴의 한방 효능

1. 열매의 성미(性味) : 맛은 달고 시며 성질은 차다.

2. 열매의 효능

   - 청량해열(淸凉解熱) 효능이 있다.
   - 수렴지사(收斂止瀉) 효능이 있다.
   - 활혈(活血, 피의 순환을 촉진), 보혈(補血, 피가 허한 것을 보하는 것) 효능이 있다.
   - 식욕부진에 효과가 있다.

3. 기타 부위의 효능

   - 나무껍질 : 수렴, 해열작용, 만성 위장병 치료
   - 뿌리 : 이질, 만성 위장염, 대장염, 기침 치료

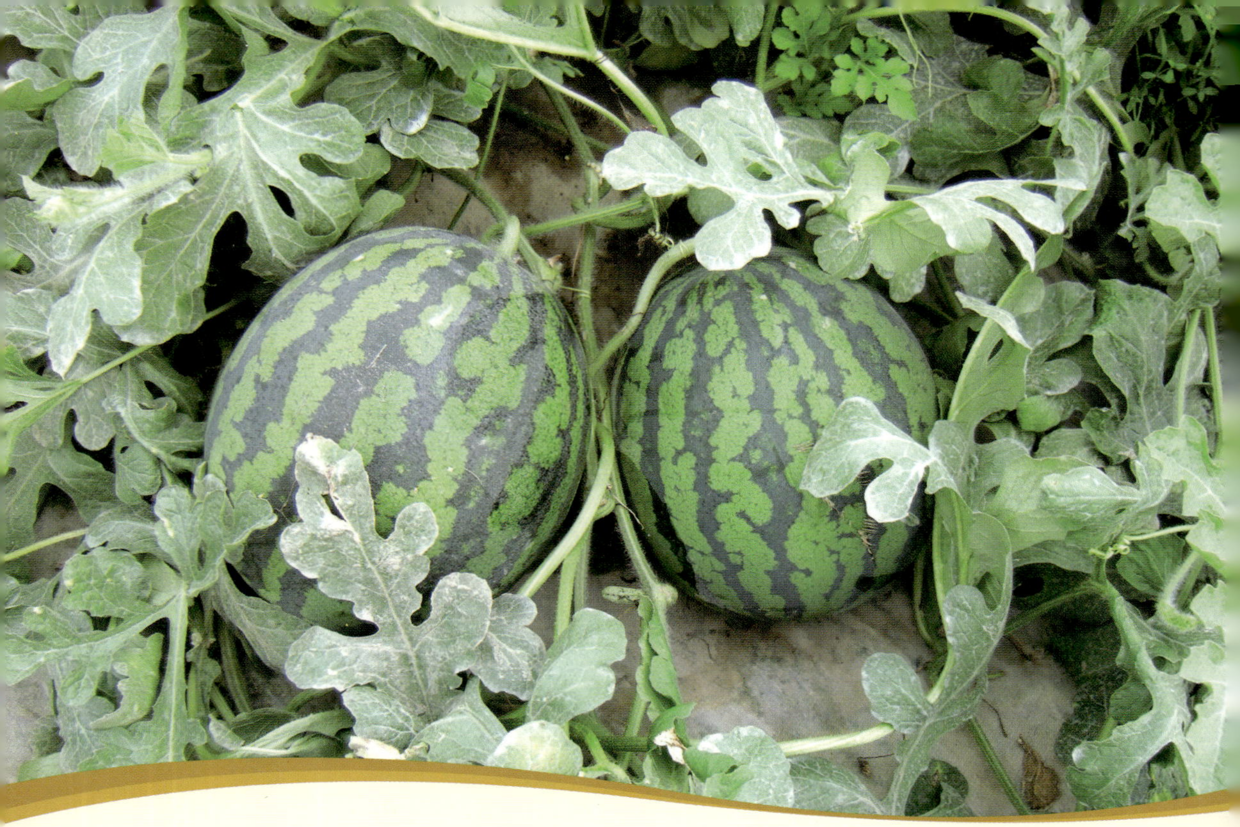

수박 재배밭(한국)

4.04 수박
고혈압, 간염 치료에 도움을 주는

- 학명 | *Citrullus lanatus* (Thunberg) Matsumura & Nakai
- 학명의 이명 | *Citrullus vulgaris*, *Citrullus battich*
- 식용부위 | 열매
- 과명 | 박과(Cucurbitaceae)
- 약용부위 | 열매껍질, 씨

 영어 • watermelon　　 프랑스어 • pastèque　　 이태리어 • cocomero

스페인어 • scandia　　필리핀어 • pakwan

인도네시아어 • buah susu　　 말레이어 • buah susu

일본어 • スイカ(스이카)　　 한자 • 西果(서과), 寒瓜(한과)

※ 수박이 수재된 조선시대 의서
- 『동의보감』, 『방약합편』에 '서과'라는 이름으로 수재

148

- **원산지 |** 수박(watermelon)은 남아프리카 열대, 아열대의 건조한 초원지대가 원산지이다.

- **재배지·판매 |** 오늘날에는 일반재배는 물론 시설원예를 통한 연중재배가 이루어지고 있으며 우수한 품종은 물론 씨 없는 수박도 생산되고 있다.

- **식물 |** 박과에 속하며 학명은 *Citrullus lanatus*로서 열매를 식용한다. 이영노의 『한국식물도감』에는 수박의 학명이 *Citrullus battich*으로, 한국의 국가생물종지식정보시스템(http://www.nature.go.kr/wkbik0/wkbik0601_1.leaf)에는 *Citrullus vulgaris*로 기재되어 있다. 『동의보감』과 『방약합편』에는 수박이 '서과'란 이름으로 수재되어 있다.

- **갈증을 없애주고 황달 치료에 효능 |** 한국학중앙연구원의 자료에 의하면 우리나라에 수박이 도입된 것은 허균이 지은 조선시대의 음식 품평서 『도문대작(屠門大嚼)』에서 고려를 배신하고 몽고에 귀화하여 고려인을 괴롭힌 홍다구(洪茶丘)가 처음으로 개성에 수박을 심었다고 한다.

수박은 한방에서 갈증을 없애주고 해독하는 효능이 있다. 그리고 간염, 담낭염, 신염

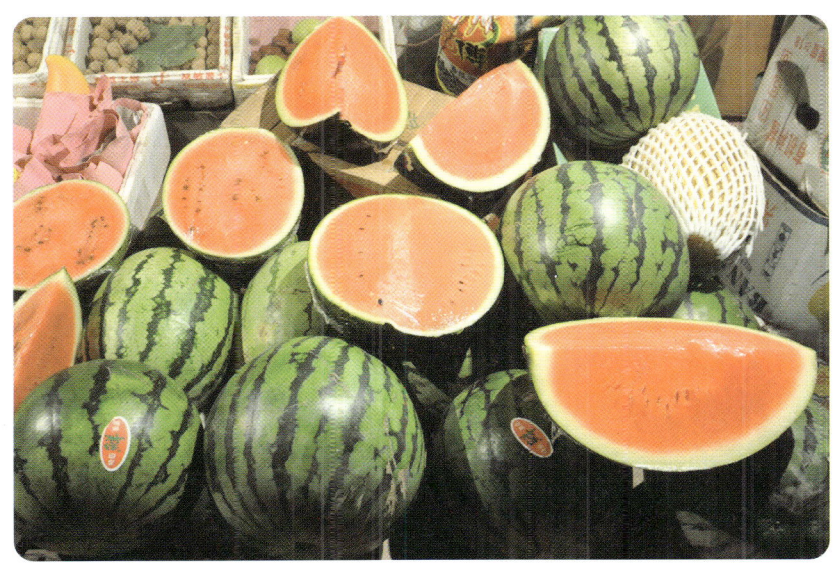

수박(중국)

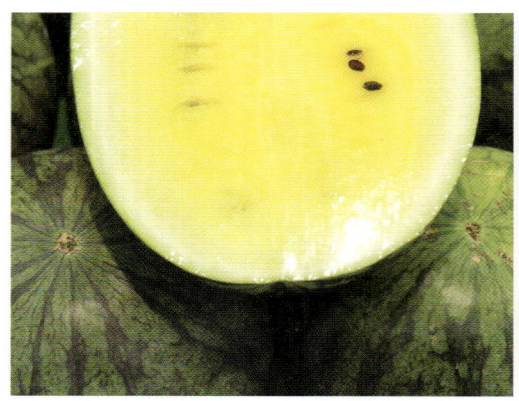
방콕의 식품상점에서 판매 중인 수박(태국)

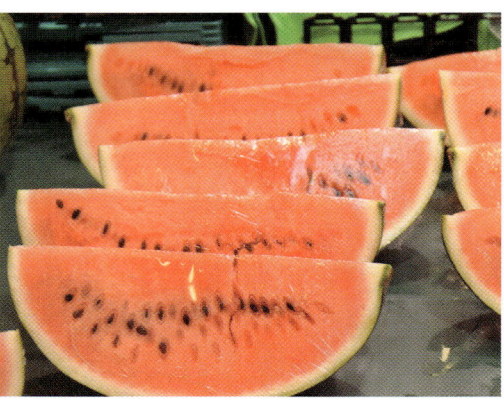
오사카 시장의 수박(일본)

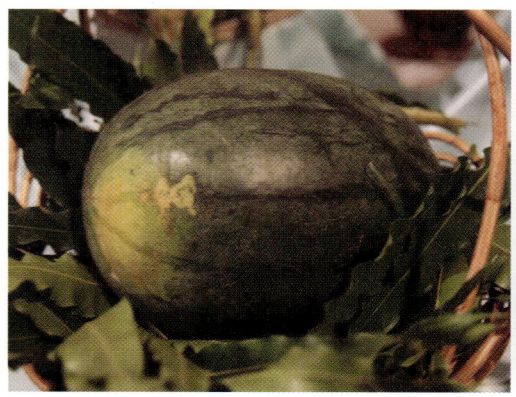
식당에 장식된 수박(캄보디아)

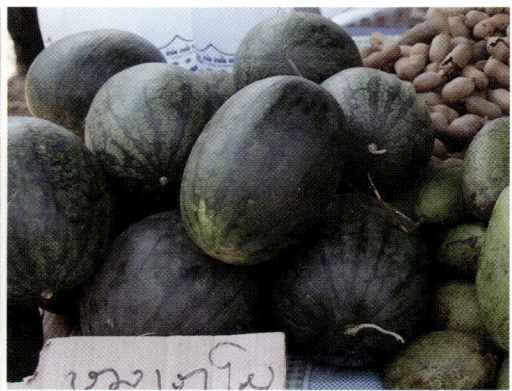
시장에서 판매하는 수박(라오스)

(腎炎)과 황달을 치료해주고 혈압을 내리는 작용도 있다. 『동의보감』에서는 수박의 효능을 '번갈과 더위 독을 없애고 속을 시원하게 하며 기를 내리고 오줌이 잘 나가게 한다. 혈리(血痢, 혈액이 섞인 설사를 일으키는 병)와 입안이 헌 것을 치료한다'라고 되어 있다. 수박은 열량이 매우 낮아서(100g당 30kcal) 체중을 조절하고자 하는 사람들에게 인기가 높다.

수박은 세계 어디에서나 많이 재배되고 있지만 동남아 지역을 여행하다 보면 필리핀, 라오스 같은 나라에서도 반으로 자르거나 먹기 쉽게 자른 수박을 많이 팔고 있다. 망고, 망고스틴, 야자 같은 열대과일 사이에 우리에게 익숙한 수박이 자리를 잡고 있는 모습을 보면 반가운 마음으로 바라보게 된다.

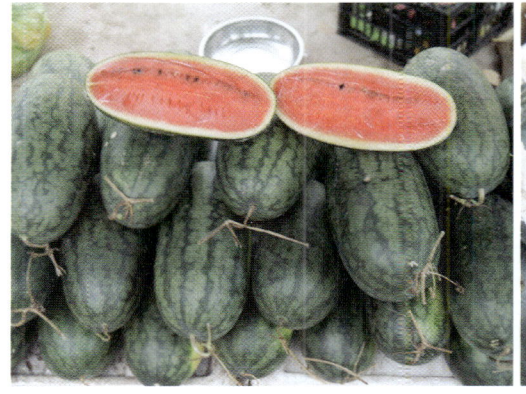 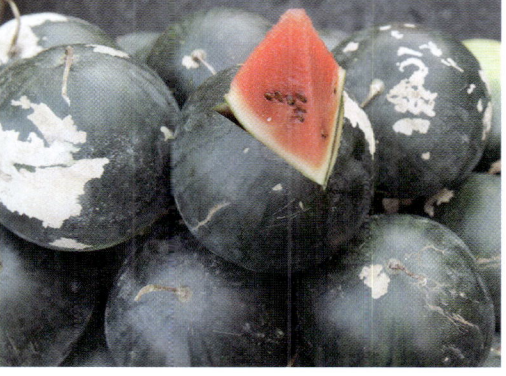

하롱베이의 시장에서 판매하는 수박(베트남)   마닐라의 시장에서 판매하는 수박(필리핀)

● **식용법** | 생과일을 그대로 먹거나 다양한 모양으로 잘라서 과일 샐러드에 넣어 먹는다. 중국에서는 씨를 볶아서 스낵으로 먹기도 한다.

수박의 한방 효능

1. **열매의 성미(性味)** : 맛은 달고 성질은 차다.
2. **열매의 효능**
   - 청서해열(淸署解熱) 효능이 있다. 즉 더위 및 열을 내리는 효능을 말한다.
   - 윤폐해독(潤肺解毒) 효능이 있다.
   - 제번지갈(除煩止渴) 효능이 있다. 즉 가슴 속이 달아오르면서 답답하고 편치 않아 손발을 버둥거리는 증상과 갈증을 없애주는 효능을 말한다.
   - 간염, 신염(腎炎), 고혈압, 황달, 담낭염 치료에 효과가 있다.
3. **기타 부위의 효능**
   - **열매껍질** : 급성신염, 간경화복수, 고혈압 치료
   - **씨** : 노인의 변비 치료, 자보[滋補, 정기를 길러서 보익(補益)함], 윤장[潤腸, 장(臟)을 적셔줌] 효능

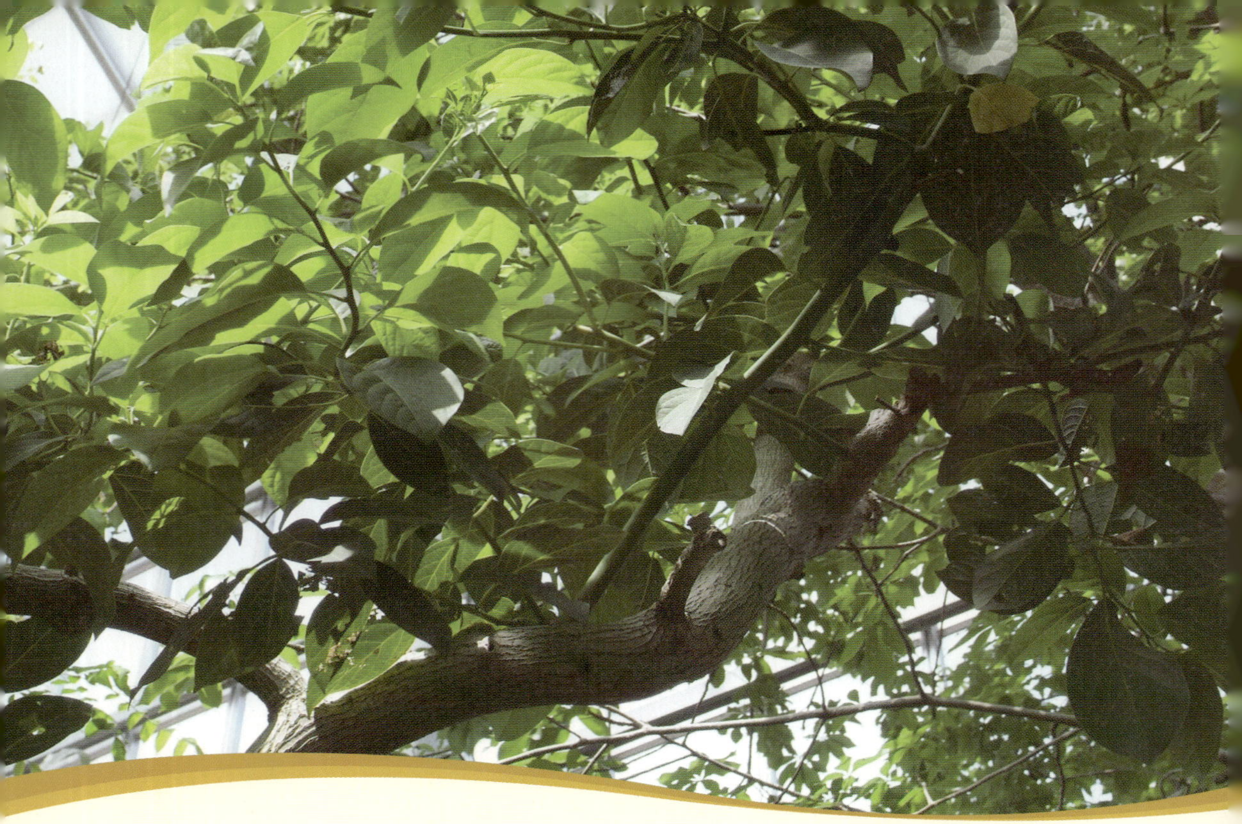

도야마현립식물원에서 재배 중인
아보카도나무(일본)

4.05 당뇨병, 고혈압 환자에게 권하는
아보카도

- 학명 | *Persea americana* Miller
- 식용부위 | 열매
- 과명 | 녹나무과(Lauraceae)
- 약용부위 | 열매, 잎, 씨, 가지, 수피

 영어 • avocado

 프랑스어 • avocatier

이태리어 • avocato

 스페인어 • aguacate

 필리핀어 • adukado

 인도네시아어 • alpuket, advokat

 말레이어 • alpuket, advokat

 일본어 • アボカド(아보카도)

 한자 • 牛油果(우유과), 油梨(유리), 牛酪梨(우락리)

- **원산지 |** 아보카도(avocado)는 중남미 지역이 원산지이다.

- **재배지·판매 |** 멕시코는 세계 최대의 아보카도 재배국이다. 농수산물 유통정보 자료에 따르면 세계의 아보카도 재배 견적은 약 38만ha 규모인데 2005년의 멕시코 아보카도 재배 견적은 10만 2천ha로 세계 재배 면적의 26%를 차지하고 있다. 국내에는 제주도 서귀포에 아보카도 농장이 있다.

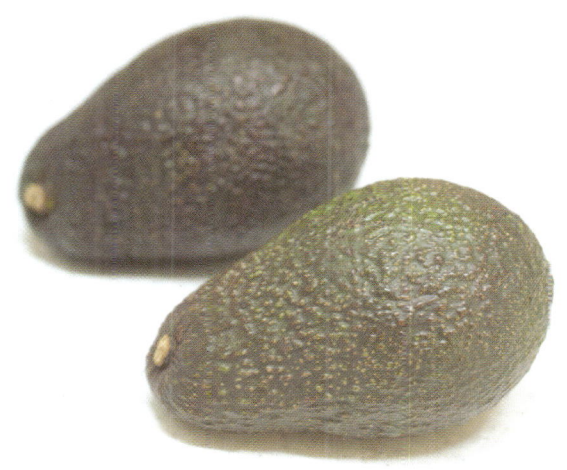

서울의 백화점에서 판매하고 있는 아보카도(한국)

- **식물 |** 녹나무과에 속하며 학명은 *Persea americana*로서 열개를 식용한다. 여름에 녹색 꽃이 피고 열매는 자색 또는 자갈색으로 열린다. 열매의 형태는 둥근 것에서 길고

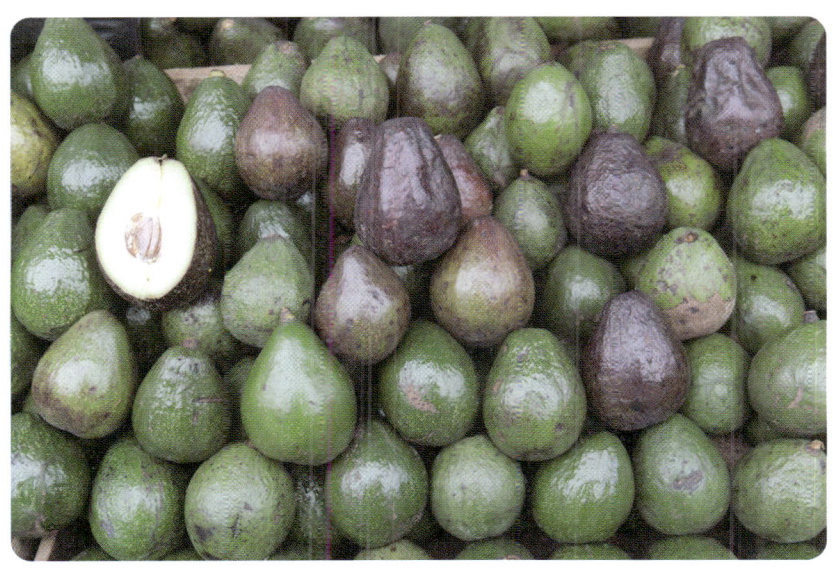

보고르 시장에서 판매하고 있는 아보카도(인도네시아)

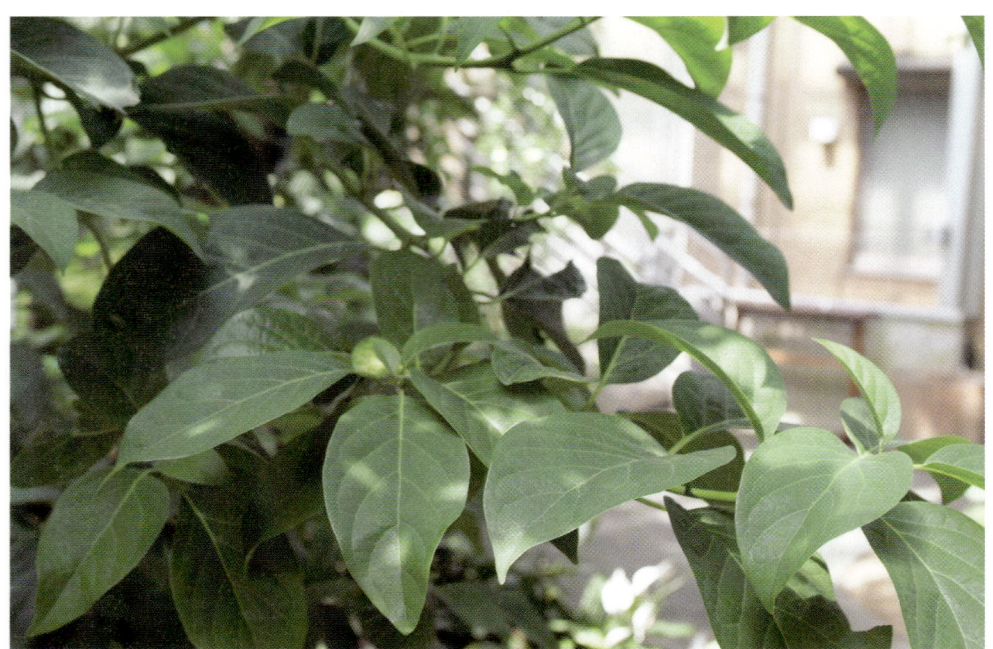
아보카도나무의 잎(일본)

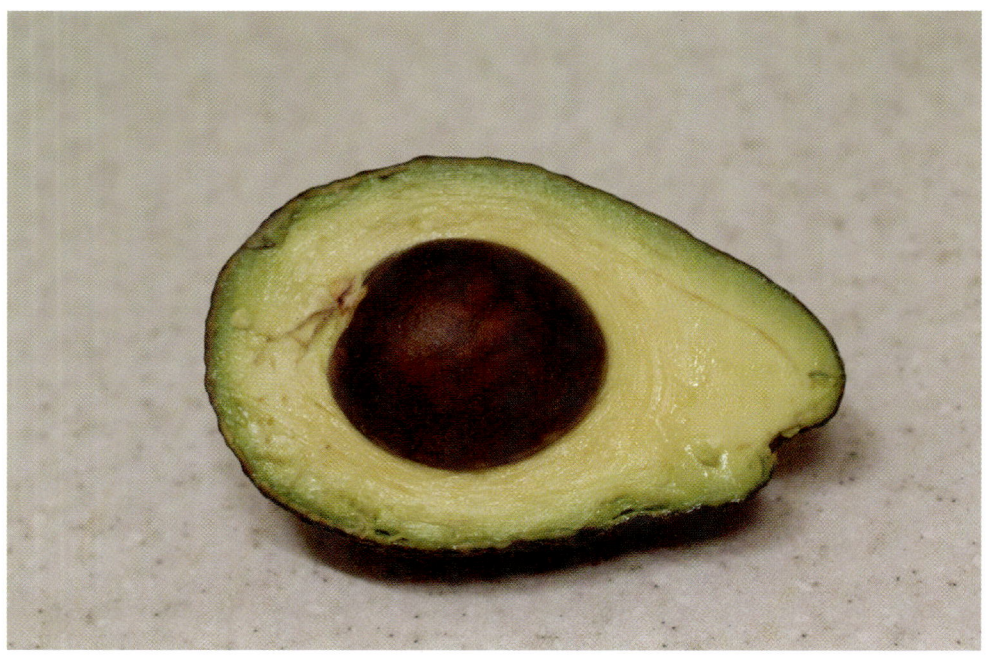
아보카도의 내부(한국)

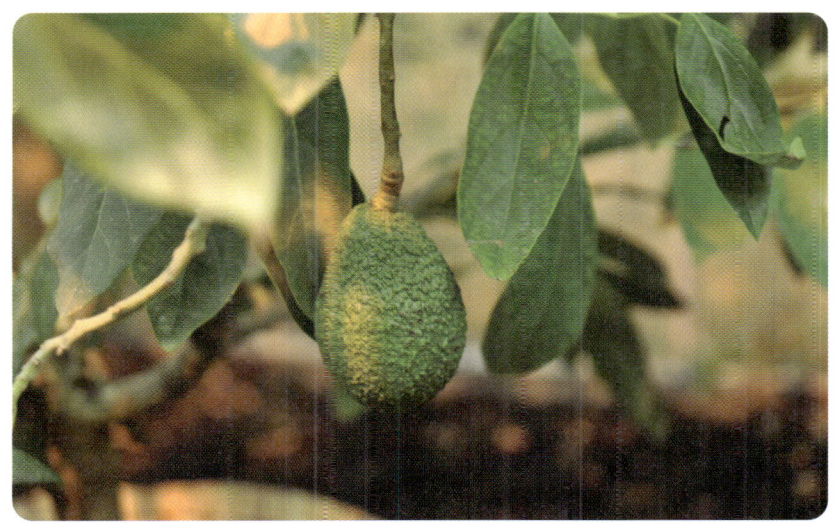

국제농업박람회에서 전시 중인 아보카도(한국)

가느다란 목이 달린 배 모양까지 다양하다. 악어 등처럼 울퉁불퉁한 열매껍질 때문에 '악어배'라고도 불린다.

중국 식품매장의 아보카도 열매에는 '牛油果(우유과)'란 이름이 적혀 있다.

- **세계 제일의 영양가 |** 아보카도는 '세계 제일의 영양가 높은 식물'이라고 일본 도야마(富山) 중앙식물원에 소개되어 있다. 열매는 단백질을 다량 함유하고 있으며 티아민, 리보플라빈, 비타민 A 등 11종의 비타민과 칼슘, 인, 철 등의 미네랄이 풍부하게 들어 있다.

버터 맛이 나는 과일이며 잘 숙성이 된 상태에서 먹어야 제맛을 알 수 있다. 이 과일은 샐러드에도 넣기 때문에 '샐러드 프루트'라고도 한다.

- **좋은 지방이 풍부 |** 아보카도는 유질(油質)의 과일로 알려질 정도로 지질이 많다. 지질 함량은 25% 정도이며 불포화지방산이다. 이 지방산은 혈청지질을 포함한 심혈관 질환 치료를 위해 연구되고 있다. 아보카도 오일은 피부에 바르기도 하는데 콜레스테롤 감소 효능이 있는 올레인산도 듬뿍 들어 있다.

- **당뇨병, 고혈압 환자에게 권장 |** 중앙일보 보도에 따르면 아보카도는 당분이 적어 당뇨

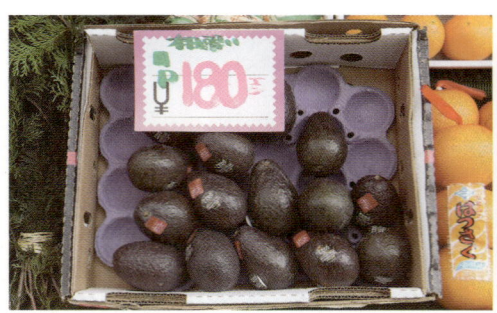
도쿄의 상점에서 판매 중인 아보카도(일본)

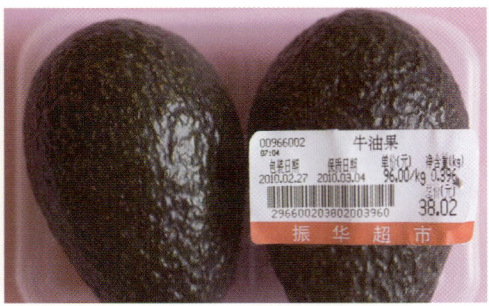
웨이하이에서 '우유과'로 적어 판매한다.(중국)

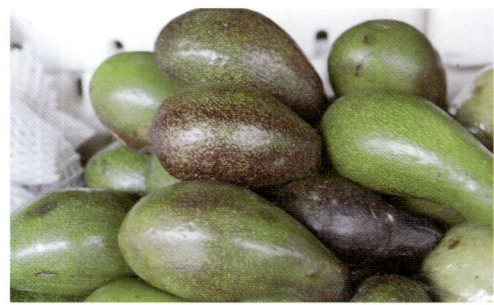
아보카도(필리핀)

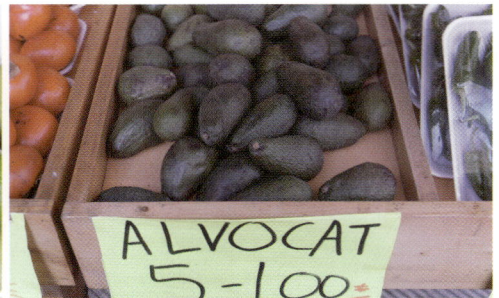
바르셀로나에서 판매 중인 아보카도(스페인)

병 환자에게 좋으며 '밀림의 버터'로 통한다. 영양 면으로는 염분 함량이 적고 혈압을 조절해주는 칼륨이 열대과일 중 가장 많이 들어 있으므로 고혈압, 동맥경화 환자에게 추천하는 이유가 된다. 100g당 열량은 177kcal나 되지만 당분 함량은 2.7g밖에 안 돼 당뇨병 환자에게도 권장된다. 아보카도는 100g당 지방 함량이 17.3g이나 되지만 지방의 85%가 혈관 건강에 유익한 불포화지방이라는 점이 코코넛과 다르다고 한다. 한편 계명대 연구팀은 아보카도 껍질에 항산화와 항암작용이 있다고 발표했다. 아보카도는 저칼로리, 저염, 저지방을 제공하는 과일로 현대인의 식생활에 건강식으로 기대되는 식품이다. 멕시코에서는 아보카도 잎을 월경장애 약과 피임약으로 사용하고 있다.

● **캘리포니아 롤의 주재료** | 캘리포니아 롤은 미국식 입맛에 맞게 변형된 초밥의 일종이다. 캘리포니아 지방에서 풍부하게 생산되는 아보카도를 사용하는 것이 특징으로, 주재료는 밥과 아보카도이다. 아보카도를 세로로 칼집을 내어 반을 가른 뒤 씨를 파

내고 껍질을 벗겨서 길게 썰고 그 외에 다양한 재료를 얹어 들돌 말아 만든 것이 캘리포니아 롤이다.

국내의 아보카도 수입은 증가 추서를 보이고 있으며 전체 수입량의 70% 이상은 미국에서 수입하고 있다. 국내 소비량은 적은 편이지만 매년 증가하는 추세이다. 일본도 10년 전보다 수입량이 약 10배 정도 증가되어 빠른 신장세를 보이고 있으며, 아보카도의 최대 생산국인 멕시코에서 주로 수입한다.

● **식용법** | 열매껍질의 색이 녹색인 것이 맛있어 보이지만 약간 검게 변하고 손으로 눌러봐서 말랑한 느낌이 들 때가 가장 맛있다.

아보카도를 먹기 위해서는 우선 씨를 빼야 한다. 속에 들어 있는 동그랗고 커다란 씨를 중심으로 칼로 돌려가며 자른 다음 살짝 비틀면 손으로 간단히 씨를 벗길 수 있다. 잘 익은 아보카도를 먹어보면 싱거운 듯하면서 고소한 맛이 난다. 과육은 버터같이 부드럽고 노란색을 띠며 독특한 향기가 나는데, 소스를 만들거나 샐러드 등의 요리 재료로 쓴다.

인도네시아 보고르 인근의 한 식당에서는 즉석에서 아보카도를 잘라 아이스크림에 넣어 파는데, 이렇게 만든 아보카도 아이스크림이 인기였다

아보카도의 한방 효능

1. **열매의 성미(性味)** : 맛은 싱겁고[淡] 성질은 평(平)하다.

2. **열매의 효능**
   - 열매는 자양강장 효능, 당뇨병 치료 효능이 있다.

3. **기타 부위의 효능**
   - **잎** : 기관지염, 요로감염에 효과, 이뇨, 완하(설사를 일으키는 작용), 통경작용
   - **나무껍질** : 고혈압 치료 효능
   - **씨** : 월경불순 치료 효능

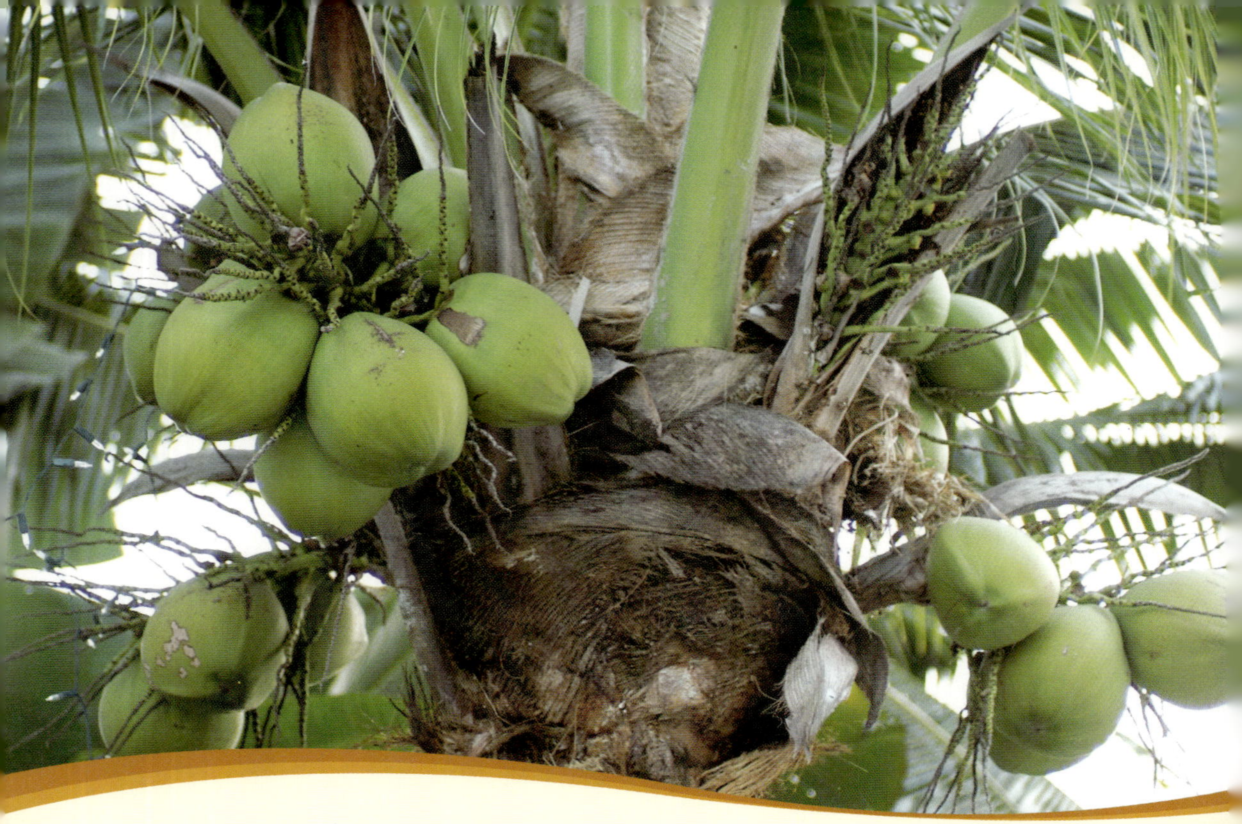

치앙마이에서 자라는 야자 열매(태국)

4.06 혈압저하, 변비에 좋은
야자(코코넛)

- **학명** | *Cocos nucifera* L.
- **식용부위** | 열매의 과즙과 내피
- **과명** | 야자나무과(Arecaceae)
- **약용부위** | 과즙, 내피, 뿌리, 씨, 기름

- 과명 해설 : 과의 범위는 가장 최근의 APG(피자식물 계통연구 그룹) 시스템을 기준으로 채택하여 야자나무과는 Arecaceae로 채택하고 있으나 기존의 Palmae도 함께 사용가능하다.

 영어 • coconut palm, coconut, coco palm
 필리핀어 • niyog
 인도네시아어 • kelapa
 일본어 • ココナッツ(코코낫츠), ココヤシ(코코야시)
 스페인어 • cocotero
 타이어 • maprao(마프라오)
 말레이어 • kelapa
 한자 • 可可椰子(가가야자)

※ 야자가 수재된 조선시대 의서
- 「동의보감」

- **원산지 |** 야자(coconut)의 원산지는 확실히 알려지지 않았지만 태평양 서쪽 끝의 섬 지역으로 추정된다.

- **재배지·판매 |** 동남아를 방문하는 많은 여행객들은 이국 정서를 제일 먼저 전해주는 야자나무를 배경으로 사진을 남긴다. 일본은 물론 제주도에서도 많이 재배하고 있어, 우리에게 익숙한 열대식물이다.

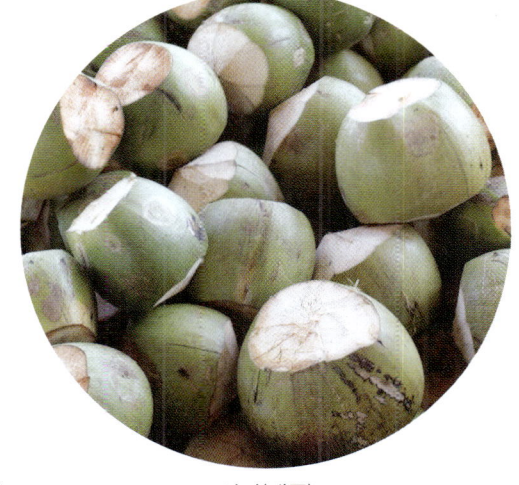

야자(태국)

- **식물 |** 야자나무과에 속하며 야자의 학명은 *Cocos nucifera*로서 열매의 과즙을 식용한다.

- **갈증을 없애주고 습진에도 효과 |** 야자는 바나나, 파인애플과 마찬가지로 음이 허하여 진액이 부족하거나 고열 등으로 진액이 소모된 때 진액을 정상으로 회복시키는 효능이 있으며, 갈증을 없애주는 작용이 알려져 있다. 혈압과 열을 내리는 효과도 있다. 야자 뿌리는 위통에 좋고 야자 기름은 습진에 효과가 있다고 알려져 있다.

- **『동의보감』에 적힌 효능 |** 야자의 살은 기를 돕고 풍병을 치료한다. 그 속에 있는 즙은 술과 비슷하다. 그러나 마셔도 취하지 않는다. 껍질을 술잔으로 쓸 때 술에 독이 있으면 끓어오른다. 야자수는 남해의 열대지방에서 나는데, 그 지방 사람들은 이것으로써 여름철에 나는 번갈을 멈추는 데 썼다.

- **대왕야자, 빈랑나무 |** 야자의 종류로는 빈랑나무, 코코야자, 기름야자, 대왕야자 등이 있다. 이중 야자의 사촌인 빈랑나무는 상단의 잎 아랫부분에 마당비로 사용하는 싸리비 같은 형상의 꽃대가 있어 야자나무와 구별이 가능하다. 한방에서 빈랑나무의 씨는 빈랑자, 열매껍질은 대복피라고 부른다. 모든 기를 내려가게 하고 곽란을 멎게 하며 대소장을 원활하게 해주는 효능이 있다.

- **카펫, 매트 재료로 활용 |** 인도에서는 열매껍질을 끈으로 만들어 카펫이나 매트의 재료

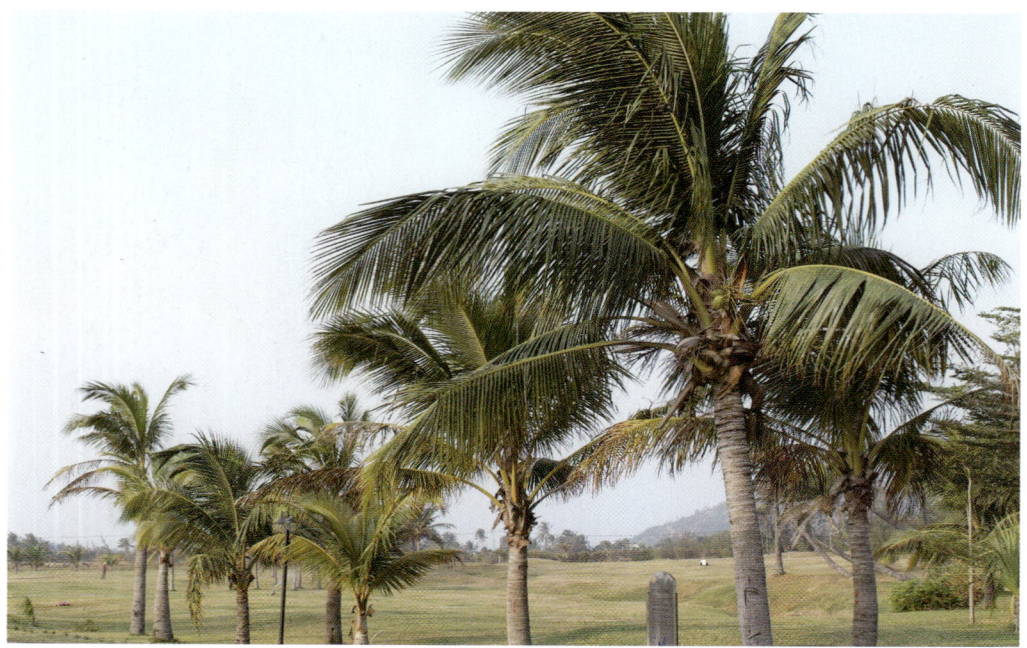
야자나무

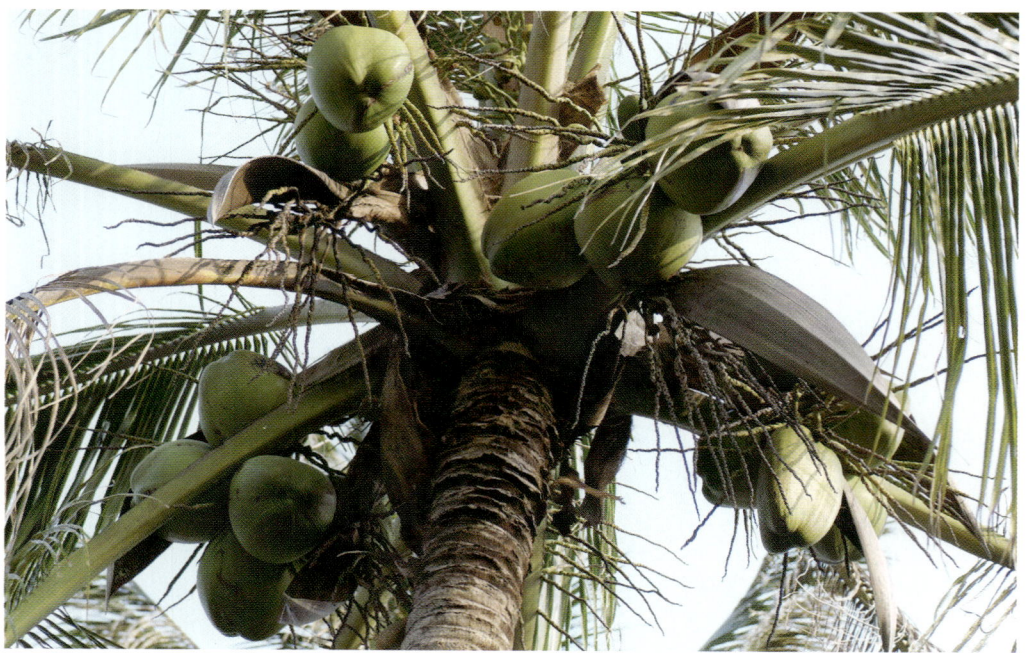
야자나무(중국)

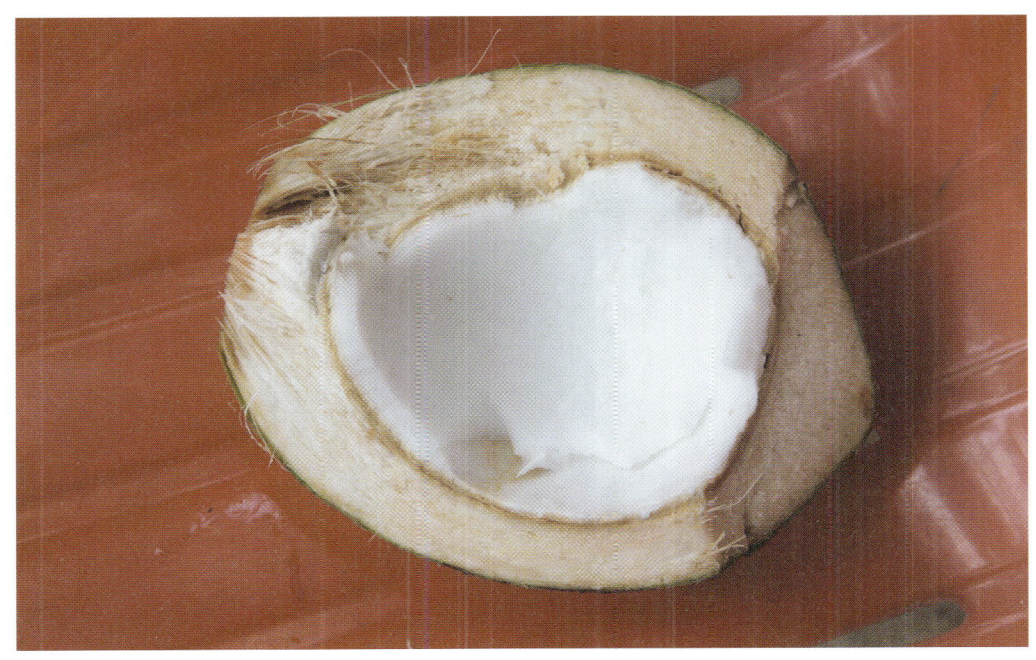

야자 열매의 속 껍질. 이 속 껍질을 긁어 먹으면 맛있다.(캄보디아)

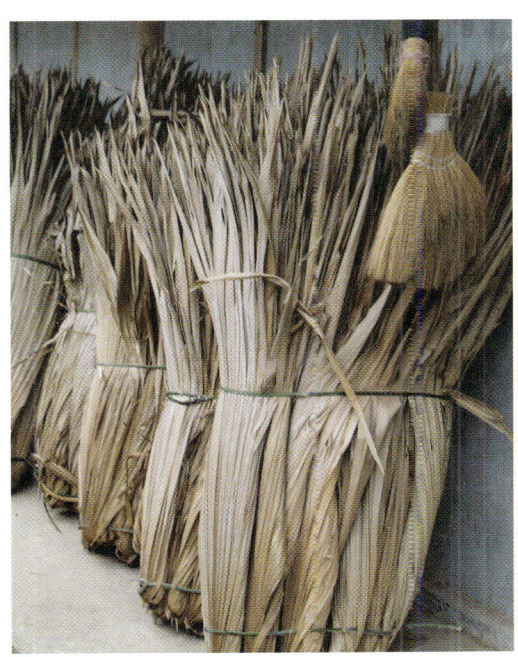

하롱베이 인근에서 야자 잎 말리는 모습(베트남)

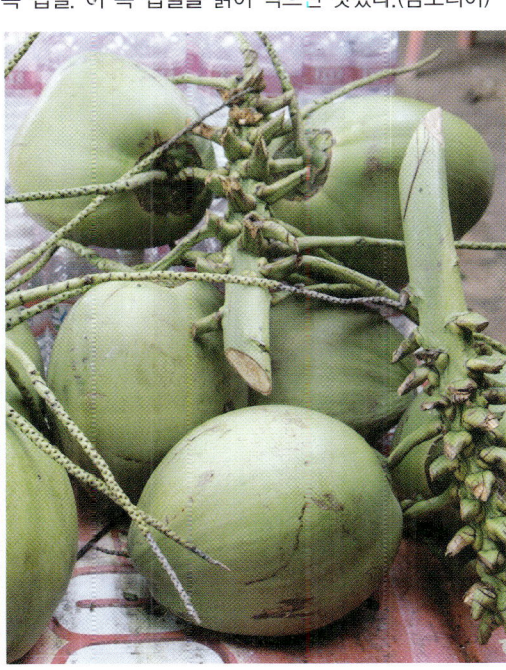

야자 열매(캄보디아)

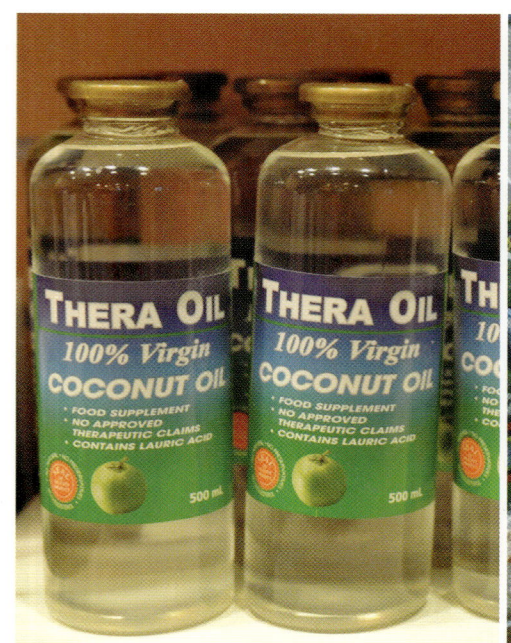

야자 기름(필리핀)

야자 과자(태국)

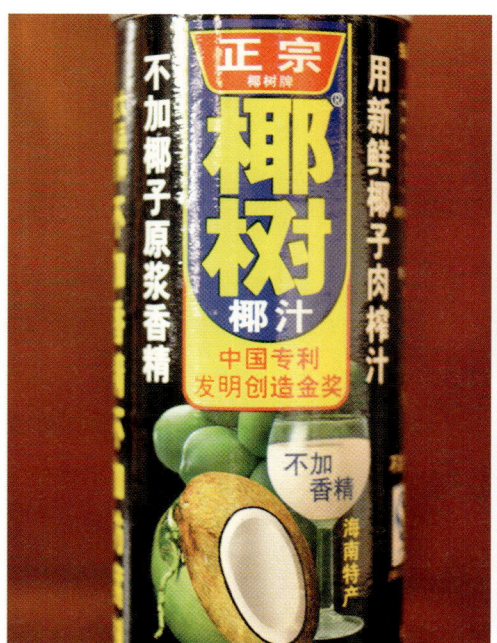

야자 음료수(중국)

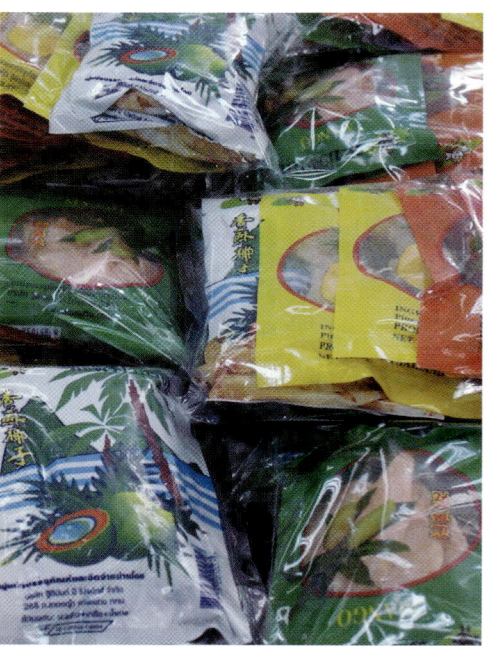

건조 야자 상품(캄보디아)

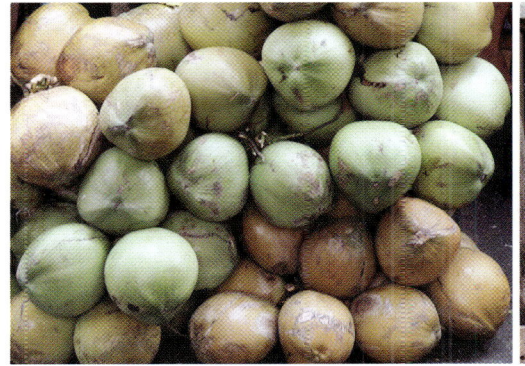
마닐라의 상점에서 판매하는 야자 열매(필리핀)

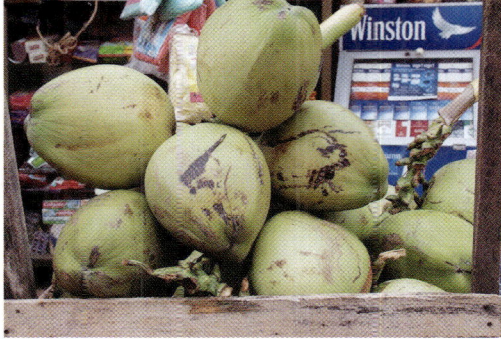
씨엠립의 상점에서 판매하는 야자 열매(캄보디아)

로 이용하거나 연료로 사용한다.

● **식용법** | 야자 열매는 윗부분을 자른 뒤 빨대를 꽂아 과즙을 마신다. 과즙을 마신 다음 단단한 열매를 잘라 하얀 야자의 내피를 긁어 먹는 재미도 좋다.

야자(코코넛)의 한방 효능

1. 과즙의 성미(性味) : 맛은 달고 성질은 서늘하다.

2. 과즙의 효능

- 생진(生津, 음이 허하여 진액이 부족하거나 고열 등으로 인해서 진액이 소모된 때 진액을 자양하는 약물을 써서 정상으로 회복시키는 것), 지갈(止渴) 효능이 있다.
- 해열, 지혈 효능이 있다.
- 혈압저하 효과가 있다.
- 구토, 변비에 효과가 있다.

3. 기타 부위의 효능

- **야자의 내피** : 기를 돕고 풍병 치료
- **뿌리** : 비혈(鼻血), 위통(胃痛)에 효능
- **야자기름** : 습진에 효과

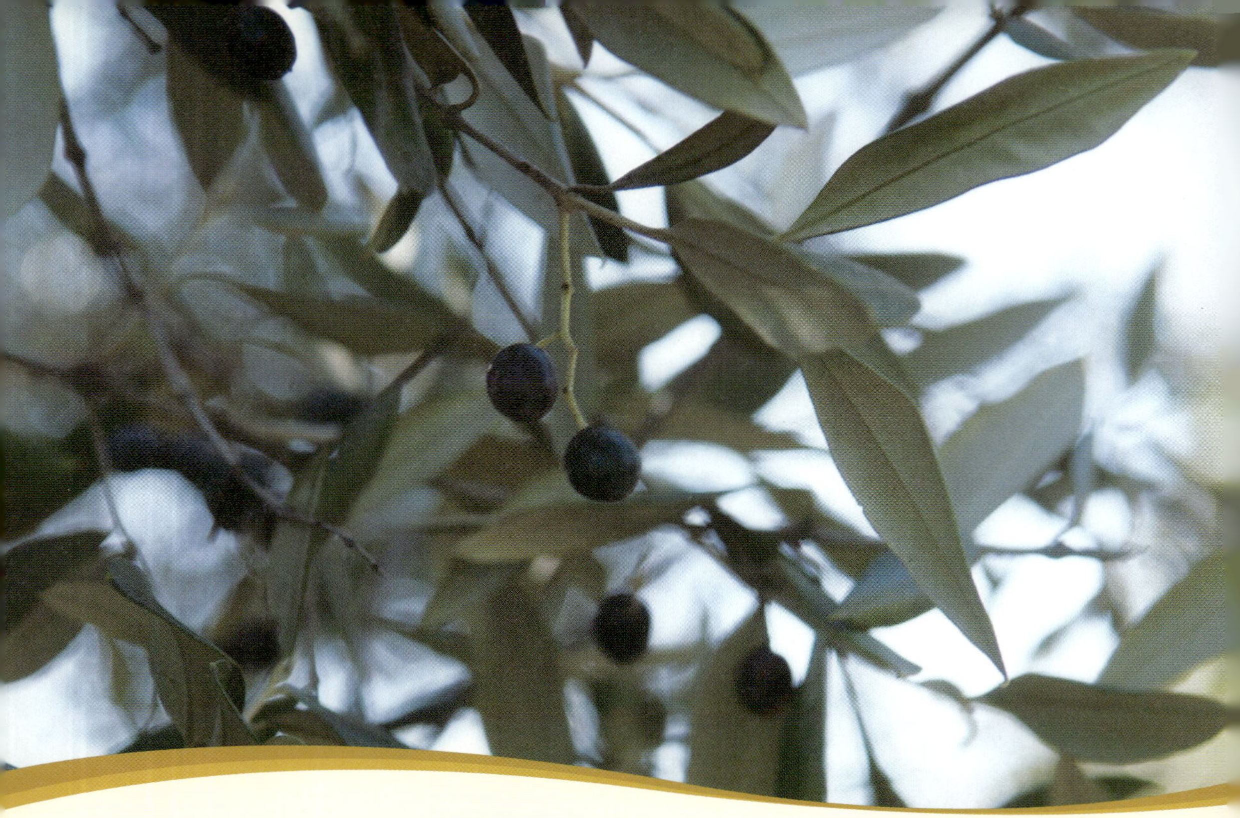

바르셀로나에서 자라는
올리브나무의 열매(스페인)

4.07 올리브
혈압강하, 이뇨제로 쓰이는

- **학명** | *Olea europaea* Linnaeus
- **식용부위** | 잎, 열매, 기름
- **과명** | 올리브과(물푸레나무과, Oleaceae)
- **약용부위** | 잎, 기름

 영어 • olive
 이태리어 • olivo, ulivo
일본어 • オリーブ(오리브)
 프랑스어 • olivier
 스페인어 • olivo
 한자 • 齊墩果(제돈과)

❈ 올리브가 수재된 한국의 공정서
- 한국 『식품공전』의 '식품에 사용할 수 있는 원료' 부분에 잎이 수재

- **원산지 |** 올리브(olive)는 지중해 동쪽, 아프리카 북동부, 동남부 유럽 그리고 서부아시아의 지중해 인근 지역이 원산지이다.

- **재배지·판매 |** 남부 유럽 중 스페인 남부, 이탈리아 남부, 그리스와 북아프리카에서도 재배된다. 저자는 일본의 약용식물원에서 올리브나무를 만난 적이 있지만 열매가 달린 모습은 스페인 바르셀로나에서 처음으로 볼 수 있었다. 파리의 주말시장과 바르셀로나의 오랜 역사를 가진 절임 상점 등에서도 다양한 종류의 올리브 절임식품을 구경할 수 있다.

- **식물 |** 올리브과(물푸레나무과)에 속하며 학명은 *Oiea europaea*로 열매, 잎, 기름을 식용한다. 한국의 『식품공전』에는 올리브 잎을 식품에 사용할 수 있다고 기재하고 있다.

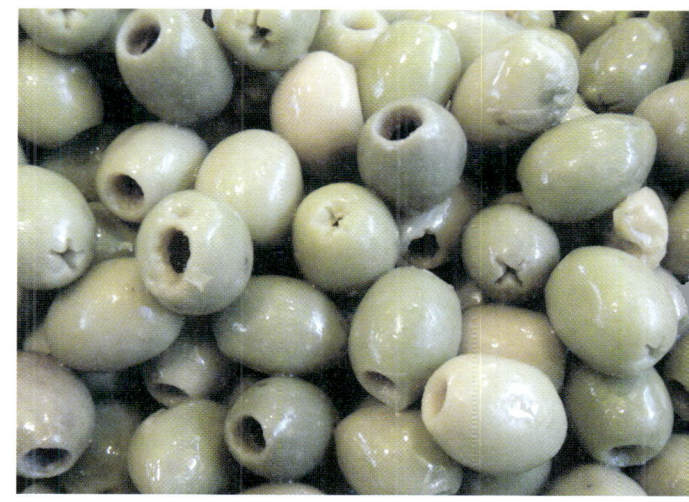

올리브(스페인)

바르셀로나의 관광지인 구엘공원에서 자라는 올리브나무(스페인)

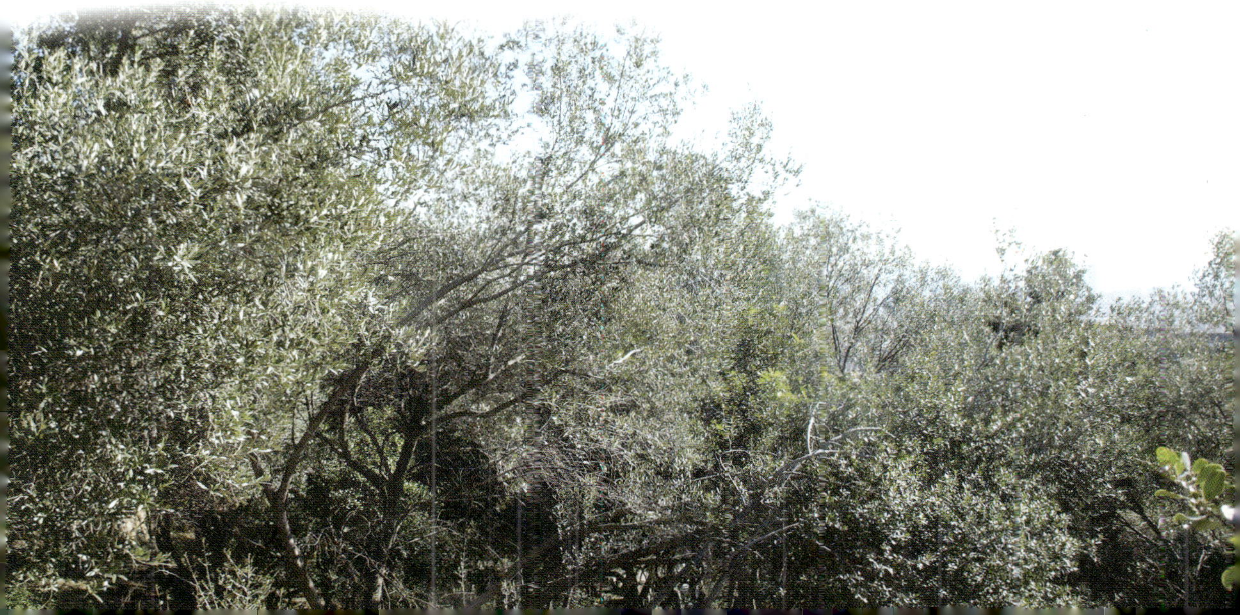

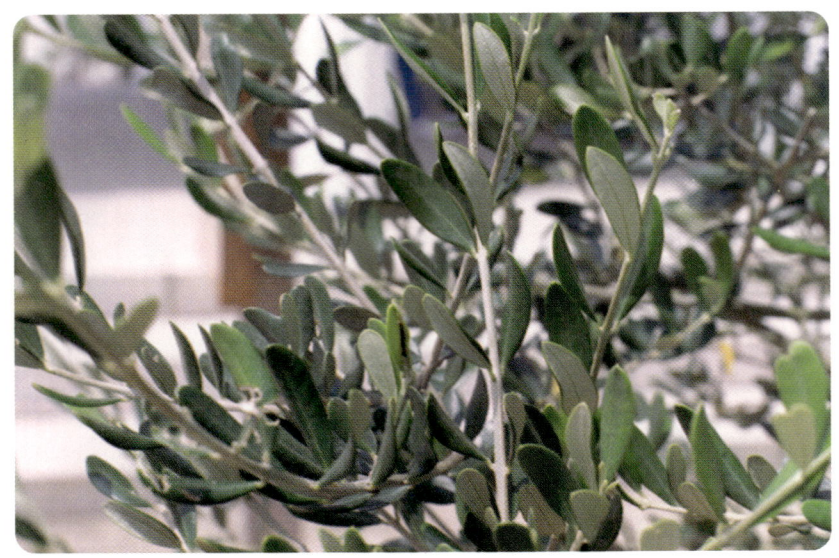
일본에서 올리브로 유명한 카가와현 소도시마(小豆島)의 올리브나무 잎(일본)

● **성서의 감람나무와는 다른 식물** | 올리브나무를 성서에서 감람(橄欖)나무로 잘못 번역하여 혼란을 주고 있다. 올리브나무는 과명이 물푸레나무과(Oleaceae)이며 감람나무는 감람과(Burseraceae)에 속하는 식물로서 전혀 다른 나무다. 중국 책에서도 가끔씩 올리브를 감람으로 잘못 소개하기도 하는데, 『중국본초도감』에는 올리브를 '제돈과(齊墩果)'라는 명칭으로 표기하고 있다.

● **해열, 진경 효능** | 외국 문헌에 의하면 올리브 잎은 혈압강하제, 이뇨제로 사용되며, 해열제와 진경제로도 쓰

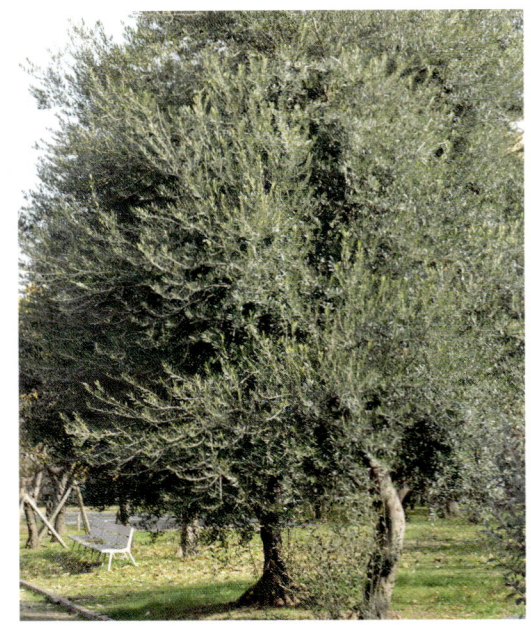
오사카식물원의 올리브나무(일본)

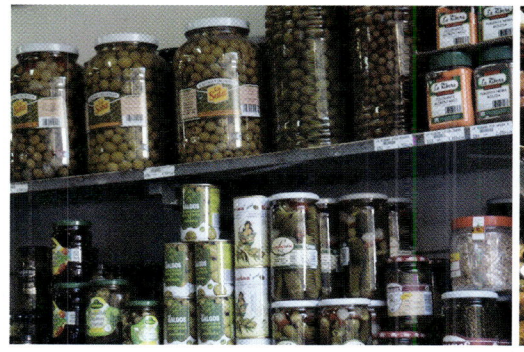
상점에서 파는 올리크(스페인)

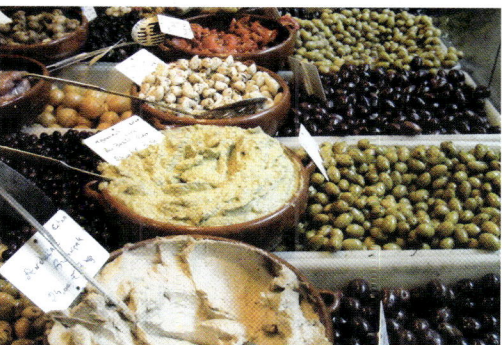
시장에서 파는 올리브(프랑스)

인다. 하루에 잎 1~2g을 먹는 것을 권장하고 있다. 올리브 열매의 과육에서 짠 기름인 올리브유(油)는 용도가 매우 많아 폭넓게 사용된다. 열매에는 불포화지방산으로서 올레산(oleic acid) 함량이 풍부하다.

- **식용법** | 열매를 식용하며 올리브 기름은 식용유로 사용한다.

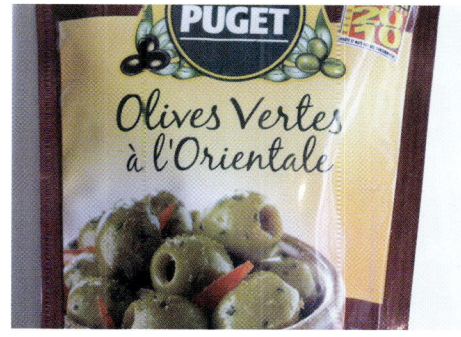
올리브 제품(프랑스)

올리브의 효능

1. 잎의 효능

- 혈압강하제, 이뇨제로 사용한다.
- 저혈당 약, 해열제, 진경제로 쓰인다.
- 올리브 성분인 오루로페인(oleuropein)은 안지오텐신 전환효소(ACE)를 억제하여 혈압을 낮추며 항산화, 지질저하의 약리작용도 나타낸다.

2. 오일의 효능

- 담즙 배출 촉진제, 완하제

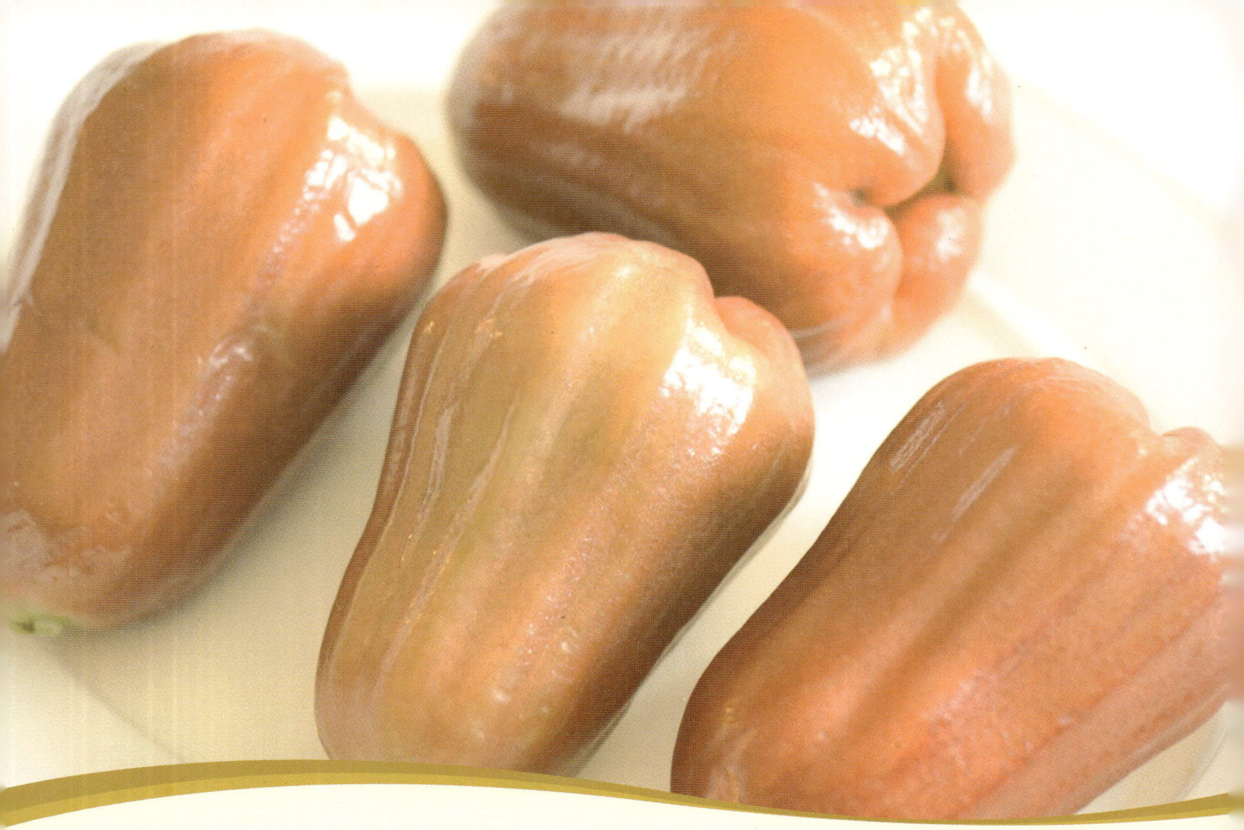

웨이하이 시장에서 구입한
왁스 애플(중국)

4.08 혈압강하에 도움을 주는
왁스 애플(마코파, 렌부)

- 학명 | *Syzygium samarangense* Merr. & Perry
- 식용부위 | 열매
- 과명 | 도금양과(Myrtaceae)
- 약용부위 | 열매, 나무껍질, 뿌리, 잎, 꽃

 영어 • wax apple, java apple

 프랑스어 • pomme de Java

 스페인어 • manzana de Java

 필리핀어 • makopa

 타이어 • chomphu(촘푸)

 인도네시아어 • jambu semarang

 말레이어 • jambu semarang

 일본어 • レンブ(렌부)

 한자 • 蓮霧(연무)

- **원산지** | 왁스 애플(wax apple)은 말레이시아가 원산지이다.

- **재배지·판매** | 필리핀을 비롯한 동남아 지역에서 많이 재배하고 있으며 최근에는 우리나라 제주도에서도 생산하고 있다.

- **식물** | 도금양과에 속하며 학명은 *Syzygium samarangense*로서 열매를 식용한다. 영어명칭인 자바 애플(java apple)은 자바 지역이 원산지인 사과 같은 과일이란 뜻으로 붙인 이름이다. 영어로 왁스 애플 또는 자바 애플이라고 부르는 이 열대과일은 태국에서는 러브 애플(love apple), 필리핀에서는 마코파(makopa), 중국에서는 렌우(蓮霧, 연무) 그리고 일본에서는 렌부(レンブ)라고 부른다.

- **HIV 저해 효능** | 과일상점에 진열하고 있는 붉은색의 왁스 애플을 보면 다른 과일보다 눈에 잘 띈다. 외관이 왁스를 발라놓은 것처럼 빛이 나고 형태는 서양 배처럼 생겼다. 먹음직스럽고 보기에도 사랑스럽다. 그래서 태국에서는 별명으로 '러브 애플(love apple)'이라고 부르는 모양이다. 서남아시아에서는 검정색의 왁스 애플을 '검은 진주' 또는 '검은 다이아몬드', 초록색이 감도는 흰 왁스 애플은 '진주'라고 부른다. 이 과일에는 올레아놀린산이라는 HIV(인간 면역결핍 바이러스) 억제 성분이 들어 있다.

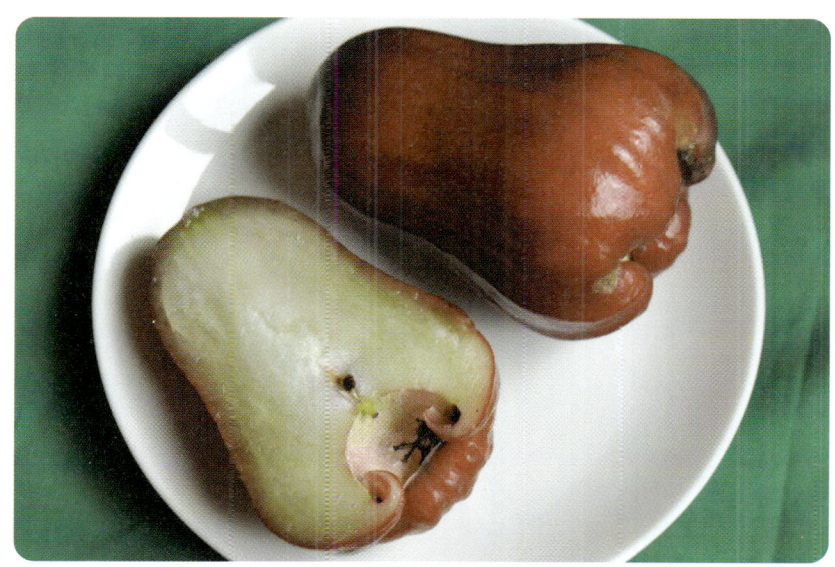

왁스 애플의 내부(중국)

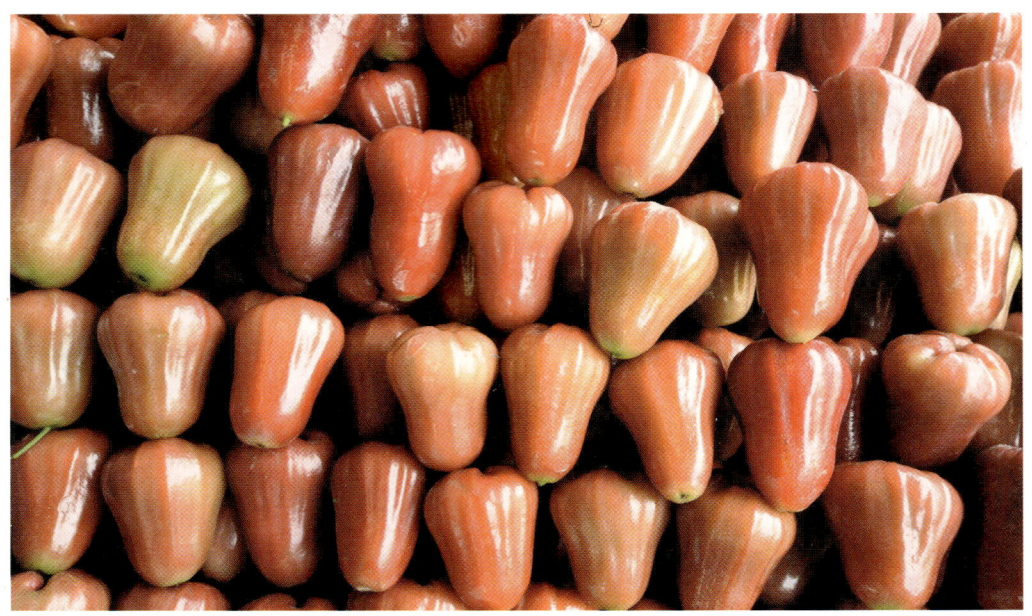

파타야 전통시장에서 판매 중인 왁스 애플(태국)

● **왁스 애플의 전설** │ 필리핀에서는 이 과일을 '마코파'라고 부르는데 다음과 같은 전설이 전해온다. 매우 신실한 종교성으로 모두들 부유한 생활을 하는 한 마을이 있었다. 이웃 주민들이 부유한 이 마을 주민들의 생활을 엿본 결과, 이들이 뭔가 필요할 때 마을 중앙에 있는 박쥐 모양의 큰 징을 1번씩 울리는 것을 발견했다. 그 종은 산의 가장 높은 신이 준 것이었다.

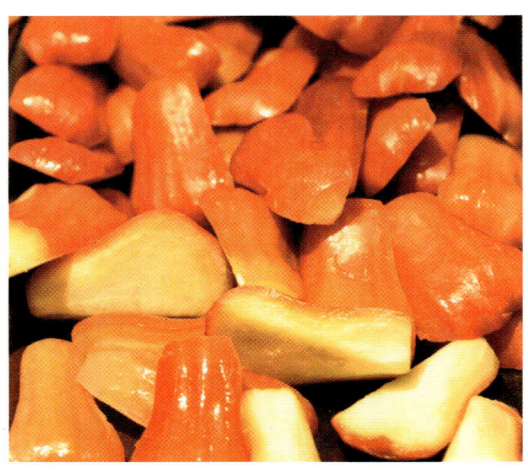

방콕의 뷔페식당에 왁스 애플이 진열되어 있다.(태국)

이웃 마을 주민들이 징을 빼앗으려 하자 부유한 마을의 주민들은 징을 땅속 깊이 묻어버렸다. 그후 비도 오지 않아 곡식들이 말라가기 시작했고 신과도 더 이상 대화를 할 수 없게 되었다.

마을 주민들은 신이 내린 징을 잃어버려서 이 모든 불행과 악재들이 찾아온다고 생각하고 묻어두었던 징을 찾으러 나섰다. 어느 날 어린 소년이 숲에서 과일을 찾던 중 징 모양으로 생긴 신기한 열매가 많이 달린 큰 나무를 발견했다. 마을 사람들은 소년을 따라가서 징 모양의 열매들이 달려 있는 큰 나무를 보게 되었고, 이곳을 파서 묻혀 있던 징을 발견하였다. 마을 주민들은 징이 있는 곳을 찾게 해주고 맛있는 과일도 먹게 해준 이 나무에게 감사하며 나무를 잘 돌보았다. 바로 이 나무의 과일이 왁스 애플이라고 전해진다. (출처: http://club.cyworld.com/ClubV1/Home.cy/51294571)

- **식용법 |** 종 모양을 한 왁스 애플은 껍질째 먹을 수 있다. 잘 씻은 후 빨간 껍질이 붙은 채로 먹으면 된다. 과일은 향미보다 아삭아삭한 질감을 즐기는데, 물기가 있으며 조금 달다. 과일의 색상은 녹색, 흰색, 연분홍색, 진분홍색, 붉은색이 있으며 빨간 과일이 가장 달다. 애플이라는 이름이 붙여져 있지만 사과 맛은 나지 않는다.

- **참고 |** 워터 애플(p.290) 편을 참고하면 왁스 애플과 비교할 수 있다.

왁스 애플(마코파, 렌부)의 한방 효능

1. 열매의 성미(性味) : 맛은 달고 약간 시며 성질은 평(平)하다.

2. 열매의 효능

   - 해열·이뇨 작용이 있다.
   - 양혈(凉血) 소염 효능이 있다.
   - 혈압강하 작용이 있다.

3. 기타 부위의 효능

   - 뿌리, 나무껍질 : 해열, 이뇨, 소염, 가려움을 없애주는 효능
   - 잎 : 이질 치료
   - 미성숙 과일 : 당뇨병 치료 효능

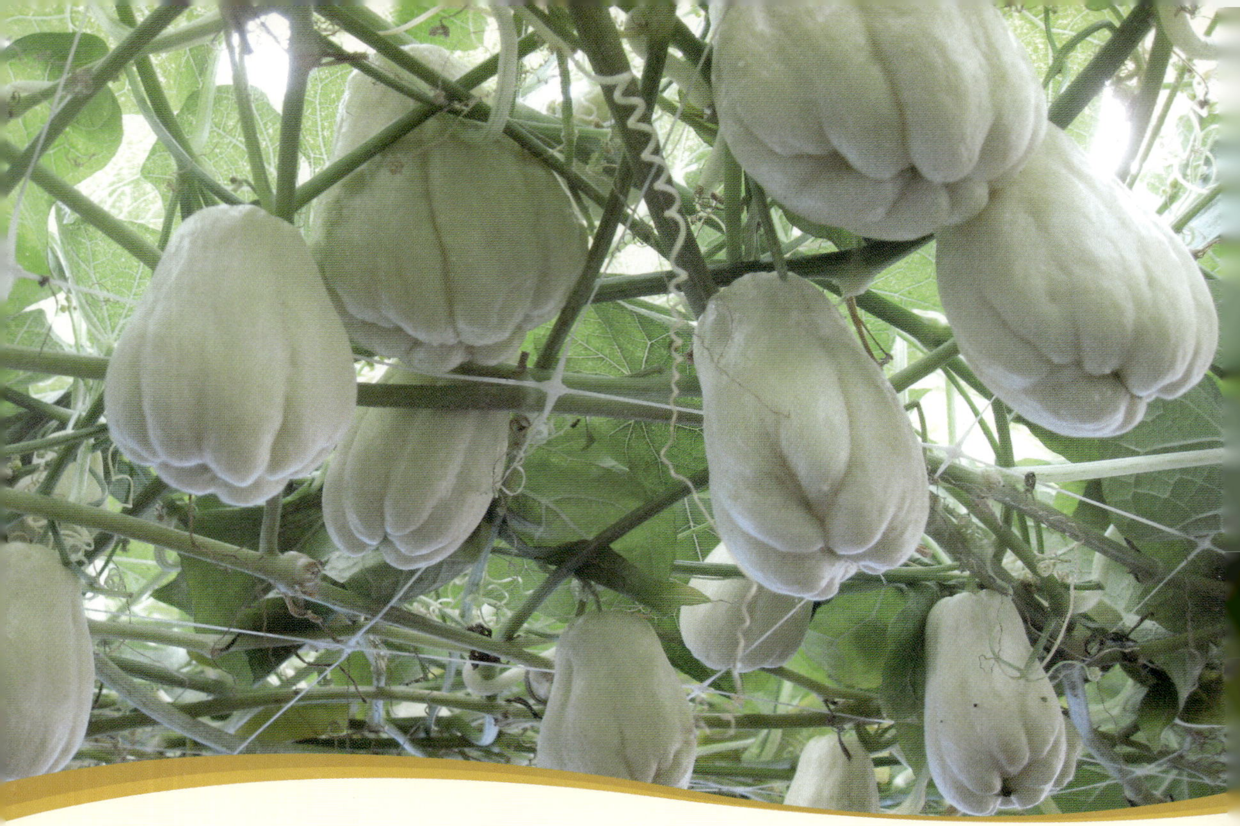

제주도 농장의 차이오티(한국)

4.09 고혈압, 동맥경화에 효과가 있는
차이오티(사요테, 불수과)

- 학명 | *Sechium edule* (Jacquin) Swartz
- 학명의 이명 | *Sicyois edule* Jacquin
- 식용부위 | 열매, 잎

- 과명 | 박과(Cucurbitaceae)
- 약용부위 | 열매, 잎

 영어 • chayote
 이태리어 • saiotta
 필리핀어 • sayote
 인도네시아어 • labu siam
 일본어 • ハヤトウリ(隼人瓜, 하야토우리)

 프랑스어 • chayote, christophine
 스페인어 • chayote, chayotera
 타이어 • fakmaew(곽매우)
 말레이어 • labu siam
 한자 • 佛手瓜(불수과), 合掌瓜(합장과)

- **원산지** | 차이오티(chayote)의 원산지는 멕시코 남부와 중미 지역이다.

- **재배지·판매** | 콜럼버스 시대 이전에 아즈텍인들이 재배한 것으로 보이나 정확한 시대와 역사는 거의 기록되어 있지 않다. 브라질이 가장 많은 양을 생산하고 있다.
  우리나라에서는 제주에서 재배 중이다. 그리고 농촌진흥청 온난화대응농업연구센터는 지구온난화에 대비해 동남아에서 이 식물을 들여와 적응시험을 거친 뒤 비닐하우스에 옮겨 심어 수확하고 있다.

- **식물** | 차이오티는 박과에 속하며 학명은 Sechium edule로서 열매와 잎을 식용한다. 덩굴손을 가지는 다년생 덩굴식물이다.

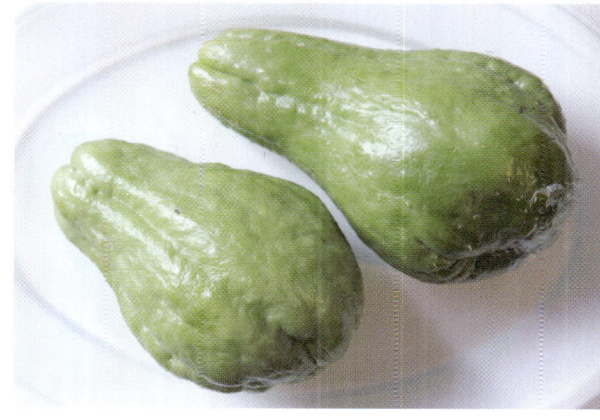

마닐라 시장에서 구입한 차이오티(필리핀)

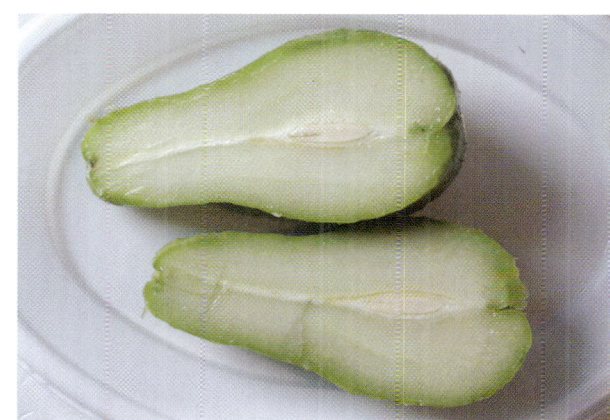

차이오티 내부(필리핀)

- **다른 이름 '불수박'** | 필리핀에서는 '사요테(sayote)'라고 부르고 있으며 중국 남부지방에서는 부처의 손가락을 오므린 모양과 닮았다고 해서 '불수과'라 부른다.
  본 책에서는 이 열매의 영어 명칭인 chayote를 국립국어원에 문의하여 받은 우리말 '차이오티'로 사용한다. 고려대 김기중 교수는 열매의 모양이 '부처의 손과 비슷한 모양의 박'이라는 의미로 '불수박'으로 사용하고 있다.

- **신장 결석에 효과** | 열매와 잎은 이뇨, 소염작용이 있다. 특히 잎으로 만든 차는 고혈압, 동맥경화에 좋고, 신장 결석을 녹이는 데에도 효과가 있다. 비타민 C, 엽산, 마그네슘 등이 풍부하고 특히 칼륨이 많이 함유돼 있으며 열량이 낮다. 열매보다 큰 잎이

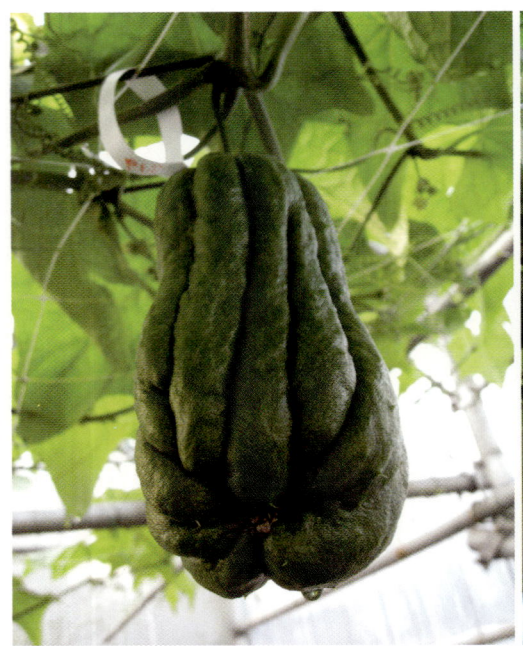

제주도에서 재배 중인 차이오티 열매(한국)　　제주도의 차이오티(한국)

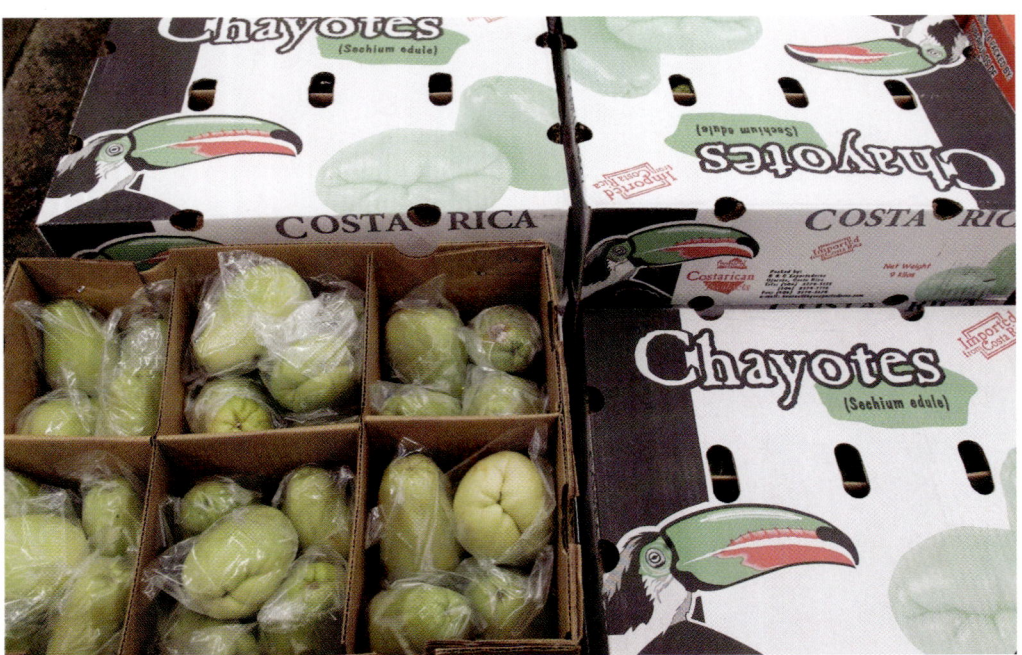

코스타리카에서 수입한 차이오티(프랑스)

붙어 있으며, 먹을 수 있는 커다란 씨가 1개 들어 있다. 무게가 300~400g인 열매가 한 그루에 200개 이상 달려 관상 가치도 높은 편이다.

- **식용법** | 이 식물의 모든 부위를 먹을 수 있다. 열매는 껍질을 얇게 벗겨 반으로 자르거나 얇게 썰어 다른 채소와 함께 볶거나 쪄서 먹는다. 열매 속을 파내고 여러 가지 향신료 재료로 채워 오븐에 구워 먹기도 한다. 열매 육질이 사각사각하여 샐러드, 수프, 절임 등으로도 이용된다. 고구마 같은 모양의 뿌리에도 양질의 전분이 함유돼 있어 어린 잎, 줄기와 같이 식용으로 쓴다.

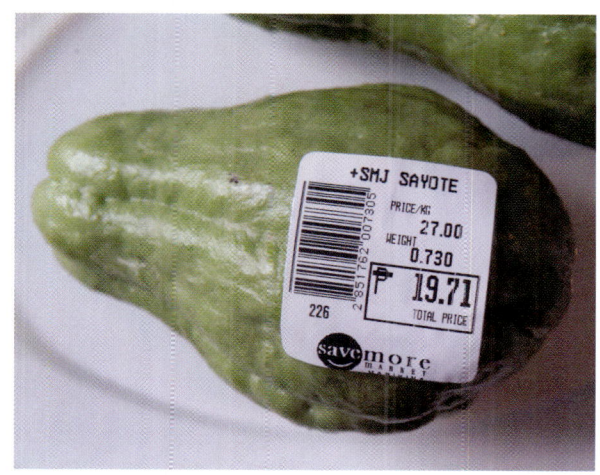

마닐라에서 유통되는 차이오티(필리핀)

차이오티(사요테, 불수과)의 효능

1. 열매의 효능
- 이뇨, 소염 효과가 있다.
- 혈압강하, 동맥경화 작용을 한다.

2. 잎의 효능
- 열매와 동일

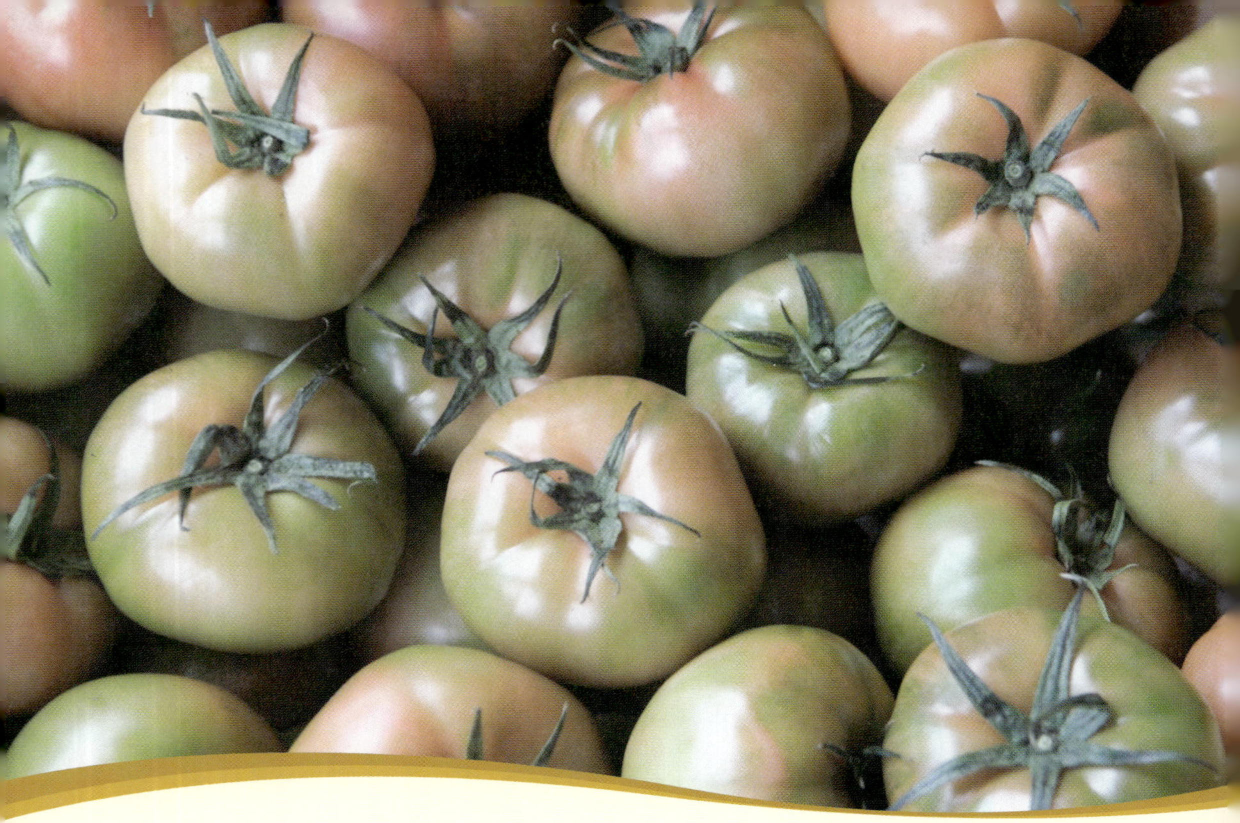

전남 광양의 농장에서 수확한
토마토(한국)

4.10 토마토
혈압을 내리고 심장병에 좋은

- 학명 | *Solanum lycopersicum* Linnaeus
- 과명 | 가지과(Solanaceae)
- 학명의 이명 | *Lycopersicon esculentum* Miller, *Lycopersicon lycopersicum* (L.) Karsten
- 식용부위 | 열매
- 약용부위 | 잎, 덩굴
- 참고 : 일반 도감에는 *Lycopersicon esculentum*이 많이 사용된다.

 영어 • tomatoe
 프랑스어 • tomate
 이태리어 • pomodoro
 스페인어 • tomate
 일본어 • トマト(토마토)
 한자 • 西紅枾(서홍시), 蕃茄(번가)

- **원산지 |** 토마토(tomato)는 남아메리카가 원산지이다.

- **재배지·판매 |** 콜럼버스 시대 이전에 멕시코와 페루에서 작물로 재배하였으나 시작된 역사는 확실하지 않다. 지금은 전 세계 모든 지역에서 재배한다.

- **식물 |** 토마토는 가지과에 속하며 학명은 *Solanum lycopersicum*로서 열매를 식용한다. 일반 도감에는 학명의 이명인 *Lycopersicon esculentum*이 많이 사용된다. 토마토는 한방에서 번가(蕃茄)라고 부른다.

- **항콜레스테롤, 소화작용 |** 토마토는 콜레스테롤 수치를 낮추고 혈압을

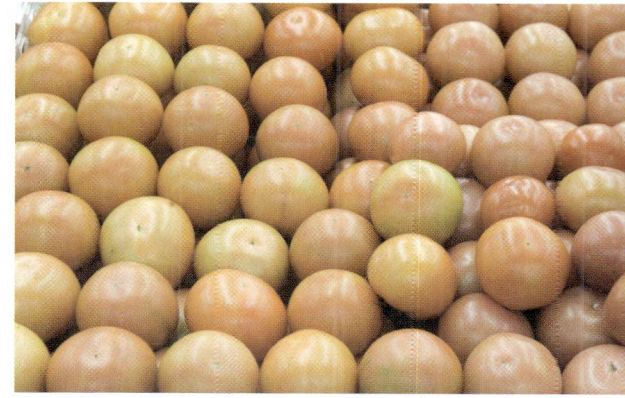

순천에서 판매하는 토마토(한국)

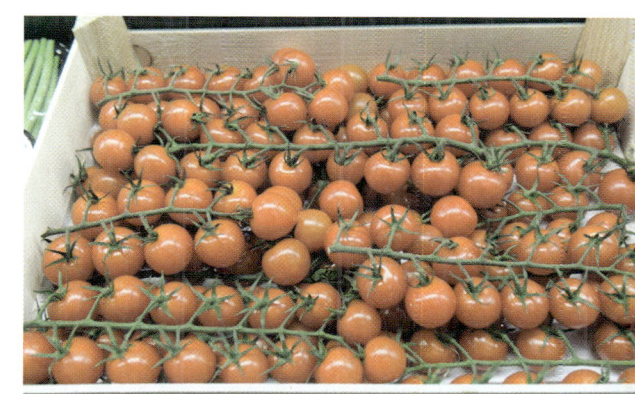

파리 교외 시장의 토마토(프랑스)

전남 광양의 토마토 농장(한국)

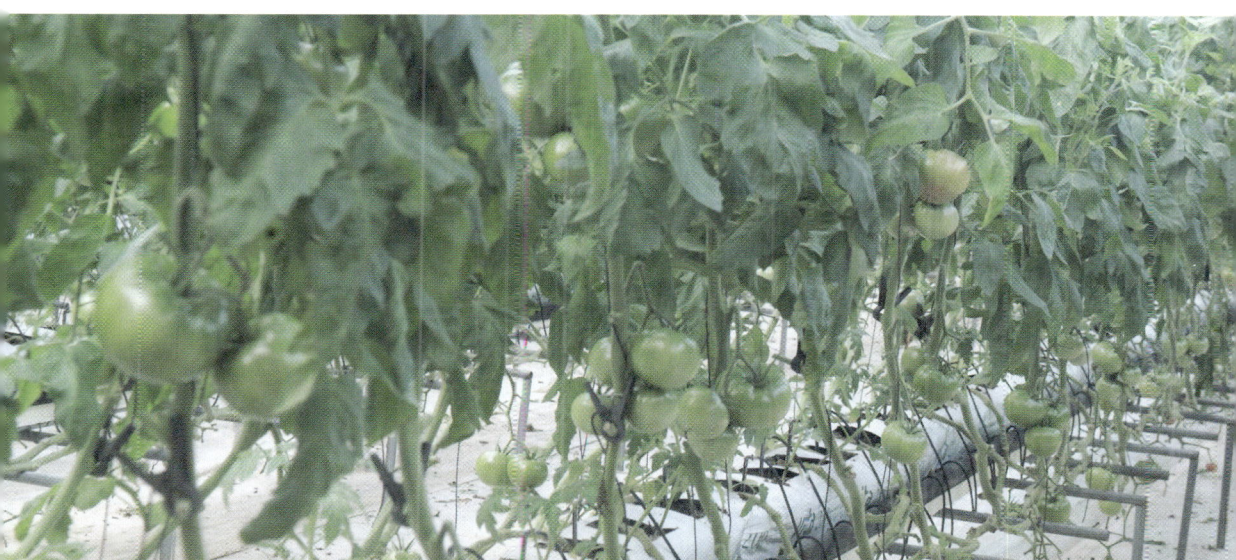

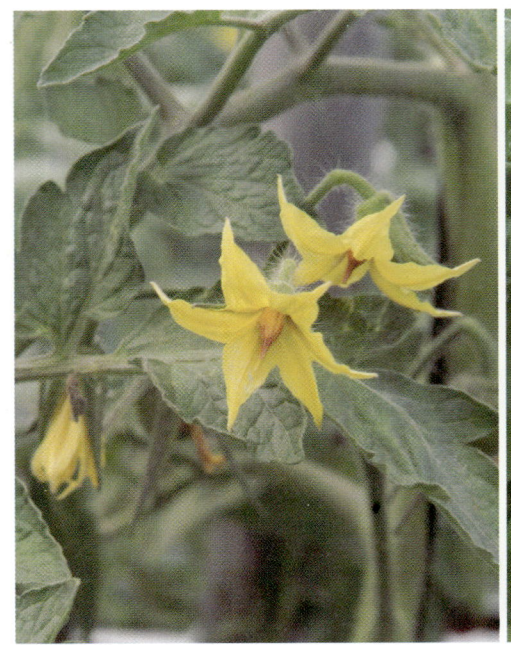
토마토 꽃(한국)

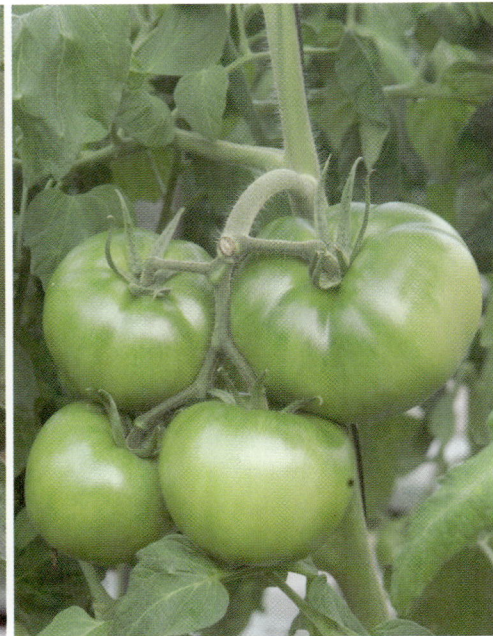
전남 광양의 토마토 농장(한국)

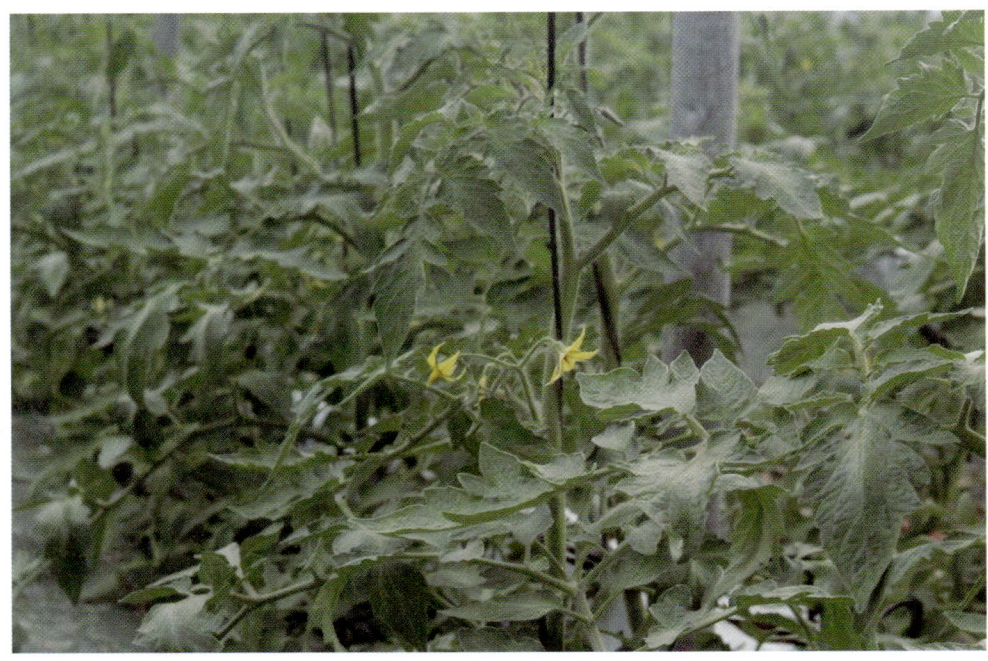
어린 토마토(한국)

내리는 작용이 있다. 한방에서는 진액을 생기게 하고 갈증을 없애주며, 음식을 소화시키는 효능이 알려져 있다.

- **식용법** | 생으로 먹거나 익힌 상태로 가장 널리 다양하게 이용한다. 익힌 토마토는 소스, 수프 등에 사용한다.

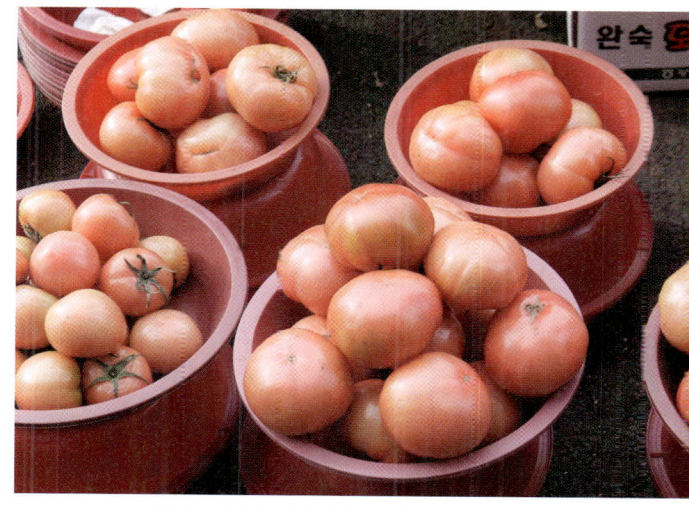

전남 순천 전통시장에서 팔고 있는 **토마토**(한국)

토마토의 한방 효능

1. **열매의 성미(性味)** : 맛은 달고 시며 성질은 평(平)하고 약간 차다.

2. **열매의 효능**
   - 생진지갈(生津止渴)의 효능이 있다. 즉 진액을 생기게 하고 갈증을 없앤다.
   - 건위소식(健胃消食) 효능이 있다. 즉 위를 튼튼하게 하고 음식을 소화시킨다.
   - 청열해독(淸熱解毒) 효능이 있다. 즉 열사를 제거하고 열독을 풀어준다.
   - 갈증을 그치게 한다.
   - 식욕을 높인다.
   - 혈압을 내려주고 심장병에 좋다.

3. **기타 부위의 효능**
   - 잎 : 두통 치료, 하리(이질)에 좋음

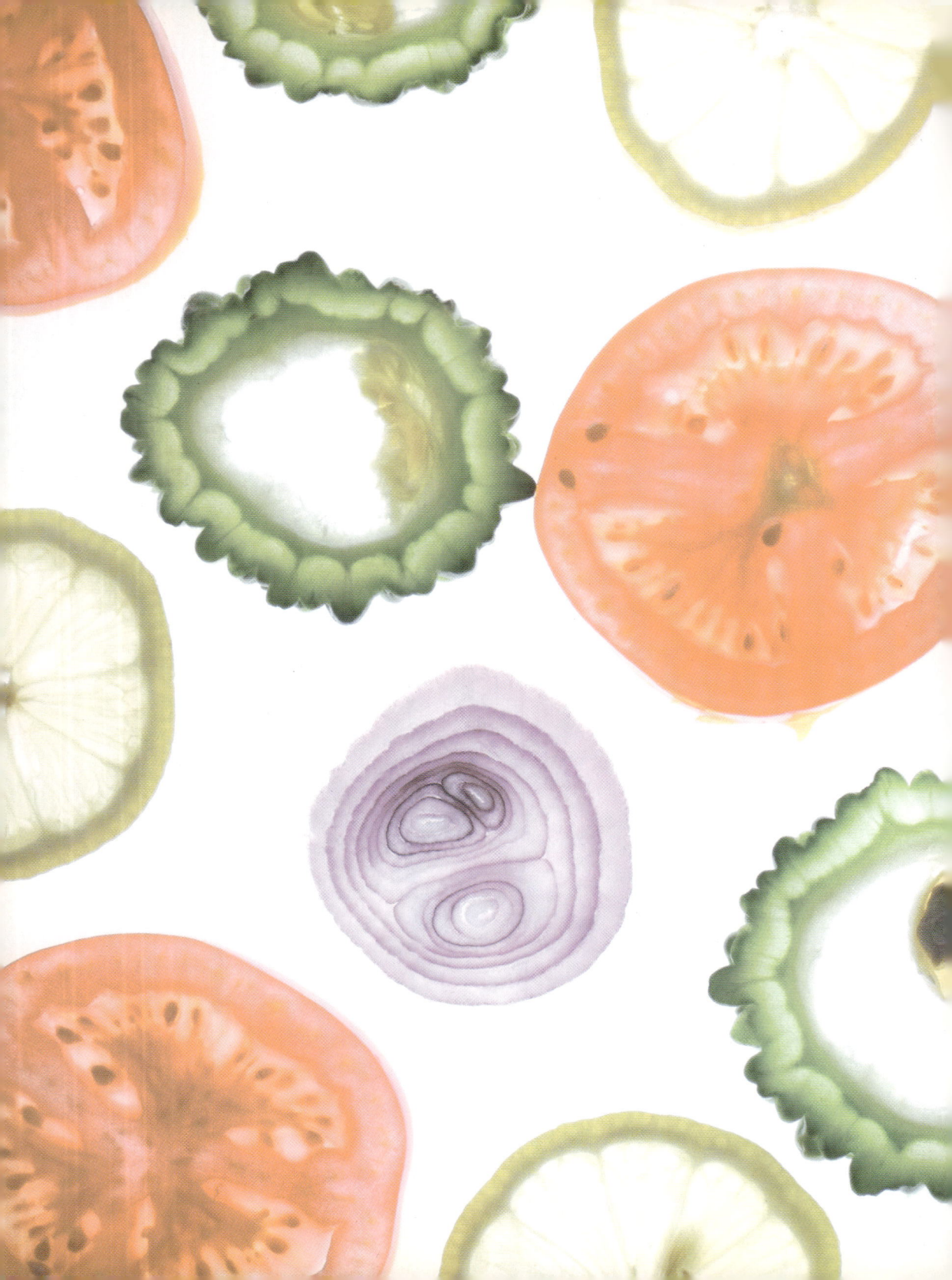

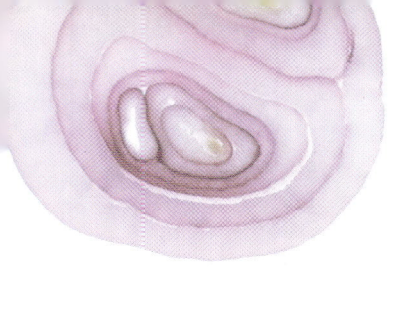
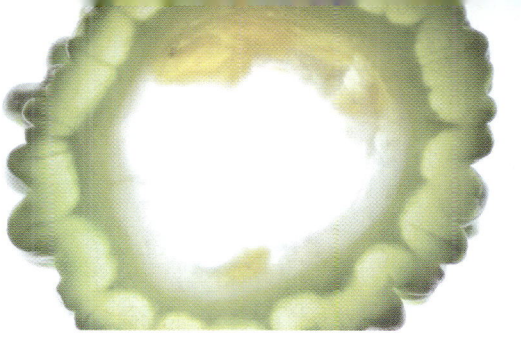

5.
숙취 해소에 효과가 있는 열대과일

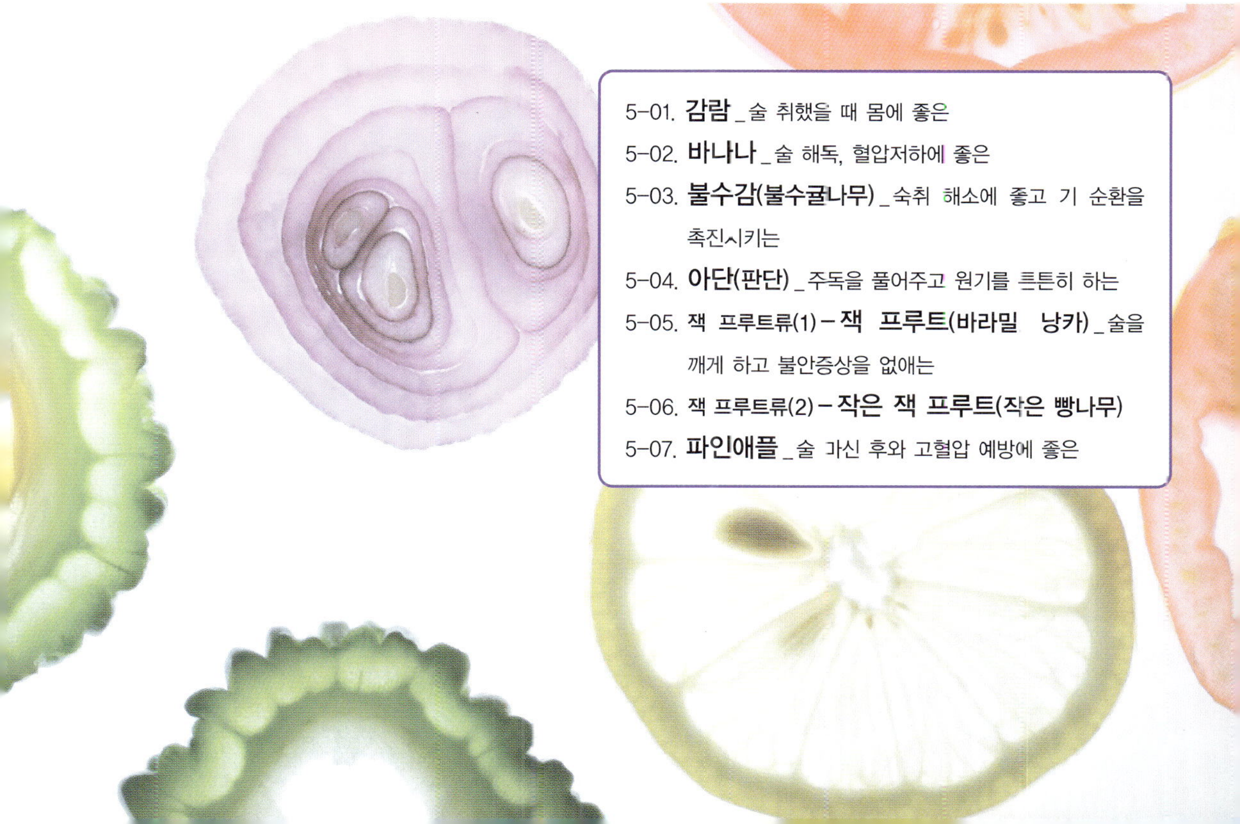

5-01. **감람** _ 술 취했을 때 몸에 좋은

5-02. **바나나** _ 술 해독, 혈압저하에 좋은

5-03. **불수감(불수귤나무)** _ 숙취 해소에 좋고 기 순환을 촉진시키는

5-04. **아단(판단)** _ 주독을 풀어주고 원기를 튼튼히 하는

5-05. **잭 프루트류(1) – 잭 프루트(바라밀 낭카)** _ 술을 깨게 하고 불안증상을 없애는

5-06. **잭 프루트류(2) – 작은 잭 프루트(작은 빵나무)**

5-07. **파인애플** _ 술 가신 후와 고혈압 예방에 좋은

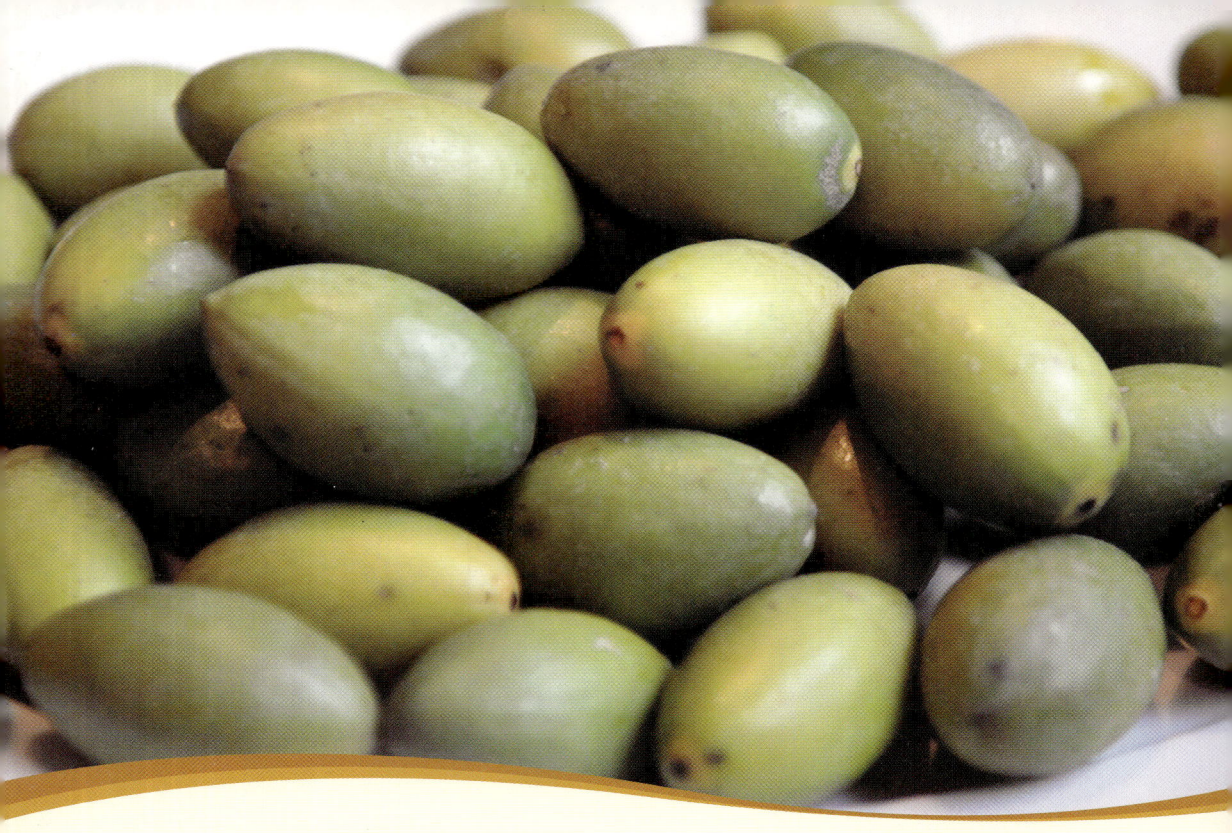

푸젠성 샤먼에서 구입한
감람나무 열매(중국)

5.01 감람

술 취했을 때 몸에 좋은

- 학명 | *Canarium album* (Lour.) Raeusch.
- 식용부위 | 열매
- 과명 | 감람과(Burseraceae)
- 약용부위 | 과일 씨, 뿌리, 잎

한자 • 橄欖(감람), 靑果(청과), 甘欖(감람), 白欖(백람)

❀ 감람이 수재된 조선시대 의서
- 『방약합편』

- **원산지 |** 감람(橄欖)나무는 중국의 광둥(廣東)성, 광시(廣西)성, 푸젠(福建)성에서 많이 생산된다.

- **재배지·판매 |** 중국 남부, 인도차이나 지방에 자생하며 그리고 아프리카와 남북아메리카의 아열대에서 열대에 이르는 지역에 걸쳐서 분포한다. 저자는 중국 남부지방의 푸젠성 샤먼(廈門)시에서 처음 만났는데, 시내의 한 과일가게에서 올리브와 닮은 열매가 눈에 번쩍 띄어 주인에게 과일 이름을 한자로 써달라고 했더니 이 열대가 바로 감람이었던 것이다.

- **식물 |** 감람과에 속하며 학명은 *Canarium album*로서 열매를 식용 및 약용한다.

- **성서에 나오는 감람은 올리브를 잘못 번역한 것 |** 감람과(科)의 식물인 감람나무의 열매, 즉 감람은 올리브 열매와 비슷하다. 감람나무는 성서에 소개되어서 잘 알려져 있다. 그런데 성서에 나오는 감람나무는 한방 책에 나오는 감람나무와는 전혀 다른 물푸레나무과(Oleaceae)에 속하는 올리브로서, 이 감람나무와는 구별해야 한다. 중국에서 자라는 감람나무 열매가 올리브 열매와 비슷하여, 올리브나무를 감람나무로 잘못 번역한 것으로 생각된다. 이 때문에 많은 사람들이 감람과 올리브를 혼동하는 실수를

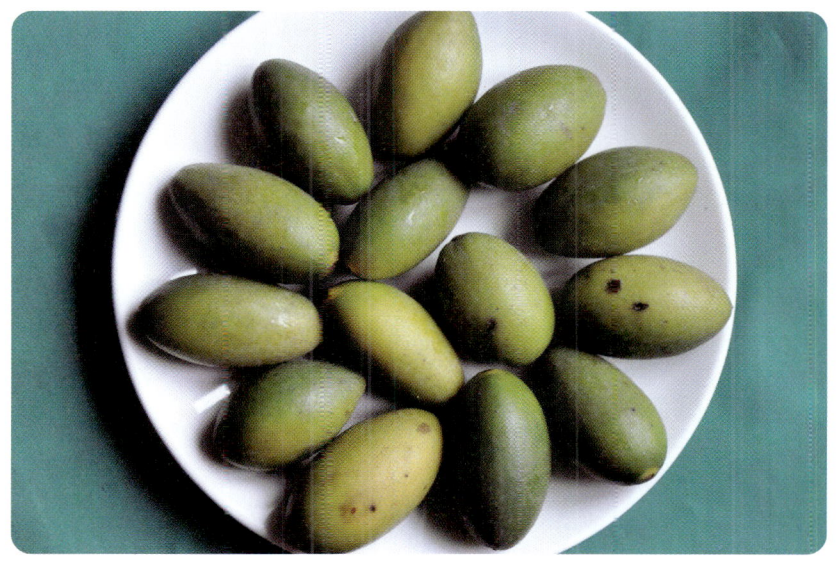

감람나무 열매(중국)

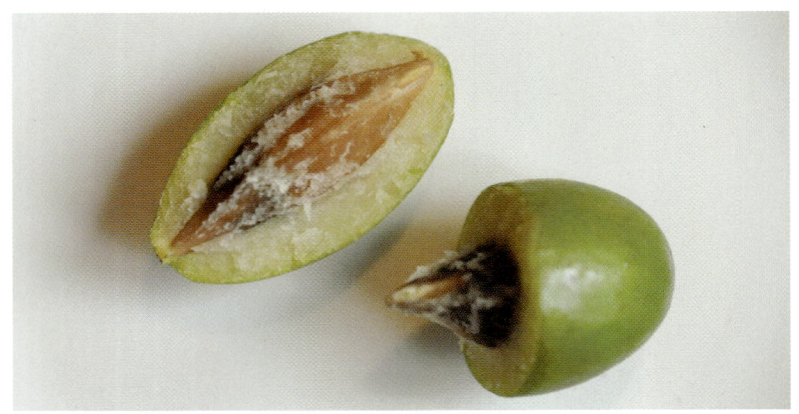
감람 열매 내부(중국)

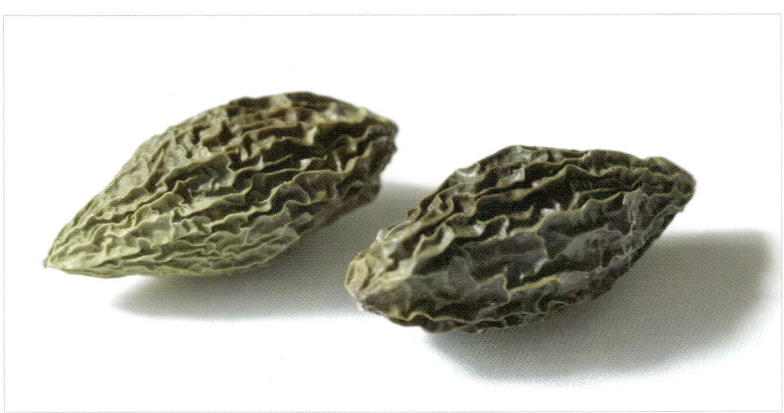
감람 씨(중국)

하고 있다.

● **술 중독에 효과** | 한방서에는 '복어 독을 풀려면 감람 즙을 복용한다' 그리고 '주독(酒毒)을 풀어준다'라며 술 마시고 난 뒤에 감람 열매가 좋다고 설명하고 있다. 가장 오래된 한방서인 『신농본초경』에도 '진액을 생기게 하고 음주 후에 이것을 씹으면 목이 마르지 않는다. 따라서 주독을 없앤다'라고 효능을 소개하고 있다.

또, '감람으로 찜질하면 소염, 삼출액의 감소 등으로 급성 염증성 피부병에 효과가 있고 상처의 통증이 경감하고 상처가 빠르게 아문다.' 이는 중국의 『중약대사전』에 나오는 임상보고다. 또 다른 한방책인 『본초강목』에는 '감람이라고 하는 열매는 익어도 그 색은 여전히 푸르므로 보통 청과(青果)라고 부른다. 그 색이 누런 것은 아주 안 좋은 것이고 병든 것이다'라고 되어 있다.

조선 고종 때 『동의보감』을 간단하게 정리한 한방책인 『방약합편』의 이과(夷果)편에도 감람나무의 열매인 감람이 등장한다. 즉 여지, 용안, 비자, 해송자와 함께 감람을 소개하며 주요하게 다루고 있다.

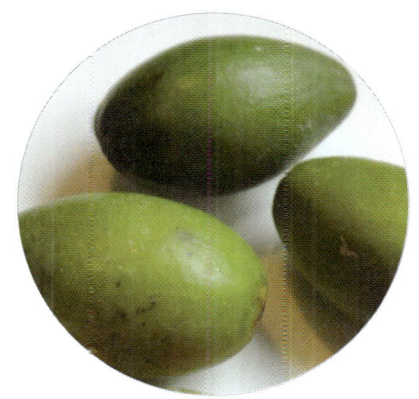

감람나무 열매(중국)

- **식용법** | 열매를 달여 먹는다. 짓찧어 즙을 짜내어 먹거나 바짝 졸여서 엑스(추출물) 제제로 만들어 먹기도 한다.

감람의 한방 효능

1. **열매의 성미(性味)** : 맛은 달고 떫고 시큼하며 성질은 평(平)하다.

2. **열매의 효능**
   - 청폐(淸肺, 열기에 의해 손상된 폐기를 맑게 식히는 효능), 이인(利咽, 인후를 편하게 하는 효능) 효능이 있다.
   - 생진(生津, 침이나 체액의 분비를 촉진), 해독하는 효능이 있다.
   - 목이 붓고 아픈 병증, 세균성 이질, 간질을 치료한다.
   - 복어 독 중독에 효과가 있으며 주독(酒毒), 주취(酒醉)를 둔다.
   - 감람으로 찜질하면 급성 염증성 피부병과 습진성 피부염에 효과가 있다는 임상 보고가 발표되어 있다.

3. **기타 부위의 효능**
   - 씨 : 주독(酒毒) 해소, 윤폐소담(潤肺消痰)
   - 뿌리 : 청인해독(淸咽解毒), 건위(健胃), 각기(脚氣) 치료에 효과

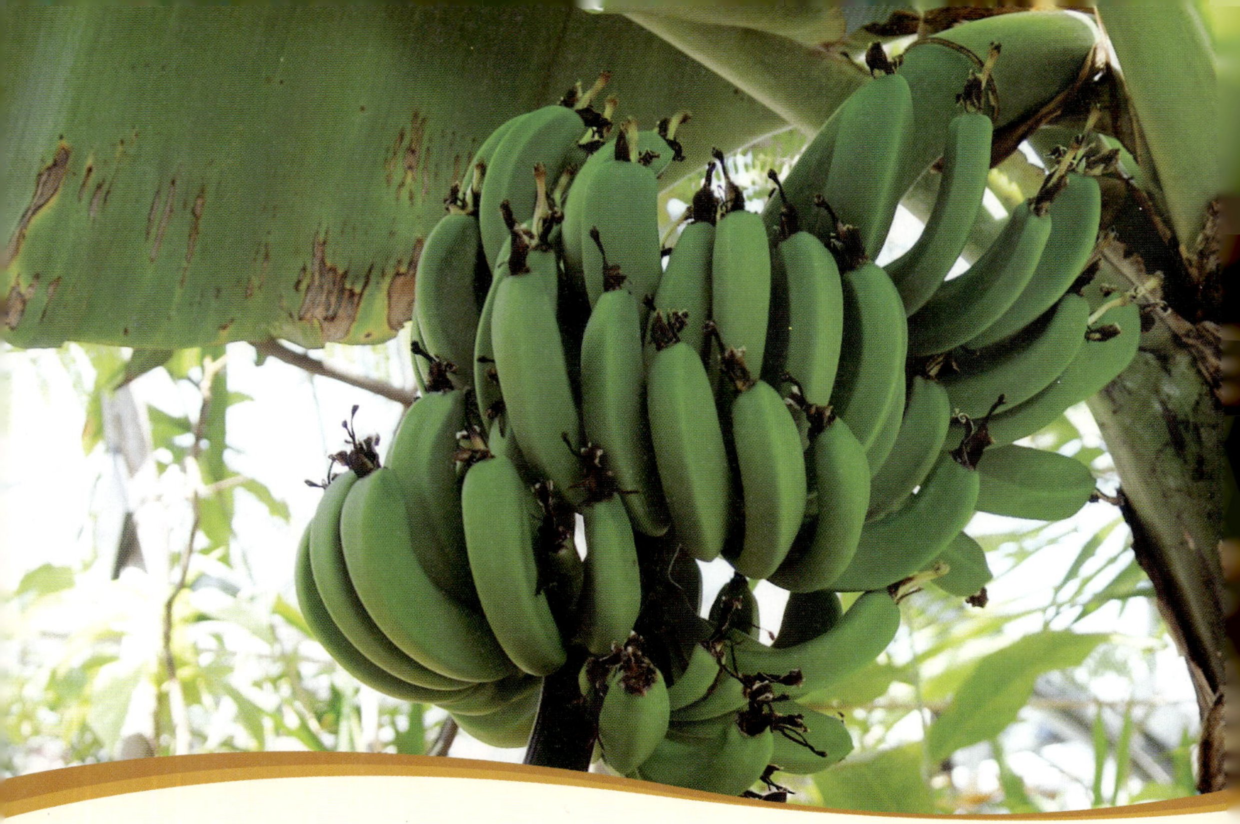

호시약과대학 약용식물원의
바나나(일본)

5.02 바나나
술 해독, 혈압저하에 좋은

- **학명** | *Musa acuminata* x *Musa balbisiana* Colla (=*M. paradisiaca* Linné)
- **과명** | 파초과(바나나과, Musaceae) · **식용부위** | 열매 · **약용부위** | 열매껍질, 잎, 뿌리, 꽃

 영어 • banana   프랑스어 • bananier   이태리어 • banano

 스페인어 • banano   필리핀어 • saging   타이어 • kluay(끄루아이)

인도네시아어 • pisang   말레이어 • pisang

일본어 • バナナ(바나나)   한자 • 香蕉(향초), 甘蕉(감초)

❀ 바나나가 수재된 한국의 공정서

- 한국 『식품공전』의 '식품에 사용할 수 있는 원료' 부분에 바나나(*Lagerstroemia speciosa*)의 열매와 잎이 수재

- **원산지** | 바나나(banana)의 기본 야생종인 *Musa acuminata*는 미얀마에서 파푸아뉴기니에 이르는 동남아시아의 열대우림이 원산지이다. 그리고 *Musa balbisiana*는 동남아시아 및 스리랑카에서 필리핀에 이르는 동남아시아 계절풍 지역이 원산지로서, 인류는 이들 잡종 또는 기본종

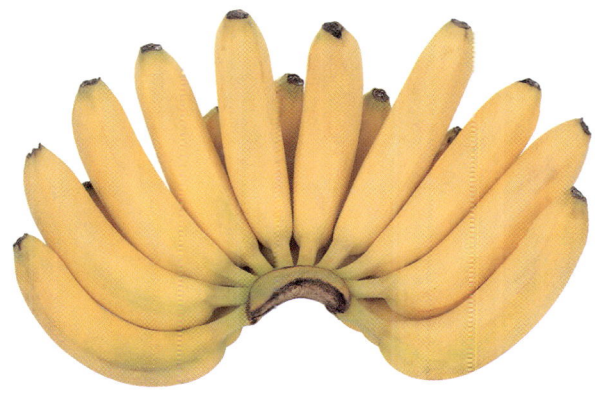

바나나(한국)

을 오랫동안 재배해왔다고 고려대 김기중 교수는 설명한다.

- **재배지·판매** | 바나나는 예전에 서민들은 구경조차 하기 힘들었던 귀한 과일이었다. 요즘에는 가격도 매우 싸졌고, 최근에는 웰빙식품으로 새롭게 주목을 받고 있다. 1980년대 일본을 처음 방문한 저자는 과일가게마다 진열해놓은 바나나가 너무나 먹음직스러워 저녁마다 사서 숙소에서 먹은 적이 있다. 당시 우리나라는 바나나를 전량 수입해야 했으므로 꽤 비쌌지만 일본은 재배가 가능하여 가격이 저렴했다. 한국에선 주로 병 문안을 갈 때에나 귀한 선물로 바나나를 샀던 기억이 난다. 당시에는 필리핀, 대만 등지에서 수입했지만 이제는 제주도에서 많은 양을 재배하고 있다.

- **식물** | 파초과(바나나과)에 속하는 다년생 초본으로서 학명은 *Musa acuminata* x *Musa balbisiana*이며 열매를 식용한다.

- **변비, 숙취에 좋은 과일** | 바나나는 혈압강하, 변비 예방, 숙취에 좋다. 한방 효과는 진액을 회복시키는 생진(生津) 작용과 갈증을 없애주는 효과, 그리고 폐에 영양분을 주는 윤폐(潤肺) 효능이 알려져 있다. 바나나는 열매뿐 아니라 꽃, 잎, 뿌리까지 약으로 쓸 수 있다. 꽃은 위(胃)의 통증, 잎은 염증을 없애주며 뿌리는 해독 효과가 있다.

- **껍질에 갈색 점이 있는 것이 맛있다** | 바나나는 껍질에 갈색의 주근깨 반점이 하나 둘씩 나타났을 때 당도가 가장 높다. 그래서 맛있는 바나나를 먹으려면 껍질에 갈색 점이

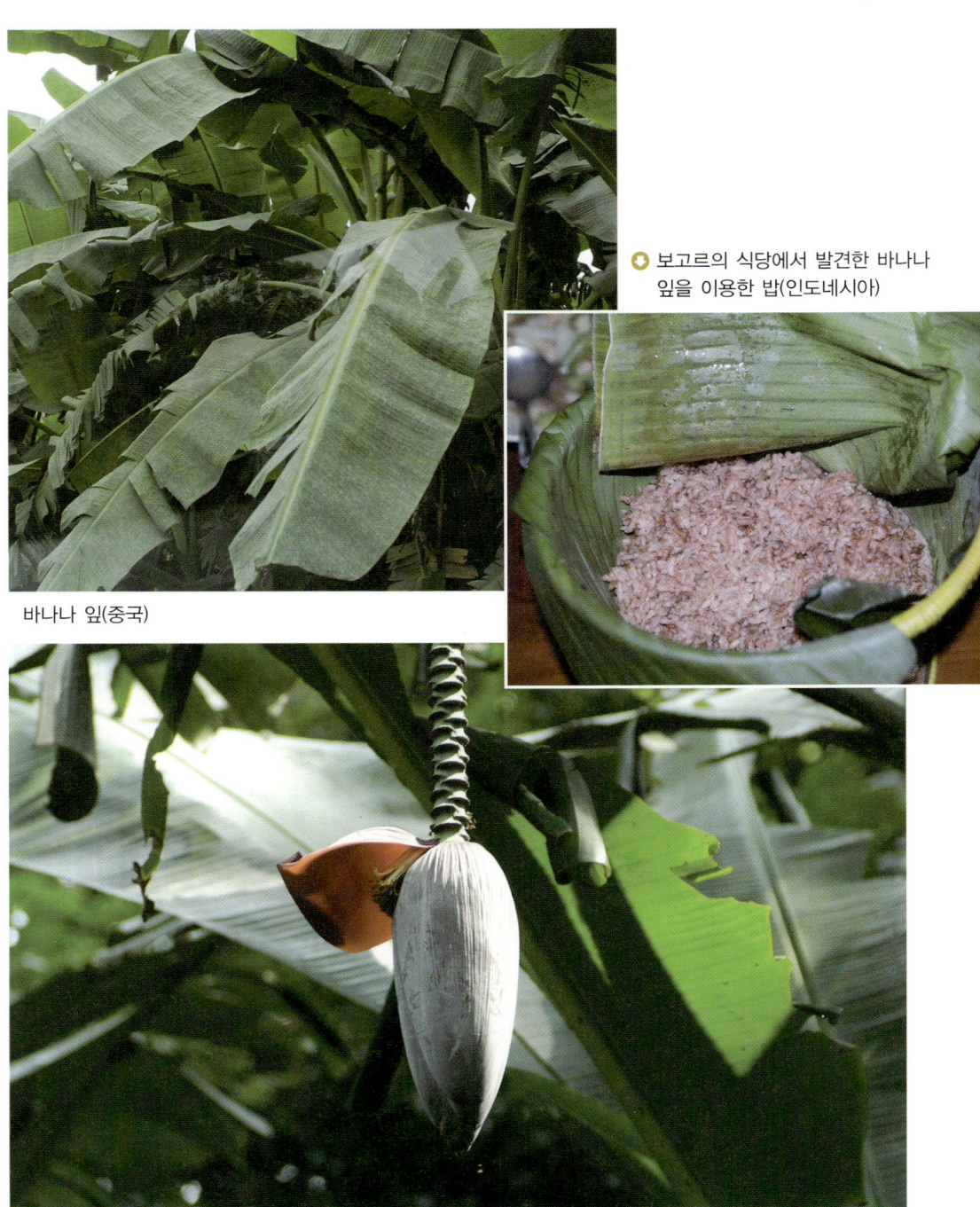

바나나 잎(중국)

○ 보고르의 식당에서 발견한 바나나 잎을 이용한 밥(인도네시아)

구이린식물원의 바나나 꽃(중국)

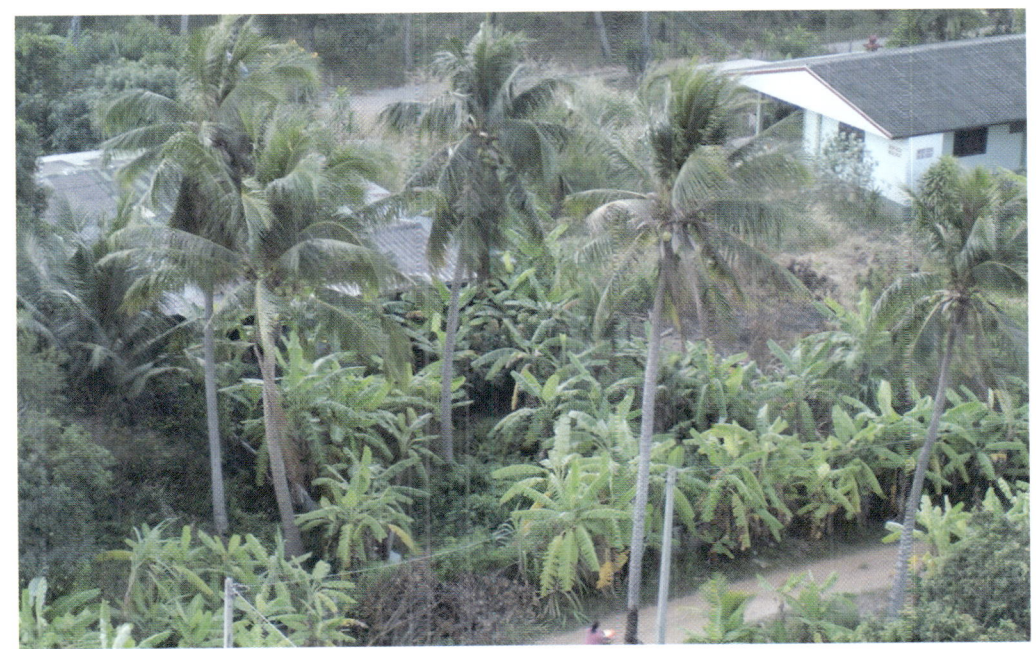

바나나나무(캄보디아)

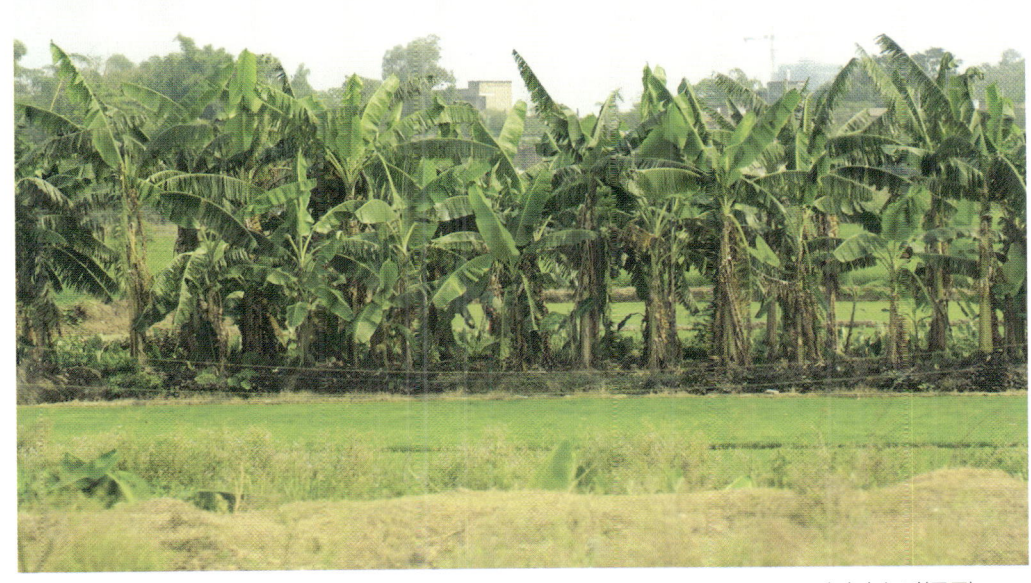

바나나 농장(중국)

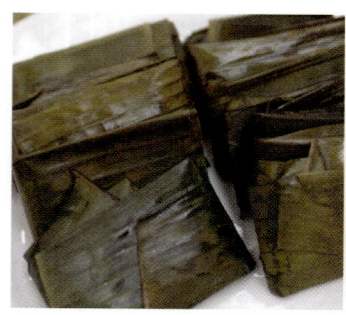 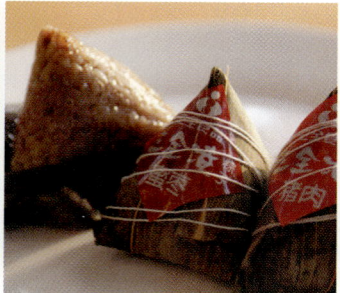 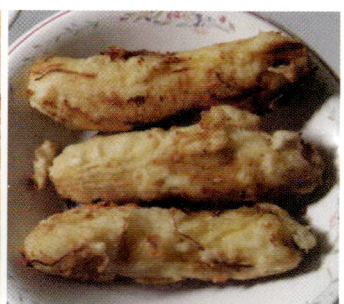

바나나 잎에 싼 밥(중국)   바나나 잎에 싼 밥(중국)   바나나 튀김(인도네시아)

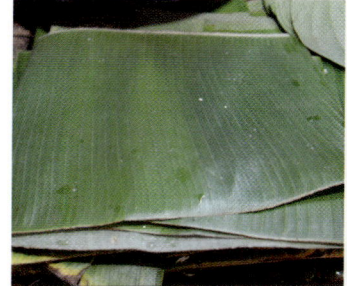 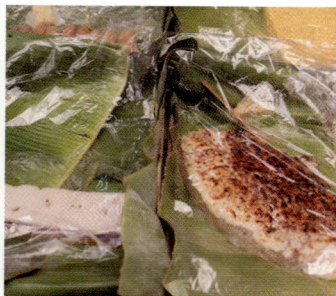 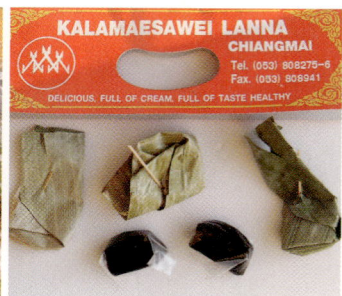

판매하는 바나나 잎(필리핀)   음식을 싼 바나나 잎(필리핀)   바나나 잎에 싼 과자(태국)

있는 바나나를 고른다. 바나나는 수확 후에도 계속 익는 후숙(後熟) 과일이다. 냉장고에 넣으면 색깔이 검게 변하며 과육이 물러지므로 실온에 매달아 두는 것이 가장 좋은 보관법이다.

최근 코레일유통은 기차역사 안에 바나나 자판기를 도입, 출퇴근과 여행길에 색다른 간식거리를 제공할 계획이라고 밝혔다. 기차여행 때 간식은 물론 출퇴근 열차 이용객들에게 아침식사 대용으로 큰 호응을 받을 것으로 기대하고 있다. 이 바나나 자판기는 이미 일본에서 선풍적인 인기를 끌고 있다. 일본의 100엔(¥) 가게(우리의 천 원 가게에 해당)에는 바나나를 하나씩 넣을 수 있는 플라스틱 케이스도 팔고 있어, 일본 사람들이 얼마나 바나나를 즐기는지 알 수 있다.

- **식용법** | 바나나는 생것을 그냥 먹거나 샐러드, 주스 등으로 이용하지만 외국에서는 껍질을 벗겨서 기름에 튀겨 먹기도 한다. 한약 답사를 위해 인도네시아를 방문하여 람부탄나무를 촬영하던 중, 집 주인인 주주 주에라(Djudju Djuhaera)씨가 저자를 위해

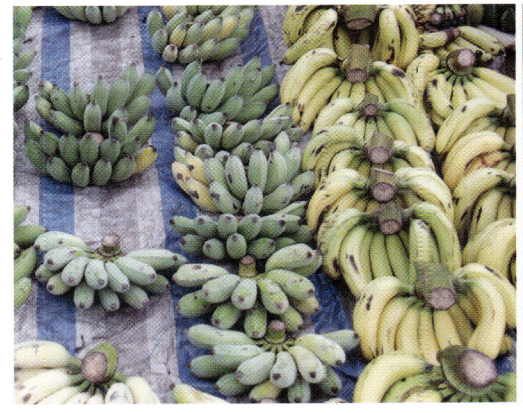
하롱베이 시장에서 파는 바나나(베트남)

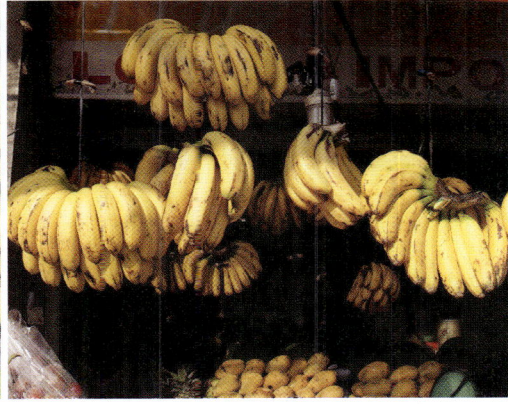
상점에 걸려 있는 바나나(필리핀)

바나나를 튀겨줘서 맛있게 먹었던 기억이 생생하다. 바쁜 아침식사 시간인데도 이방인을 위해 친절을 베풀어준 것이다. 동남아 지역에서는 음식의 포장지로, 쌀로 밥을 짓는 용기로 바나나 잎을 널리 사용한다.

바나나의 한방 효능

1. **열매의 성미(性味)** : 맛은 달고 성질은 차고 서늘하다.

2. **열매의 효능**
   - 생진(生津, 음이 허하여 진액이 부족하거나 고열 등으로 진액이 소모된 때 진액을 자양하는 약물을 써서 정상으로 회복시키는 것), 지갈(止渴), 윤폐(潤肺, 폐음을 자양함) 효능이 있다.
   - 혈압저하, 술 해독, 변비 해소에 좋다.

3. **기타 부위의 효능**
   - **꽃** : 위통 치료
   - **잎** : 소염지통(消炎止痛)
   - **뿌리** : 해독, 청열양혈(清熱凉血)

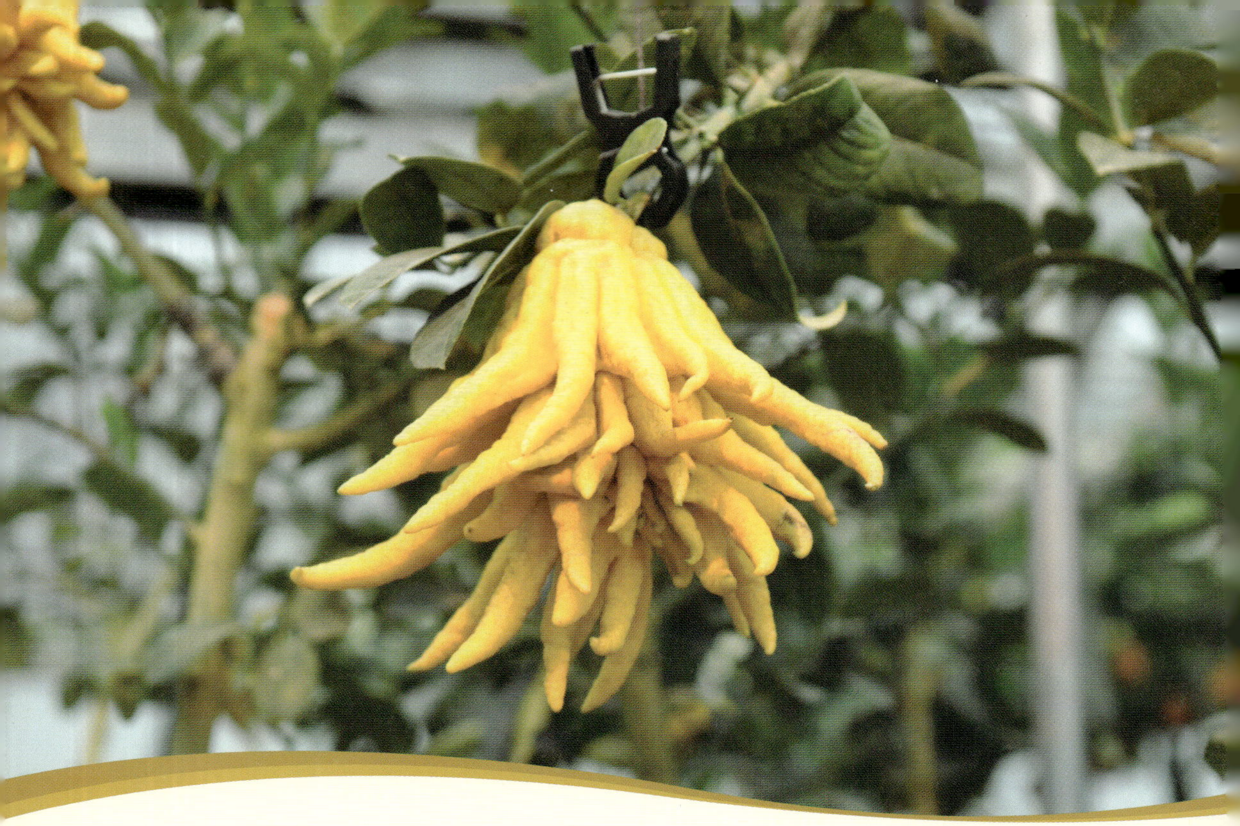

대한민국농업박람회에 전시 중인
불수감(한국)

5.03 숙취 해소에 좋고 기 순환을 촉진시키는
불수감(불수귤나무)

- **학명** | *Citrus medica* L. var. *sarcodactylis* Swingle
- **식용부위** | 열매
- **과명** | 운향과(Rutaceae)
- **약용부위** | 열매껍질, 뿌리, 꽃, 잎

 영어 • buddha's hand, fingered citron
 일본어 • ブッシュカン(仏手柑, 붓슈칸)
 한자 • 佛手柑(불수감), 佛手香柑(불수향감), 五指柑(오지감)

❀ 불수감이 수재된 『중국약전』
- 『중국약전』에 '불수'로 기재되어 있다.

- **원산지 |** 불수감(佛手柑)의 주산지는 중국 남쪽의 광둥(廣東), 광시(廣西), 푸젠(福建)성 지역이다.

- **재배지·판매 |** 중국, 일본 등지에 많이 분포하고 식용으로 먹을 수 있으며 관상용으로도 재배한다. 특히 일본의 아열대식물원, 중국 남부의 식물원에서 유난히 눈에 많이 띈다. 베트남 등 동남아

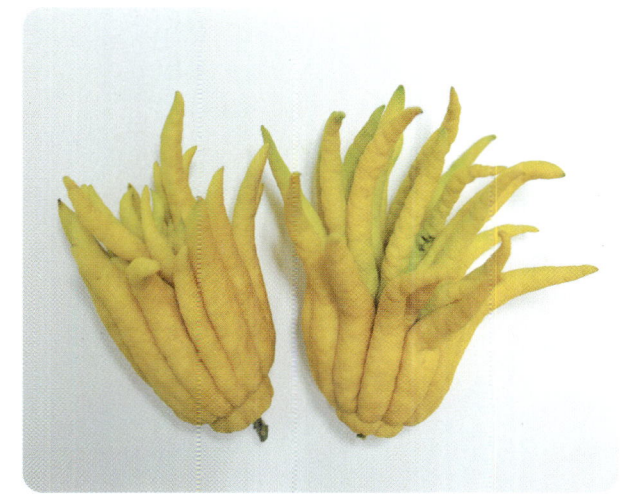

불수감(한국)

지역의 전통시장에서는 이 열매를 판매하는 모습을 쉽게 볼 수 있다.

우리나라에서는 남해안 지역을 중심으로 시설 내에서 재배가 가능한데, 실제 전남 고흥과 완도에서 불수감을 생산하고 있으며 전라남도농업기술원 과수연구소에서는 불수감을 연구하고 있다. 가끔씩 우리나라 백화점의 과일 매장에 등장하여 사람들의 눈길을 받기도 한다.

- **식물 |** 운향과에 속하며 학명은 *Citrus medica* var. *sarcodactylis*로서 열매를 식용한다. 가지에 가시가 있고 길게 자란다. 꽃잎 수는 5~7개이고 꽃잎 색은 흰색이며 자주색을 띠는 것도 있다.

열매는 10월 상순경에 착색되기 시작하여 1월 상순경에 황금색을 띠게 되는데, 향기가 오래 지속되므로 9월 중순경에 중형 화분, 조경분, 수경분, 벽걸이 등으로 만들어 집 안에 두면 관상용으로 제격이다. 열매의 끝이 손가락처럼 갈라진 것을 마치 부처님의 손같이 생겼다고 생각하여 불수감이란 이름을 붙였는데, 나무 이름은 불수귤나무라고 한다.

- **중국 특산 한약, 광불수 |** 중국에서는 '불수'로 불리며 식용보다 한약의 용도로 많이 사용한다. 특히 광둥성 지역에는 '광불수(廣佛手)'라는 특산식물이 있다. 이 광불수

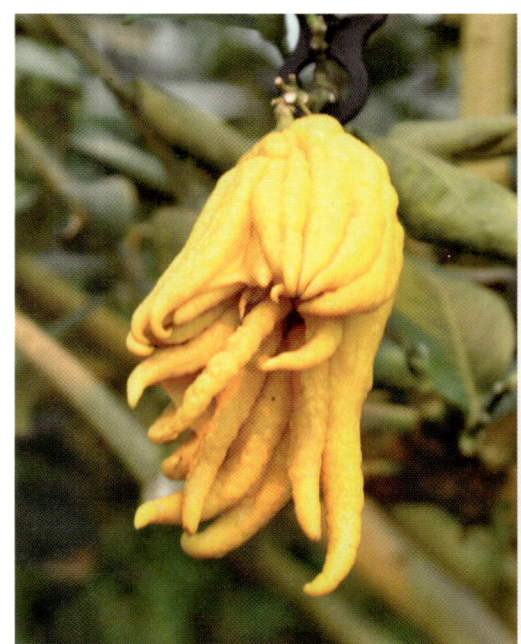
불수감 열매(한국)

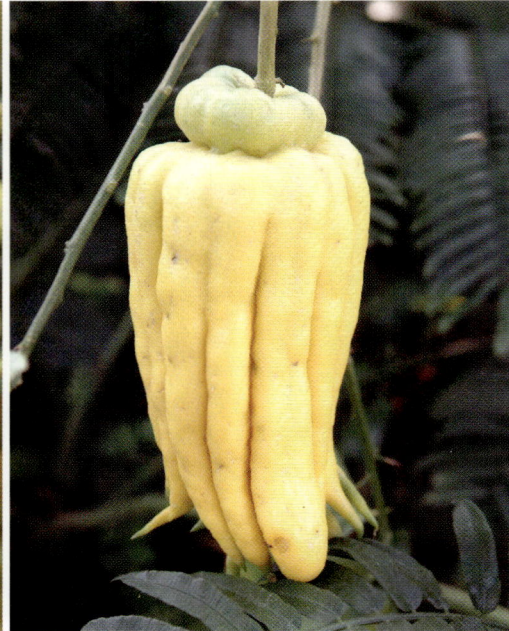
불수감 열매(일본)

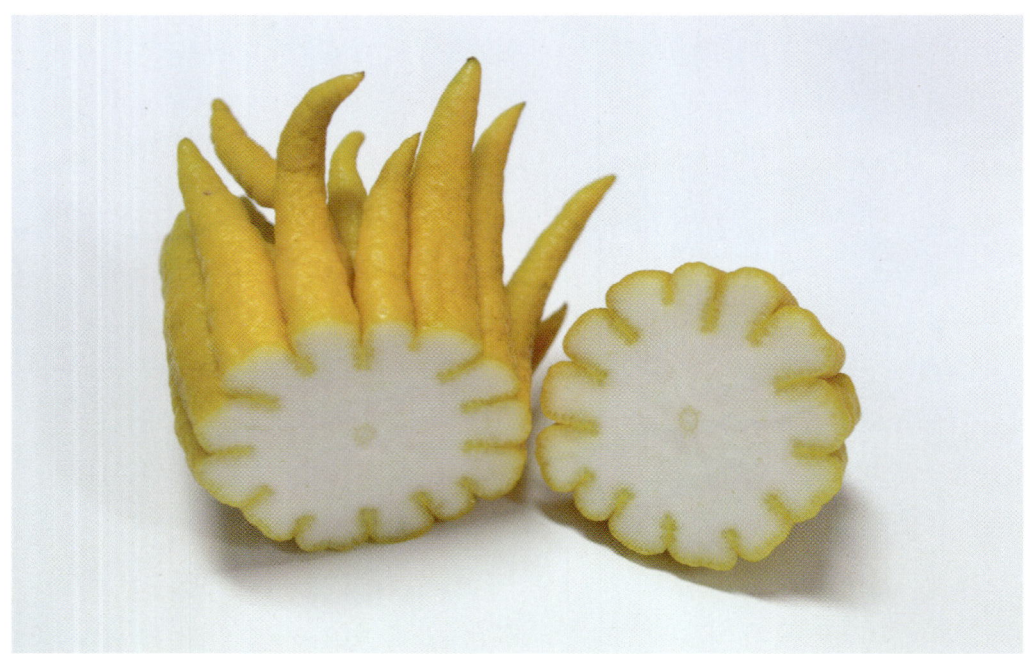
불수감 내부(한국)

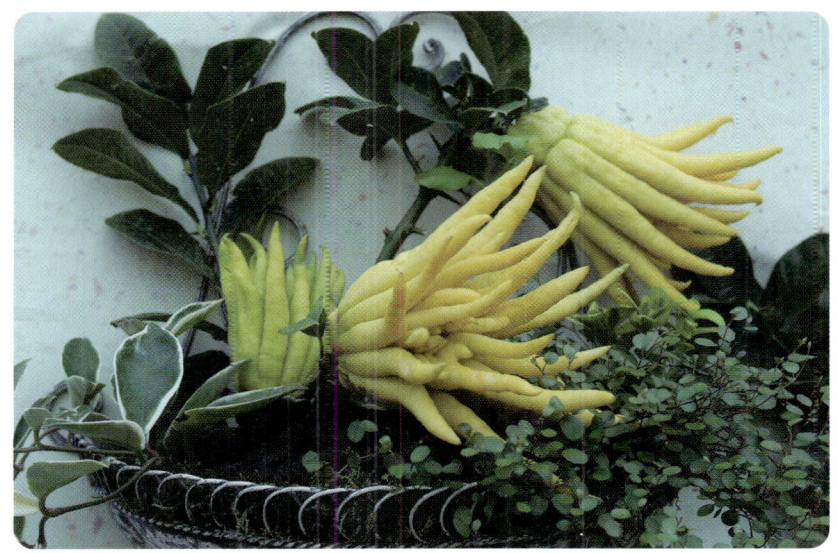

불수감 화분(한국)

표본은 중국 광저우(廣州)시에 있는 광둥(廣東)성 중약연구소 중약표본원에서 전시하고 있다.

- **기 순환 촉진, 술 마신 후 효과 |** 한방에서 이 과일은 맛이 쓰고 맵고 시며 따뜻한 성질을 가지고 있다. 기의 순환을 촉진시키고 가래를 삭이는 작용이 있으며 위통, 구토, 기침을 치료하고 술독도 풀어준다. 중국에서는 어린이의 전염성 간염을 치료한 임상 보고가 있다.

- **전남농업기술원에서 대량 번식 성공 |** 전라남도농업기술원에서는 불수감 연구를 추진하여 국내 처음으로 분화 재배와 대량 번식에 성공했다. 전라남도농업기술원이 주최하는 '대한민국농업박람회'에서 불수감을 선보인 적이 있는데, 열매 끝부분이 여러 갈래로 갈라져 손가락이나 꽃송이 모양을 한 과일이 주렁주렁 매달려 있는 전시물을 보고 관람객들이 몰리기도 했다.

  전남 해남에 위치한 전남농업기술원 과수연구소에서는 불수감의 이용가치를 극대화시키는 기능성 실험과 조심 및 시비방법의 분화상품을 향상시킬 수 있는 재배법 확립을 위해 연구 중이다.

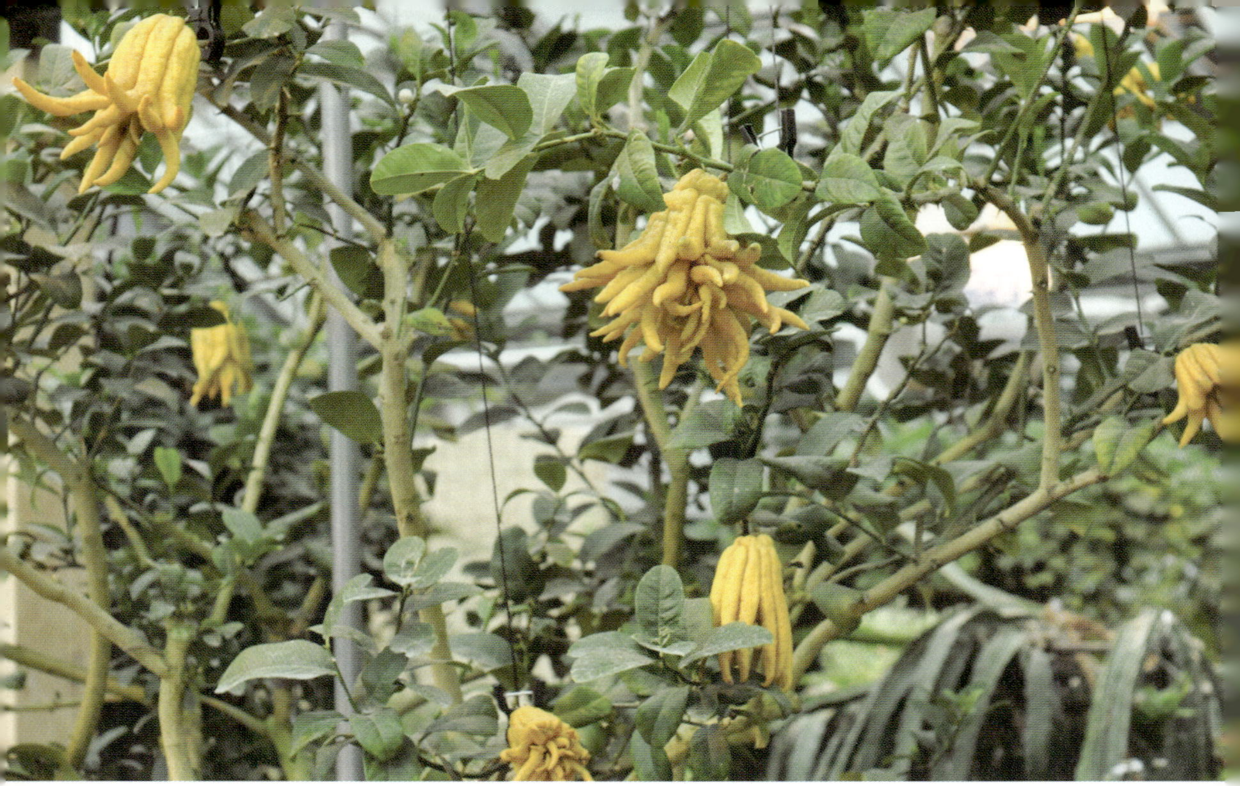

🔼 대한민국농업박람회에 전시 중인 불수감(한국)
🔽 하롱베이 시장에서 판매하는 불수감(베트남)

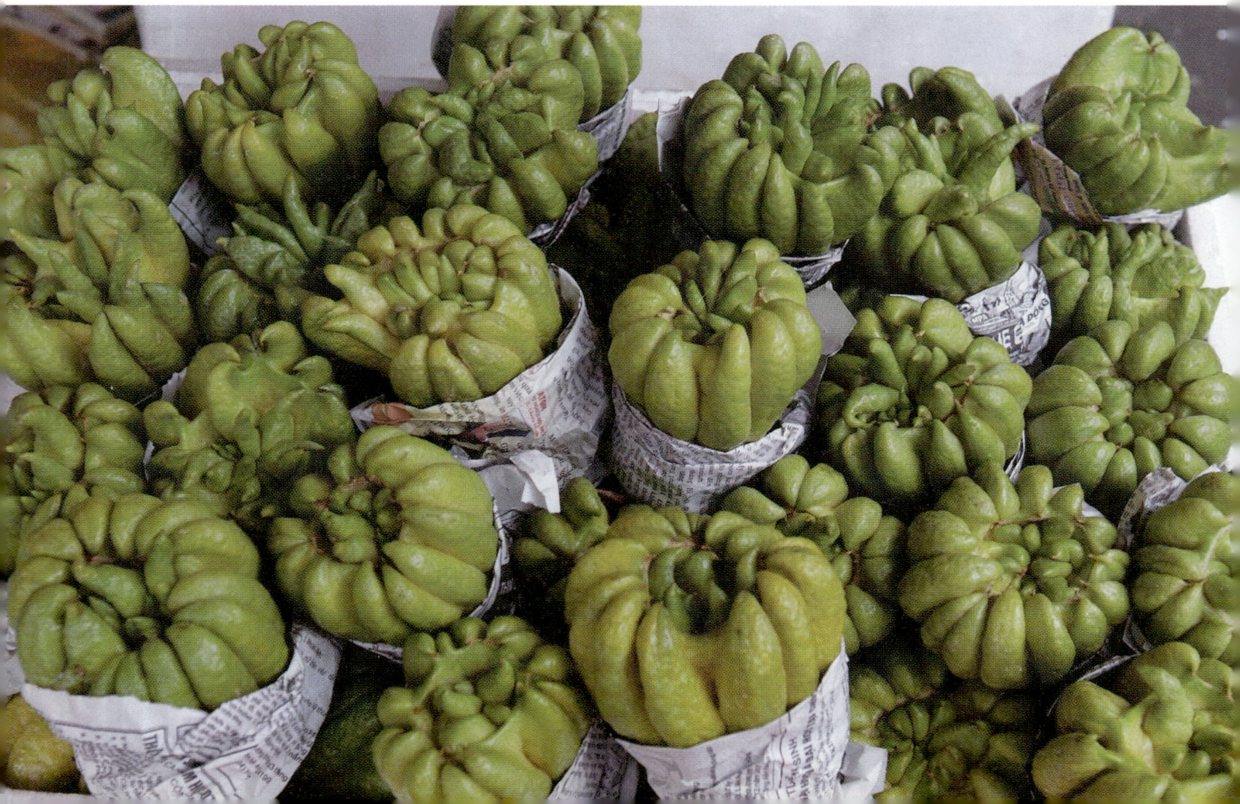

- **식용법 |** 불수감의 과일 껍질에는 기름 주머니가 있고 여기에 많은 정유를 함유한다. 만지면 주머니가 터져 냄새가 나는데, 레몬과 비슷한 향이 난다. 불수감은 잘라 말려서 차로 달여 먹고 술로 담가 마셔도 된다. 깨끗이 씻어 설탕과 1:1 비율로 섞어 재어서 유자차처럼 만들어 먹기도 한다. 일본에서는 불수감을 과자로 만들어 판매한다.

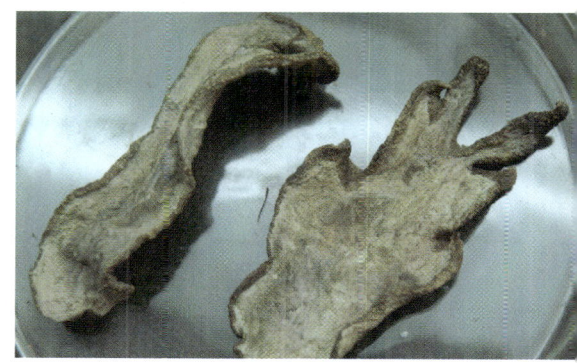

광둥성중약재연구소에 전시 중인 한약재 불수감(중국)

불수감의 한방 효능

1. **열매의 성미(性味)** : 맛은 쓰고 맵고 시며 성질은 따뜻하다.
2. **열매의 효능**
   - 기의 순환을 촉진시키고 가래를 삭인다.
   - 위통, 협창(脇脹, 겨드랑이나 옆구리에 생기는 화농성 악창)을 치료한다.
   - 구토, 담음해천(痰飮咳喘, 기의 흐름이 순조롭지 못하여 체내 수분의 대사장애로 형성된 담음이 기침과 가래에 각종 호흡곤란 증상을 유발하는 것) 등을 치료하며 술독을 풀어준다.
   - 술로 달여 복용하면 담기(痰氣) 해수를 치료한다.
   - 간을 보하고 위를 덥혀주며 구토를 멎게 하고 위한[胃寒, 위의 양기가 허하거나 한사의 침입으로 인해 발생한 위병(胃病)으로 인한 탈을 제거한다.
   - 위기(胃氣) 동통을 치료한다.
   - 얼굴의 한통(寒痛, 한기로 인한 통증)을 치료하며 중초(위 부근의 부위)를 조화시킨다.
3. **기타 부위의 효능**
   - 뿌리 : 간기(肝氣, 간의 정기) 울체(鬱滯, 공기 따위가 막히거나 가득 참)에 효과, 간위(肝胃) 기통(氣痛, 기가 정체되어 발생하는 통증)에 효과

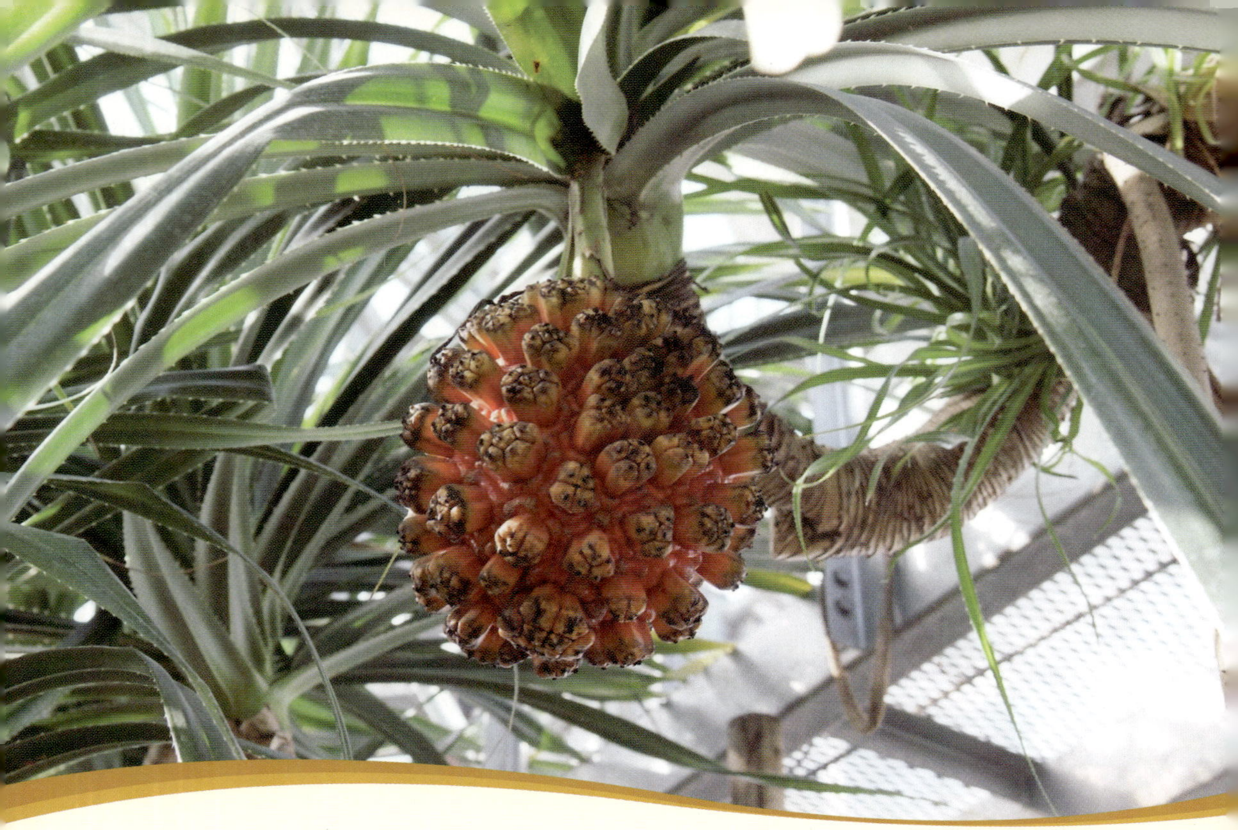

미야자키현 약초·지역작물센터에서
재배 중인 아단의 열매(일본)

5.04 아단(판단)
주독을 풀어주고 원기를 튼튼히 하는

- **학명** | *Pandanus tectorius* Soland.
- **학명의 이명** | *Pandanus odoratissimus*
- **식용부위** | 열매

- **과명** | 판다나과(Panadanaceae)
- **약용부위** | 열매

 영어 • pandan, screw pine
 타이어 • bai toey hom(바이떠이험)
 말레이어 • pandan rampeh, pandan wangi
 한자 • 櫓罟子(노고자), 露兜子(노두자)

 프랑스어 • pandanus
 인도네시아어 • duan pandan
 일본어 • アダン(阿檀, 아단)

아단이 수재된 한국의 공정서
- 한국 『식품공전』의 '식품에 제한적으로 사용할 수 있는 원료' 부분에 '아단'이라는 이름으로 열매가 수재

- **원산지 |** 아단(pandan)은 인도네시아의 몰루카 제도가 원산지로 추정하고 있다.

- **재배지·판매 |** 동남아시아 대부분의 지역에서 재배하고 있으며 중국에서는 광둥(廣東), 광시(廣西), 윈난(雲南)성 지역에 분포하고 있다. 일본에는 미야자키(宮崎)현 총합 농업사업장 약초·지역작물센터의 유리온실에 아단이 자라고 있다. 한국의 식물도감에는 아단이 잘 올라 있지 않다.

- **식물 |** 판다나과에 속하며 학명은 *Pandanus tectorius*로서 열매를 식용한다. 열매는 파인애플처럼 생겼으며 야자나무처럼 생긴 잎이 길고 꽃은 희다. 특히 열매는 여러 꽃으로 된 많은 열매가 고여 하나의 열매처럼 보인다. 모양은 타원형으로, 50~70개 이상의 핵과가 모여서 열매를 이룬다. 열대의 해안가에 잘 자란다.

  영어 이름은 판단(pandan)이지만 우리나라『식품공전』에 '아단'으로 수재되어 있어 본서에서도 이같이 기재한다.

- **눈병, 이질 치료에 효과 |** 이 식물은 일본 미야자키현의 약초·지역작물센터에서 처음 만났다. 당시에는 이 식물에 대해 잘 몰랐지만 열매 모양이 특이해서 사진을 몇 장

아단 잎(일본)

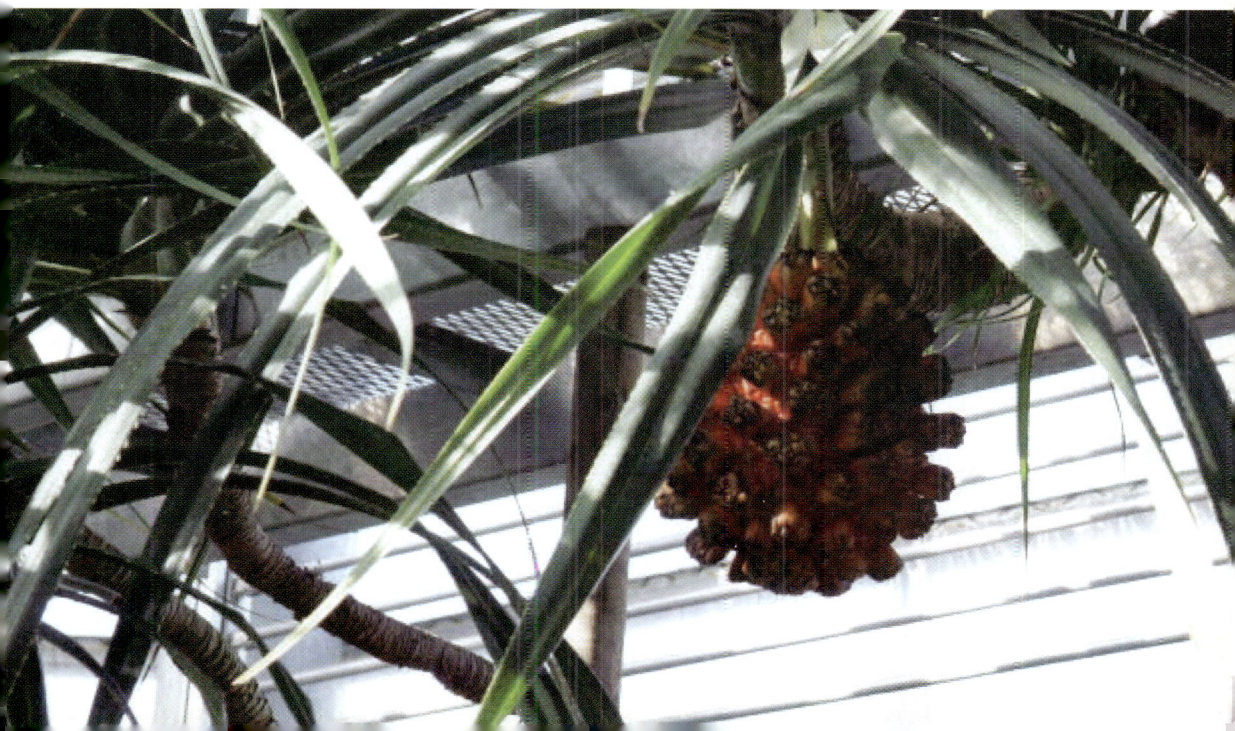

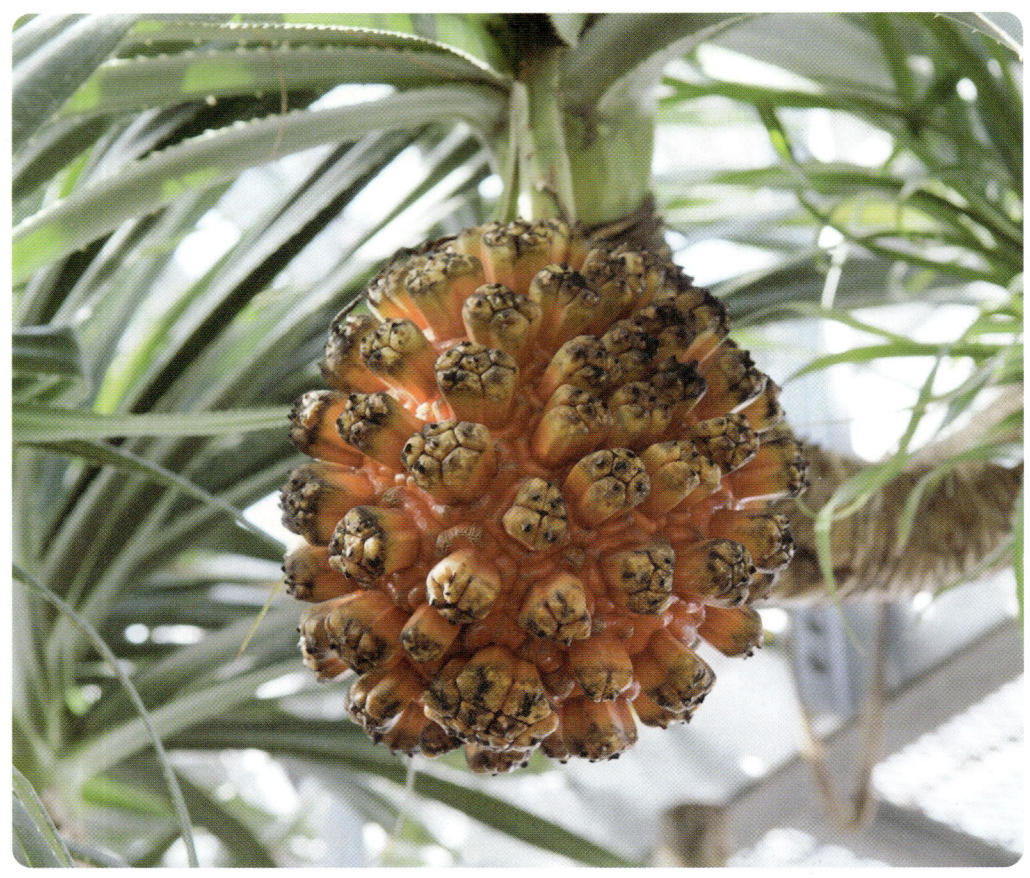
아단 열매(일본)

찍어두었는데, 나중에 저자의 저서인 『일본 약용식물 한방약 도감』과 이 책 『약이 되는 열대과일』 제작을 위해 자료를 찾다가 그때 촬영했던 사진을 유용하게 사용할 수 있었다. 이처럼 외국에서 식물사진을 촬영할 때 당시에는 미처 알지 못하는 식물이더라도 사진으로 기록해두면 후에 좋은 자료로 활용될 수 있다.

● **비위를 보하고 눈병에 좋아** | 한방에서 아단의 효능은 비위(脾胃)를 보하고 원기를 튼튼하게 하며 정신을 북돋우고 가래를 삭이는 효능이 있다. 그리고 주독(酒毒)을 풀며 술 마신 뒤의 갈증도 없애는 작용을 한다. 중국의 처방에 의하면 이질 치료에 아단 열매 74~148g을 물로 달여서 복용하면 되고, 눈에 병이 있어 막 같은 것이 생긴 장애에는

아단을 흰 꿀에 담가 매일 1개씩 1개월 정도 먹으면 낫는다고 한다. 그리고 더위 먹은 것을 풀어주는 치료에도 아단을 달여 복용한다.

아단 속은 파인애플과 비슷하며, 인도네시아에서는 아단 잎으로 짠 작은 바구니에 쌀을 넣고 쪄 먹는다.

- **허브로도 이용** | 아단의 포엽(苞葉, 꽃이나 꽃받침을 둘러싸고 있는 작은 잎)은 강한 장미 향이 나는 정유를 함유하고 있어 허브식물로 이용하기도 한다.

- **식용법** | 열매는 생으로 먹거나 요리하여 먹을 수 있다. 한국의 『식품공전』에 '아단'이란 이름으로 열매가 수재되어 있으며 식품에 제한적으로 사용할 수 있는 원료로 취급하고 있다. 약용으로는 열매 11~18g을 달여서 복용하면 되고 술이나 꿀에 담가 먹을 수도 있다.

아단(판단)의 한방 효능

1. **열매의 성미(性味)** : 맛은 싱겁고[淡] 맵고 성질은 서늘하다.
2. **열매의 효능**
    - 발한해표(發汗解表) 효능이 있다. 즉 땀을 내게 하고 풍한(風寒, 풍사와 한사가 겹친 증후. 감기 또는 고뿔)을 발산시킨다.
    - 청열이습(淸熱利濕) 효능이 있다. 즉 열을 내리고 수습(水濕, 인체의 진액이 병리적으로 변한 것)을 뺀다.
    - 비위(脾胃)를 보하고 원기를 튼튼하게 한다.
    - 쇠약해진 비위를 돕고 정신을 북돋우고 가래를 삭인다.
    - 주독(酒毒)을 풀며 술 마신 뒤의 갈증을 없앤다.
    - 이질, 눈에 예장(瞖障, 눈에 병이 있어 막 같은 것이 생기는 장애)이 생겨 점점 어두워져 물건이 똑똑히 보이지 않는 증상과 더위 먹은 것을 풀어주는 효능이 있다.

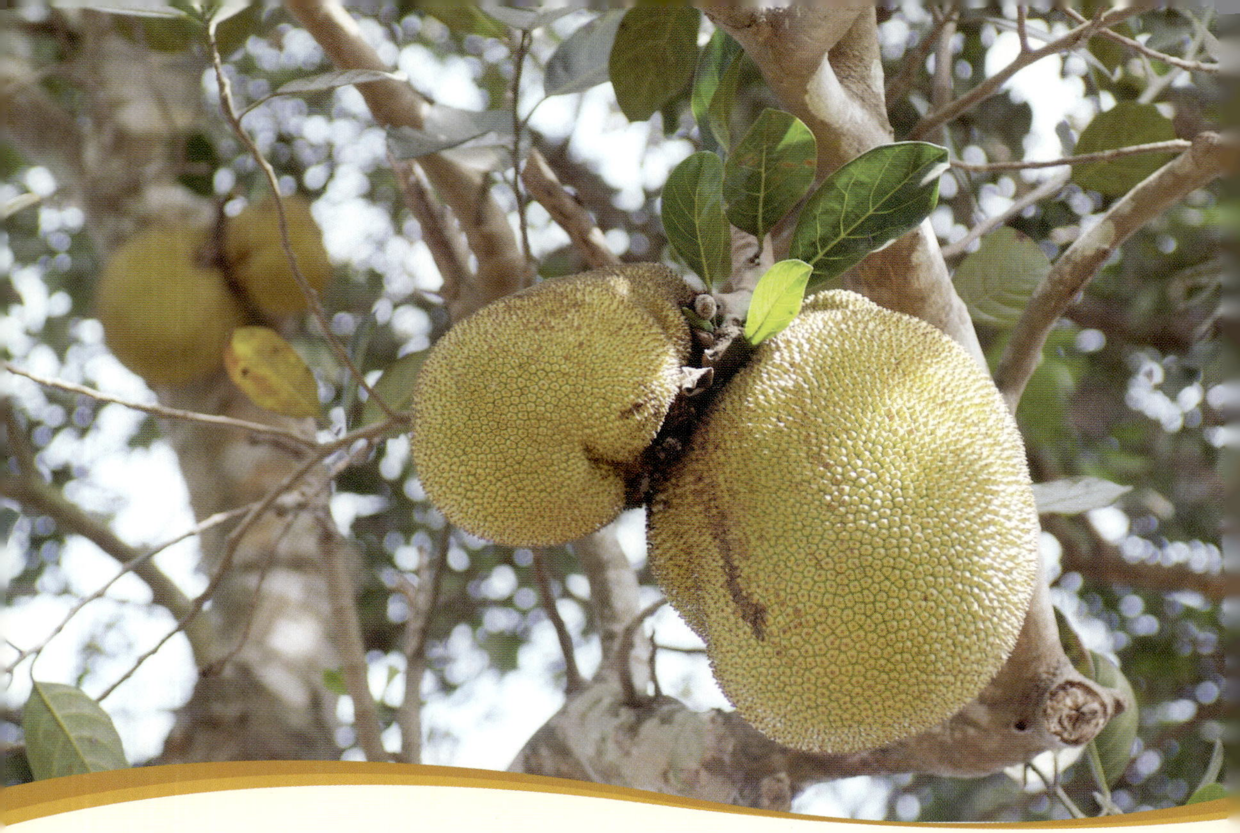

하이난섬의 잭 프루트(중국)

5.05 술을 깨게 하고 불안증상을 없애는
잭 프루트류 1_ 잭 프루트(바라밀, 낭카)

- **학명** | *Artocarpus heterophyllus* Lamarck
- **식용부위** | 열매
- **과명** | 뽕나무과(Moraceae)
- **약용부위** | 열매, 씨, 뿌리, 잎

 영어 • jack fruit
 프랑스어 • jacquier
이태리어 • pane d'Albero

 스페인어 • jaca, yaca
 필리핀어 • langka
타이어 • khanun(카눈)

 인도네시아어 • nangka
 말레이어 • nangka

 일본어 • パラミツ(파라미츠)
 한자 • 菠蘿蜜(파라밀), 木菠蘿(목파라), 樹菠蘿(수파라)

> ❀ 잭 프루트가 수재된 한국의 공정서
> - 한국『식품공전』의 '식품에 사용할 수 있는 원료 부분'에 '바라밀', 이명으로 'jack fruit'으로 수재

- **원산지 |** 잭 프루트(jack fruit)는 인도 남부 지역이 원산지며 이 지역에서 인도의 다른 지역으로 퍼져나갔다.

- **재배지·판매 |** 태국, 중국 하이난(海南)섬, 타이완에서 쉽게 만날 수 있는 과일이다. 큰 열매와 내구성의 목재를 얻기 위해 열대지방의 숲지대에 널리 심고 있다.

- **식물 |** 뽕나무과에 속하며 학명은 *Artocarpus heterophyllus*로, 열매를 식용한다. 잭 프루트는 높이가 10m까지 빠르게 자라는 나무인데, 전체적인 모양이 야생 무화과나무처럼 생겼다. 커다란 열매가 줄기에 직접 열린다. 열매에는 커다란 씨가 있고 이 씨는 주황 또는 황색 과육으로 덮여 있는데, 씨를 만져보면 씨에 덮여 있는 과육 때문에 손으로 잡기에 매우

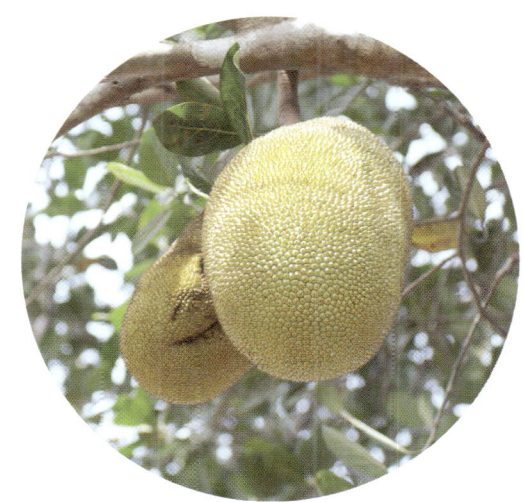

잭 프루트 열매(중국)

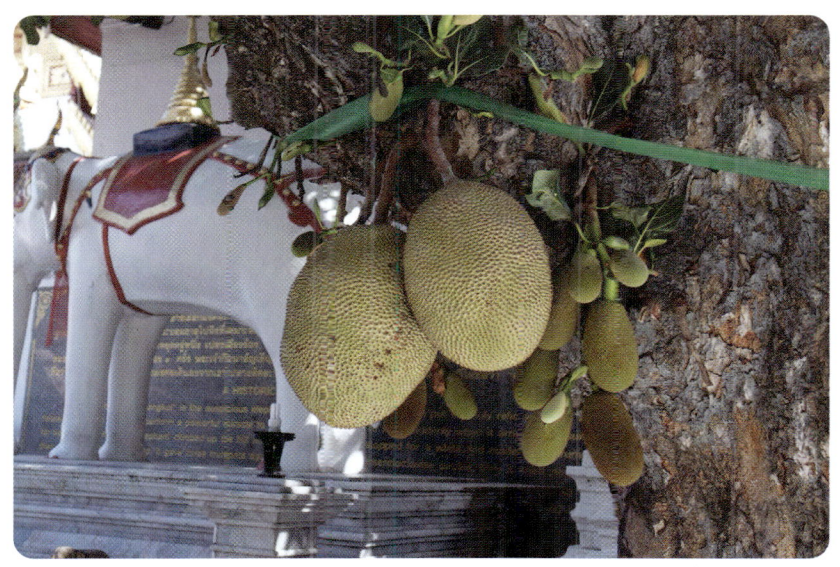

치앙마이 사원의 잭 프루트(태국)

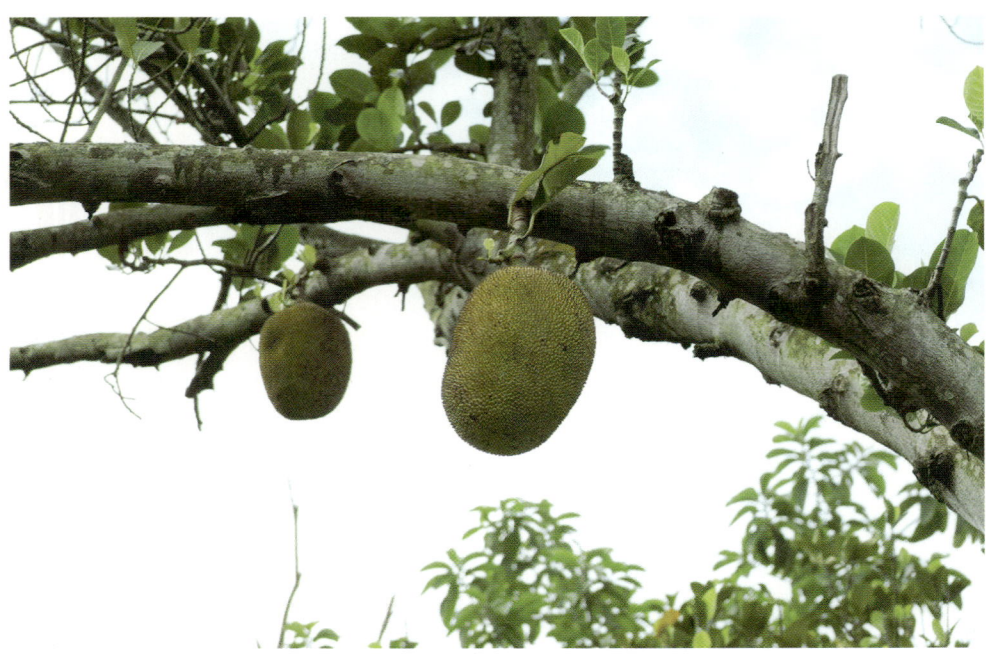
윈난성 남약원에서 재배 중인 잭 프루트(중국)

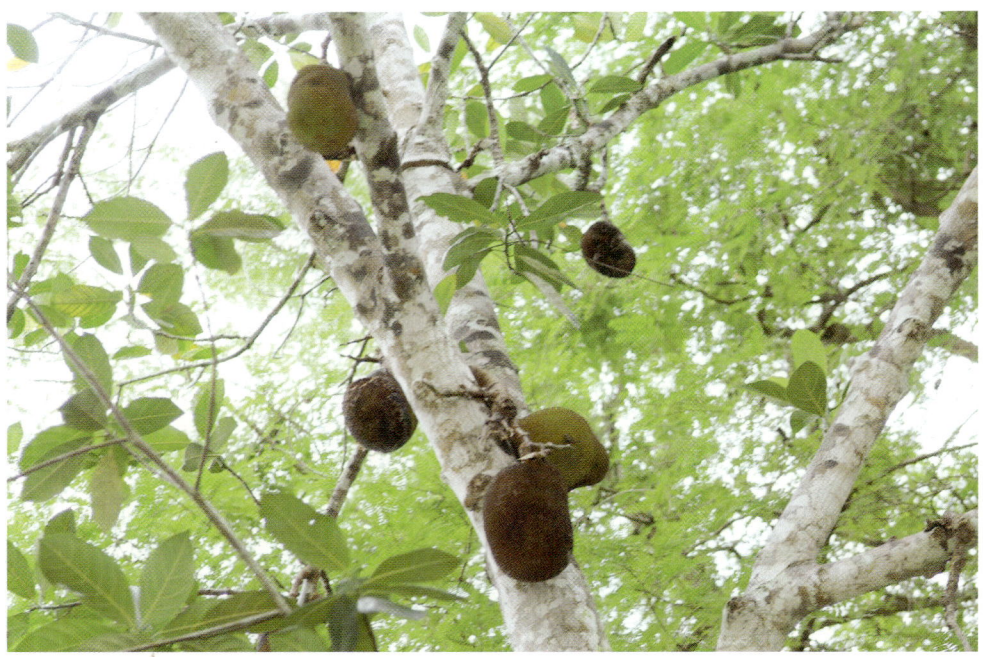
시샹반나열대식물원의 잭 프루트(중국)

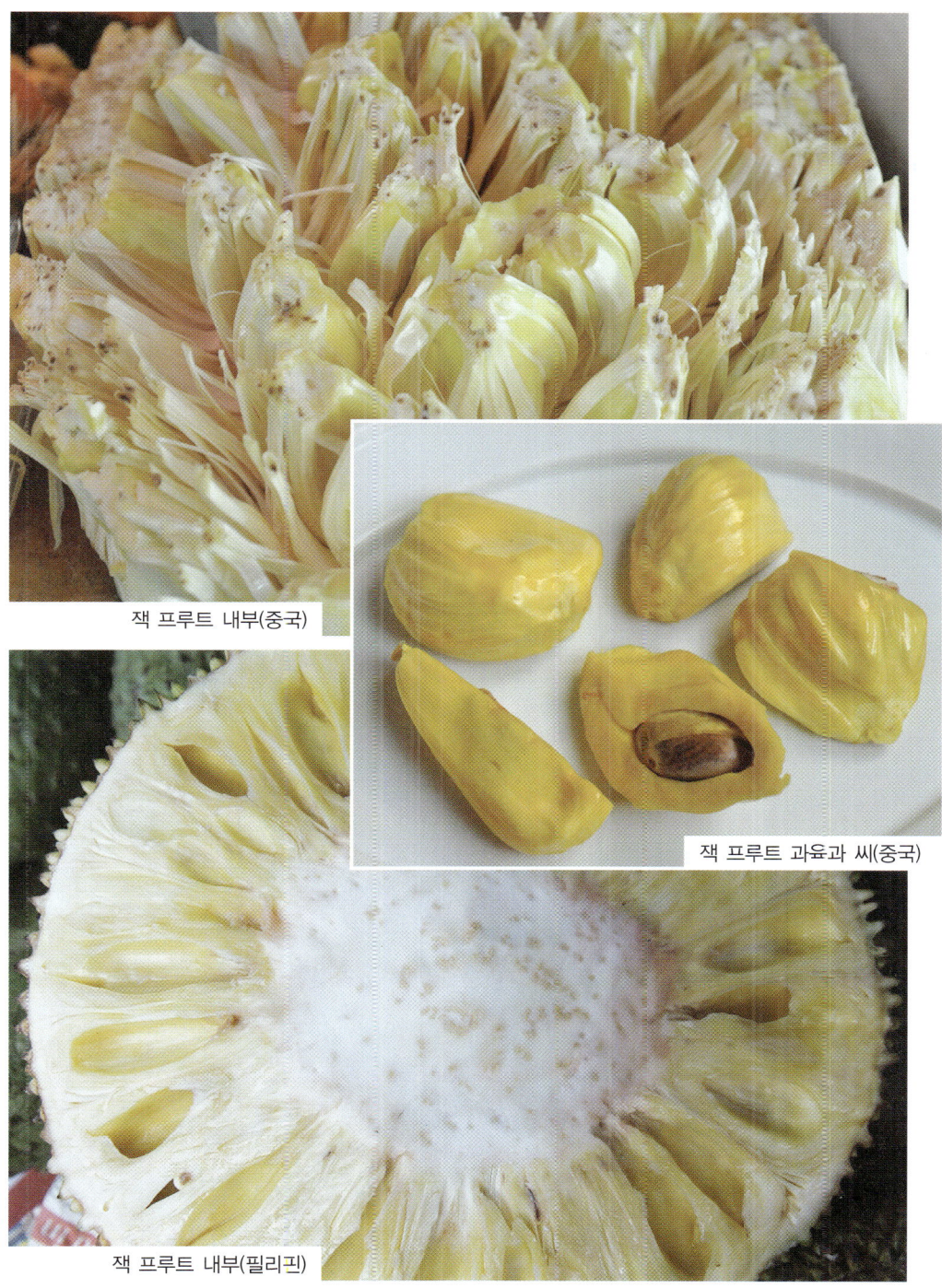

잭 프루트 내부(중국)

잭 프루트 과육과 씨(중국)

잭 프루트 내부(필리핀)

5-05. 술을 깨게 하고 불안증상을 없애는 잭 프루트(바라밀, 낭카)

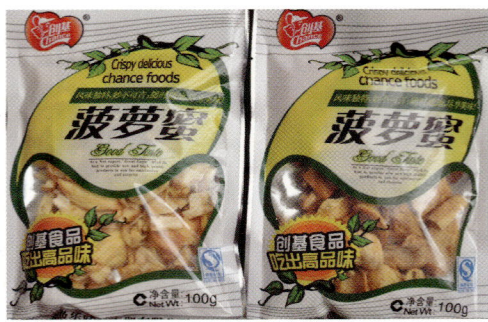
건조 잭 프루트(중국)

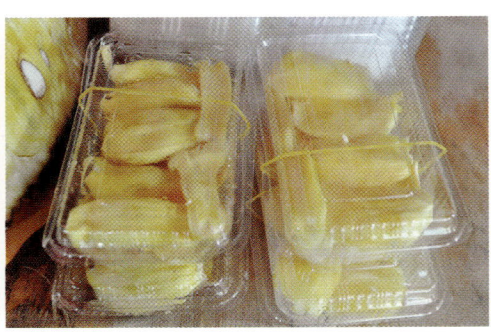
잭 프루트 과육만 담은 상품(중국)

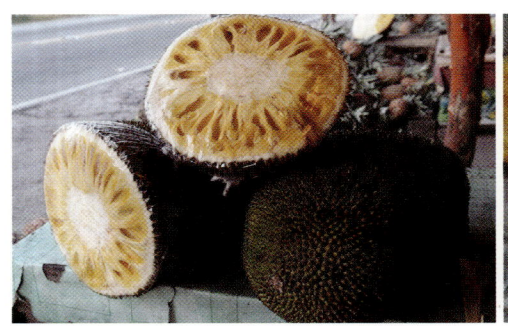
마닐라 시장에서 판매하는 잭 프루트(필리핀)

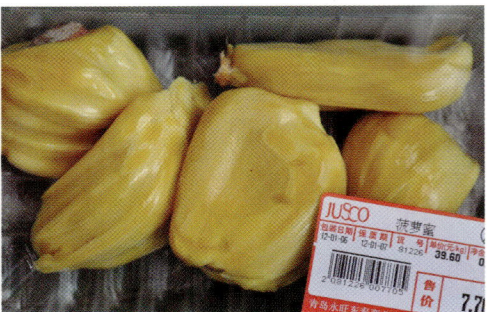
'바라밀'로 표기된 잭 프루트 상품(중국)

미끄럽다.
굵고 뾰족한 가시가 없다는 점을 제외하면 겉모양이 두리안과 매우 비슷하여 착각하기 쉽다.

- **과일의 고기 |** 잭 프루트는 열매 생김새가 두리안과 비슷하며 '과일의 고기'로 불린다. 우리나라 『식품공전』에는 '바라밀'로 기재되어 있고 필리핀에서는 랑카(langka), 인도네시아에서는 낭카(nangka)로 부른다.

- **갈증과 불안증상을 없애고 원기를 북돋우는 효능 |** 잭 프루트의 한방에서의 성미는 맛은 달고 약간 시큼하며 성질은 평(平)하고 독이 없다. 갈증을 멎게 하고 초조하며 불안한 증상을 풀어주고 원기(元氣, 인체의 정기)를 북돋게 하는 한방 효능이 알려져 있다. 그리고 생진(生津, 음이 허하여 진액이 부족하거나 고열 등으로 인해 진액이 소모된 때 진액을 자양하는 약물을 써서 정상으로 회복시키는 것), 지갈(止渴, 갈증을 그치게 함) 작용이

있으며 외용하면 통증을 없애주는 약효도 함께 가지고 있다.
노란색 목재는 목각용 및 가구용으로 인기가 높으며, 예전에는 승려의 의복을 염색하는 데 사용되었다.

- **식용법** | 잭 프루트의 익은 열매에는 씨앗으로 둘러싸인 많은 과육 조각이 있다. 이것은 파인애플과 멜론을 연상시키는 단맛이 있으며, 졸깃졸깃해서 고기 씹는 질감이 있다. 열매가 커서 과육을 잘라 나누어 팔기도 한다. 생으로 먹거나 갈아서 다른 과일과 섞어 먹기도 하며 녹색의 덜 익은 열매는 태국, 베트남, 인도네시아에서 조림으로 요리하여 먹는다.

한국의 『식품공전』에는 식품에 사용할 수 있는 원료, 식품에 제한적으로 사용할 수 있는 원료, 식품에 사용할 수 없는 원료가 구분되어 있는데, 잭 프루트는 '바라밀'이라는 이름으로 열매 부위를 '식품에 사용할 수 있는 원료'로 허가하고 있다.

잭 프루트(바라밀, 낭카)의 한방 효능

1. **과육의 성미(性味)** : 맛은 달고 약간 시큼하며 성질은 평(平)하고 독이 없다.

2. **과육의 효능**
   - 갈증을 멎게 하고 번조(煩躁, 가슴에 열이 얽히어 괴롭고, 초조하며 불안한 것이 밖으로 드러나는 증상)를 풀어준다.
   - 술을 깨게 하고 원기를 북돋운다.
   - 진액을 생성하고 갈증을 멎게 하며 소화를 돕는다.

3. **기타 부위의 효능**
   - **씨** : 혈압저하, 자양강장 효능
   - **뿌리** : 해열작용
   - **잎** : 지혈, 어혈 제거 작용

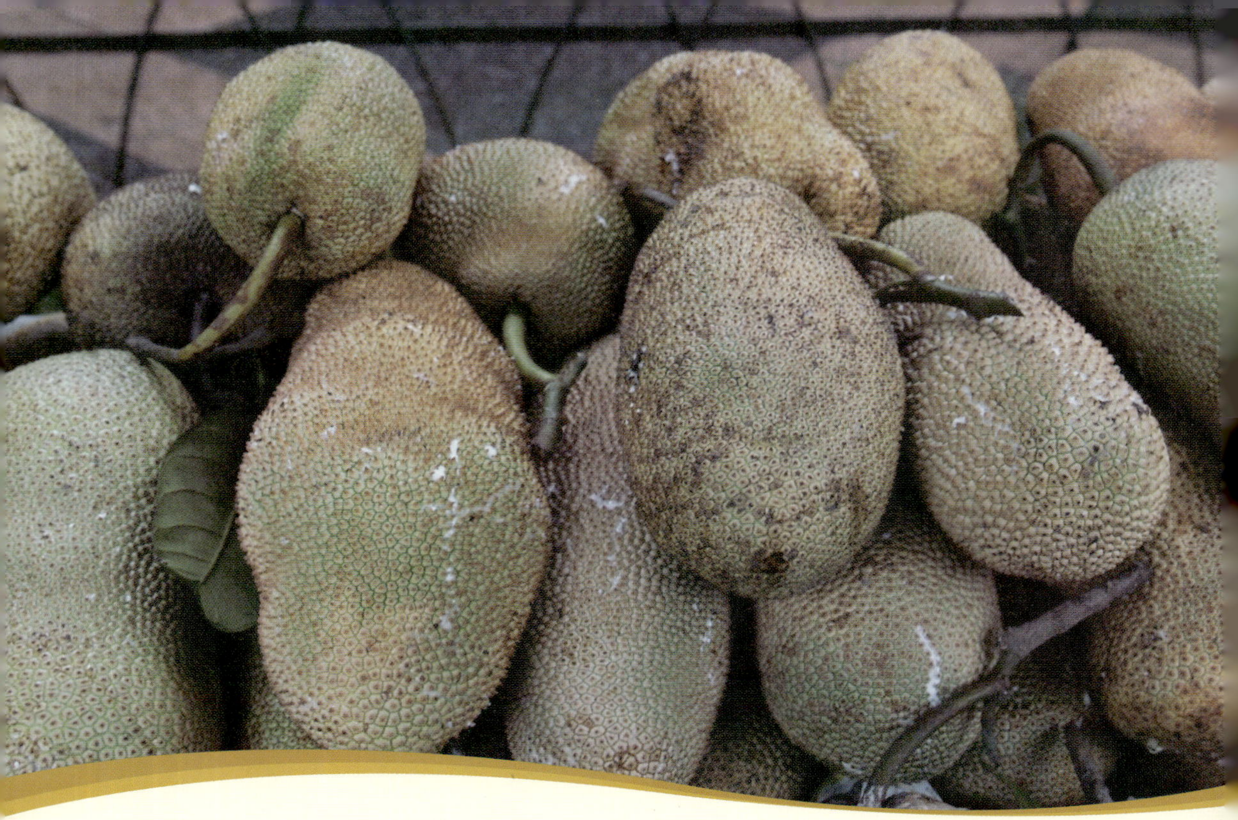

자카르타 전통시장에서 판매되는 작은 잭 프루트(인도네시아)

5.06 잭 프루트류 2_ 작은 잭 프루트(작은 빵나무)

- 학명 | *Artocarpus integra* Merr.
- 식용부위 | 열매
- 과명 | 뽕나무과(Moraceae)

 영어 • chempedak, small jackfruit

 인도네시아어 • cempedak

 일본어 • コパラミツ(고빠라미츠, 小波羅蜜)

 필리핀어 • champeden

말레이어 • cempedak

- **원산지 |** 작은 잭 프루트(chempecak, small jack fruit)는 말레이시아가 원산지이다.

- **재배지·판매 |** 인도네시아 각 지역, 베트남, 태국 남부, 하와이 지역에서 재배한다.

- **식물 |** 뽕나무과에 속하며 학명은 *Artocarpus integra*로서 열매를 식용한다. 성숙한 열매 모양은 잭 프루트와 유사하나 열매 크기가 작고 과일의 표피는 황갈색이 더욱 선명하다. 고려대 김기중 교수는 이 과일을 '작은 빵나무'라고 명명했다.

- **식용법 |** 과육을 꺼내 먹으며 씨를 구워 먹기도 한다.

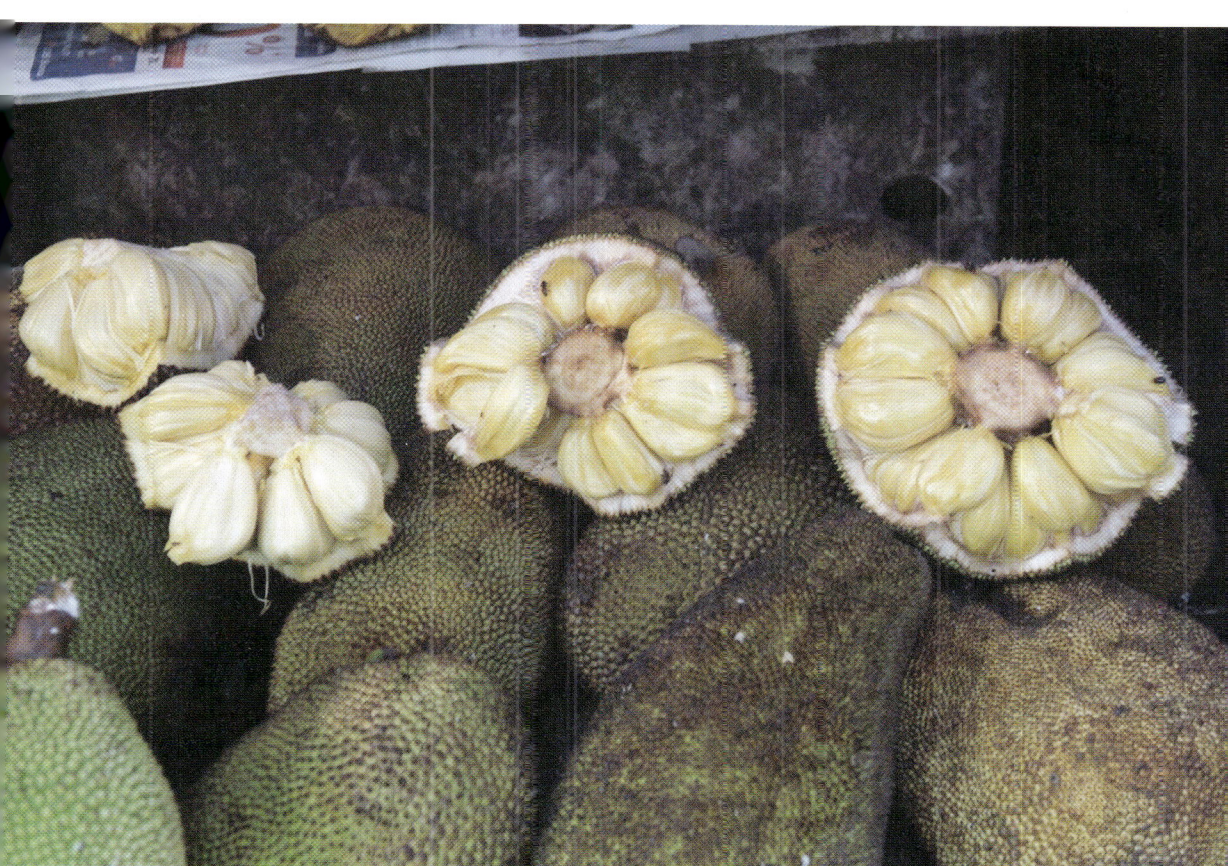

작은 잭 프루트(인도네시아)

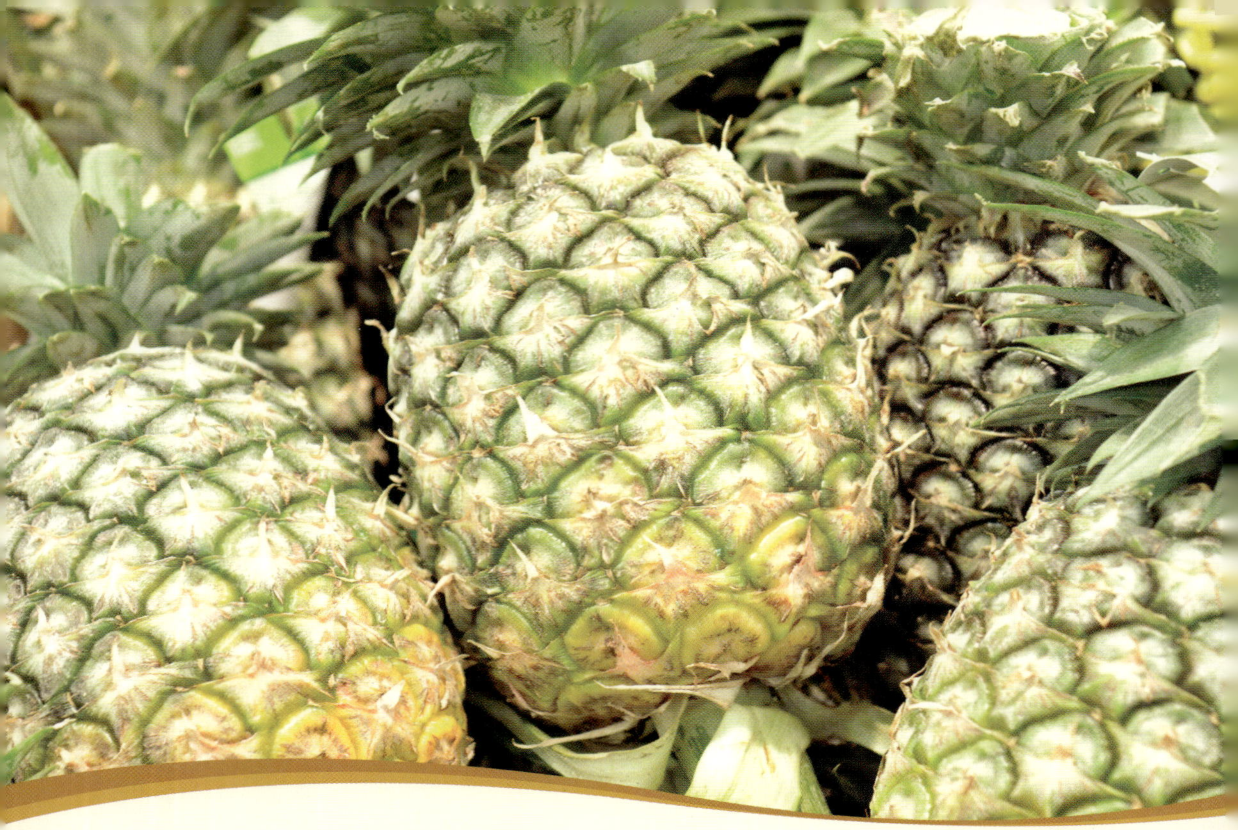

방콕의 과일상점에서 판매 중인
파인애플(태국)

5.07 술 마신 후와 고혈압 예방에 좋은 파인애플

- **학명** | *Ananas comosus* (L.) Merrill
- **식용부위** | 열매
- **과명** | 파인애플과(Bromeliaceae)
- **약용부위** | 열매껍질, 줄기, 잎, 뿌리

 영어 • pineapple
 스페인어 • piña
 인도네시아어 • nanas
 일본어 • パイナップル(파이낫푸르)
 프랑스어 • ananas
 필리핀어 • pinya
 말레이어 • nanas
 한자 • 菠蘿(파라), 黃梨(황리)
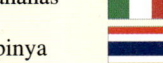 이태리어 • ananasso
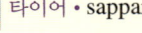 타이어 • sapparot(쌉빠롯)

- **원산지 |** 파인애플(pineapple)은 중미와 남미 북부가 원산지다.

- **재배지·판매 |** 신대륙에서는 예전부터 재배하여 왔으며 신대륙 발견 뒤 포르투갈인과 에스파냐인들이 세계 각지에 전하였다. 우리나라에는 1960년대 초에 여러 품종이 들어와서 제주도와 강원도 등에서 비닐하우스로 재배하고 있다. 잎이 자잘하고 단단한 것이 좋으며 껍질색의 1/3 정도가 녹색에서 노란색으로 바뀐 것이 좋다.

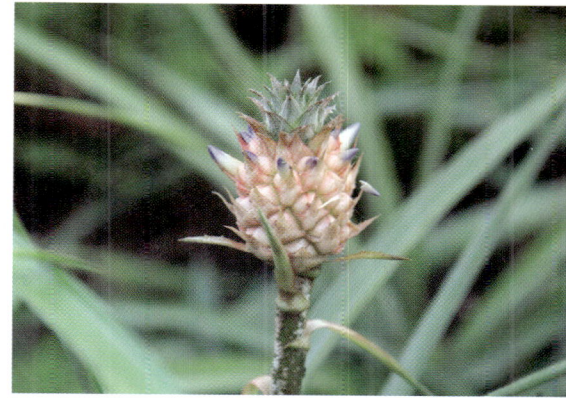

미야자키아열대식물원에서 자라는 어린 파인애플(일본)

- **식물 |** 파인애플과에 속하며 파인애플의 학명은 *Ananas comosus*로 열매를 식용한다. 파인애플은 비교적 오래 보관할 수 있는데, 바나나와는 달리 수확 후에 익지 않기 때문이다. 그러나 가장 맛있게 먹으려면 구입 후 4일 안에 섭취하는 것이 좋다.

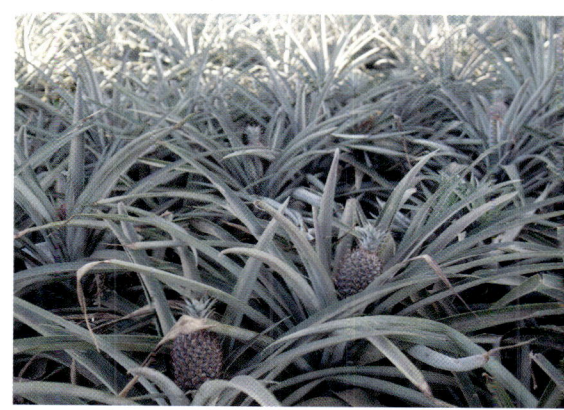

마닐라 교외의 파인애플 재배지(필리핀)

- **고기 재울 때 육질을 연하게 |** 파인애플은 생과일로도 새콤하게 미각을 돋우지만 과즙을 요리에 사용하면 음식의 맛을 상승시킨다. 파인애플에는 브로멜린(bromelain)이라는 단백질 분해효소가 들어 있어, 불고기와 같은 고기를 재울 때 갈아 넣으면 육질을 연하게 한다.

- **갈증을 없애고 숙취 회복에 효과 |** 파인애플은 한방에서 성질이 평하고 맛은 달고 약간 시다. 바나나와 마찬가지로 진액이 부족하거나 고열 등으로 인해서 진액이 소모된 때 진액을 회복시키는 효능이 있으며 갈증을 없애는 작용도 한다. 더위에 활력을 잃기 쉬운 환경에서 사는 열대 지역의 사람들에게는 없어서는 안 될 과일이다. 바나나와

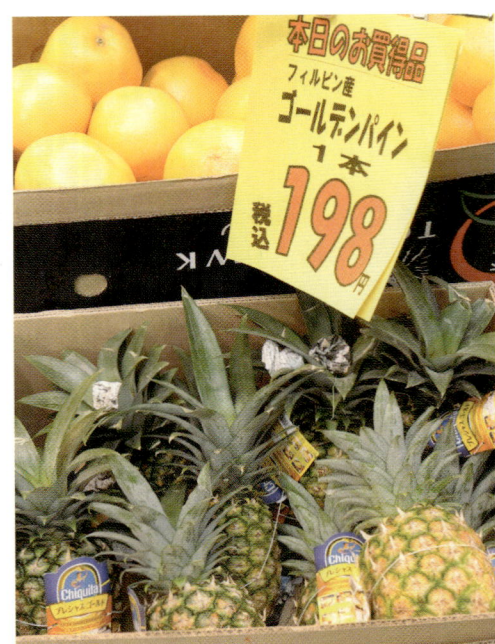
오사카 시장에서 판매하는 파인애플(일본)

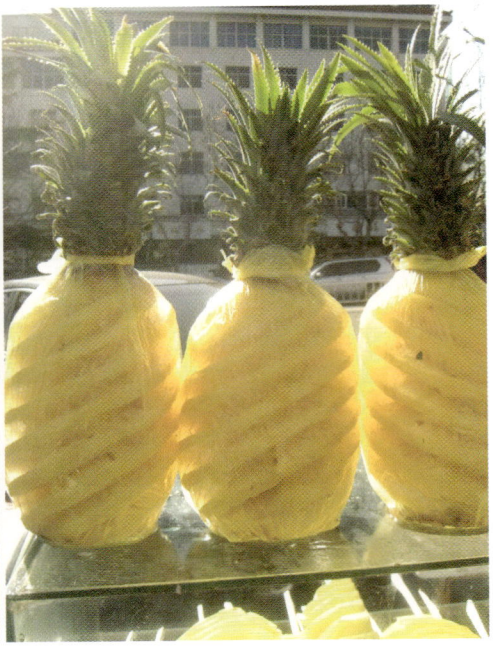
웨이하이에서 팔고 있는 파인애플(중국)

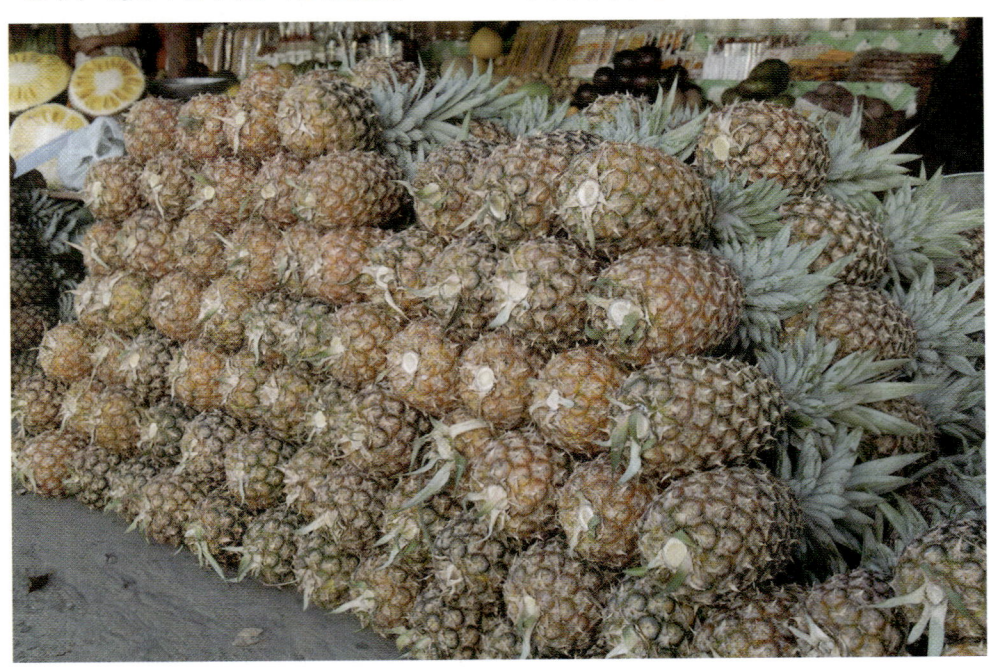
상점에서 판매하는 파인애플(필리핀)

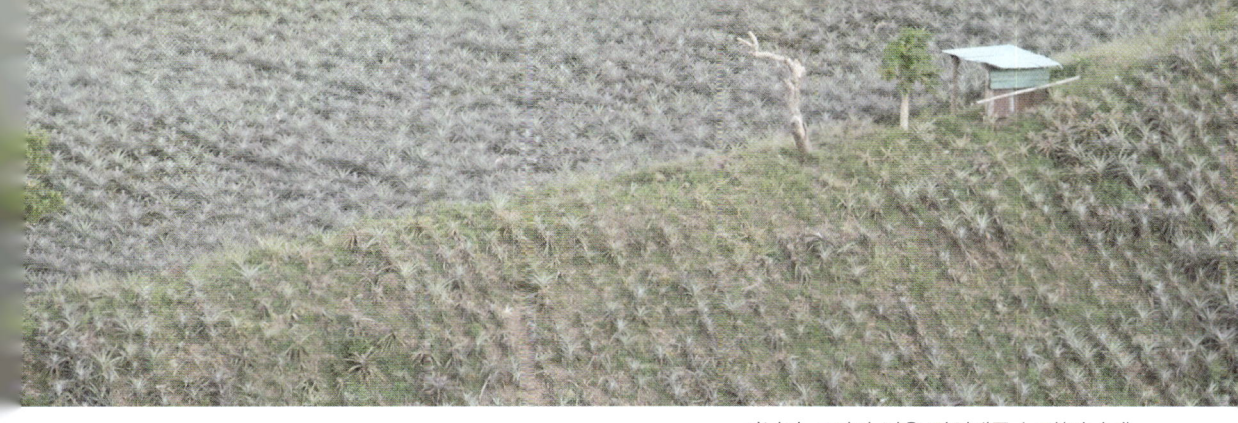

마닐라 교외의 넓은 파인애플 농장(필리핀)

같이 혈압을 내리는 작용과 술을 깊이 마신 뒤의 회복에도 좋은 효능을 가지고 있다. 파인애플에 함유된 브로멜린 효소는 염증 치료는 물론 외상 후의 처리와 수술 후의 부종 치료에도 사용된다.

- **식용법** | 껍질을 벗겨 생과일로 먹는다. 가공품으로는 통조림이 가장 많고 잼, 젤리, 시럽, 건조 과일 등으로 가공하여 다양하게 사용한다.

파인애플의 한방 효능

1. **열매의 성미(性味)** : 맛은 달고 약간 시며 성질은 평(平)하다.

2. **열매의 효능**
   - 생진(生津, 음이 허하여 진액이 부족하거나 고열 등으로 인해 진액이 소모된 때 진액을 자양하는 약물을 써서 정상으로 회복시키는 것), 지갈(止渴) 효능이 있다.
   - 혈압저하 효과, 식욕부진, 숙취 회복에 좋다.
   - 신장염, 장염, 기관지염에 효과가 있다.

3. **기타 부위의 효능**
   - **줄기** : 소화 효능
   - **잎** : 지사 효능
   - **과일껍질** : 이뇨, 지사작용

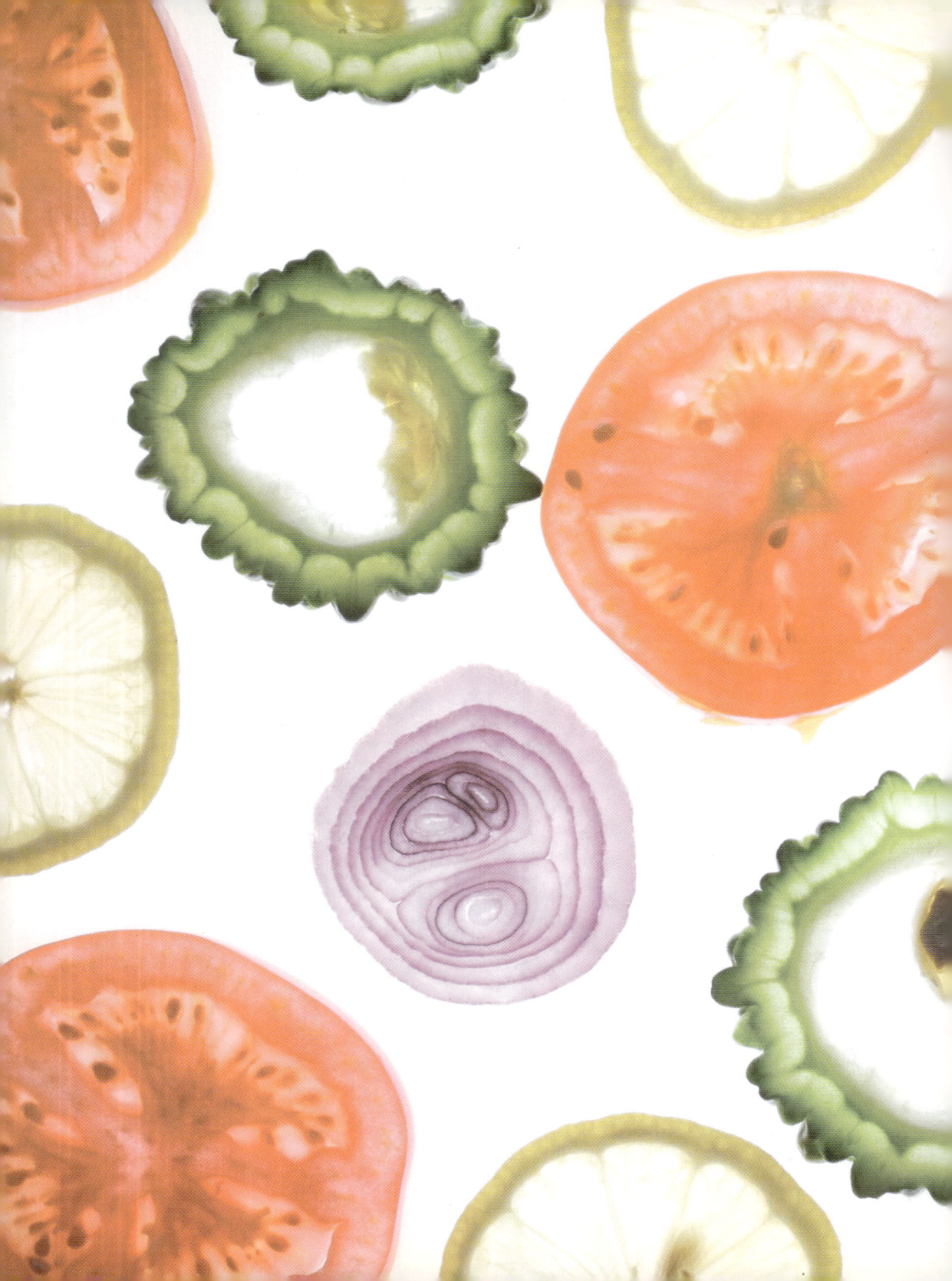

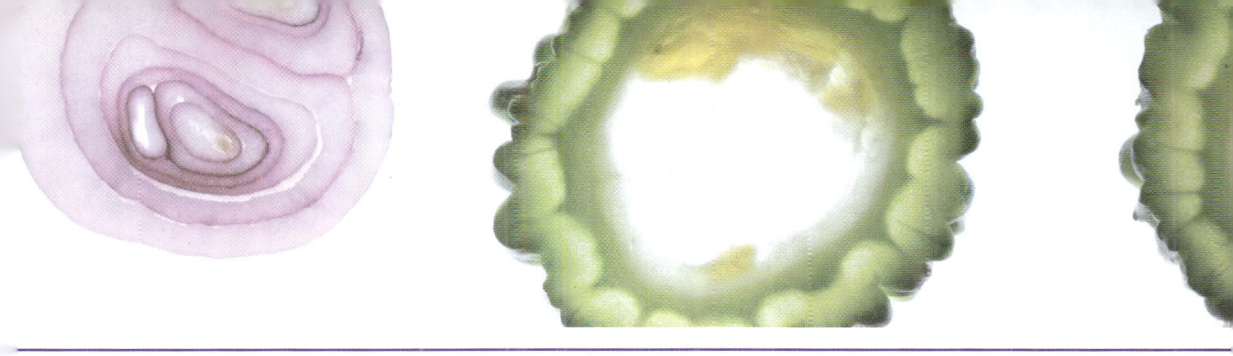

6. 기침 억제에 효과가 있는 열대과일

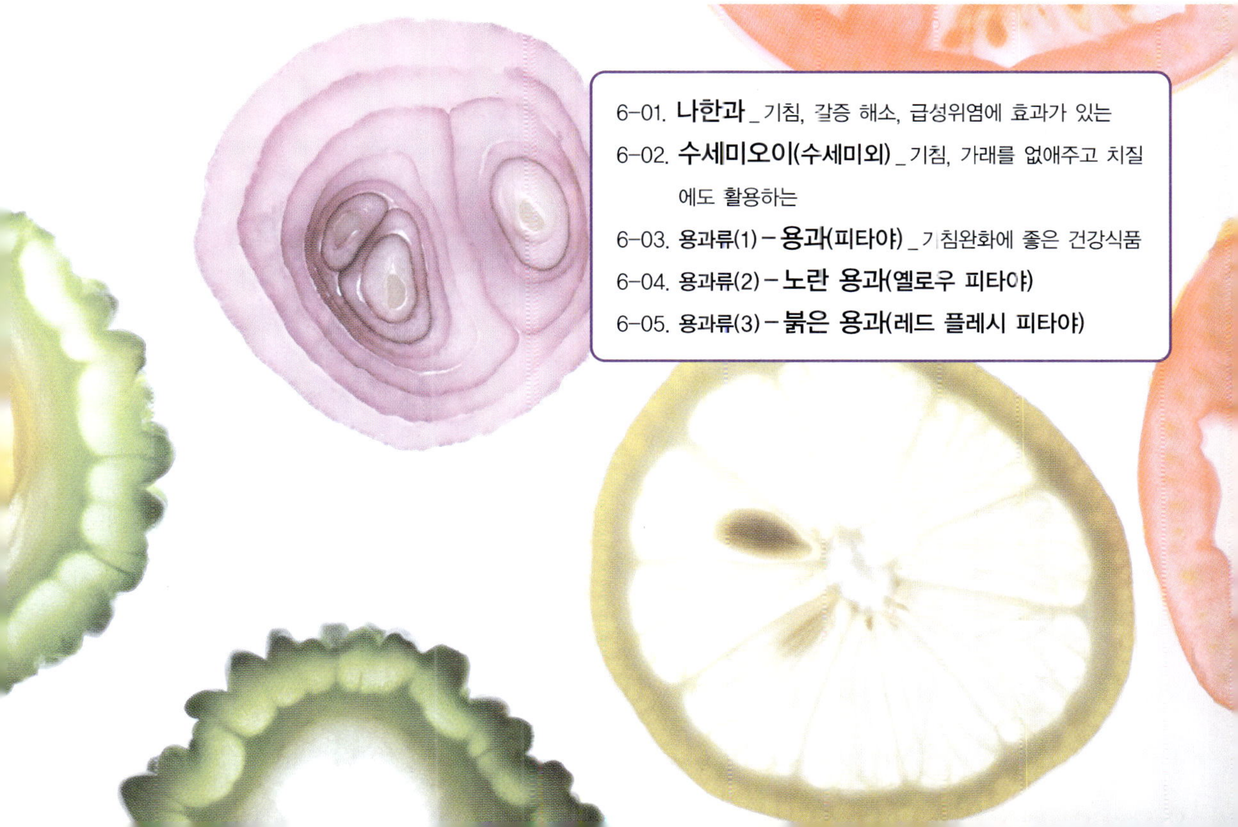

6-01. **나한과** _ 기침, 갈증 해소, 급성위염에 효과가 있는
6-02. **수세미오이(수세미외)** _ 기침, 가래를 없애주고 치질에도 활용하는
6-03. 용과류(1) - **용과(피타야)** _ 기침완화에 좋은 건강식품
6-04. 용과류(2) - **노란 용과(옐로우 피타야)**
6-05. 용과류(3) - **붉은 용과(레드 플레시 피타야)**

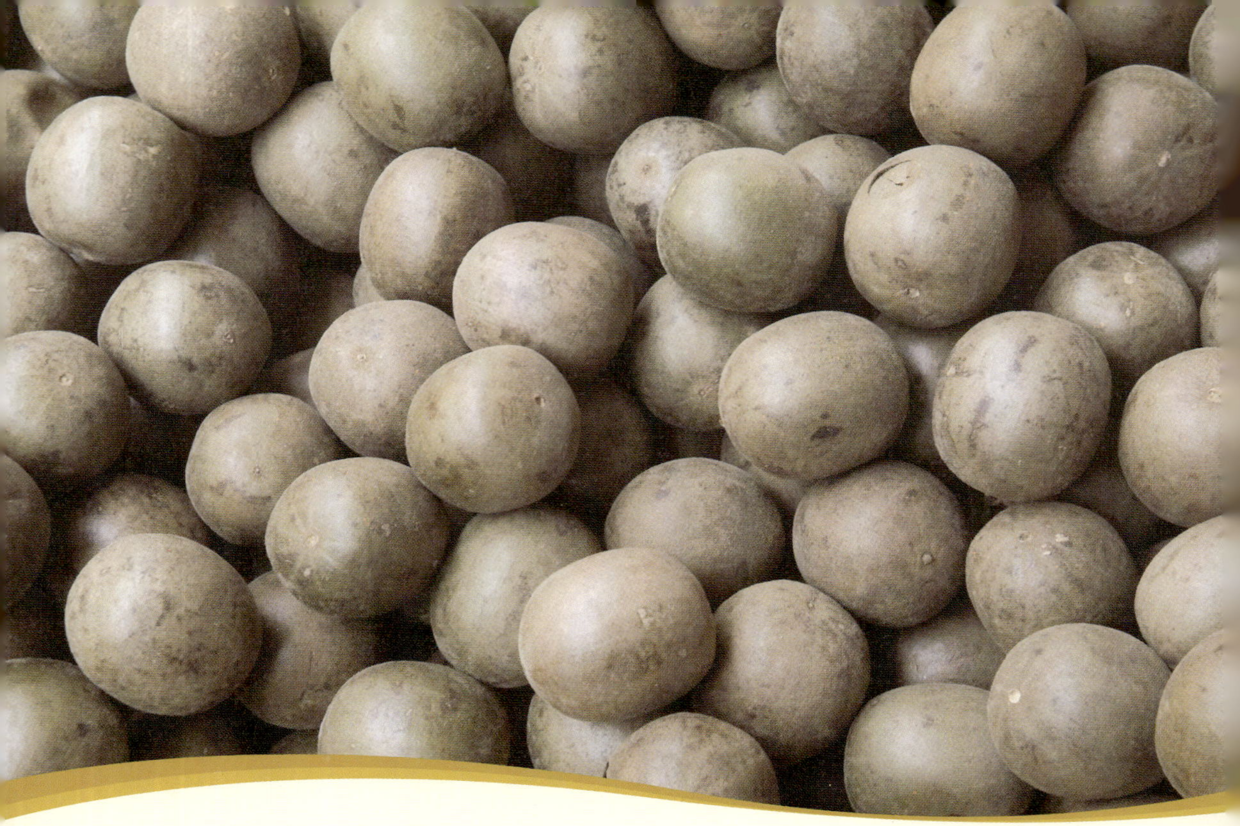

나한과(중국)

6.01 나한과
기침, 갈증 해소, 급성위염에 효과가 있는

- 학명 | *Siraitia grosvenorii* (Swingle) C. Jeffrey ex Lu et Z.Y. Zhang, *Momordica grosvenori* Swingle
- 과명 | 박과(Cucurbitaceae)   • 식용 | 과육   • 약용 | 열매, 잎, 뿌리

 한자 • 羅漢果(나한과), 漢果(한과), 紅毛果(홍모과)

❀ 나한과가 수재된 한국의 공정서
- 한국 『식품공전』의 '식품에 사용할 수 있는 원료' 부분에 수재

- **원산지 |** 나한과(羅漢果)의 주산지는 중국 남부 지역인 광시(廣西)쫭족 자치구이다.

- **재배지·판매 |** 동남아시아와 중국에서 재배한다. 중국의 남부 지역에 있는 광시쫭족 자치구 내의 구이린(桂林) 관광지나 구이린 공항에서는 말린 나한과 상품을 선물용으로 파는 것을 쉽게 볼 수 있다.

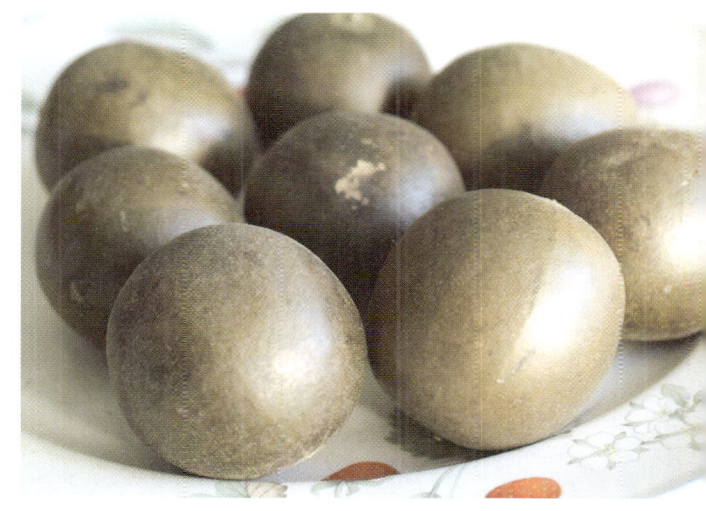

나한과(중국)

- **식물 |** 박과에 속하며 학명은 Siraitia grosvenorii (=Momordica grosvenori)로 열매 속의 과육을 식용한다. 건조한 열매는 껍질이 얇아서 삶은 달걀을 까듯이 살짝 치면 잘 깨진다.

- **천연감미제 나한과 |** 우리나라『식품공전』에는 '나한과'란 이름으로 식품에 사용할 수 있는 원료로 수재되어 있다. 이 열매가 각광받는 이유는 설탕을 대체할 수 있는 저칼로리 감미료의 원료가 되기 때문이다. 일본의 한 나한과 관련 인터넷 사이트에서는 '사탕의 400배 이상의 단맛'이라고 홍보하고 있다. 잡지『식품세계』에 따르면 나한과는 임상실험에 의해 결핵, 천식 등과 같은 호흡계 질병과 당뇨, 고혈압 등의 순환계 및 변비 등 소화계 질병을 치료하는 데 효과적이라는 것이 밝혀졌다.
미국 FDA가 1995년 나한과 주성분의 식품 사용을 인정한 이후, 나한과는 기능성 천연 감미료로 주목받고 있다.

- **장수 과일 |** 중국 광시쫭족 자치구에서는 나한과를 오랫동안 먹으면 장수할 수 있다고 믿었으므로 '장수 과일'로 통했다. 모양이 부처님의 배(腹)와 똑같이 생겼다고 해서 나한(羅漢)이란 이름이 붙게 되었다는 유래도 전해온다.

- **더위, 갈증 해소에도 효과 |** 한방의 성미는 맛은 달고 성질은 서늘하며 독이 없다. 청열해독(淸熱解毒), 윤폐지허(潤肺止虛, 폐음을 자양하고 기침을 멎게 함) 효능이 있으며 기

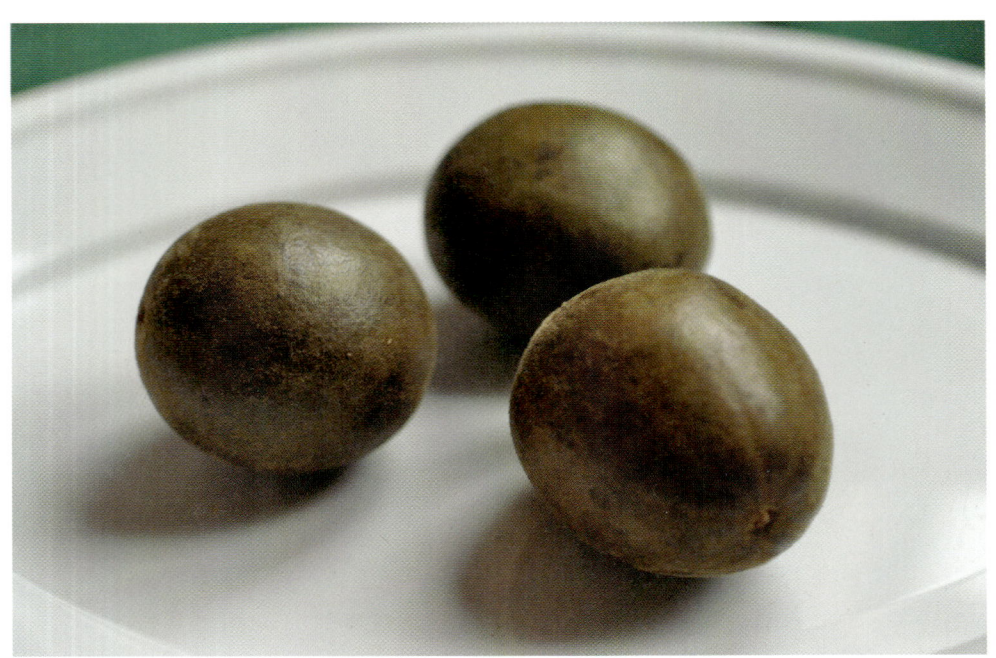

나한과(중국)

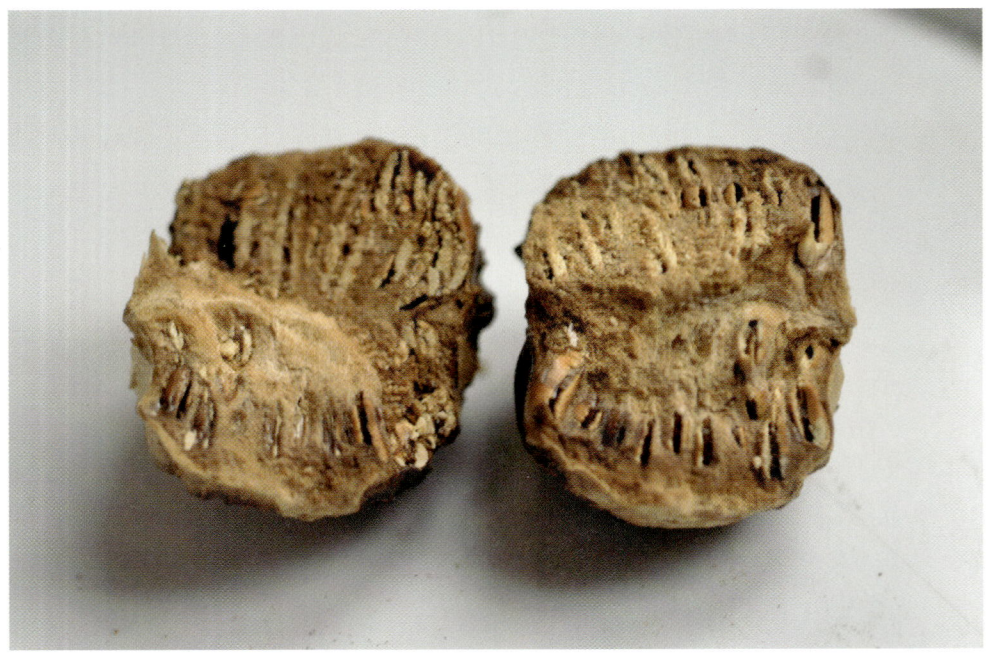

껍질을 벗긴 나한과(중국)

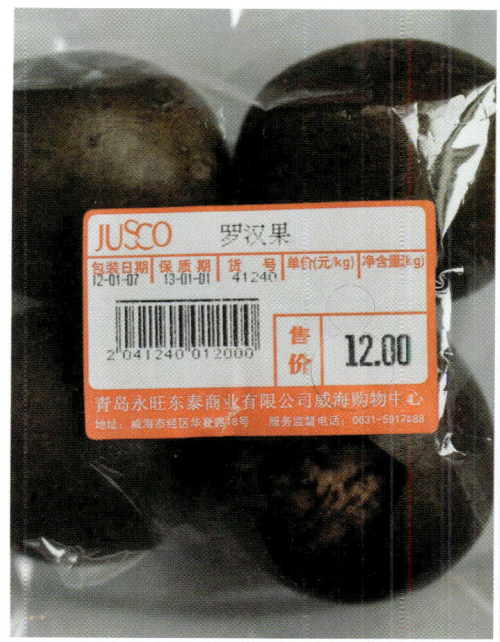
상점에서 판매하는 나한과(중국)

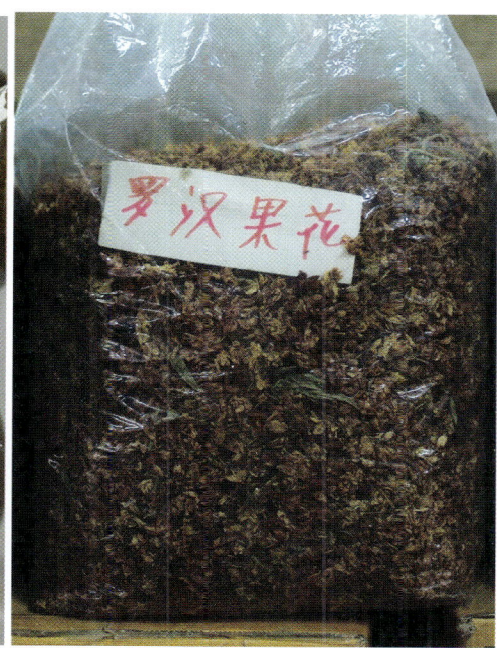
구이린 시장에서 판매하는 나한과 꽃(중국)

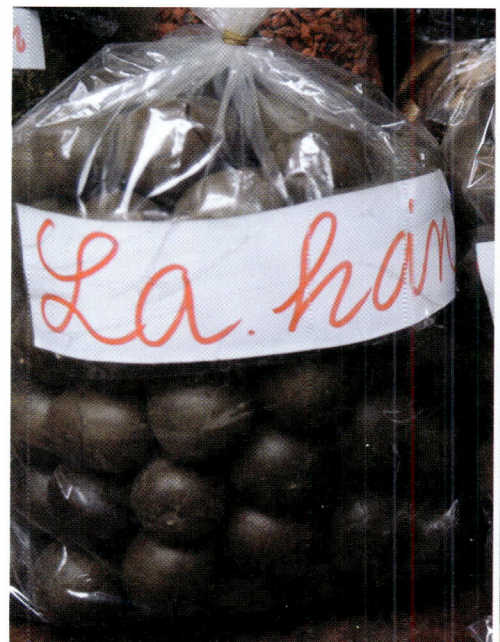
호치민 시장에서 판매하는 나한과(베트남)

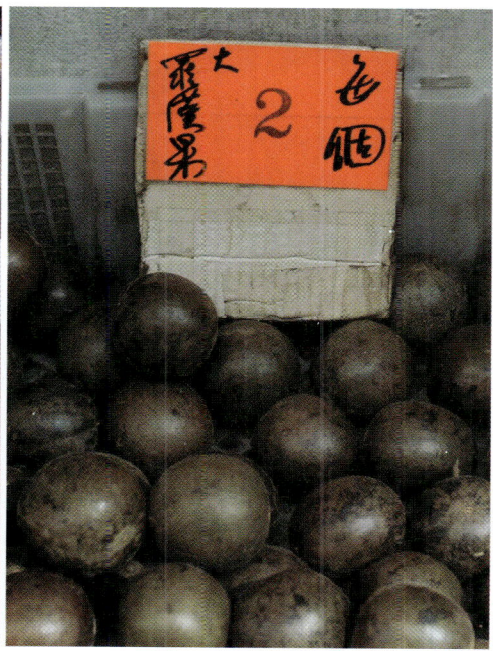
홍콩 시장에서 판매하는 나한과(홍콩)

6-01. 기침, 갈증 해소, 급성위염에 효과가 있는 나한과

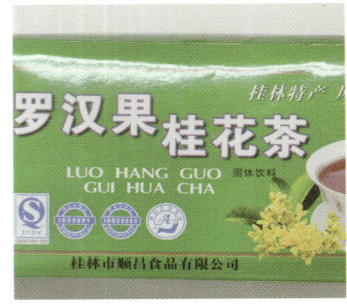 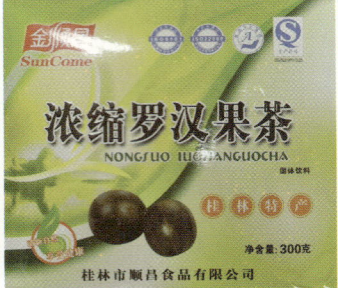 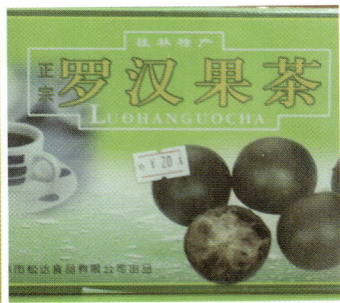

나한과 차 제품(중국)　　농축 나한과 차 제품(중국)　　나한과 차 제품(중국)

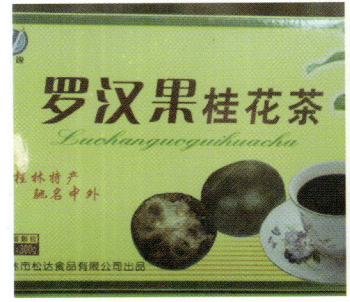

나한과 차 제품(중국)　　나한과 제품(중국)　　나한과 제품(중국)

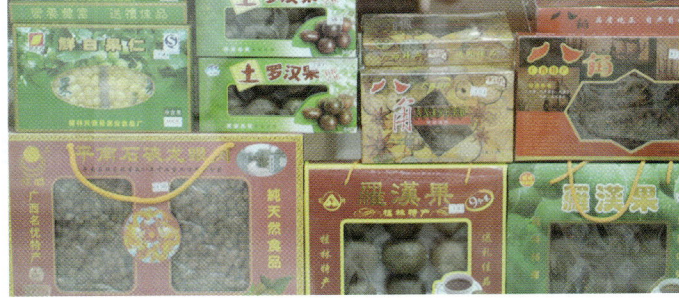

여러 가지 나한과 제품(중국)　　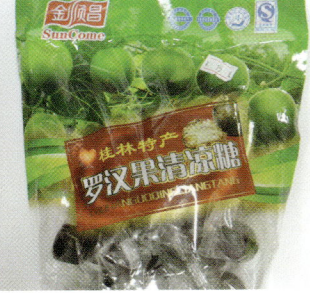

나한과 사탕(중국)

침, 인후통증, 여름철 심한 더위, 갈증에 효과가 있다.

나한과 잎도 약용하는데 중국에서는 잎을 짓찧어서 피부에 바르면 피부병이나 종기에 효과가 있는 것으로 알려졌다.

● **식용법** | 나한과 열매는 9~10월에 익으며 8~10일이 지나면 껍질이 청록색에서 황색으로 변한다. 말린 열매는 부스러지기 쉬우며 부서진 속 표면은 황백색으로 바삭

바삭하다. 말린 나한과의 껍질을 깨서 열매 속의 속살을 꺼내 먹는다.

나한과 열매를 차로 끓여 마시면 달고 맛있는 한방차가 된다. 나한과 열매 1개(껍질을 벗긴 말린 과육)를 물 100㎖에 넣고 4~5분 끓여 마시면 된다. 한 번 끓인 나한과는 버리지 말고 3~4회 더 끓여서 마셔도 좋다. 일본에서는 나한과를 주스로 만들어 먹는다.

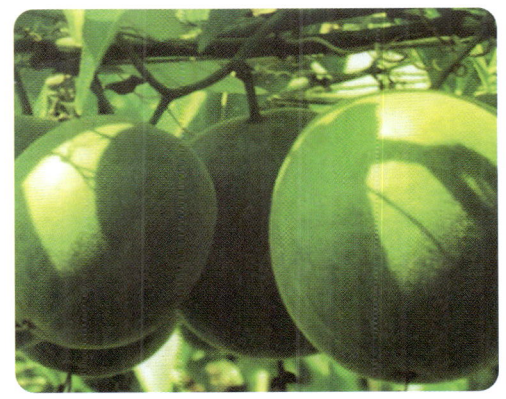

홍보지 속의 나한과(중국)

나한과의 한방 효능

1. **과육의 성미(性味)** : 맛은 달고 성질은 서늘하며 독이 없다.

2. **과육의 효능**
    - 청폐(淸肺, 폐기가 위로 치밀어 오르는 것을 치료함)와 윤장(潤腸, 대장의 조열로 인해서 나타나는 변비를 윤(潤)하게 하여 정장(整腸)하는 것)의 효능이 있다.
    - 담화(痰火, 담(痰)으로 인해 생긴 화(火)나 담을 낀 화를 말함) 해수(기침)를 치료한다.
    - 혈조(血燥, 혈이 끈적끈적해지는 것) 변비를 치료한다.
    - 지해(止咳, 기침을 멎게 함)하고 열을 내리며 양혈(凉血, 혈 속의 사열(邪熱)을 제거하는 치료법) 효과가 있다.
    - 인후염, 급성위염에 좋다.
    - 백일해 치료에도 나한과 1개와 곶감 18g을 달여서 복용한다.

3. **기타 부위의 효능**
    - **잎** : 만성 기관지염 치료

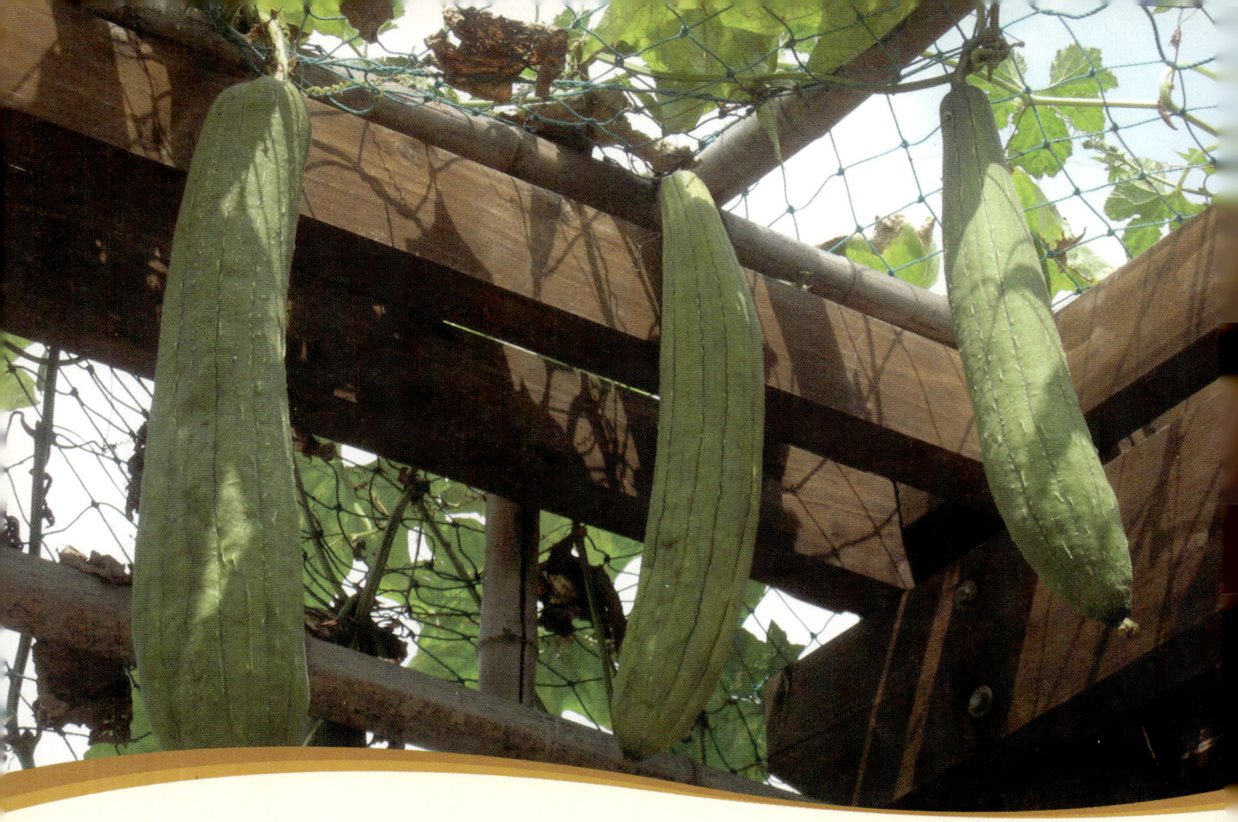

순천만자연생태공원에서 재배 중인
수세미오이(한국)

6.02 기침, 가래를 없애주고 치질에도 활용하는
수세미오이(수세미외)

- **학명** | *Luffa aegyptiaca* Miller
- **과명** | 박과(Cucurbitaceae)
- **학명의 이명** | *Cucumis aegyptiaca* Miller, *Momordica luffa* L., *Momordica cylindrica* Linnaeus, *Luffa cylindrica* (L.) M. Roemer
- **식용부위** | 어린 열매
- **약용부위** | 열매, 씨, 뿌리, 열매껍질, 꽃
- 참고 : 식품공전과 일반 도감에는 학명 *Luffa cylindrica*로 기재되어 있다.

 영어 • luffa, smooth luffa, sponge gourd
 인도네시아어 • belustra, petplamanis
 일본어 • ヘチマ(헤치마)
 필리핀어 • patola
 말레이어 • belustra, petplamanis
 한자 • 絲瓜(사과), 菜瓜(채과)

❀ 수세미오이가 수재된 조선시대 의서와 한국의 공정서
- 『동의보감』에 '사과(絲瓜)'로 기재
- 한국 『식품공전』의 '식품에 사용할 수 있는 원료' 부분에 어린 열매가 수재

- **원산지 |** 수세미오이(수세미외)는 인도가 원산지로 알려져 있다.

- **재배지·판매 |** 열대 및 아열대의 아프리카, 아시아, 아메리카 및 카리브 해 등지에서 널리 재배한다.

- **식물 |** 박과에 속하며 학경은 *Luffa aegyptiaca*로서 어린 열매를 식용하며 약용한다. 한국『식품공전』의 '식품에 사용할 수 있는 원료' 부분과 일반 도감에는 수세미오이의 학명이 *Luffa cylindrica*로 기재되어 있다.

덩굴성 한해살이풀로서 늙고 마른 열매를 사과락(絲瓜絡), 신선하고 어린 열매 또는

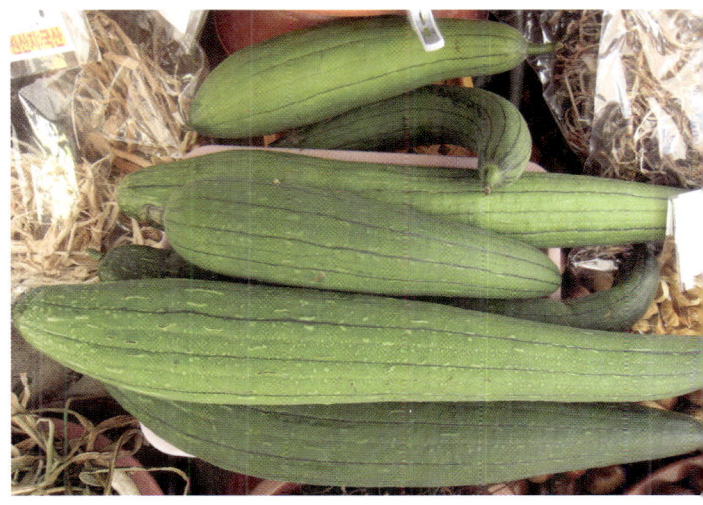

경남 하동 화개장터에서 판매하는 수세미오이(한국)

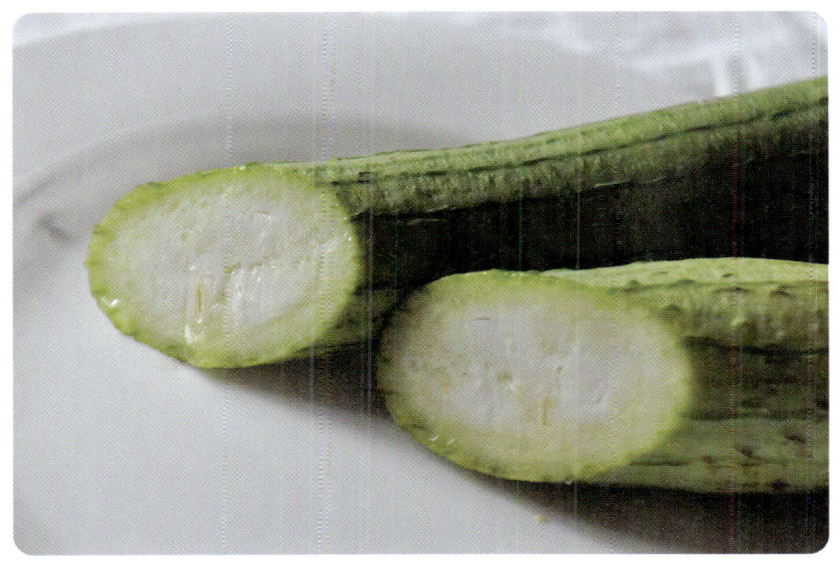

중국산 수세미오이의 내부(중국)

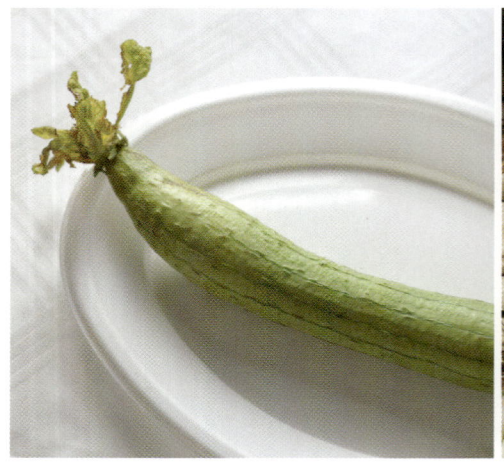
칭다오 시장에서 팔고 있는 수세미오이(중국)

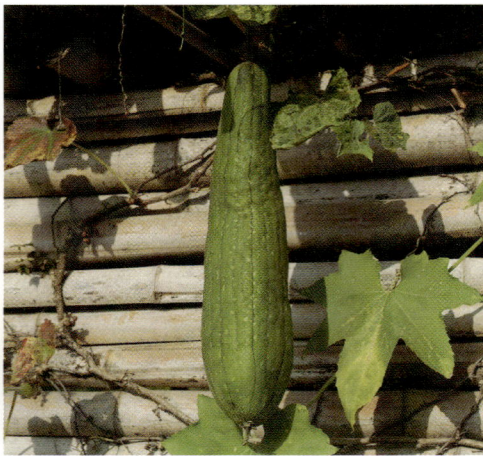
수세미오이(한국)

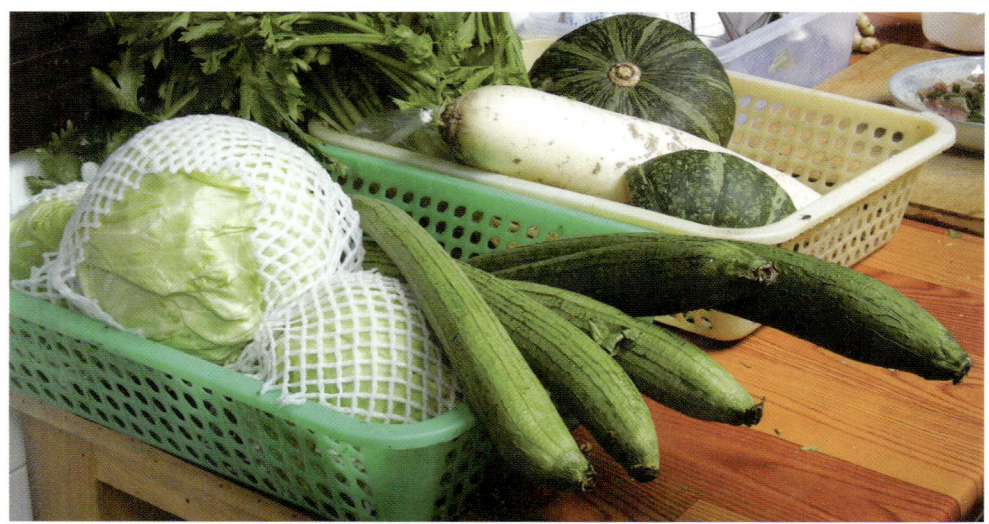
저장성 우전(烏鎭)에 있는 한 식당의 식탁 위에 요리 재료로 쓰이는 수세미오이가 있다.(중국)

잘 익은 열매를 사과(絲瓜), 씨를 사과자(絲瓜子), 뿌리를 사과근(絲瓜根)이라고 한다. 『동의보감』에는 '사과(絲瓜)'로 기재되어 있다.

- **장을 이롭게 하고 해독 효과가 있는 수세미오이** | 수세미오이는 열을 내리고 담을 삭이며 혈을 식히고 해독하는 효능이 있다. 열병으로 인한 기침, 혈림, 젖이 나오지 않는 증세, 옹종을 치료한다.

중국 한방서인 『본초도감』에는 수세미오이는 '삶아서 복용하면 열을 없애고 장을 이롭게 한다. 묵은 것을 약성이 남을 정도로 볶아서 복용하면 풍기를 없애고 담을 삭이며 피를 맑게 하고 해독하며 살충한다. 경락을 잘 통하게 하고 혈맥을 원활하게 하며 젖을 잘 나오게 한다'라고 설명하고 있다.

- **『동의보감』에 기재된 효능ㅣ**『동의보감』에는 수세미오이인 사과(絲瓜)는 '성질이 서늘하며[冷] 독을 푼다. 모든 악창과 어린이의 마마[痘疹], 유저(乳疽), 정창(丁瘡), 각옹(脚癰)을 치료한다'고 기재되어 있다.

- **식용법ㅣ** 어린 열매를 말린 후 물로 달여 먹거나 커리 소스에 넣는 채소로 이용한다. 중국에서는 남부지방에서 주로 들으며 삶거나 볶아 먹는다. 대표 음식은 수세미오이 달걀 볶음요리가 있다. 수세미오이는 수세미, 슬리퍼의 제작에도 쓰인다.

수세미오이(수세미외)의 한방 효능

1. **열매의 성미(性味)** : 맛은 달고 성질은 서늘하다.
2. **열매의 효능**
   - 청열해독(淸熱解毒)의 효능이 있다. 즉 열사를 제거하고 열독을 풀어준다.
   - 통락거풍(通絡祛風) 효능이 있다. 즉 경락을 통하게 하여 풍(風)을 제거한다.
   - 열을 내리고 담을 삭인다.
   - 해독 효능이 있다.
   - 기침, 가래를 없애고 젖이 나오지 않는 증세를 치료한다.
   - 서늘한 약성은 해열, 소염, 해독 작용을 일으켜 종기에 유효하다.
3. **기타 부위의 효능**
   - 잎 : 백일해, 토혈에 활용
   - 뿌리 : 요통에 쓰임
   - 꽃 : 기침에 유효

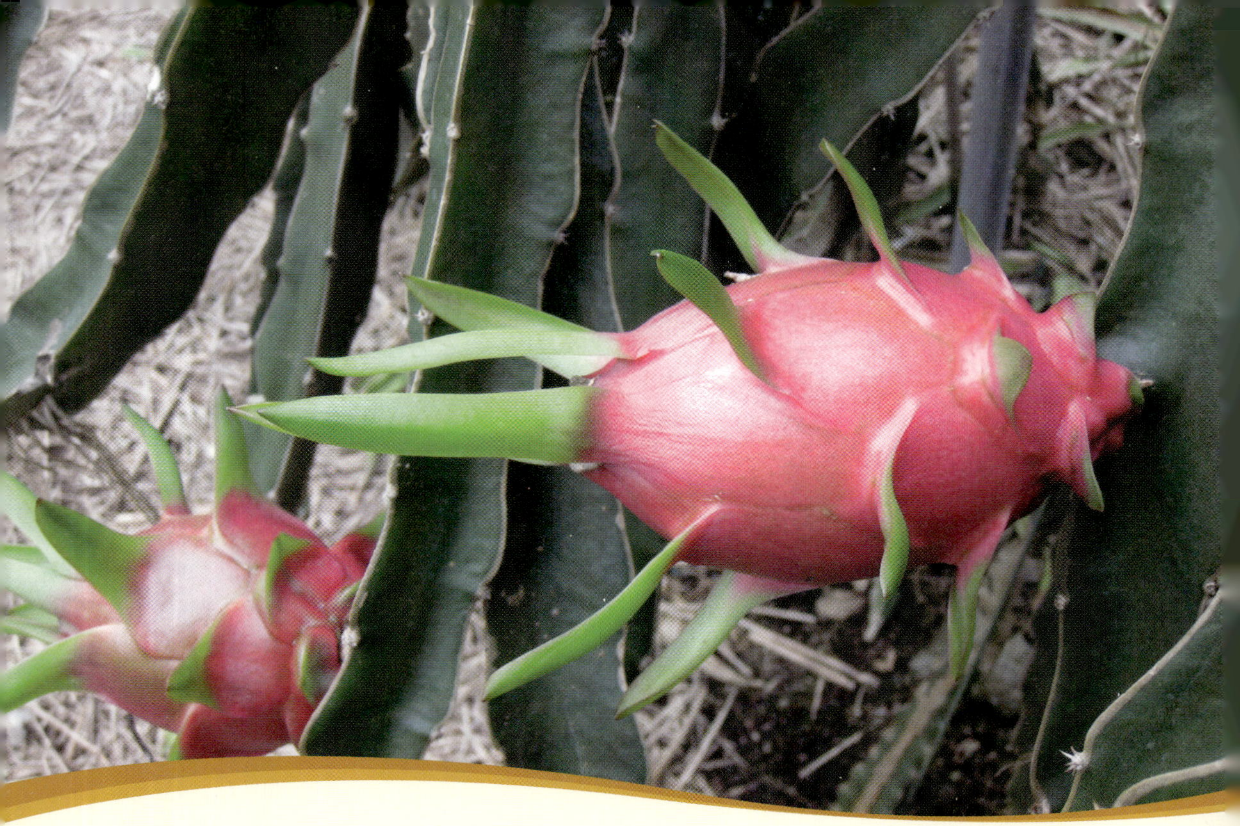

제주도 용과농장에서 재배 중인
용과(한국)

6.03 기침완화에 좋은 건강식품
용과류 1_ 용과(피타야)

- **학명** | *Hylocereus undatus* (Harworth) Britton & Rose
- **식용부위** | 열매
- **과명** | 선인장과(Cactaceae)
- **약용부위** | 꽃, 줄기

 영어 • pitaya, dragon fruit
 프랑스어 • pitaya
 이태리어 • pitaya
 스페인어 • pitaya
 타이어 • kaewmungkorn(깨우망껀)
 일본어 • ピタヤ(피타야), ドラゴンフルーツ(도라곤후루츠)
 한자 • 火龍果(화룡과), 劍花(검화)

- **원산지 |** 용과(pitaya, dragon fruit)의 원산지는 멕시코 및 과테말라이다.

- **재배지·판매 |** 열대지방에 분포하는 삼각 선인장의 일종으로 베트남, 말레이시아 등의 동남아시아와 중국 남부, 타이완과 이스라엘에서도 많이 재배한다. 몇 년 전부터 우리나라 제주도에서도 재배되기 시작했다. 제주도의 농장에서는 7월 말부터 용과 열매를 수확한다.

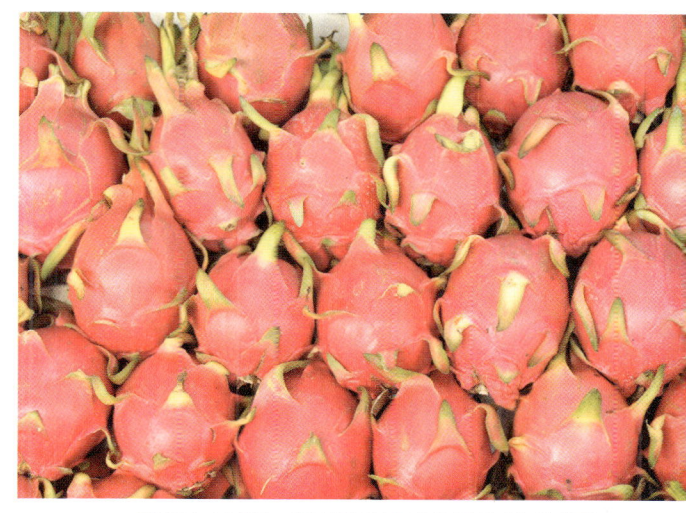

파타야 시내의 과일상점에서 판매 중인 용과(태국)

- **식물 |** 선인장과에 속하며 학명은 *Hylocereus undatus*로서 열매를 먹는다. 용과는 흰 용과, 붉은 용과(p.234), 노란 용과(p.232)가 있다. 흰 용과의 과피는 붉은색이지만 과

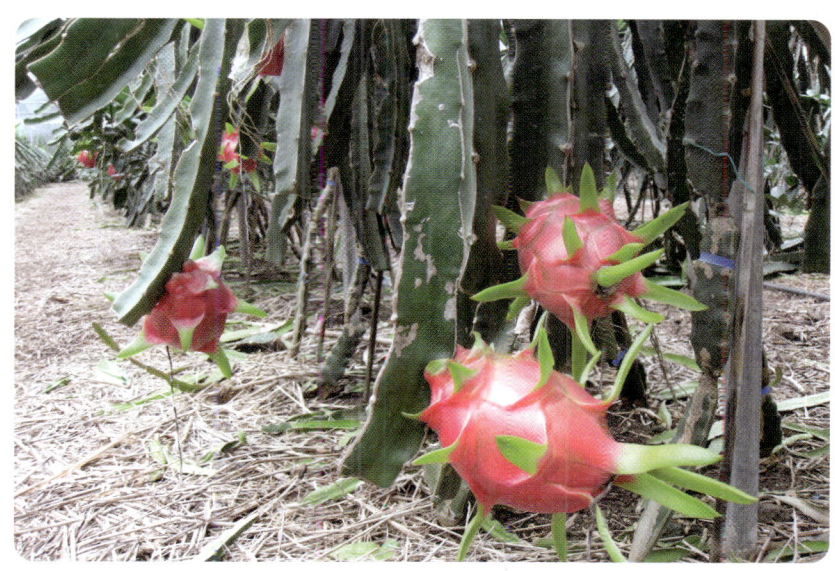

제주도에서 재배 중인 용과(한국)

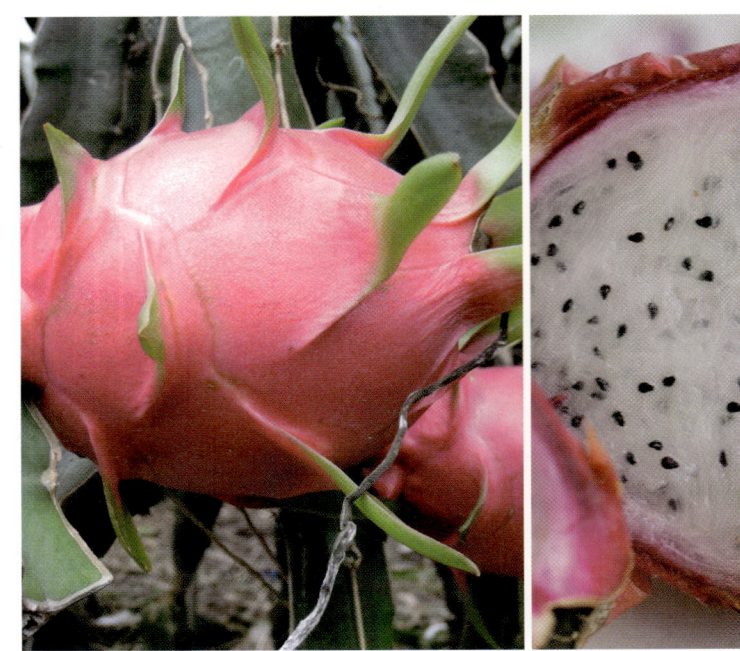

용과(한국)   용과 내부(한국)

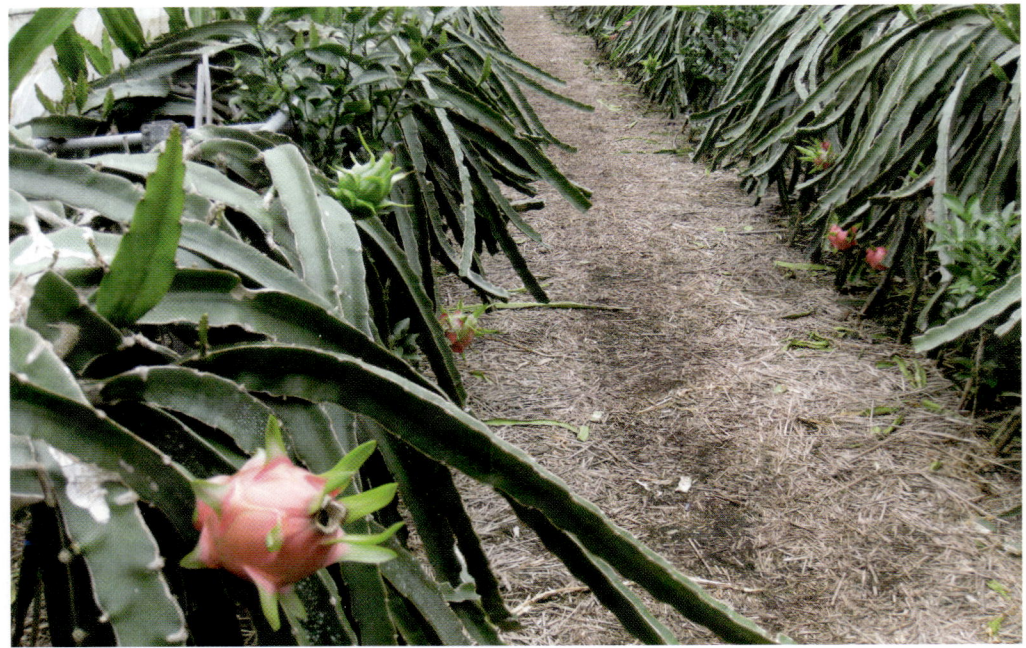

서귀포의 용과 농장(한국)

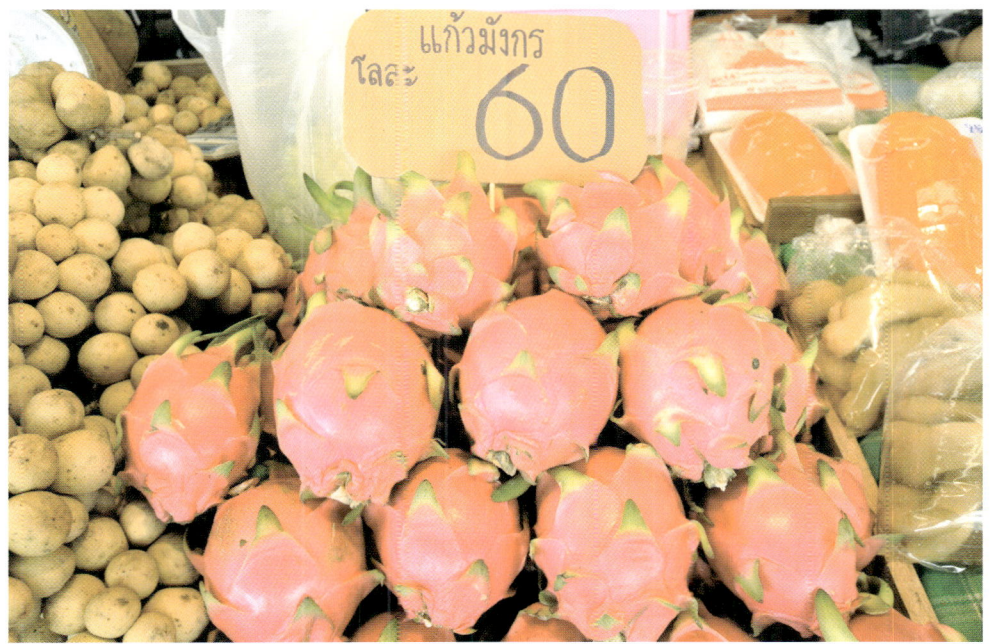

파타야 전통시장에서 팔고 있는 용과(태국)

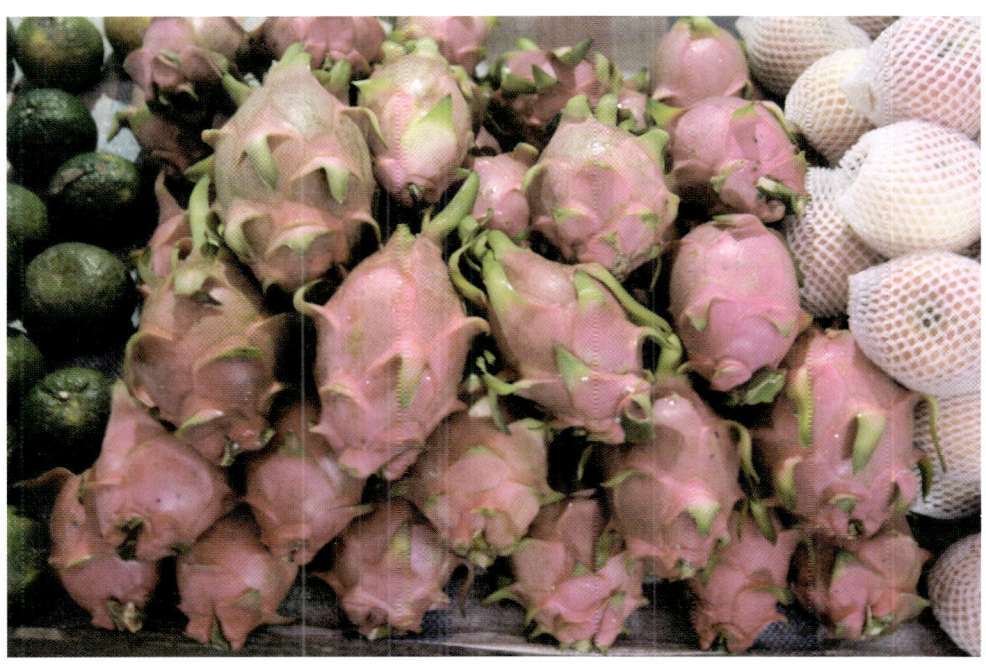

하롱베이 시장에서 판매하고 있는 용과(베트남)

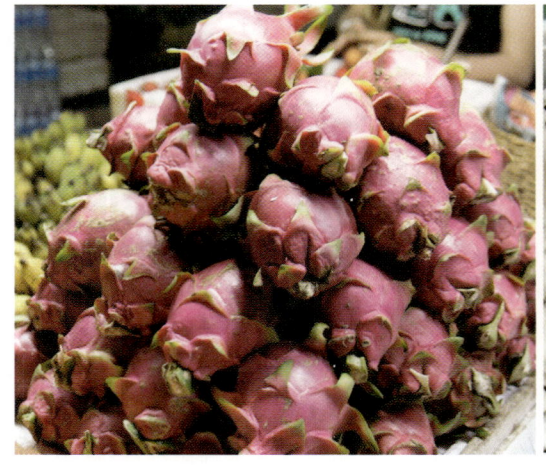
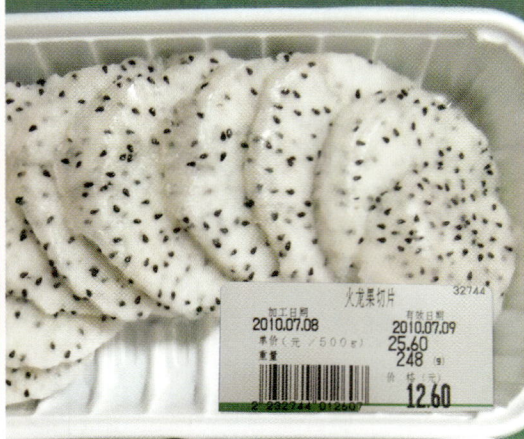

씨엠립 시장에서 판매하고 있는 용과(캄보디아)   용과 상품. '화룡과'라고 적혀 있다.(중국)

육은 흰 품종이고, 붉은 용과는 과피와 과육이 모두 붉은 품종이다. 노란 용과는 과피가 노랗고 과육은 희다.

과일 표면을 보면 선인장과에 속하는 과일 특유의, 용의 비늘 같은 녹색의 돌기물이 있다. 광택이 있는 아름다운 적색 피부로 과일가게의 대표 미인으로 꼽히지만 황색을 띤 것도 있다. 과일을 쪼개보면 깨 알갱이 같은 검은 씨가 박혀 있다. 과육은 젤리 형태에 풍부한 과즙을 포함한다.

- **용을 닮았다는 과일** | 동남아 지방을 여행할 때 과일 가게에서 눈길을 사로잡는 열대과일이 용과다. 선명한 붉은색이 시선을 끌지만 과일 표면에 붙어 있는 깃털 같은 껍질도 눈길을 잡는 데 한몫 한다.

가지에 달린 열매 모습이 마치 용이 여의주를 물고 있는 형상과 닮았다고 하여 용과(龍果)라는 이름이 붙여졌다. 그래서 영어 이름도 드래곤 프루트(dragon fruit)다. 다른 이름으로 피타야(pitaya)라고 하며 중국에서는 화룡과(火龍果) 또는 검화(劍花)라고 부른다.

흰 용과는 약한 단맛과 신맛을 가지고, 붉은 용과는 흰 용과보다 달고 약한 신맛을 가지며, 노란 용과는 흰 용과나 붉은 용과보다 달고 담백하고 신맛은 없다.

- **기침에 효과** | 이 과일은 안토시아닌, 포도당, 인산, 폴리페놀, 식물섬유, 카로틴, 칼

슘, 철, 비타민 B₁, B₂, B₃, 비타민 C 등을 다량 포함해 건강식품으로 주목받고 있다. 중국의 한방서적에 의하면 체내의 기 운행이 순조롭지 못하여 한곳에 정체되어 막히는 현상을 멎게 하고 담(痰)으로 생긴 열로 인한 기침을 다스리는데, 돼지고기와 함께 삶아서 먹으면 좋다.

- **식용법ㅣ** 과일을 2등분해서 스푼으로 떠먹거나 4등분하여 먹기 좋은 크기로 칼집을 내어 먹으면 좋다. 기호에 따라 적당량의 물, 우유, 요구르트, 꿀물 등을 첨가하여 믹서에 갈아 먹어도 용과의 뛰어난 맛을 느낄 수 있다.

태국과 베트남의 식당에서 먹어본 용과의 맛은 단맛이 약하고 담담하며 특이한 과일 모습에 비해서는 맛이 순했다.

용과처럼 모양과 맛이 독특한 열대과일은 여행객들의 눈길과 입맛을 함께 끄는 매력 덩어리임에 틀림없다. 열매의 독특한 모양 때문에 채소 샐러드나 과일 샐러드의 장식으로도 즐겨 쓰인다.

용과(피타야)의 한방 효능

1. **열매의 성미(性味)** : 맛은 달고 성질은 약간 차다.
2. **열매의 효능**
   - 기통(氣痛, 기가 정체되어 발생하는 통증)을 멎게 하고 담화(痰火, 담으로 인하여 생기는 열)로 인한 기침과 가래를 다스리며 돼지고기와 함께 삶아서 복용한다.
   - 청열윤폐(淸熱潤肺) 효능이 있다. 즉 열기를 식히고 열기로 고갈된 폐의 진액을 보충하여 윤택하게 한다.
   - 기침을 없애는 작용이 있다.
   - 폐결핵, 기관지염, 경부임파선결핵, 유행성 이하선염을 치료한다.
3. **기타 부위의 효능**
   - 꽃 : 청혈(淸血)작용, 기침을 없애는 효능
   - 줄기 : 해독, 혈압저하 작용

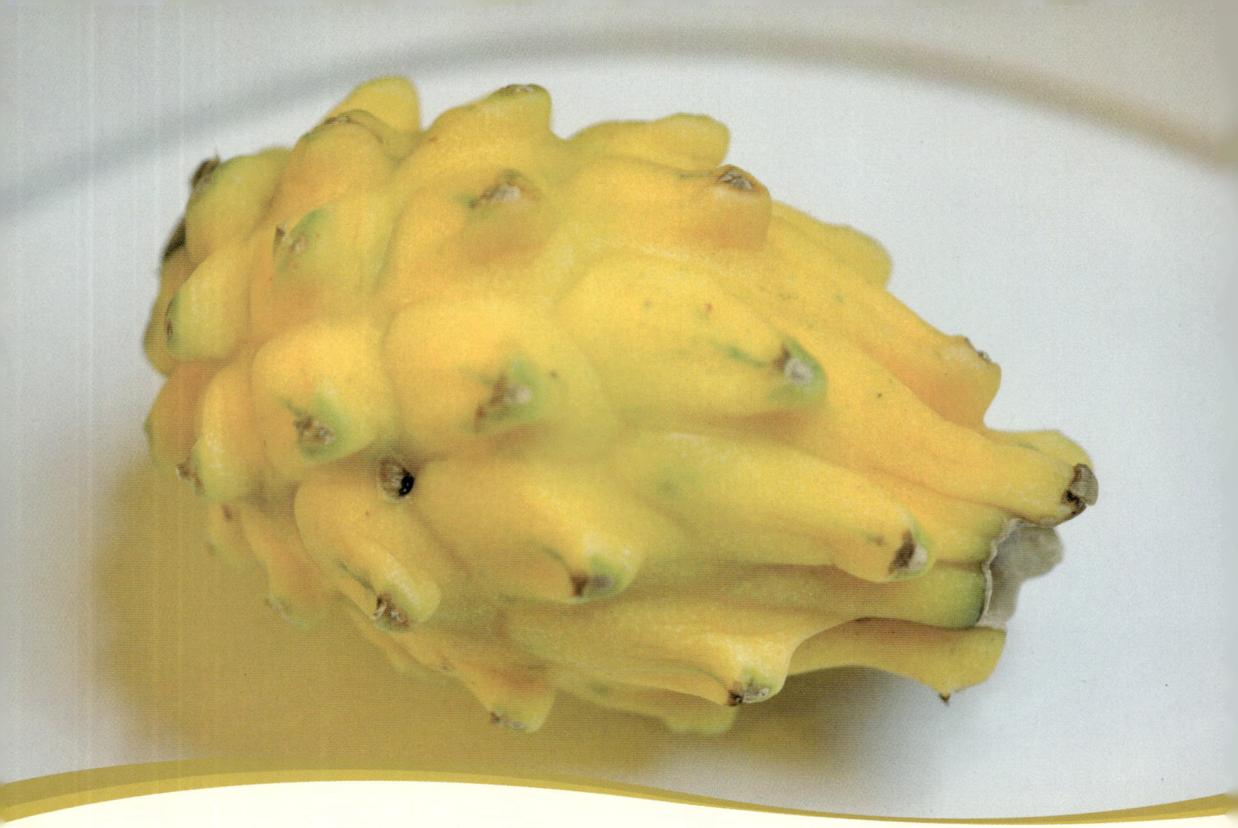

오사카 전통시장에서 판매하는
노란 용과(일본)

6.04 용과류 2_노란 용과(옐로우 피타야)

- 학명 | *Hylocereus megalanthus* Bauer
- 학명의 이명 | *Selenicereus megalanthus*
- 과명 | 선인장과(Cactaceae)
- 식용부위 | 열매

 영어 • yellow pitaya   스페인어 • pitahaya amarilla

 일본어 • イエローピタヤ(이에로 피타야), ゴールデンピタヤ(고루딘 피타야), イエロードラゴン(이에로 도라곤)

- **원산지** | 노란 용과(yellow pitaya)는 남미가 원산지이다.

- **재배지·판매** | 일본에서는 오키나와산이 많이 판매되고 있다. 일본에서 노란 용과 1개의 가격은 8천 원 정도이다.

- **식물** | 선인장과에 속하며 학명은 *Hylocereus megalanthus*로서 열매를 먹는다. 열매는 달걀형으로 돌기가 나선 모양으로 발달하였으며 과피가 노랗고 과육은 희다. 용과처럼 깨 알갱이 같은 검은 씨가 많이 박혀 있다.

- **피부를 좋게 하고 장을 깨끗하게** | 일본의 인터넷 자료에는 노란 용과가 피부미용에 좋고 정장(整腸)작용이 있다고 홍보하고 있다.

- **식용법** | 용과(p.226)처럼 과일을 2등분해서 스푼으로 떠먹거나 또는 4등분하여 과육을 먹기 좋은 크기로 잘라 칼집을 내어 먹으면 좋다. 용과보다 단맛이 강해 먹기에 좋다.

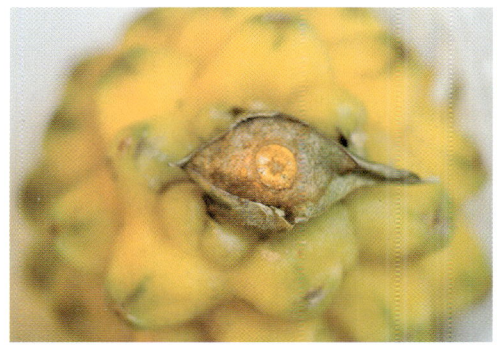

노란 용과 밑부분(일본)

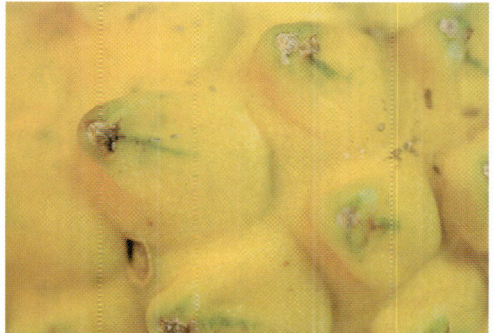

노란 용과의 껍질부분에 있는 돌기(일본)

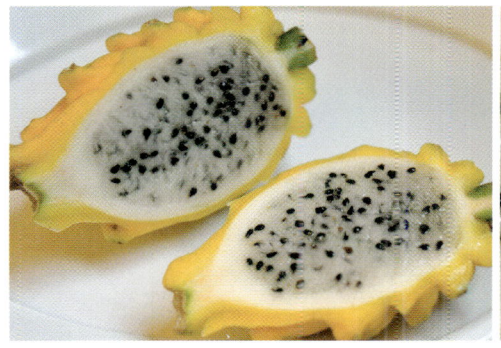

노란 용과 내부(일본)

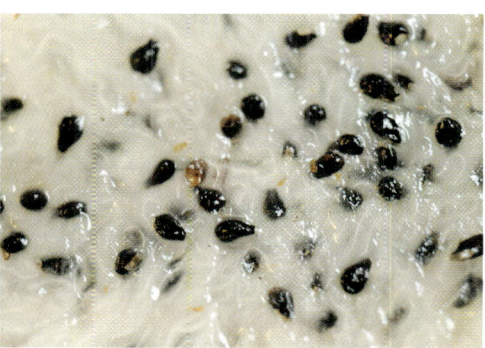

노란 용과 내부의 검은 씨(일본)

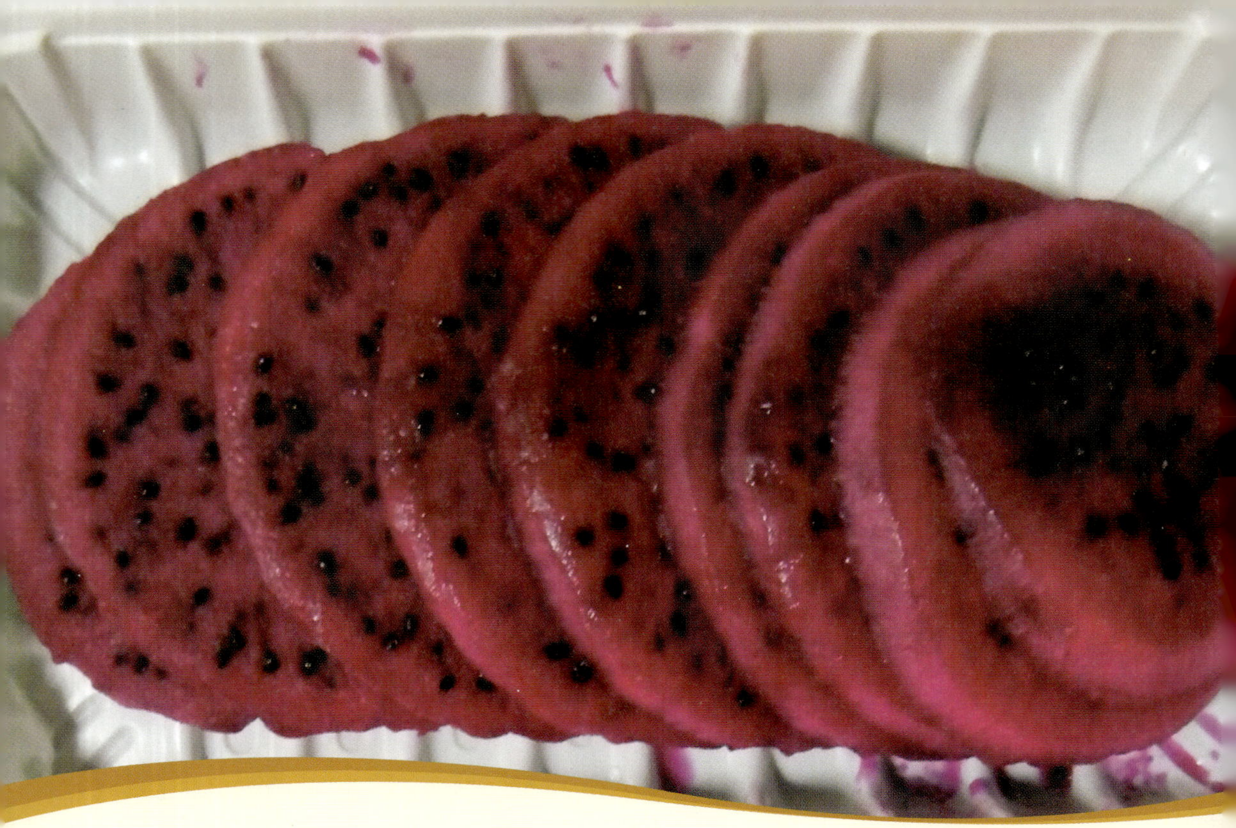

상하이에서 판매하고 있는 붉은 용과(중국)

6.05 용과류 3_ 붉은 용과(레드 플레시 피타야)

- 학명 | *Hylocereus costaricensis* (Weber) Britton & Rose, *Hylocereus monacanthus* Bauer
- 학명의 이명 | *Hylocereus polyrhizus* (F. A. C. Weber) Britton. & Rose
- 과명 | 선인장과(Cactaceae)   • 식용부위 | 열매

 영어 • red flesh pitaya, pitahaya roja

 일본어 • レッドドラゴン(렛도 도라곤), レッドピタヤ(렛도 피타야)

- **원산지 |** 붉은 용과(red flesh pitaya)의 원산지는 중남미 지역이다.

- **재배지·판매 |** 용과는 중국 어느 지역에서나 쉽게 볼 수 있다. 상하이의 한 식품매장에서는 특이하게 붉은 용과를 일반 용과와 함께 과육으로 판매하는 모습도 볼 수 있었다.

- **식물 |** 선인장과에 속하며 학명은 *Hylocereus costaricensis* 또는 *Hylocereus monacanthus*로서 열매를 먹는다. 과일 표피뿐 아니라 내부의 과육까지도 붉은색이다.

- **항산화 효능과 립스틱 재료로 사용되는 천연색소 |** 이 과일은 항산화작용을 하는 천연의 붉은 색소 성분(indicaxanthin, betakain)을 가지고 있다. 일본 자료에 따르면 붉은 용과에 있는 천연색소는 염료나 립스틱 등에 사용되는 만큼 강렬하며 의복 등에 묻으면 잘 씻기지 않는다.

- **식용법 |** 붉은 용과는 색소가 손에 묻는 관계로 과일을 2등분해서 스푼으로 떠먹거나 또는 4등분하여 과육을 먹기 좋은 크기로 잘라 살짝 칼집을 내어 먹으면 좋다.

● 용과류의 내부 비교사진

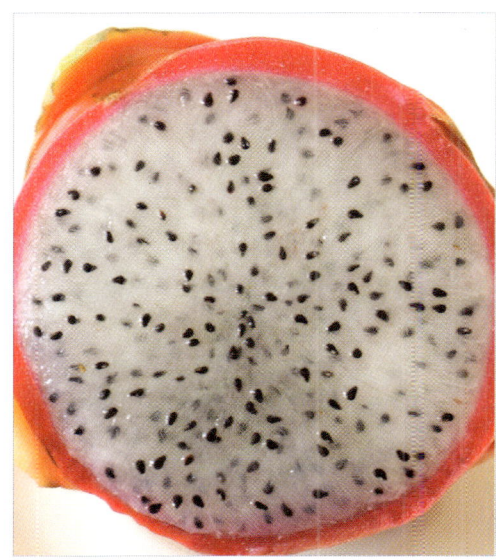
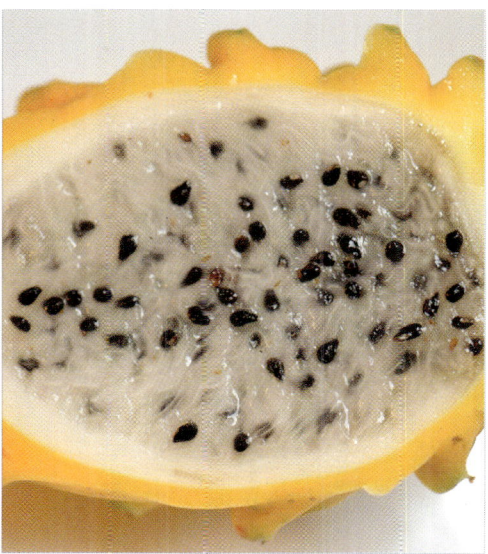

용과의 내부   노란 용과의 내부

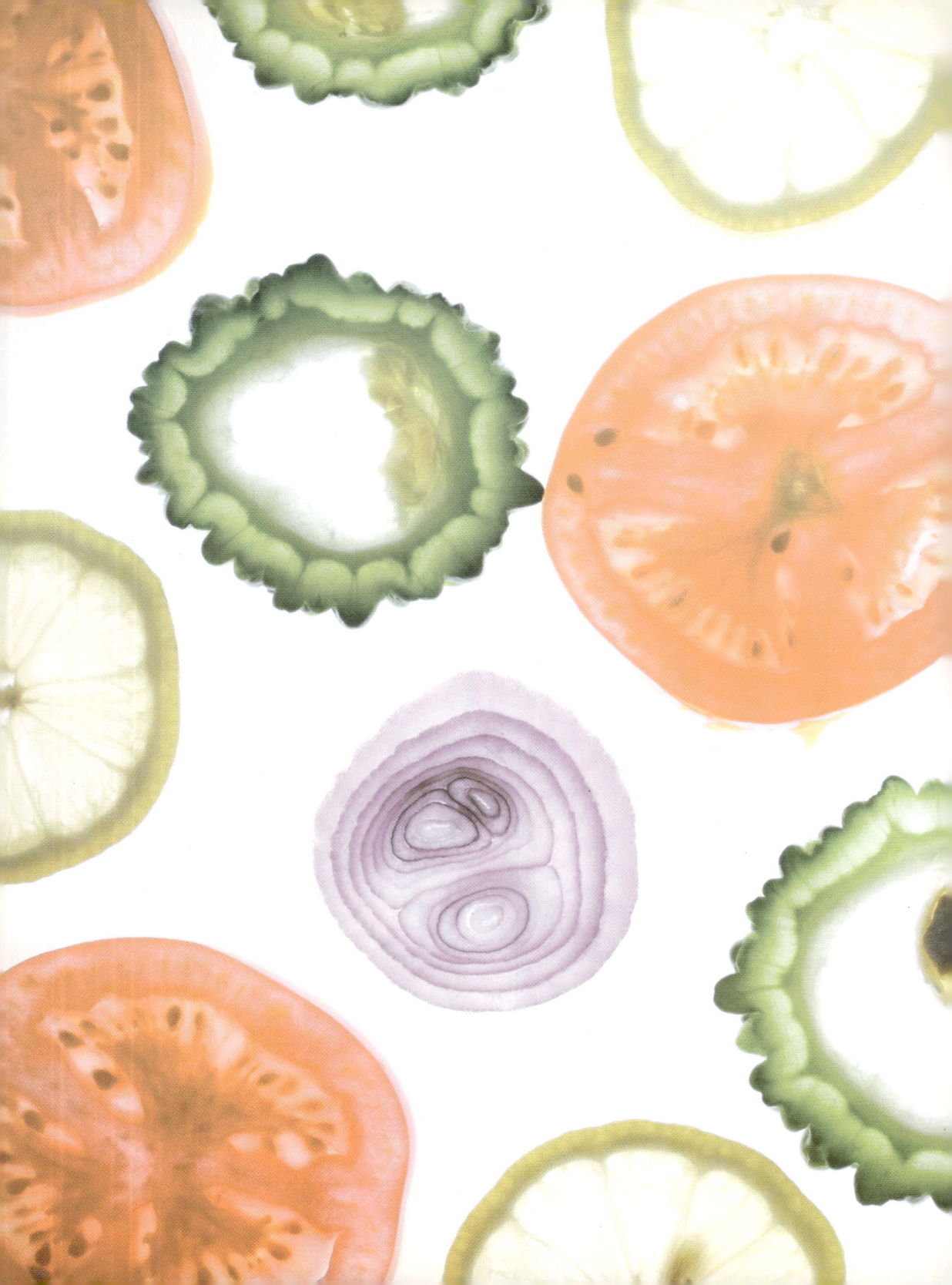

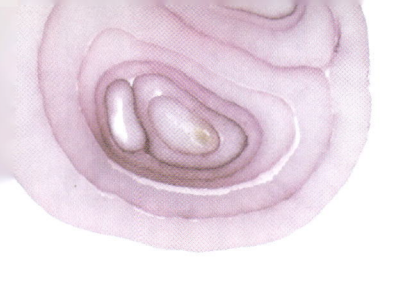
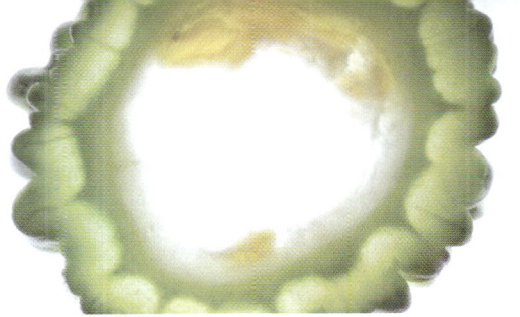
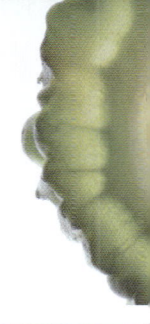

7.
소화촉진, 변비 치료, 구강청량에 좋은 열대과일

7-01. 귤류(1) - 귤 _ 소화불량에 좋은 / 7-02. 귤류(2) - 포멜로 _ 입 냄새를 없애주는
7-03. 귤류(3) - 데코폰(한라봉) / 7-04. 귤류(4) - 라임
7-05. 귤류(5) - 레몬 / 7-06. 귤류(6) - 스위티
7-07. 귤류(7) - 오렌지 / 7-08. 귤류(8) - 자몽
7-09. 대복피 _ 구강청량, 구충에 효과가 있는
7-10. 무화과 _ 소화불량, 치질 예방에 좋은
7-11. 비파 _ 청량 효과를 주고 딸꾹질을 멈추게 하는
7-12. 빈랑 _ 구강청량, 구충에 효과가 있는
7-13. 사포딜라(인심과) _ 담즙분비를 촉진하고 체력을 좋게 하는
7-14. 석류 _ 갈증을 없애주는
7-15. 여주 _ 갈증을 해소하고 눈을 밝게 하는
7-16. 워터 애플 _ 갈증 해소에 좋은
7-17. 육두구 _ 식욕부진, 복부팽만 제거에 좋은
7-18. 타마린드 _ 변비 예방, 정장작용의
7-19. 파파야 _ 소화를 촉진하고 여드름 치료에 좋은
7-20. 팔각회향(스타 아니스) _ 방향성 건위약, 진통제로 쓰이는

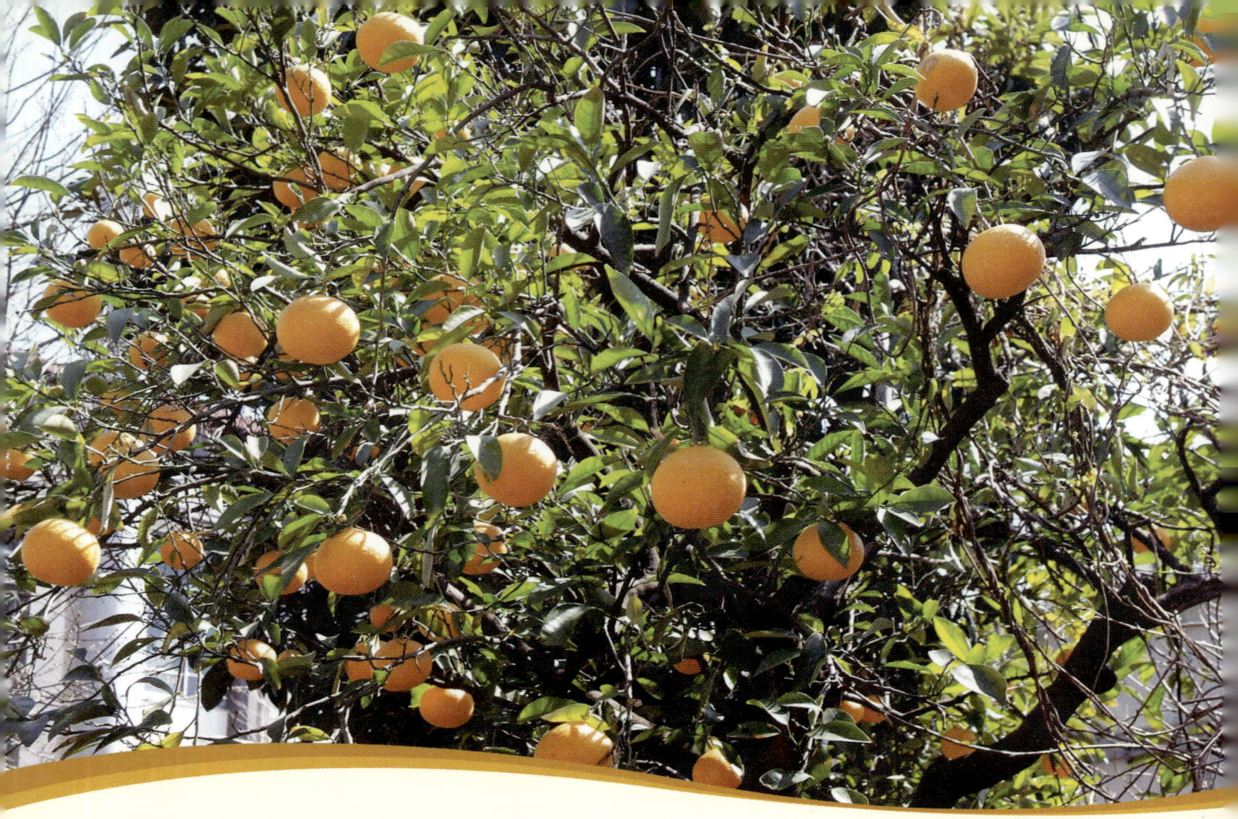

호시약과대학의 약용식물원에서
재배 중인 귤(일본)

7.01 소화불량에 좋은 귤류 1_ 귤

- **학명** | *Citrus reticulata* Blanco, *Citrus unshiu* Marcovich(귤나무), *Citrus aurantium* Linné subsp. *amara* Engler(광귤나무)
- **과명** | 운향과(Rutaceae)
- **식용부위** | 열매
- **약용부위** | 과일껍질, 잎, 씨, 뿌리

 영어 • mandarin
 프랑스어 • mandarine, mandarinier
 이태리어 • mandarino
 스페인어 • mandarino
 한방에서 부르는 이름 • 감귤(柑橘), 귤핵(橘核), 등피(橙皮), 지각(枳殼), 진피(陳皮), 청피(靑皮)

❀ 귤이 수재된 조선시대 의서와 한국의 공정서
- 『동의보감』에 '귤피, 귤육, 귤낭상근막, 귤핵, 청귤피, 청귤엽', 『방약합편』에 '진피, 청피'가 수재
- 『대한민국약전』(제10개정)에 '진피, 청피', 『대한민국약전외한약(생약)규격집』(제4개정)에 '귤핵, 등피, 지각' 수재

- **원산지 |** 일반적으로 먹는 귤인 *Citrus reticulata*는 중국 남부, 필리핀, 인도차이나 북부지방을 포함한 동남아시아가 원산지이다.

- **재배지·판매 |** 우리나라에서는 제주도에서 대량 재배하고 있다.

- **식물 |** 귤은 운향과에 속하며 학명은 *Citrus reticulata*로서 열매를 식용한다.

- **다양한 귤 종류 |** 귤을 한방에서 부르는 다양한 한약 이름은 다음과 같다. 귤핵(橘核)은 귤나무(*Citrus unshiu*) 또는 기타 동속식물의 씨, 등피(橙皮)는 귤나무(*Citrus aurantium* subsp. *amara*)의 잘 익은 열매의 껍질, 지각(枳殼)은 광귤나무(*Citrus aurantium*), 하귤(*Citrus natsudaidai*) 또는 그 재배변종의 덜 익은 열매, 진피(陳皮)는 귤나무(*Citrus unshiu* 또는 *Citrus reticulata*)의 잘 익은 열매껍질 그리고 청피(靑皮)는 귤나무(*Citrus unshiu* 또는 *Citrus reticulata*)의 덜 익은 열매껍질을 말하며 『대한민국약전』과 『대한민국약전외한약(생약)규격집』에 수재되어 있다.

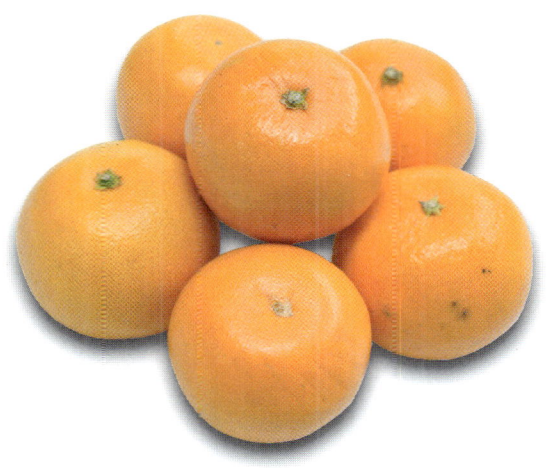

귤(한국)

- **폐경 후 골다공증 예방에 효과 |** 귤의 한 품종인 온주밀감을 충분히 섭취한 여성은 폐경 후 골다공증에 잘 걸리지 않는다는 연구 결과가 발표되었다.

일본의 연구팀은 귤 생산이 풍부한 지역 주민을 대상으로 영양 역학조사를 했다. 즉 귤에 다량 함유된 카로티노이드 색소 성분의 하나인 베타클립토키산틴의 혈중농도와 골다공증 발병 위험의 관련성을 조사한 것이다. 카로티노이드 색소는 과일과 채소에 포함된 항산화물질이며, 이를 섭취하면 골밀도가 저하되는 것을 예방하는 효과가 있다고 알려져 있다.

연구팀은 하루 평균 4개의 귤을 먹은 고농도 그룹과 1~2개 섭취한 '중농도 그룹', 정기적으로 먹지 않는 '저농도 그룹'으로 분류하여 골다공증 발병률을 4년간 추적

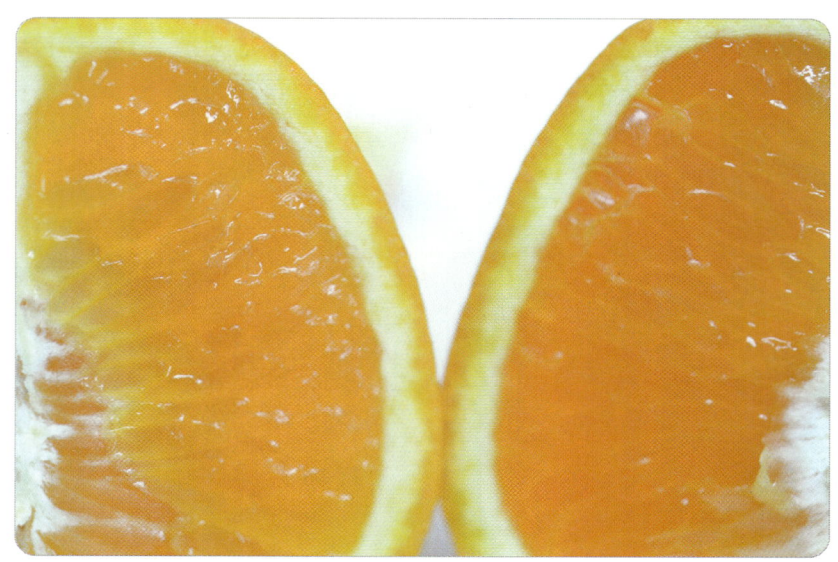
귤의 내부(한국)

조사했다. 그 결과 고농도 그룹이 저농도 그룹에 비해 골다공증에 걸릴 위험이 92% 낮은 것으로 나타났다. 한편 남성과 폐경 전 여성에게는 이런 경향이 보이지 않았다.

- **숙취 해소, 메스꺼움 제거에 효과** | 『동의보감』에서는 다음과 같이 귤의 효능을 설명하고 있다. '귤피(橘皮, 귤껍질)는 성질이 따뜻하며[溫] 맛은 쓰고 매우며[苦辛] 독이 없다. 가슴에 기가 뭉친 것을 치료하며, 음식 맛이 나게 하고 소화를 잘 시키고, 이질을 멈추며 담연(痰涎, 가래와 침)을 삭히고 기운이 위로 치미는 것과 기침하는 것을 낫게 하고 구역(嘔逆)을 멎게 하며 대소변을 잘 통하게 한다.

귤육(橘肉, 귤의 속살)은 성질이 차고[冷] 맛은 달며[甘] 시다[酸]. 소갈증을 멎게 하고 음식 맛을 나게 하고 소화를 잘 시키며, 귤 속을 많이 먹으면 담이 생긴다.

귤낭상근막(橘囊上筋膜, 귤의 속살에 붙은 실 같은 층)은 갈증을 멎게 하고 술을 마신 뒤에 토하는 것을 치료하는데, 달여 먹으면 좋다.

귤핵(橘核, 귤씨)은 요통(腰痛)과 방광기[膀胱氣, 방광의 기화(氣化)작용 장애로 인해서 소변을 보지 못하는 병증]와 신기(腎氣)가 찬 것[冷]을 치료한다. 귤씨를 볶아 가루를 내어 술에 타 먹는다.

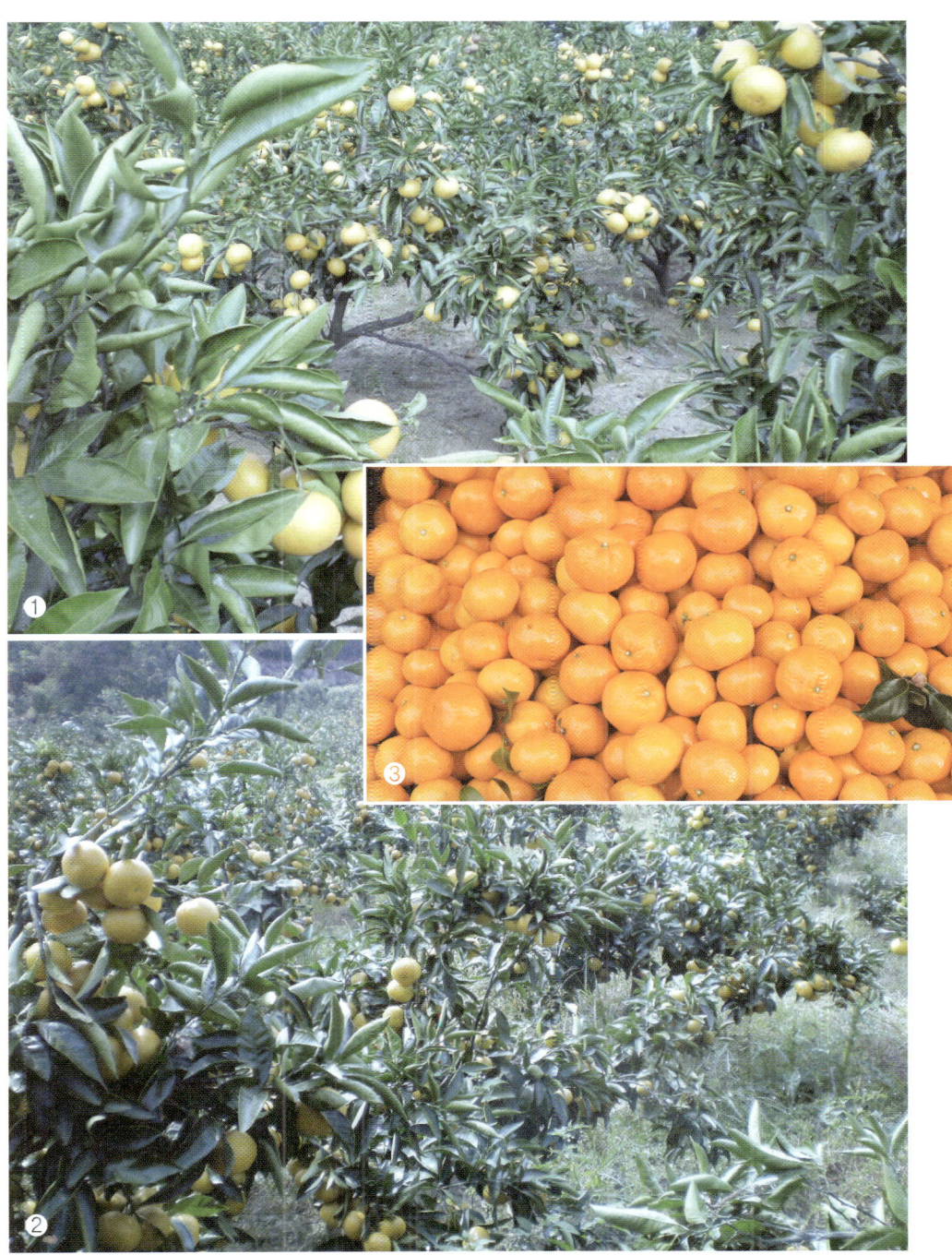

❶❷ 제주도의 귤 농장(한국) / ❸ 순천의 전통시장에서 판매하는 귤(한국)

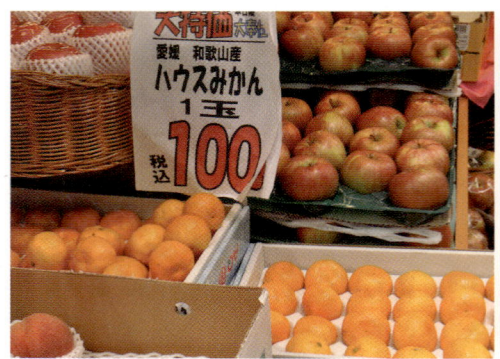
오사카 시장에서 판매하는 귤(일본)

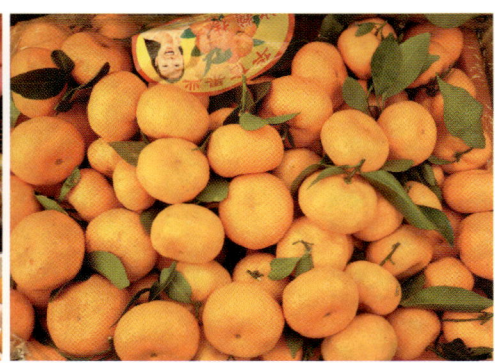
상점에서 판매하는 귤(중국)

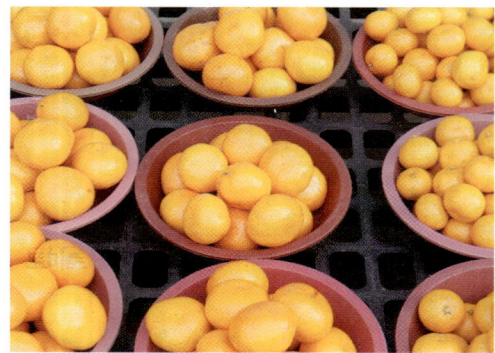
순천 전통시장에서 판매하는 귤(한국)

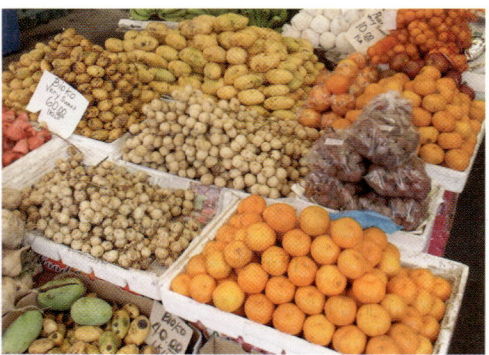
마닐라 시장에서 판매하는 귤(필리핀)

청귤피(青橘皮, 푸른 귤껍질)는 성질은 따뜻하고[溫] 맛은 쓰고[苦] 독이 없으며, 기가 막힌 것을 치료하고 소화가 잘 되게 하며 적(積)이 뭉친 것과 가슴에 기가 막힌 것을 헤친다.

청귤엽(青橘葉, 청귤잎)은 가슴으로 치미는 기를 내려가게 하고 간기를 잘 돌게 하는데, 젖이 붓는 것과 협옹(脇癰, 겨드랑이나 옆구리에 발생하는 악창) 때에 쓴다.'

『방약합편』에는 진피와 청피가 기재되어 있다.

● **식용법** | 열매껍질을 벗겨 그대로 식용한다. 효능을 내기 위해서는 잘 익은 껍질, 덜 익은 껍질과 씨를 각각 3~9g씩 달여서 하루에 2번 나누어 먹으면 효과가 있다. 급성 유선염에는 매일 귤껍질 30g과 감초 6g을 물에 달여 먹었더니 치료율이 높아졌다는 결과가 안덕균 교수의 『한국본초도감』에 소개되고 있다.

귤의 한방 효능

1. **열매의 성미(性味)** : 맛은 달고 시며 성질은 평(平)하다.
2. **열매의 효능**
   - 윤폐생진(潤肺生津, 폐를 윤택하게 하고 몸의 모자라는 진액을 만들어냄) 효능이 있다.
   - 이기(理氣) 효능과 화위[和胃, 위기(胃氣)가 조화롭지 못한 것을 치료] 효능이 있다.
   - 해주(解酒, 숙취를 품) 효능이 있다.
   - 소갈, 만성 기침, 심혈관 질병, 고혈압, 소화불량, 식욕부진, 변비에 사용한다.
3. **기타 부위의 효능**
   - **열매껍질** : 건비[健脾, 약해진 비(脾)의 기능을 강하게 함]와 이기(理氣)시키는 효력이 있어 비위(脾胃)의 기체[氣滯, 체내의 기(氣) 운행이 순조롭지 못하여 어느 한곳에 정체되어 막힘]로 인한 복부창만, 트림, 구토, 메스꺼움을 다스림, 비위가 허약하여 일어나는 소화불량에도 활용
   - **잎** : 옆구리가 아픈 증상을 제거하며 유방염, 폐결핵에 우효
   - **씨** : 고환염, 유방염, 요통에 유효
   - **덜 익은 열매껍질** : 간염, 위염에 활용, 유방염과 유방암에도 응용

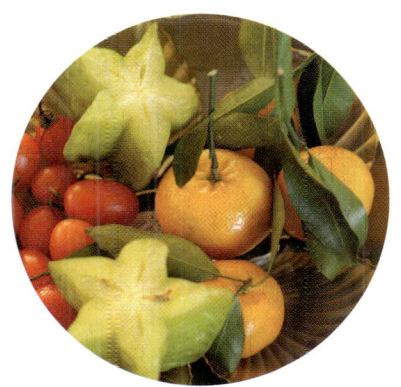

마닐라 호텔의 과일 접시에 나온 귤(필리핀)

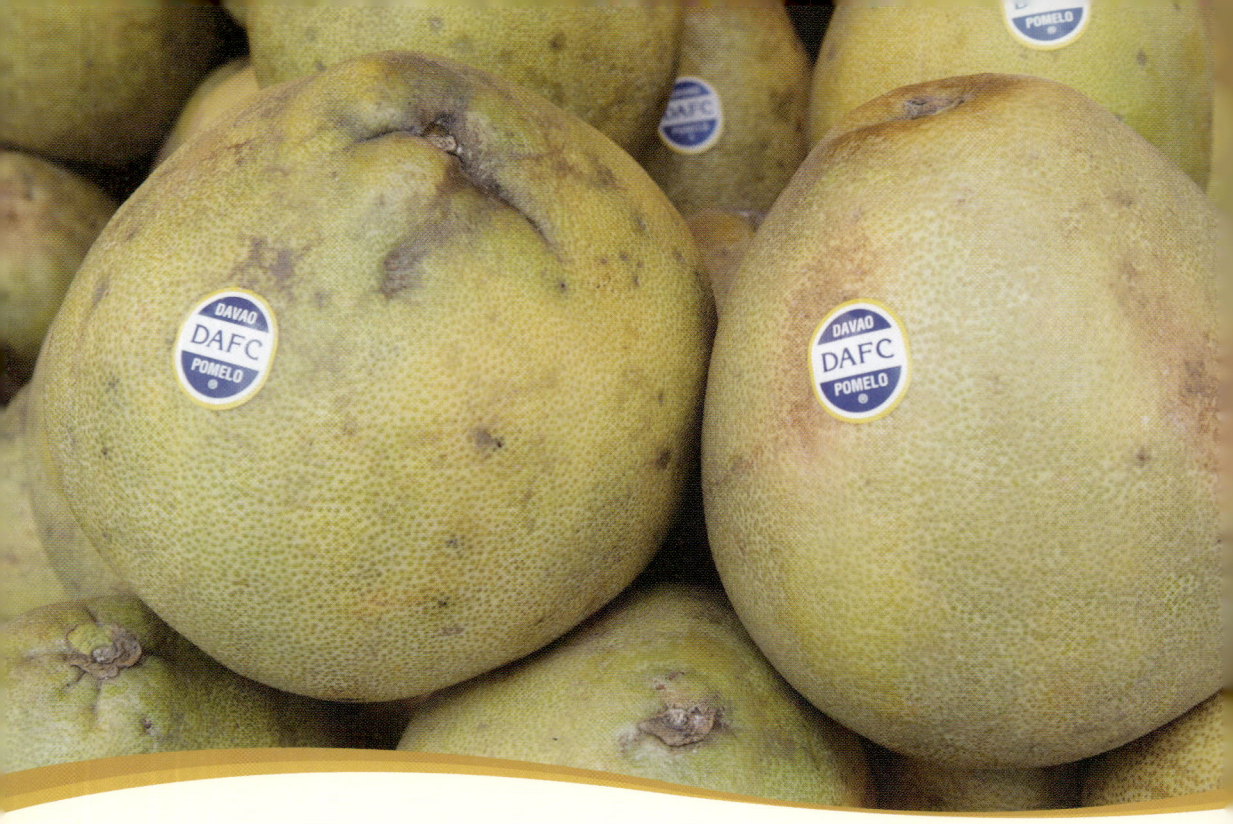

마닐라의 시장에서 판매하는 포멜로(필리핀)

7.02 입 냄새를 없애주는 귤류 2_포멜로

- 학명 | *Citrus maxima* (Burm.) Merr.
- 학명의 이명 | *Citrus grandis* L.
- 식용부위 | 열매

- 과명 | 운향과 (Rutaceae)
- 약용부위 | 열매껍질, 씨, 뿌리, 줄기, 꽃, 잎

- 영어 • pomelo
- 이태리어 • pompelmo
- 필리핀어 • lukban, suha
- 인도네시아어 • limau, jeruk bali
- 일본어 • ザボン(자본), ブンタン(분탄)

- 프랑스어 • pamplemousse
- 스페인어 • toronja
- 타이어 • som-o (쏨오)
- 말레이어 • limau, jeruk bali
- 한자 • 柚(유)

244

- **원산지** | 포멜로(pomelo)는 말레이 반도에서 인도네시아에 이르는 지역이 원산지다.

- **재배지·판매** | 중국에서는 기원전 1세기경부터 남부 지역에서 재배하였으며 일본의 약용식물원에서 쉽게 만날 수 있다. 필리핀 등 동남아시아의 과일상점에서 자주 볼 수 있다.

- **식물** | 운향과에 속하며 학명은 *Citrus maxima*로서 열매를 식용한다. 포멜르는 학명과 이명 학명의 의미에서 짐작할 수 있듯이 감귤류 과일 중에서 열매가 가장 크다. 자몽(grapefruit)와 종종 혼동되는 포멜로는 크기가 축구공만 하고 무게는 0.5~2kg 정도이다.

- **주독을 풀어주고 비타민 C가 풍부한 과일** | 열매에는 당 함량이 높으며 비타민 C의 훌륭한 공급원이다. 지방분해효소가 들어 있고 혈당을 낮추는 데도 효과적이다. 포멜로의 약리성분인 나린진(naringin)에는 생쥐의 바이러스 감염에 대해 보호작용이 있으며 항염증작용도 연구결과로서 알려져 있다.

포멜로는 중국 문헌에서 '임신부가 음식을 적게 먹고 식욕이 부진한 증상을 치료하고 위의 악기(惡氣)를 제거한다. 소화를 촉진시키고 위장의 기(氣)를 제거하며 주독

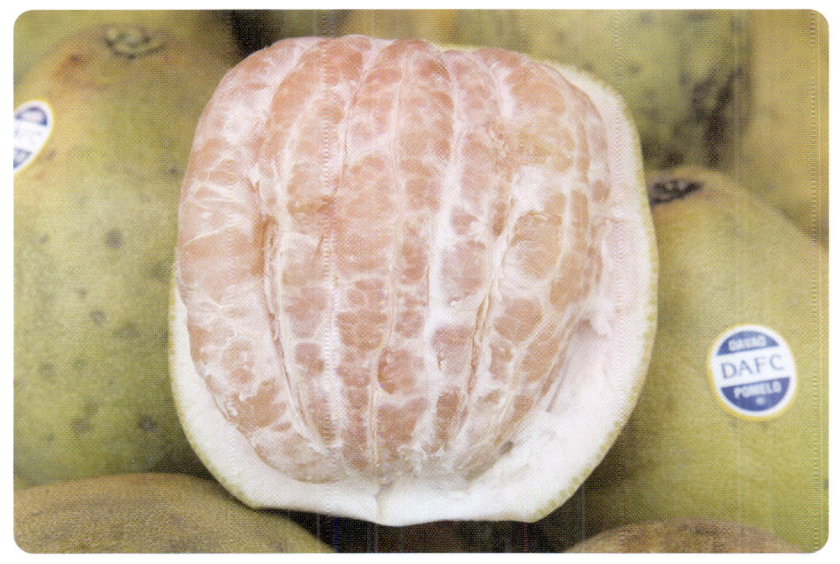

포멜로 과육(필리핀)

(酒毒)을 풀고 술 마신 사람의 입 냄새를 치료한다'라고 그 약효를 설명하고 있다.

● **식용법** | 말랑말랑하고 두툼한 껍질은 쉽게 벗겨지며 과육을 생으로 먹거나 과일 샐러드에 넣어 먹는다. 껍질을 설탕에 절여 먹어도 된다. 맛이 순하고 깔끔하며 수분 함량이 높아 여름철 디저트로도 좋다.

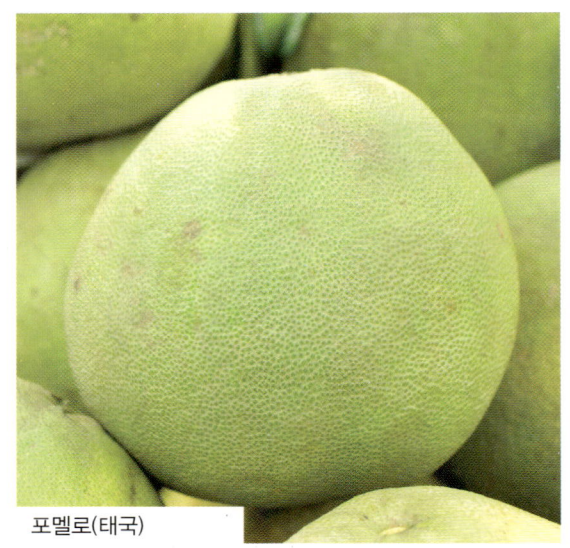
포멜로(태국)

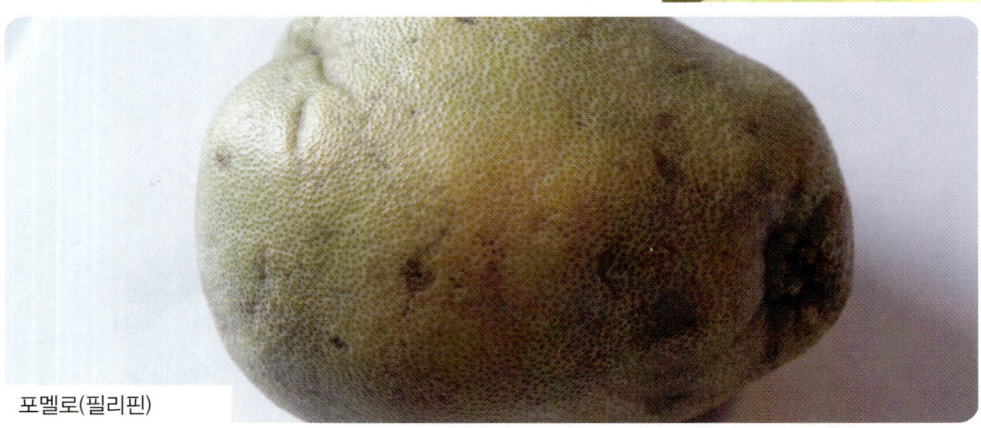
포멜로(필리핀)

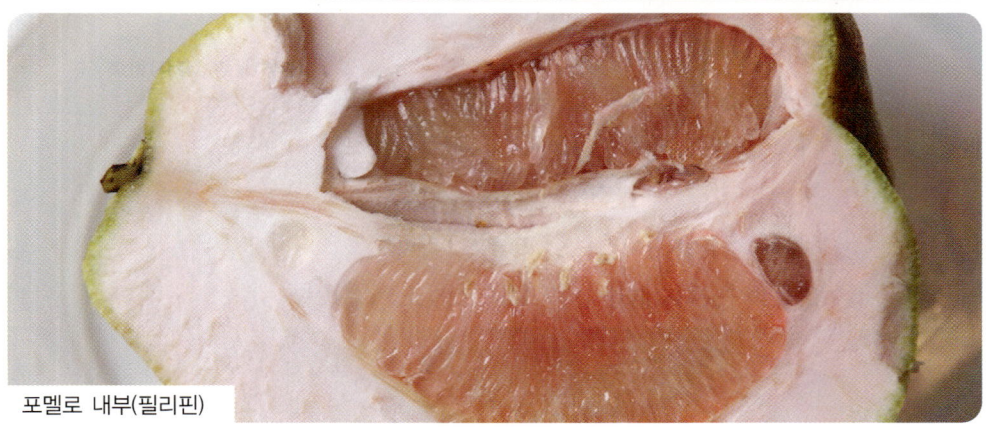
포멜로 내부(필리핀)

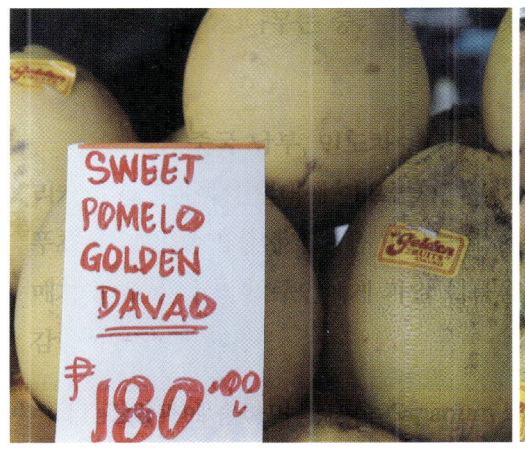
포멜로(필리핀)

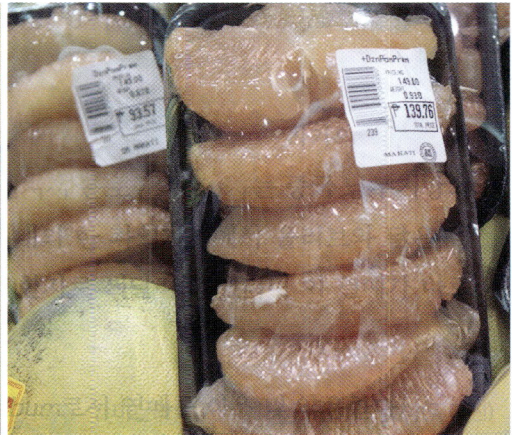
상점에서 판매하는 포멜로 과육(필리핀)

포멜로의 한방 효능

1. 열매의 성미(性味) : 맛은 달고 시며 성질은 차다.

2. 열매의 효능

   • 소화를 돕고 숙취를 푸는 데 좋다.
   • 만성 기침, 당뇨병, 야맹증에 좋다.

3. 기타 부위의 효능

   • 과일껍질 : 소화, 기침, 미용에 효과
   • 뿌리 : 해독작용, 기침에 효과
   • 잎 : 해독작용, 중이염에 효과
   • 꽃 : 행기지통(行氣止痛) 작용

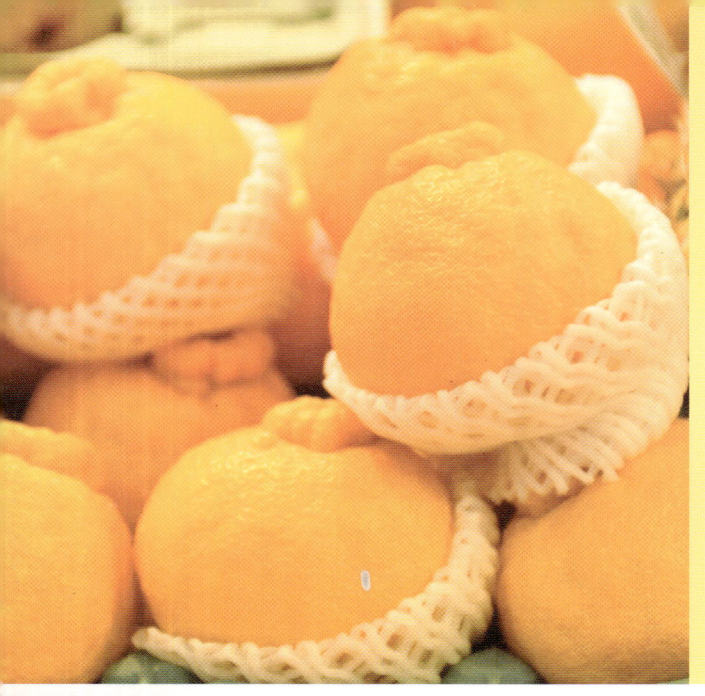

○ 데코폰(일본)

- 학명 | *Citrus reticulata* cv. Shiranui
- 과명 | 운향과(Rutaceae)
- 식용부위 | 열매

 영어 • dekopon

 일본어 • デコポン(데코폰)

7.03 귤류 3_ 데코폰(한라봉)

- **원산지** | *Citrus reticulata* cv. Ponkan과 Kiyomi 사이의 잡종으로 1972년 일본에서 합성된 품종이다. 한국에는 1990년을 전후해 도입되었다.

- **식물** | 운향과에 속하며 학명은 *Citrus reticulata* cv. Shiranui로 열매를 식용한다.

- **식용법** | 열매껍질을 벗겨 그대로 식용한다.

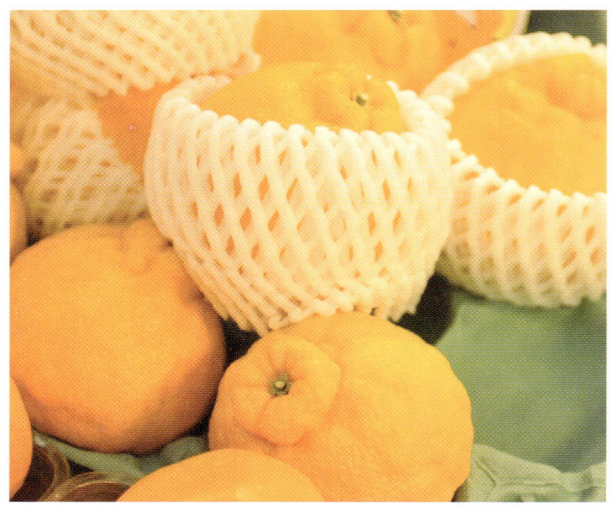

오사카 전통시장에서 판매하는 데코폰(일본)

라임(일본)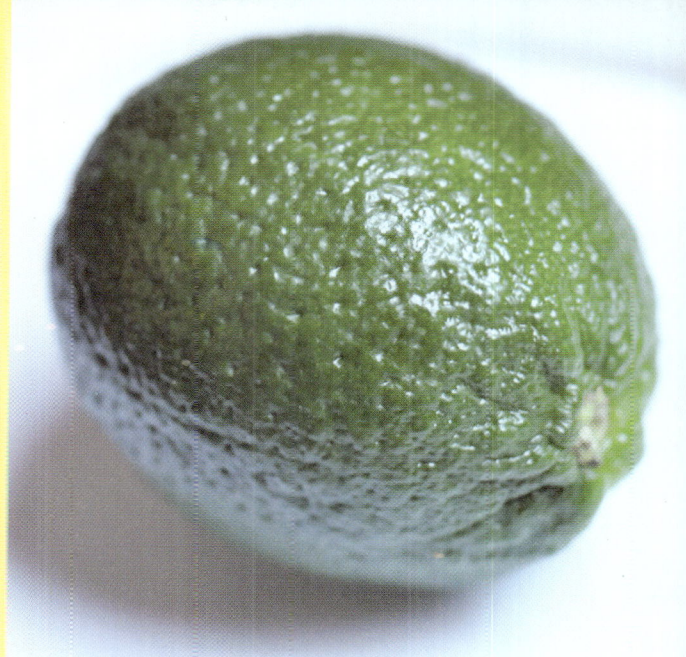

- 학명 | *Citrus aurantifolia* (Cristm.) Swingle
- 과명 | 운향과(Rutaceae)
- 식용부위 | 열매

 영어 • lime
 프랑스어 • limette acide
 이태리어 • lima
 일본어 • ライム(라이두)

귤류 4_ 라임　7.04

- **원산지** | 라임(lime)은 동남아시아가 원산지이며 서인도제도와 멕시코에 도달하기 수세기 전에 인도와 중국에서 작물로 재배하였다.

- **식물** | 운향과에 속하며 학명은 *Citrus aurantifolia*로 열매를 식용한다. 열매의 과육은 황록색이고 연하며 즙이 많고 신맛이 난다.

- **식용법** | 과즙을 소스, 생선 요리, 고기 요리에 널리 사용하며 칵테일 재료로도 이용한다.

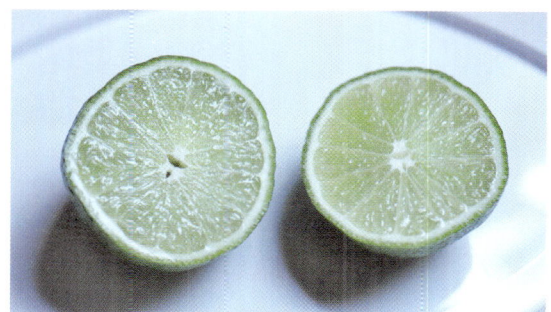
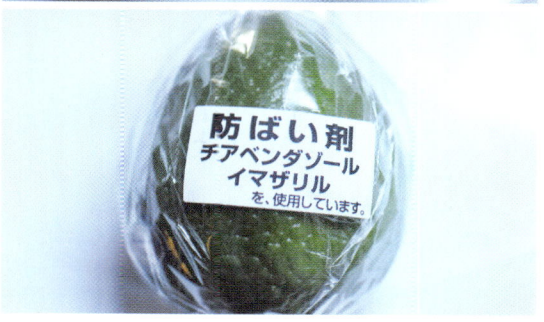

라임의 내부와 라임 상품(일본)

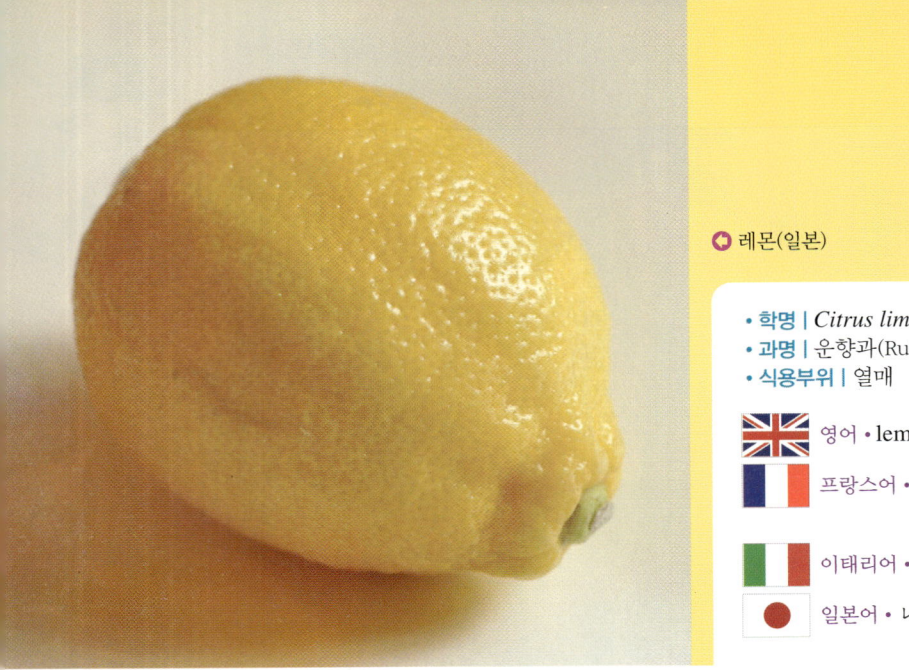

◐ 레몬(일본)

- 학명 | *Citrus limon* (L.) Burm. f.
- 과명 | 운향과 (Rutaceae)
- 식용부위 | 열매

🇬🇧	영어 • lemon
🇫🇷	프랑스어 • citron, citronnier commun
🇮🇹	이태리어 • limone
🇯🇵	일본어 • レモン(레몬)

7.05 귤류 5_ 레몬

- **원산지** | 레몬(lemon)은 파키스탄과 인도의 펀자브 지역을 원산지로 추정하고 있다.

- **식물** | 운향과에 속하며 학명은 *Citrus limon*으로 열매를 식용한다.

- **식용법** | 비타민 C와 구연산이 많아 신맛이 강하며 칵테일, 샐러드의 드레싱, 채소, 육류, 생선 요리 등에 다양하게 사용한다.

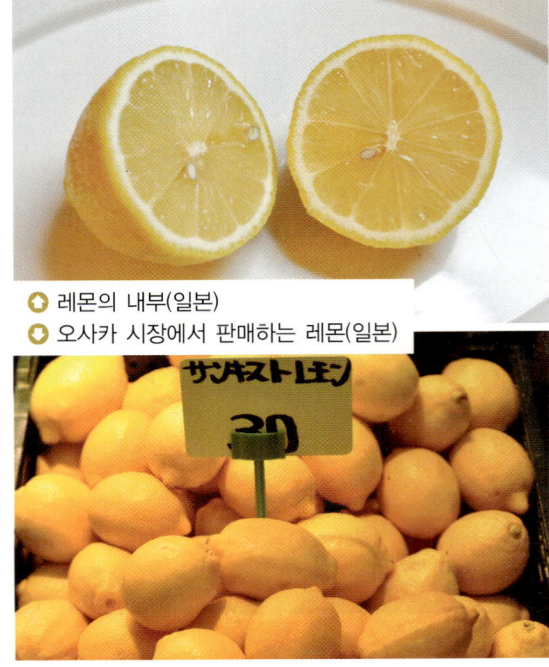

◐ 레몬의 내부(일본)
◐ 오사카 시장에서 판매하는 레몬(일본)

이스라엘 수입산 스위티(일본) ◯

- 학명 | *Citrus maxima* x *Citrus paradisi*
- 과명 | 운향과(Rutaceae)
- 식용부위 | 열매

 영어 • sweetie, oroblanco

 일본어 • スイーティ(스이티)

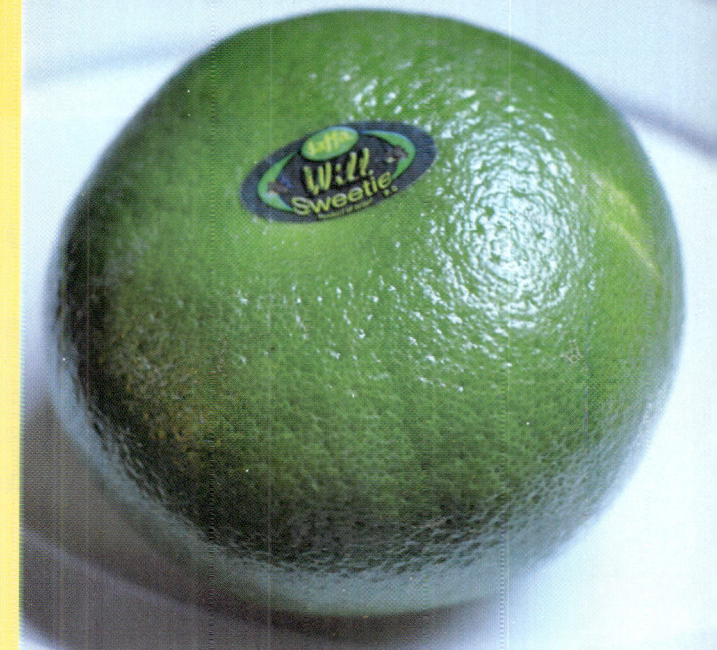

귤류 6_ 스위티 7.06

- **식물** | 스위티(sweetie)는 운향과에 속하며 포멜로(*Citrus maxima*)와 흰색 자몽(*Citrus paradisi*) 사이의 잡종이다. 이스라엘에서 개량된 것을 스위티라 부르고 미국 캘리포니아에서 개량된 것을 오로블랑코라 부른다.

- **식이섬유가 풍부** | 우리나라의 식품 매장에도 이스라엘산 스위티가 수입되어 판매되고 있다. 식이섬유가 감귤보다 많고 비타민 C와 미네랄이 풍부하다고 홍보하고 있다. 특히 일본에서는 칼로리가 제로인 천연 감미제라고 소개하고 있다.

- **식용법** | 스위티는 열매껍질을 벗겨 그대로 식용한다. 스위티 과육을 샐러드에 넣어 먹거나 드레싱에 과즙을 첨가하여 먹으면 좋다.

스위티 내부(일본) ◯
라임과의 크기 비교(일본) ◯

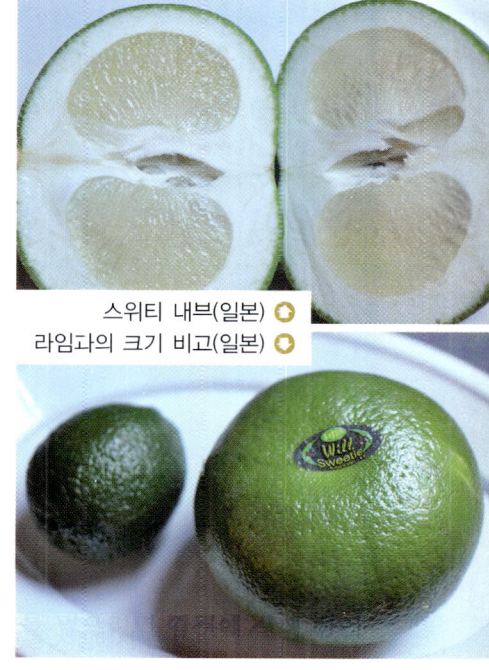

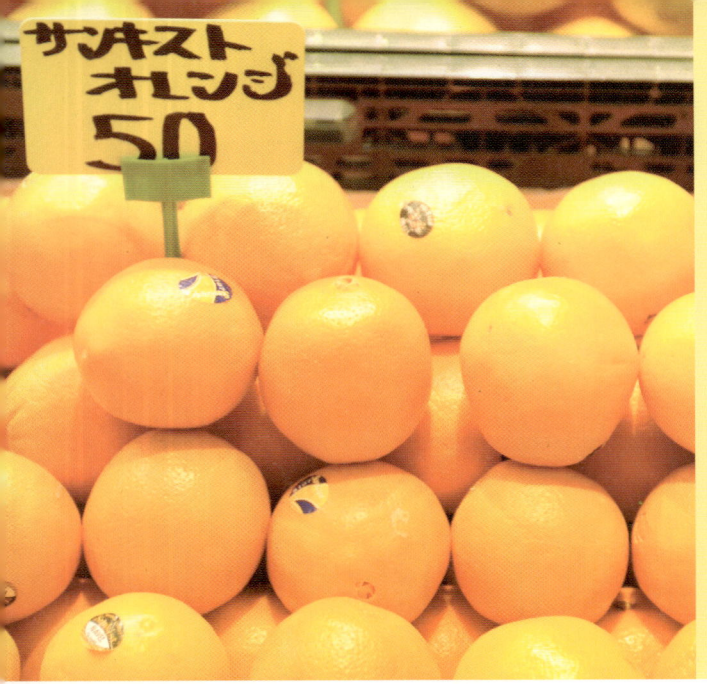

◉ 오사카 시장의 오렌지(일본)

- 학명 | *Citrus sinensis* Osbeck
- 과명 | 운향과(Rutaceae)
- 식용부위 | 열매

 영어 • sweet orange

 프랑스어 • oranger doux

 이태리어 • arancio dolce, arancio

일본어 • オレンジ(오렌지)

7.07 귤류 7_오렌지

- **원산지** | 오렌지의 원산지는 중국 남부로 알려져 있으며 브라질, 미국, 인도, 멕시코에서 많이 재배한다.

- **식물** | 운향과에 속하며 학명은 *Citrus sinensis*로서 열매를 식용한다. 나무가 작고 향기가 나는 꽃이 핀다.

- **식용법** | 대부분 열매를 생으로 먹거나 주스로 가공하여 마신다.

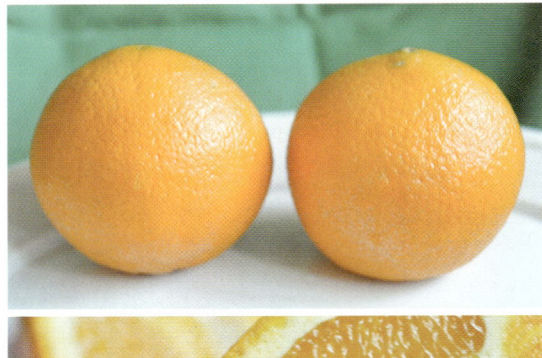
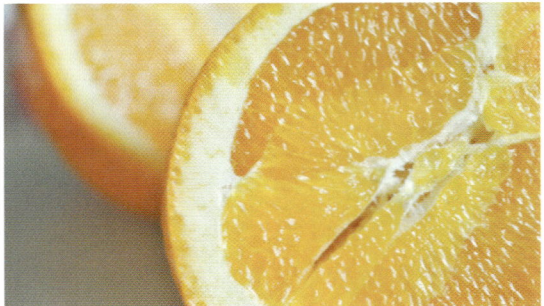

오렌지와 오렌지 내부(한국)

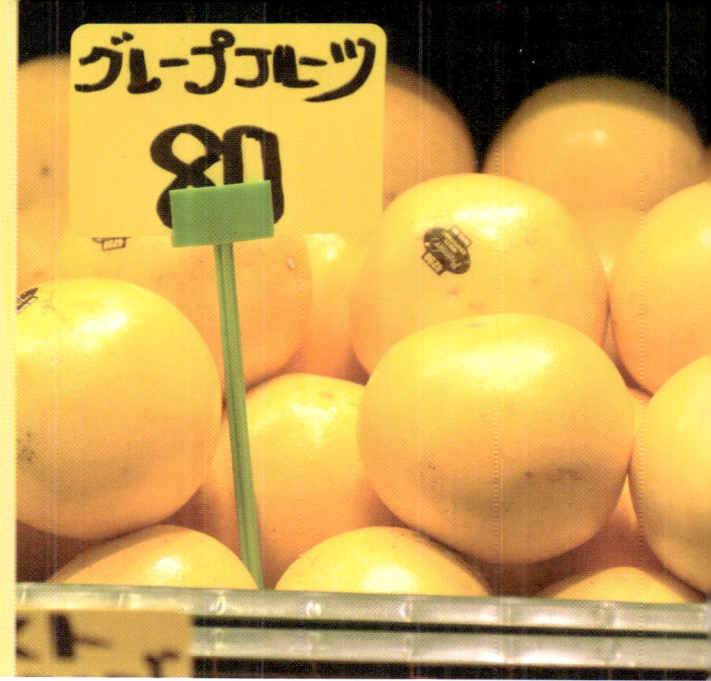

오사카 시장에서 판매 중인 자몽(일본) ➡

- 학명 | *Citrus paradisi* Macf.
- 과명 | 운향과(Rutaceae)
- 식용부위 | 열매

 영어 • grapefruit

 일본어 • グレープフルーツ
(그레프후루츠)

귤류 8_ 자몽 7.08

- **원산지** | 서인도제도에서 처음 만들어진 포멜로(*Citrus maxima*)와 오렌지(*Citrus sinensis*) 사이의 교잡종이다.

- **식물** | 운향과에 속하며 학명은 *Citrus paradisi*로서 열매를 식용한다.

- **자몽과 약을 함께 먹는 것은 위험** | 자몽을 약과 같이 먹으면 위험하다는 연구가 있다. 자몽과 함께 혈압약이나 항암제, 콜레스테롤을 낮추는 약을 먹으면 자몽 속에 함유된 쿠마린 성분이 부작용을 일으킬 수 있다는 연구결과가 발표되었다.

- **식용법** | 즙이 풍부하며 맛은 신맛, 단맛이 있으며 쓴맛도 조금 섞여 있다. 열매껍질을 벗겨 식용한다.

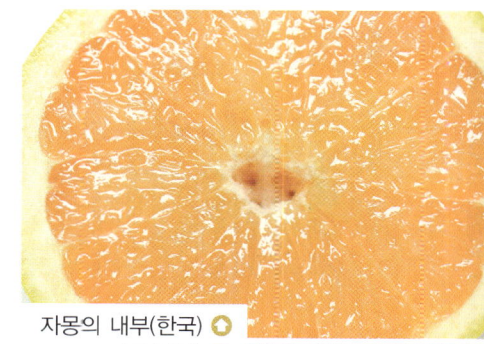

자몽의 내부(한국) ➡
자몽(일본) ➡

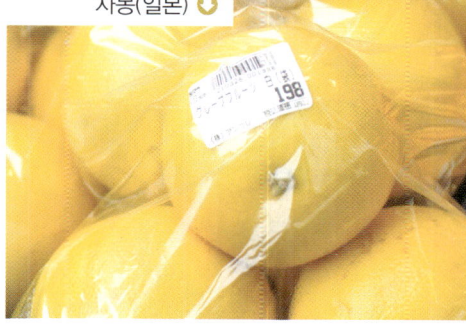

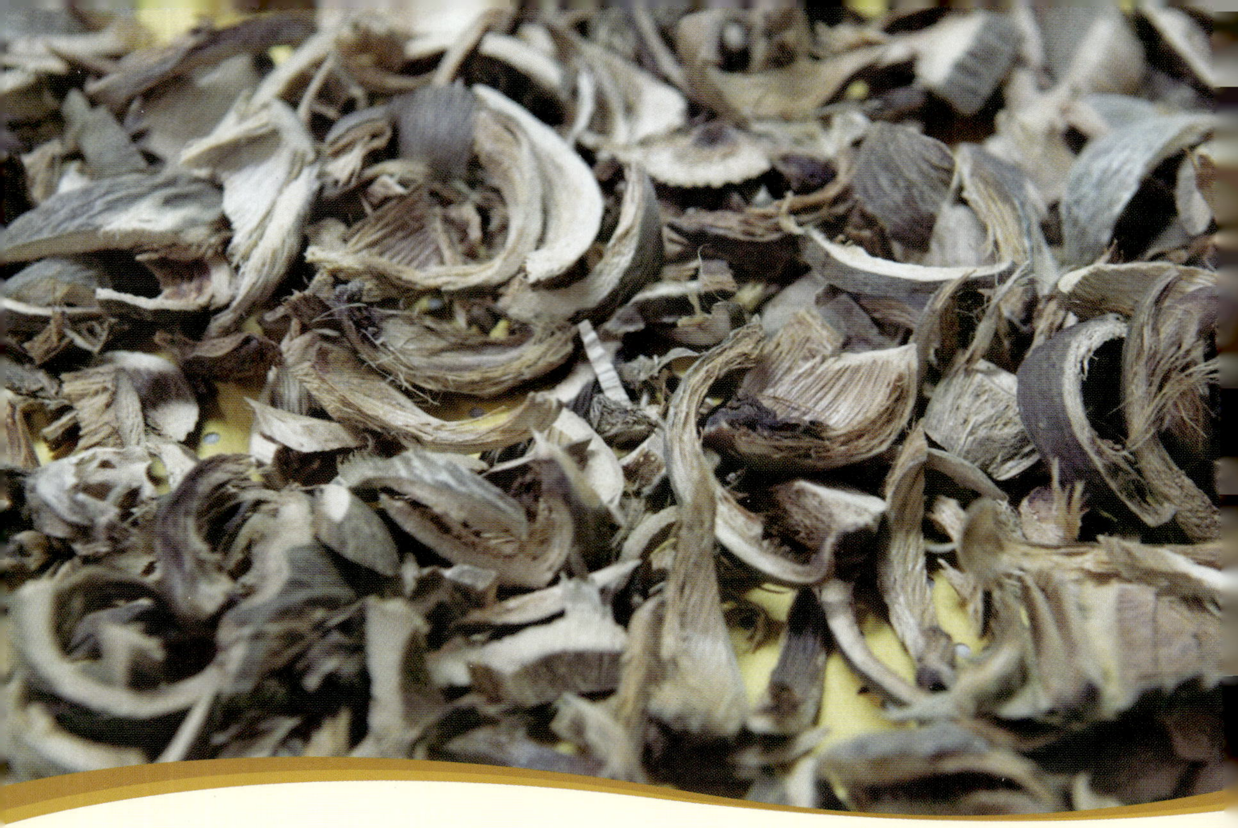

한약으로 쓰는 대복피(한국)

7.09 대복피
구강청량, 구충에 효과가 있는

- 학명 | *Areca catechu* Linné
- 과명 | 야자나무과(Arecaceae)
- 약용부위 | 열매껍질

- 과명 해설 : 과의 범위는 가장 최근의 APG(피자식물 계통연구 그룹) 시스템을 기준으로 채택하여 야자나무과는 Arecaceae 로 채택하고 있으나 기존의 Palmae도 함께 사용 가능하다.

 영어 • areca peel

 한자 • 大腹皮(대복피)

※ 빈랑자가 수재된 조선시대 의서와 한국의 공정서
- 『동의보감』, 『방약합편』
- 『대한민국약전』(제10개정)
- 한국 『식품공전』의 '식품에 사용할 수 없는 원료' 부분에 '열매껍질'이 수재

- **원산지** | 대복피(大腹皮)는 빈랑(檳榔)나무의 껍질로서 동남아시아의 여러 나라가 원산지로 제시되고 있다.

- **재배지·판매** | 빈랑나무는 동아프리카, 인도, 인도차이나 지역, 필리핀, 중국 남부 지역, 하와이에 이르는 광범위한 지역에서 재배한다.

- **식물** | 야자나무과에 속하며 학명은 빈랑나무, 즉 *Areca catechu*로서 열매껍질을 약용한다. 이 식물의 열매껍질을 한방에서 대복피라고 하는데, 열매를 삶은 다음 벗겨낸 것이다. 덜 익은 열매에서 얻은 것을 대복피, 잘 익은 열매에서 얻은 것을 대복모(大腹毛)라 한다.

- **사용법** | 한국의 『식품공전』 중 '식품에 사용할 수 없는 원료' 부분에 '열매껍질'이 수재되어 있다. 그러므로 열매껍질인 대복피는 식용으로는 사용할 수 없으며 약으로만 사용이 가능하다. 약용으로 사용하기 위해서는 대복피 10~18g을 물 800㎖를 넣고 달여서, 반으로 나누어 아침저녁으로 마신다.

- **참고** | 빈랑(p.270) 편을 참고하면 대복피와 비교할 수 있다.

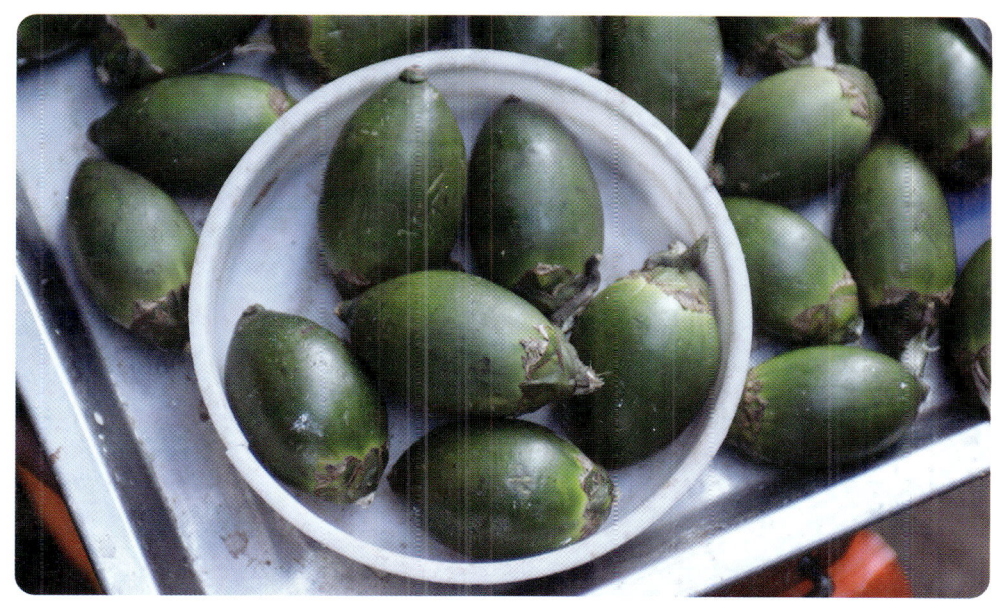

빈랑 열매. 이 열매껍질을 대복피라 한다.(중국)

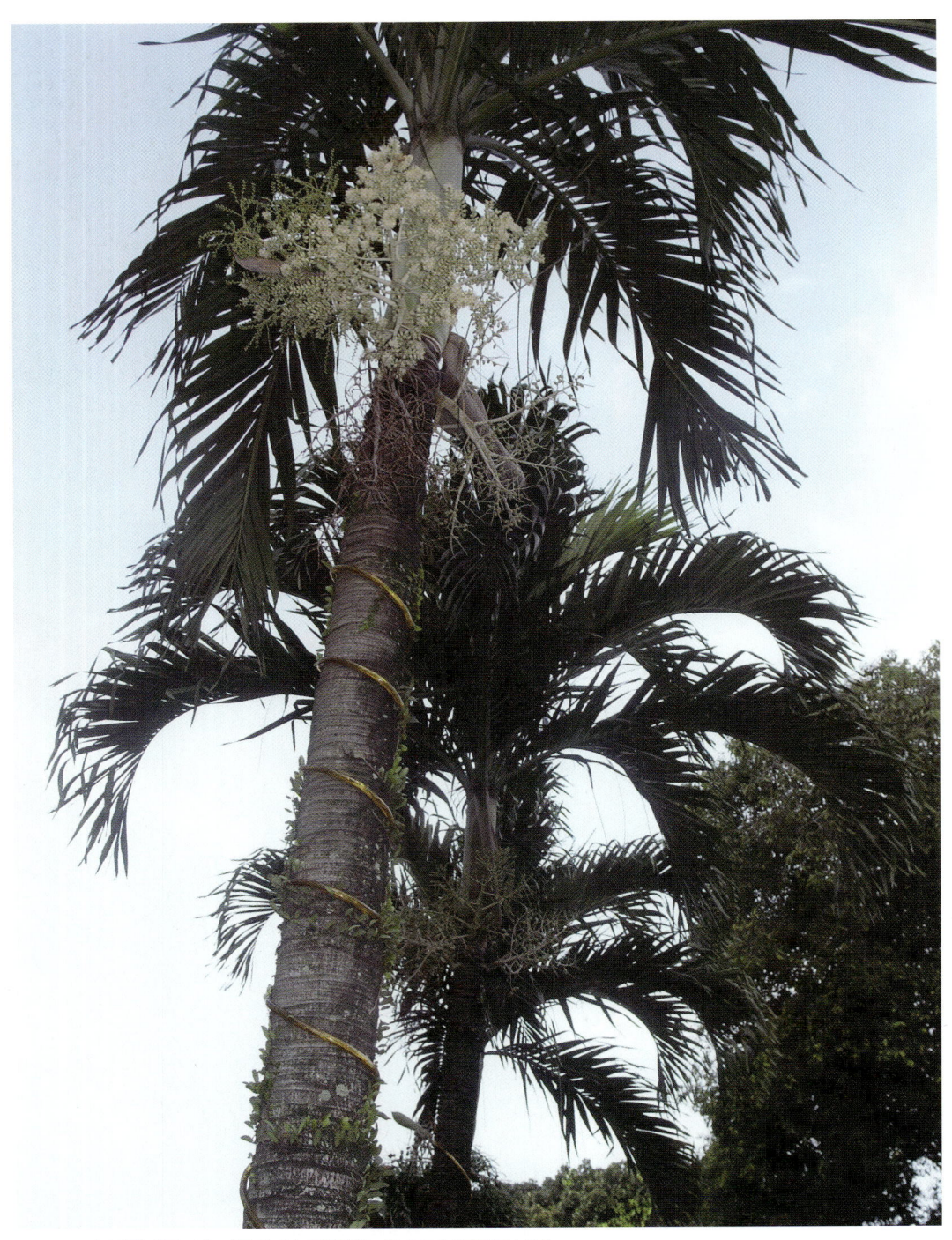

보고르의 빈랑나무. 이 나무의 열매껍질이 대복피다.(인도네시아)

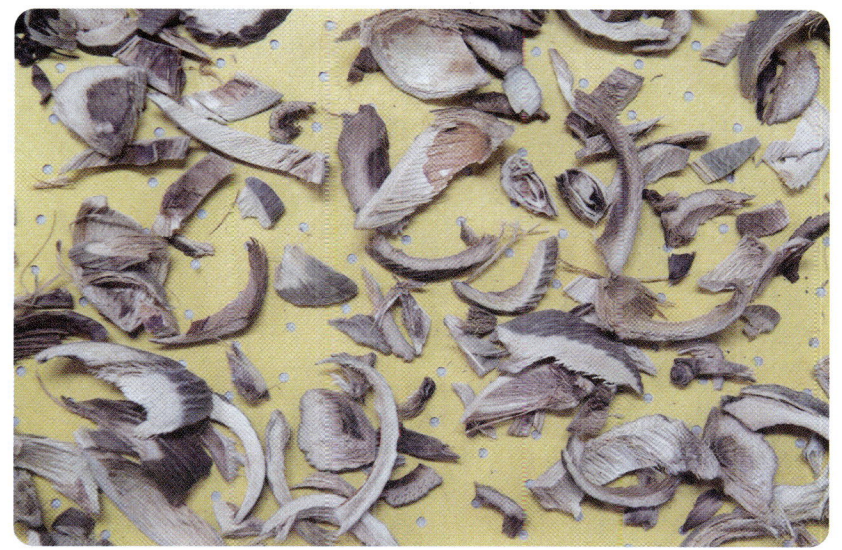

한약으로 쓰는 대복피(한국)

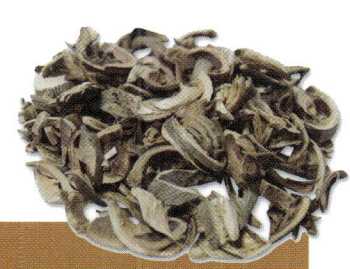

대복피의 한방 효능

1. **열매껍질의 성미(性味)** : 맛은 맵고 성질은 약간 따뜻하고 독이 없다.

2. **열매껍질의 효능**
   - 모든 기를 내려가게 하고 곽란을 멎게 하며 대소장을 잘 통하게 한다.
   - 담이 막혀 있는 것, 시큼한 물이 올라오는 것을 낫게 한다.
   - 비(脾)를 튼튼하게 하며 입맛을 돋우고 부종과 창만(脹滿, 배가 몹시 불러오며 속이 그득한 감이 있는 증상)을 내리게 한다.

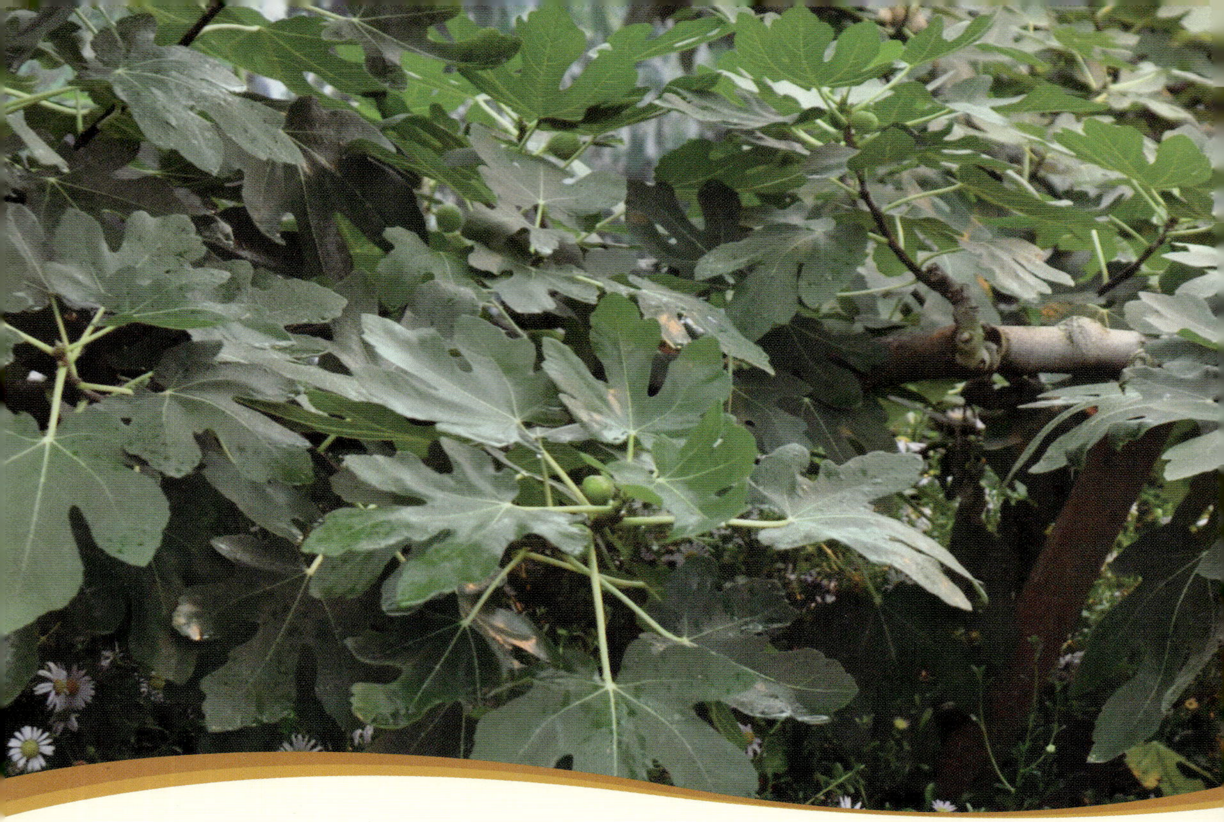

대한민국농업박람회장의
무화과나무(한국)

7.10 무화과
소화불량, 치질 예방에 좋은

- 학명 | *Ficus carica* L.
- 식용부위 | 과일
- 과명 | 뽕나무과(Moraceae)
- 약용부위 | 뿌리줄기, 뿌리, 잎

 영어 • fig tree

 이태리어 • fico

 일본어 • イチジク (이치지쿠)

 프랑스어 • figue

 스페인어 • higo, higuera

 한자 • 無花果(무화과), 奶漿果(내장과)

❀ 무화과가 수재된 조선시대 의서
- 『동의보감』

- **원산지 |** 무화과(無花果)는 지중해 동부 지역이 원산지며 가장 오래된 작물 중 하나이다.

- **재배지·판매 |** 오늘날에는 세계의 모든 온대 지역에서 재배된다.

- **식물 |** 뽕나무과에 속하며 학명은 *Ficus carica*로서 열매를 식용한다.

- **식욕부진, 장염, 이질에 효과 |** 한방에서 무화과 열매는 위를 튼튼하게 하고 장을 맑게 하며, 옹저(癰疽, 종기의 총칭)나 상처가 부은 것을 삭아 없어지게 하는 효능이 있다. 그리고 비(脾)를 보하고 위의 기능을 더해주며, 장을 적셔주고 대변을 통하게 하고 열기를 식히고 열로 인해 고갈된 진액을 회복시키는 효능이 있다. 소화불량, 식욕부진, 인후통, 노인성 변비에 효과가 있고 장염, 이질, 치질을 치료한다. 『동의보감』에는 '무화과는 맛은 달고 음식을 잘 먹게 하며 설사를 멎게 한다'라고 효능을 설명하고 있다. 무화과 잎의 혈압강하 작용과 뿌리의 관절통, 근육통, 치질 예방 효과도 관심을 끄는 효능이다.

- **『열하일기』에 등장하는 무화과 |** 연암 박지원이 쓴 『열하일기』 속에도 무화과가 나온다. 박지원은 18세기에 활동한 조선의 실학자이자 문필가이다. 44세이던 1780년(정조 4년),

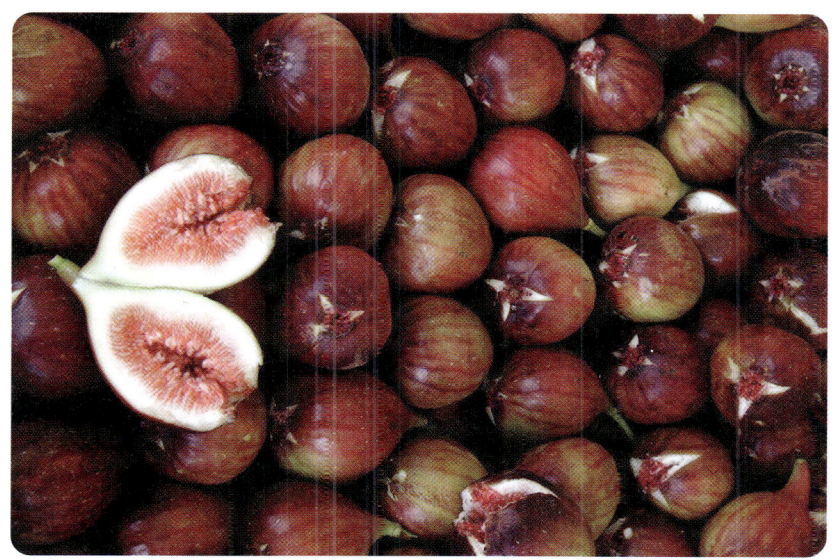

무화과(한국)

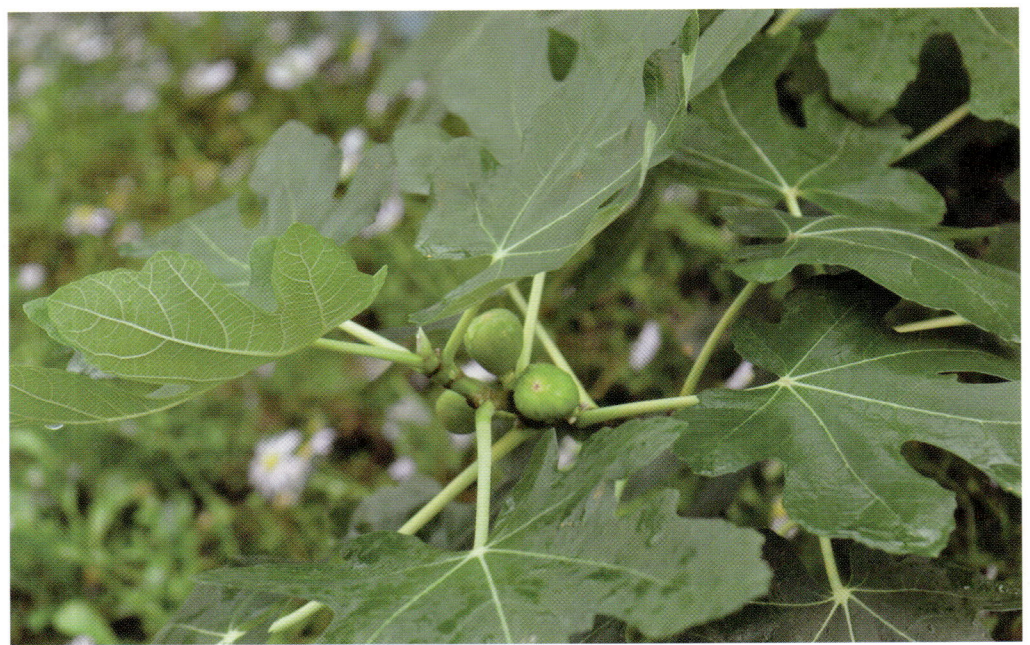
무화과 잎(한국)

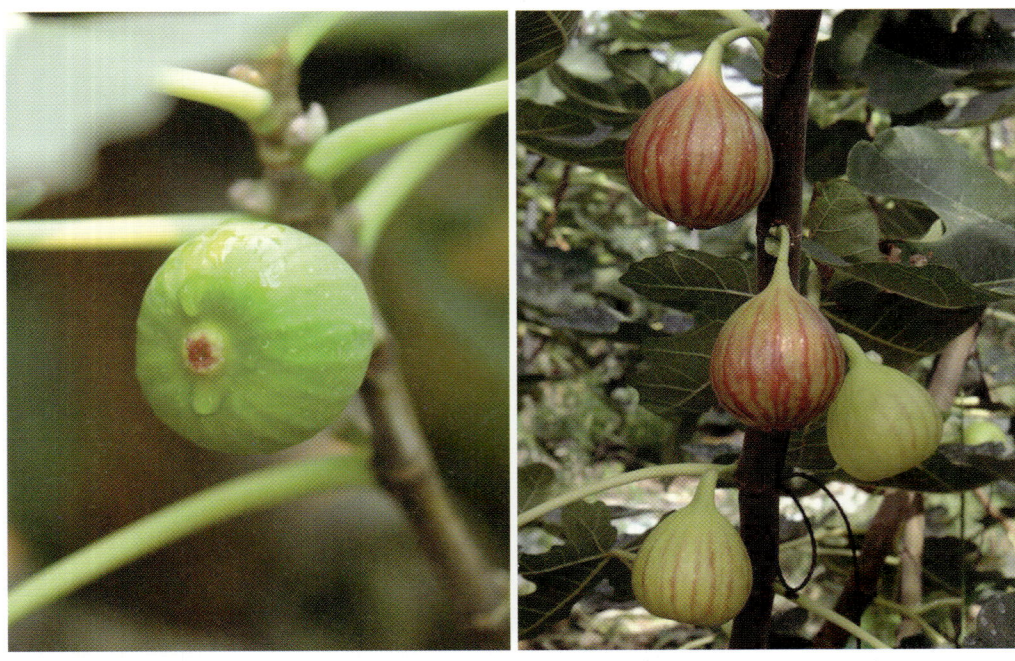
∞ 무화과 열매(한국)

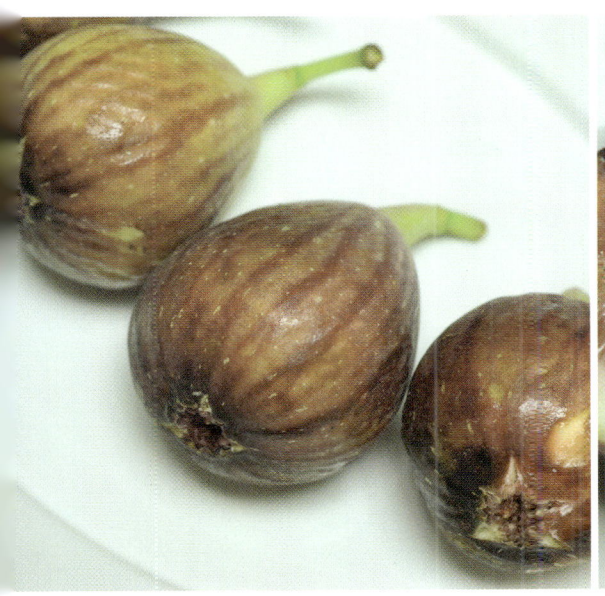
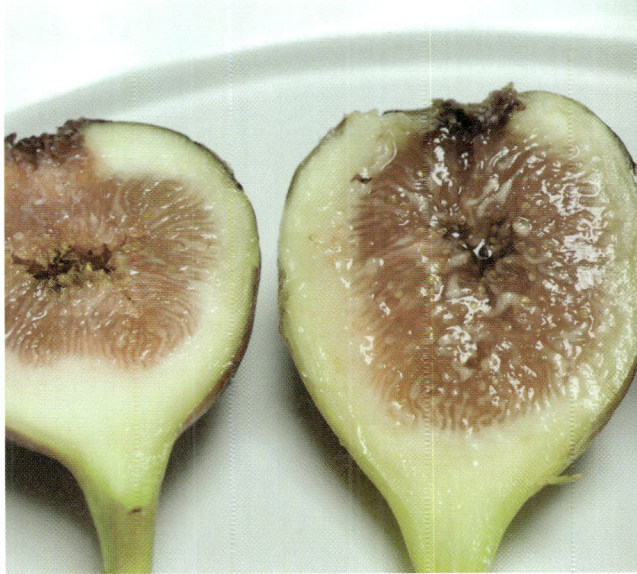

무화과(한국)   무화고·내부(한국)

삼종 형인 영조의 부마 금성위 박명원(朴明元)이 청나라 건륭제 고종의 칠순을 축하하는 진하사절로 선발되었고, 박명원의 권유로 그는 군관의 직함으로 사절을 따라 나서게 되었다. 5월 25일에 한양을 떠난 사절단은 6월 24일에 압록강을 건너 8월 1일 북경에 도착했으며, 다시 9월 17일 북경을 출발하여 10월 27일에 한양으로 돌아왔다. 이후 박지원은 3년간 공을 들여 6월 24일부터 8월 20일까지 날짜 순서에 따라 기재한 『열하일기』를 정리해 세상에 내놓았다. 연암은 이 책에서 중국에서 만난 무화과에 대해 언급하고 있다.

6월 28일, (강경태의 집에서) 앞에 석류화분 대여섯 개가 늘여 있는데 그중 어떤 것은 흰 석류꽃이 활짝 피었다. 또 이상한 나무 화분이 하나 있는데 잎은 동백 같고 열매는 탱자 비슷하다. 그 이름을 물으니 '무화과'라 한다. 열매는 두 개씩 나란히 꼭지에 잇닿아 달린다. 꽃이 없이 열매가 맺히기 때문에 이런 이름이 붙었다고 한다.

……

서장관이 흰 석류를 가리키며 묻는다.

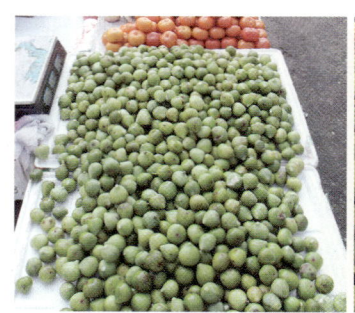
웨이하이 시장의 무화과(중국)

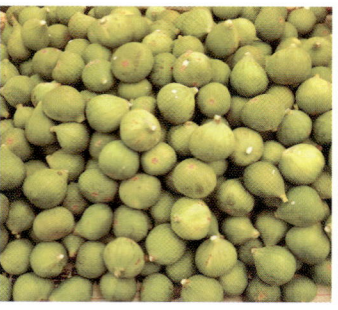
웨이하이 시장의 무화과(중국)

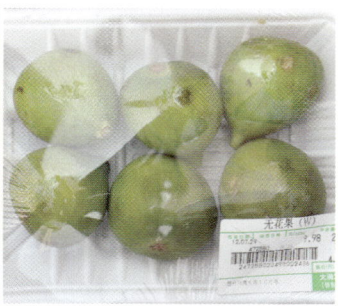
무화과 포장 제품(중국)

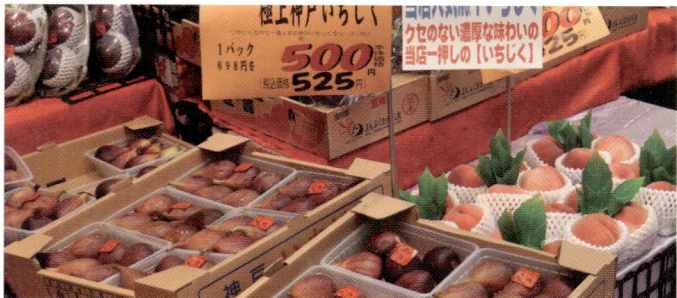
오사카 시장의 무화과(일본)

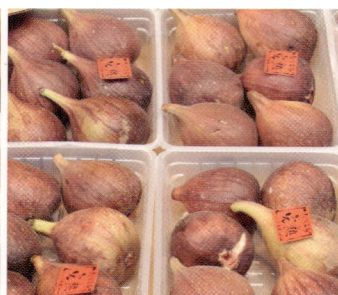
무화과(일본)

"이런 종류를 본 적이 있소?"

……

강영태가 문 밖까지 나와서 읍을 하며 전송한다. 헤어지는 것이 못내 아쉽다는 표정이다. 또한 우리가 돌아올 때는 겨울쯤 될 테니 그 길에 달력을 하나 사다 달라고 부탁한다. 나는 청심환 한 개를 선물로 주었다.

당대의 대학자인 박지원은 중국에서 처음으로 무화과를 본 것이다. 이 일기를 읽어 보면 당시 우리나라에 무화과가 없었거나 매우 귀한 식물임을 짐작하게 한다. 『열하일기』에서와 같이 무화과는 '꽃이 없는 과일'이라는 뜻이지만, 실제로는 꽃이 없는 것이 아니고 존재하지만, 화탁(꽃자루 맨 끝의 불룩한 부분)으로 둘러싸여 밖에서는 보이지 않는다.

● **치질에 효과** | 중국 명나라 때의 유명한 의학서인 『본초강목』에는 '무화과 잎은 단맛

이 있으면서 약간 매운 맛이 있고 독이 적다. 오치(五痔, 5가지 종류의 치질)와 종통을 치료하는데 잎으로 탕을 끓여 그 김을 쬐고 그 부위에 바르면 효험을 볼 수 있다'라고 하였다. 이 책에도 옅매를 치질 치료에 이용한다고 설명하고 있다.

- **식용법** | 무화과 열매는 단맛이 강하여 날로 먹거나 말려서 먹는다. 외국에서는 디저트, 잼에 이용하며 커피에 향미를 주기 위해 무화과 열매를 사용한다.

무화과의 한방 효능

1. **열매의 성미(性味)** : 맛은 달고 성질은 평(平)하다.

2. **열매의 효능**
    - 건위청장(健胃淸腸) 효능이 있다. 즉 위를 튼튼하게 하고 장을 맑게 한다.
    - 소종해독(消腫解毒) 효능이 있다. 즉 옹저(癰疽)나 상처가 부은 것을 삭아 없어지게 한다.
    - 보비익위(補脾益胃) 효능이 있다. 즉 비장을 보하고 위의 기능을 더해준다.
    - 윤장통변(潤腸通便) 효능이 있다. 즉 장을 적셔주고 대변을 통하게 한다.
    - 청열생진(淸熱生津) 효능이 있다. 즉 열기를 식히고 열로 인해 고갈된 진액을 회복시킨다.
    - 소화불량, 식욕부진, 인후통, 노인성 변비에 효과가 있다.
    - 장염, 이질, 치질을 치료한다.

3. **기타 부위의 효능**
    - **뿌리줄기** : 해열, 지사작용
    - **잎** : 혈압강하 작용, 장염, 치질에 효과
    - **뿌리** : 관절통, 근육통, 치질에 효과

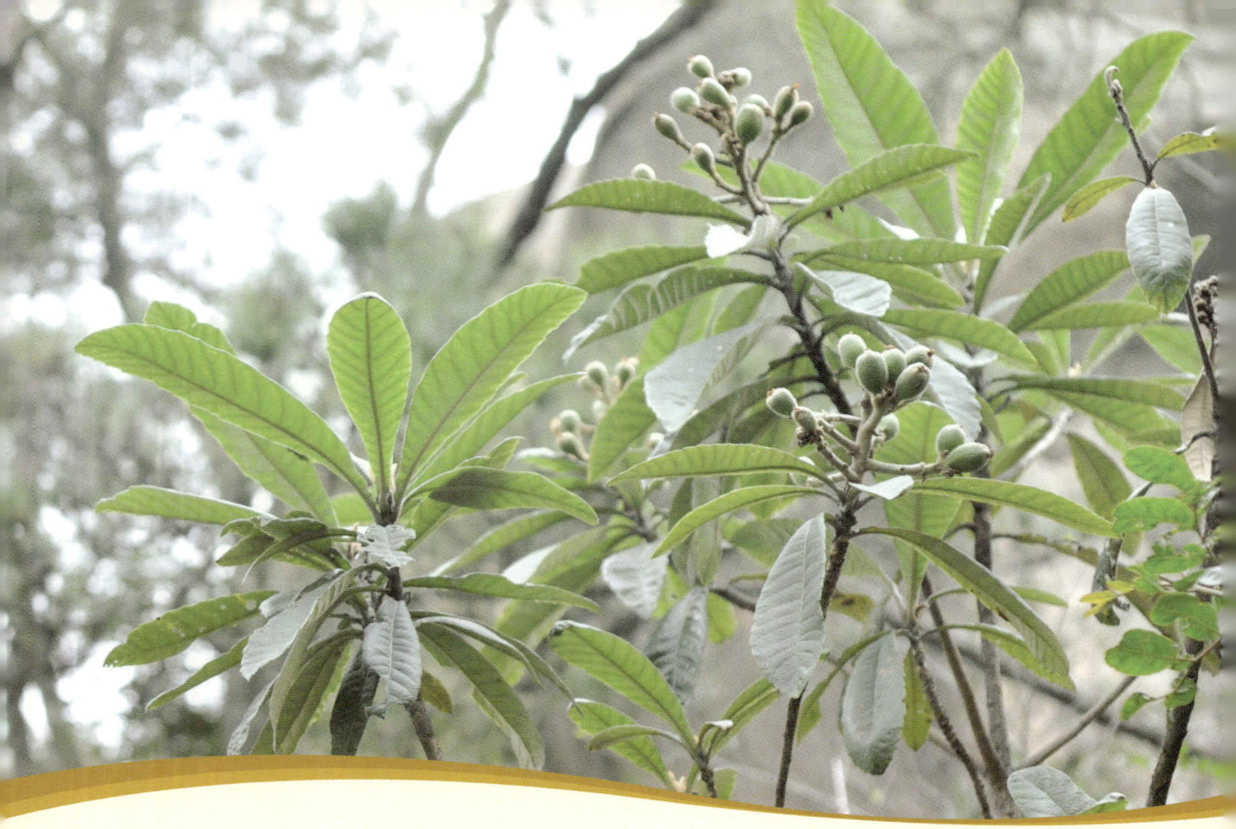

푸젠성 샤먼식물원에서 재배 중인
비파나무의 어린 열매(중국)

7.11 비파

청량 효과를 주고 딸꾹질을 멈추게 하는

- **학명** | *Eriobotrya japonica* (Thunb.) Lindley
- **학명의 이명** | *Mespilus japonica* Thunb.
- **과명** | 장미과-능금나무아과(배나무아과)(Rosaceae-Maloideae)
- **식용부위** | 열매
- **약용부위** | 잎, 뿌리, 꽃

 영어 • loquat, Eriobotrya leaf

 이태리어 • nespola

 일본어 • ビワ(비와)

 프랑스어 • nèfle de japon

 스페인어 • níspero

 한자 • 枇杷(비파), 枇杷果(비파과)

비파가 수재된 조선시대 의서와 한국의 공정서

- 『동의보감』, 『방약합편』
- 『대한민국약전』(제10개정)
- 한국 『식품공전』의 '식품에 사용할 수 있는 원료' 부분에 '열매'가 수재, '식품에 제한적으로 사용할 수 있는 원료' 부분에 '잎'이 수재

- **원산지 |** 비파(枇杷)는 중국 후베이(湖北)성 및 쓰촨(西川)성 남부가 원산지다.

- **재배지·판매 |** 우리나라 남부, 일본, 동남아시아, 중남미 국가 등에서 널리 재배되는 아열대식물이다.

- **식물 |** 장미과에 속하며 학명은 *Mespilus japonica*로서 열매를 식용한다.

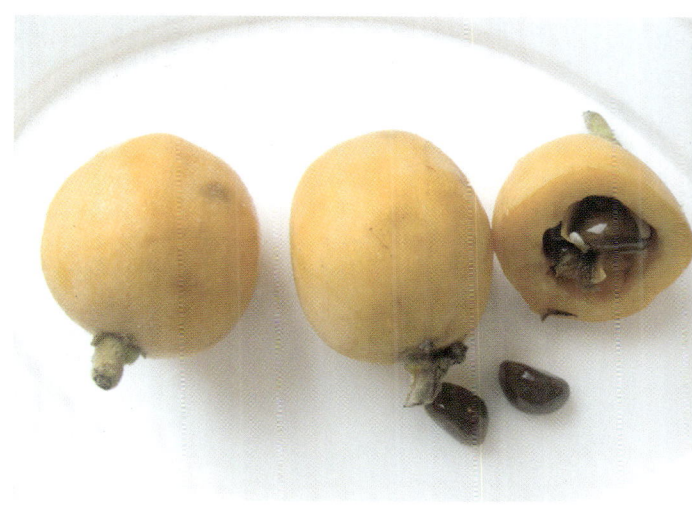

비파 열매와 씨(일본)

- **폐를 윤택하게, 갈증을 멎게 하는 효능 |** 비파 열매는 '폐기(肺氣)를 치료하며 오장을 윤택하게 하고 기를 내리며 구역과 소갈증을 멎게 하는 효능이 있다'고 한방에서 설명하고 있다. 그래서 해수 토

청나라 시대의 건물이 남아 있는 도시인 저장성 우전(烏鎭)의 수령 25년된 비파나무(중국)

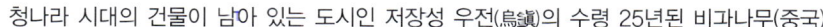

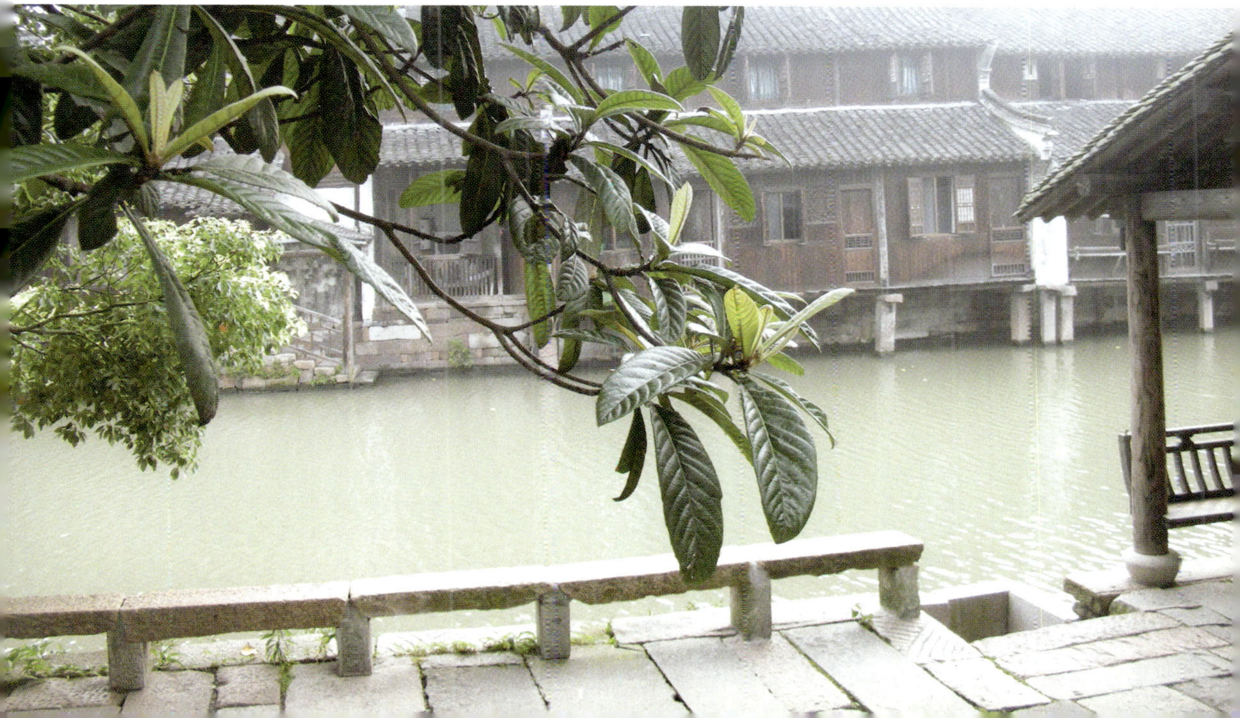

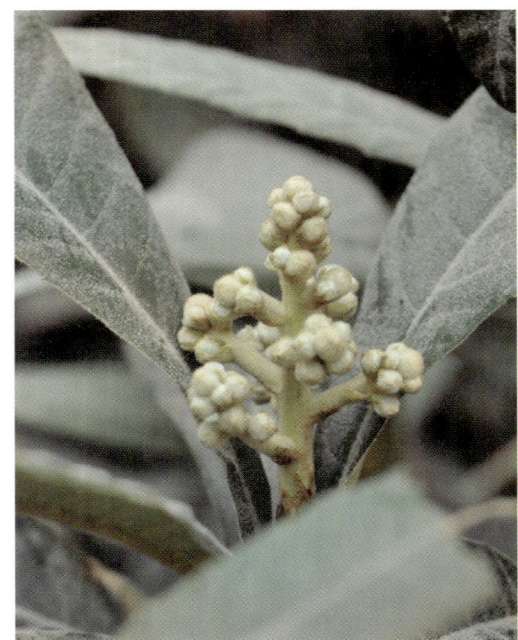

비파나무(한국)

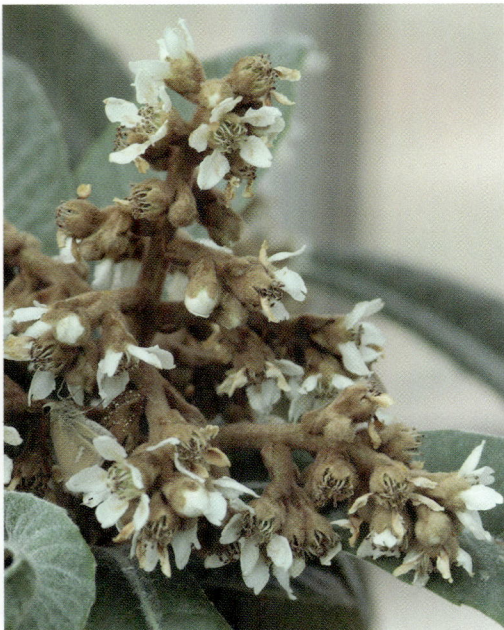

비파나무 꽃(한국)

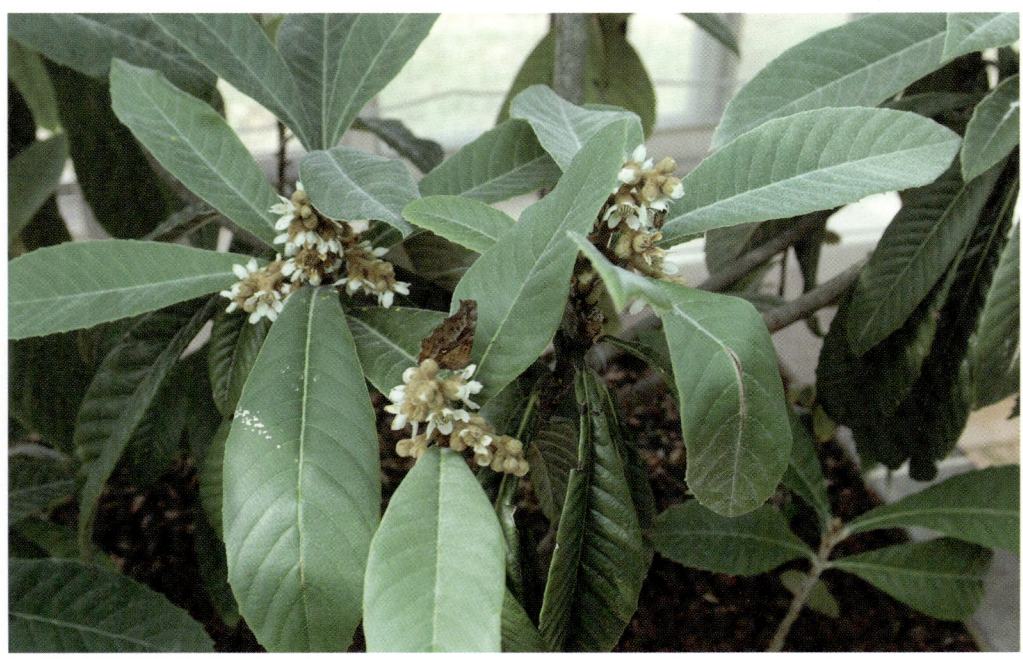

비파나무 꽃(한국)

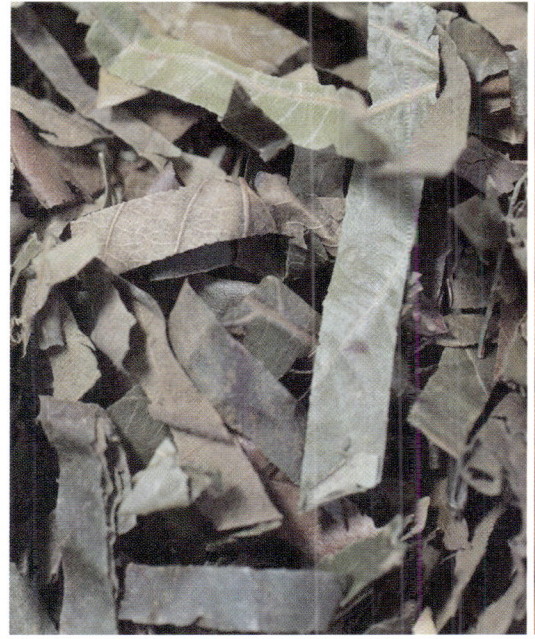
광시성의 위린(玉林) 한약 시장에서 파는 비파 잎(중국)

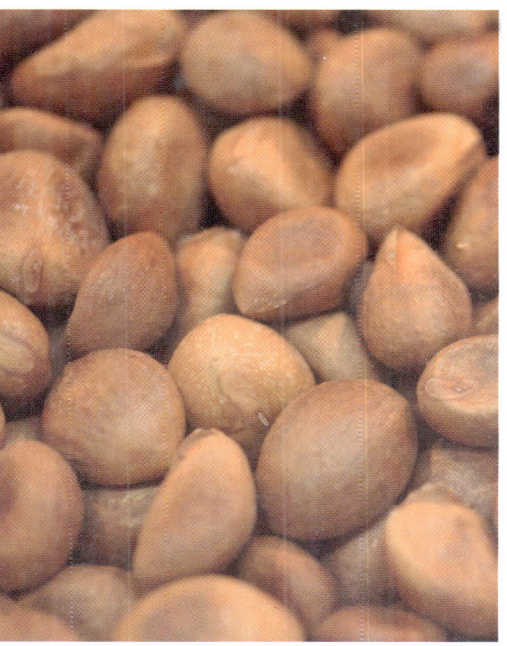
대한민국농업박람회에 전시된 비파 씨(한국)

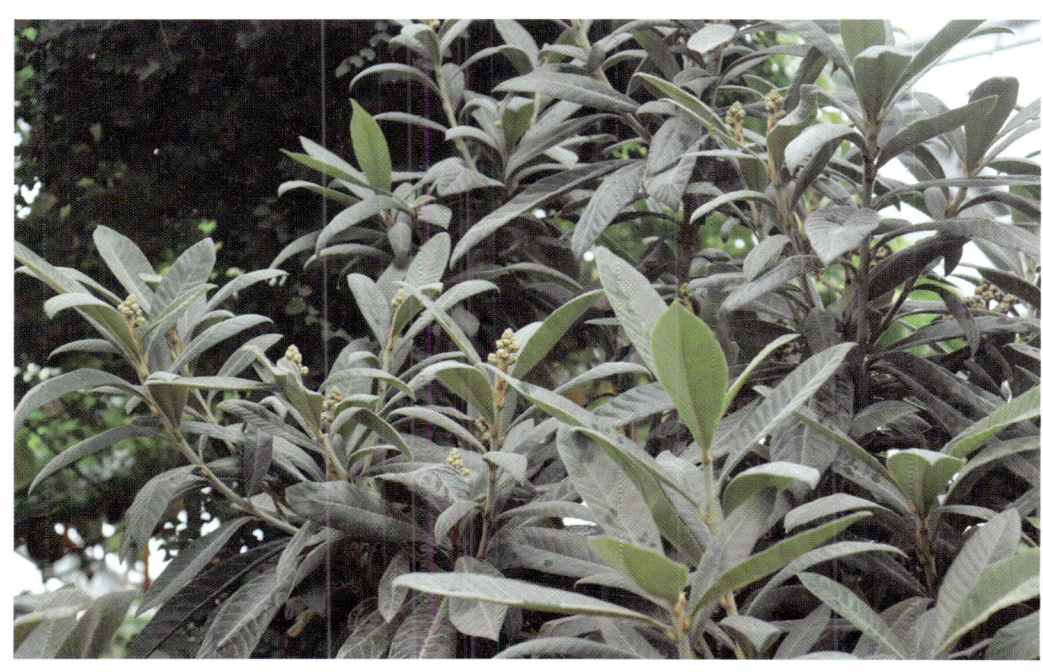
대한민국농업박람회장에 심어진 비파나무(한국)

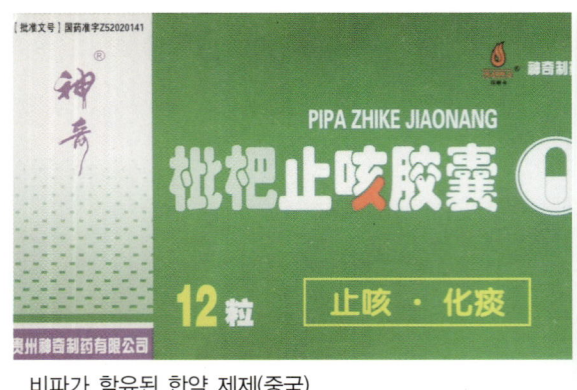

비파가 함유된 한약 제제(중국)

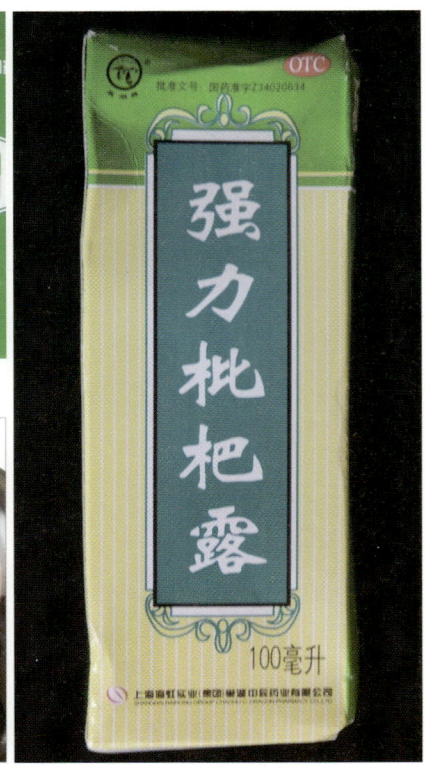

비파가 함유된 한약 제제(중국)

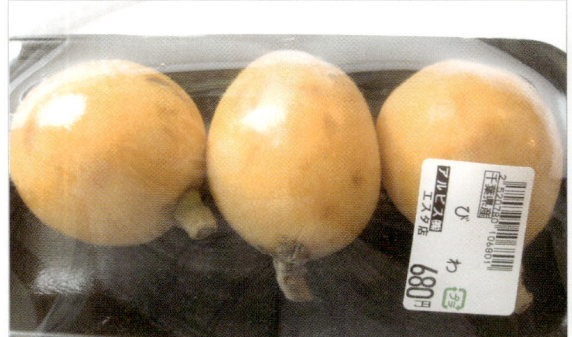

비파 상품(일본)

혈, 조갈(燥渴, 입술이나 입 안, 목 따위가 타는 듯이 몹시 마름), 구역 등을 치료한다. 몸의 모자라는 진액을 만들어내거나 청량(淸凉)작용을 위해 쓰며 폐결핵으로 인한 기침을 멎게 하고 토혈, 코피를 그치게 하는 약효도 있다.

비파 잎은 한방에서 폐를 맑게 하고 위를 조화시키며 기를 내리고 담을 삭이는 효능이 있다. 위열을 내리므로 구토에 효과가 있고, 멎지 않는 딸꾹질을 치료하는 작용도 있다. 비파 열매가 한방에서 작용하는 부위에는 비(脾)와 폐가 들어가며 또한 간(肝)도 들어간다.

● **딸꾹질이 멎지 않는 증상을 치료하는 비파 잎** | 『동의보감』에서는 '비파 열매(枇杷實)의 성질은 차고 맛은 달며 독이 없다. 폐의 병을 치료하며 오장을 눅여주고 기를 내린다' 그리고 비파 잎은 '성질은 평하고 맛은 쓰며(달다고도 한다) 독이 없다. 기침하면

서 기운이 치밀며 음식이 내려가지 않고 위가 차서 구역질하고 딸꾹질하는 것과 폐기와 갈증을 치료한다'라고 설명하고 있다. 중국에서 비파 잎은 만성 기관지염 치료로 사용되었다는 임상보고가 있다.

- **식용법** | 열매를 식용한다. 비파 잎 5~9g을 물 800㎖를 넣고 달여서 반으로 나누어 아침저녁으로 마신다.

비파의 한방 효능

1. **열매의 성미(性味)** : 맛은 달고 약간 시며 성질은 서늘하다.

2. **열매의 효능**
   - 폐를 윤택하게 하여 갈증을 멎게 하고 기를 내리는 효능이 있다.
   - 오장을 이롭게 하는 효능이 있다.
   - 기를 내리고 구역을 멎게 하는 효능이 있다.
   - 청량, 생진(生津, 몸의 모자라는 진액을 만들어냄), 지갈(止渴), 윤폐 효능이 있다.
   - 위(胃)에 열이 있어 입과 목이 마르면서 물이 많이 당기는 증상[위열구갈(胃熱口渴)]을 치료한다.
   - 폐결핵으로 인한 기침에 쓰고 토혈, 코피를 그치게 한다.

3. **기타 부위의 효능**
   - 잎 : 화담지해[化痰止咳, 기침을 멈추고 담(痰)을 없앰] 효능, 화위강역[化胃降逆, 위기(胃氣)를 조화롭게 하고, 기가 치솟은 것을 내리는 것] 효능, 폐를 맑게 하고 위를 조화시키는 효능, 기를 내리고 담을 삭이는 효능, 딸꾹질이 멎지 않는 증상을 치료, 폐열로 인한 해수 및 가래와 인후가 건조한 증상에 유효, 위열을 내리므로 구토에 효능
   - 뿌리 : 토혈, 간염, 폐결핵 기침에 효과
   - 꽃 : 허로구해(虛勞久咳, 몸과 마음이 허약하고 피로하여 오랫동안 기침하는 것)에 효과

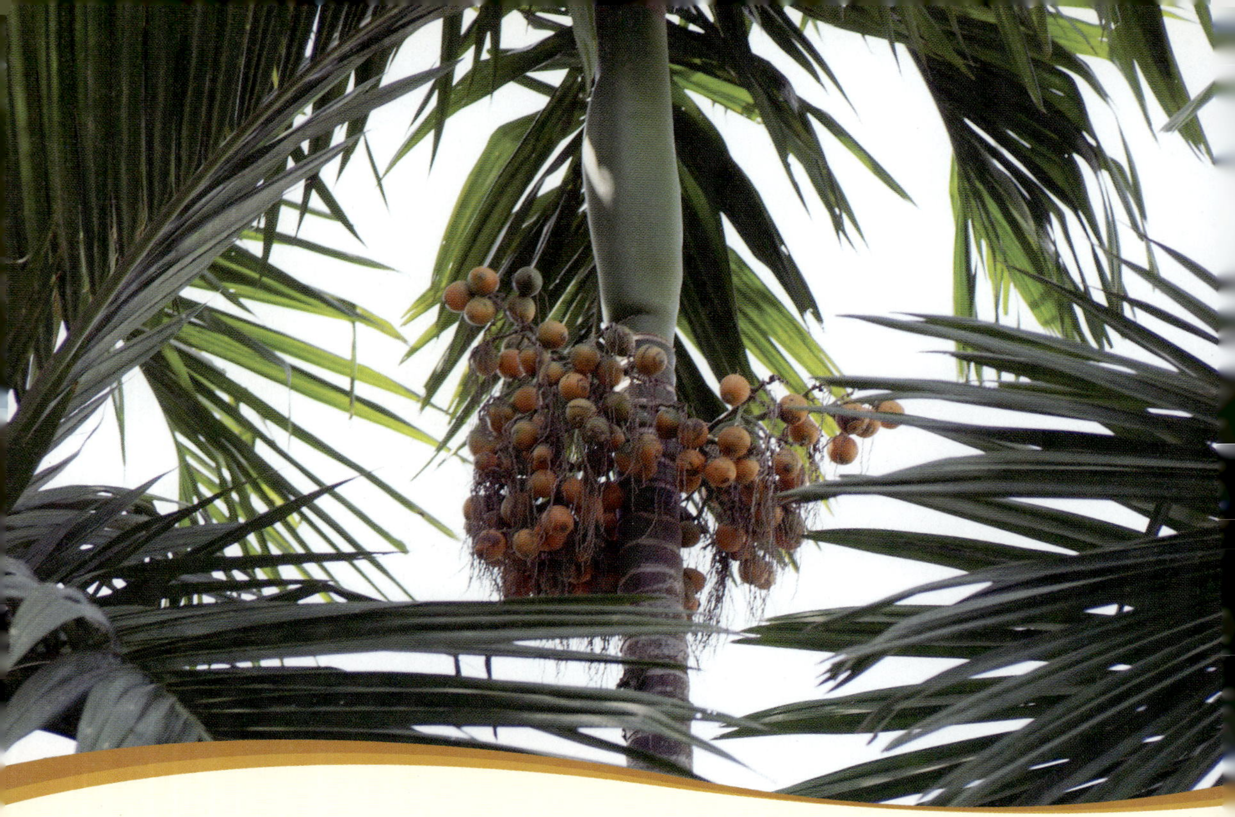

하이난 섬에서 자라는 빈랑(중국)

7.12 빈랑
구강청량, 구충에 효과가 있는

- **학명** | *Areca catechu* Linné
- **식용부위** | 열매
- **과명** | 야자나무과(Arecaceae)
- **약용부위** | 씨, 열매껍질

– 과명 해설 : 과의 범위는 가장 최근의 APG(피자식물 계통연구 그룹) 시스템을 기준으로 채택하여 야자나무과는 Arecaceae로 채택하고 있으나 기존의 Palmae도 함께 사용 가능하다.

 영어 • areca
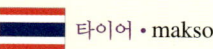 타이어 • maksong(막쏭)
 한자 • 檳榔(빈랑)

※ 빈랑자가 수재된 조선시대 의서와 한국의 공정서
- 『동의보감』, 『방약합편』
- 『대한민국약전』(제10개정)
- 한국 『식품공전』의 '식품에 사용할 수 없는 원료' 부분에 '열매껍질'이 수재

- **원산지** | 빈랑(檳榔)나무는 동남아시아의 여러 나라가 원산지로 제시되고 있다.

- **재배지·판매** | 동아프리카, 인도, 인도차이나 지역, 필리핀, 중국 남부 지역, 하와이에 이르는 광범위한 지역에서 재배한다. 특히 중국 남부의 하이난(海南) 섬, 윈난(雲南)성의 시샹반나(西雙版納) 열대식물원에 빈랑나무가 많이 자라고 있다. 빈랑 열매는 동남아시아 사람들이 오랫동안 이용해왔으며 세계적으로 담배와 술, 카페인 다음으로 애용되는 기호품이다.

- **식물** | 야자나무과에 속하며 학명은 빈랑나무, 즉 *Areca catechu*로서 열매를 먹는다. 한약으로 쓰는 빈랑자는 빈랑나무 열매의 잘 익은 씨를 사용한다.

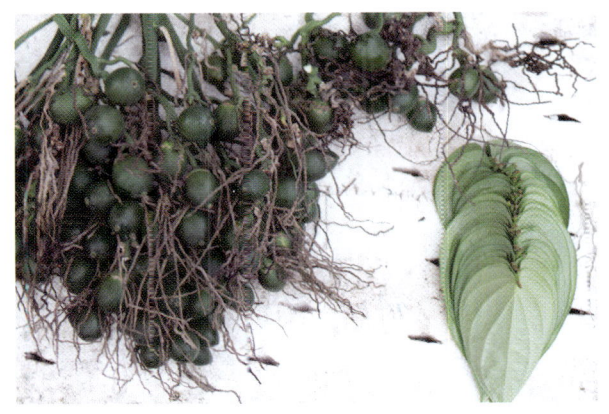

빈랑 열매와 열매를 싸서 먹는 베텔 잎(베트남)

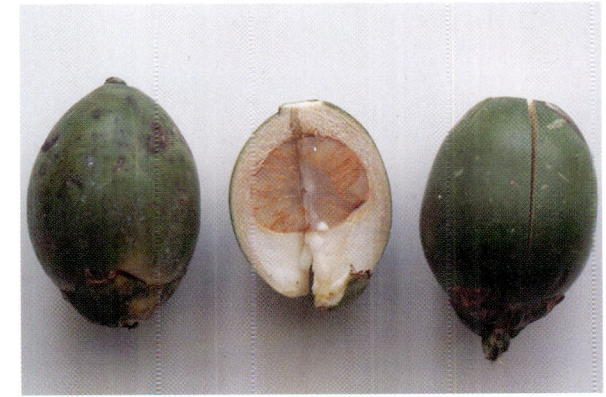

빈랑 열매

빈랑나무는 야자나무와 비슷하다. 빈랑나무 상단의 잎 아랫부분에 마당비로 사용하는 싸리비 같은 형상의 꽃대가 있는 점으로 구별이 가능하다. 여기에서 열매가 맺히고 노랗게 익어간다. 키가 워낙 큰 나무이다 보니 나무 위쪽의 기둥 몸체에 달라붙은 빈랑 열매를 올려다보기가 힘들다. 중국 여러 곳에서 빈랑을 봤지만 하이난 섬에 와서야 가장 가까이 노랗게 농익은 빈랑 열매를 살필 수 있었다.

- **청량감을 주고 정신을 맑게 하는 기호품** | 빈랑나무의 열매는 동남아시아 주민들이 입안을 깨끗하게 해 청량감을 얻고, 기분을 전환시키기 위해 사용한다. 특히 졸음을 쫓아

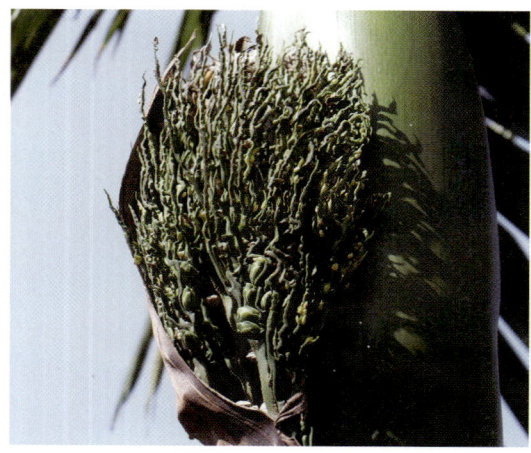

◐ 빈랑나무(중국)
◐ 빈랑(중국)

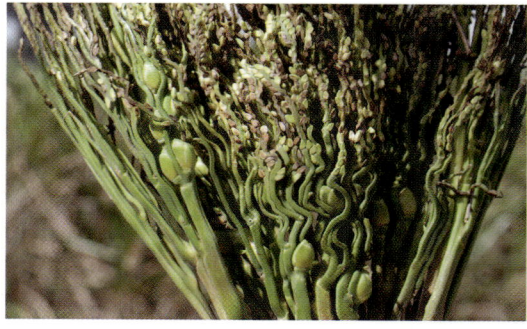

하이난 섬에서 자라는 빈랑나무(중국) ▶

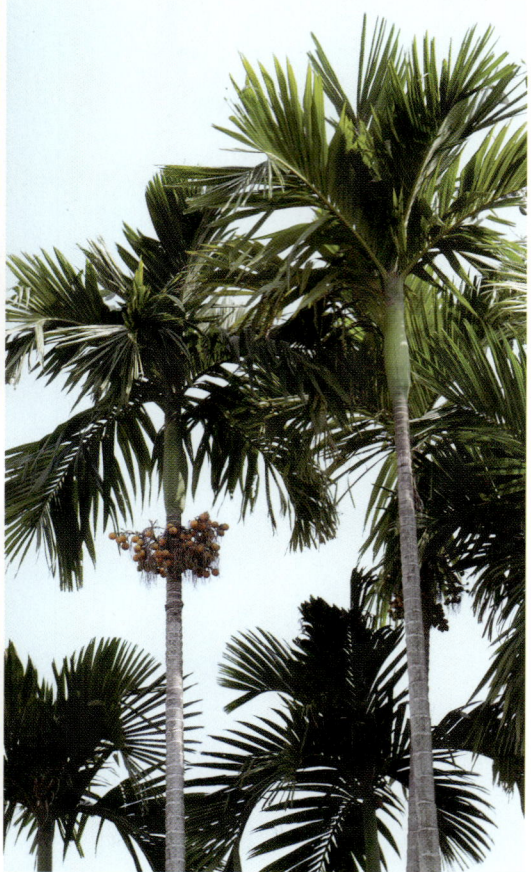

◐ 빈랑 열매를 싸 먹는 베텔 잎(일본)

◐ 익지 않은 빈랑 열매(베트남)

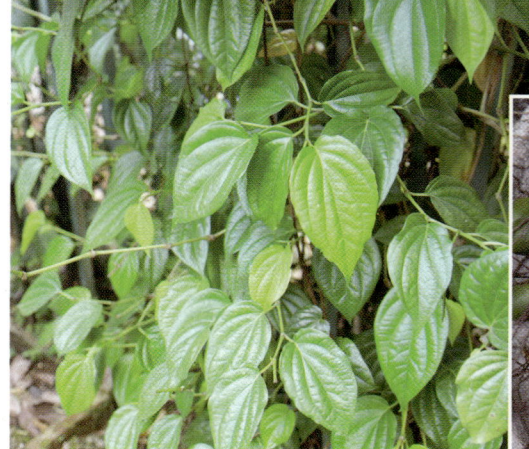

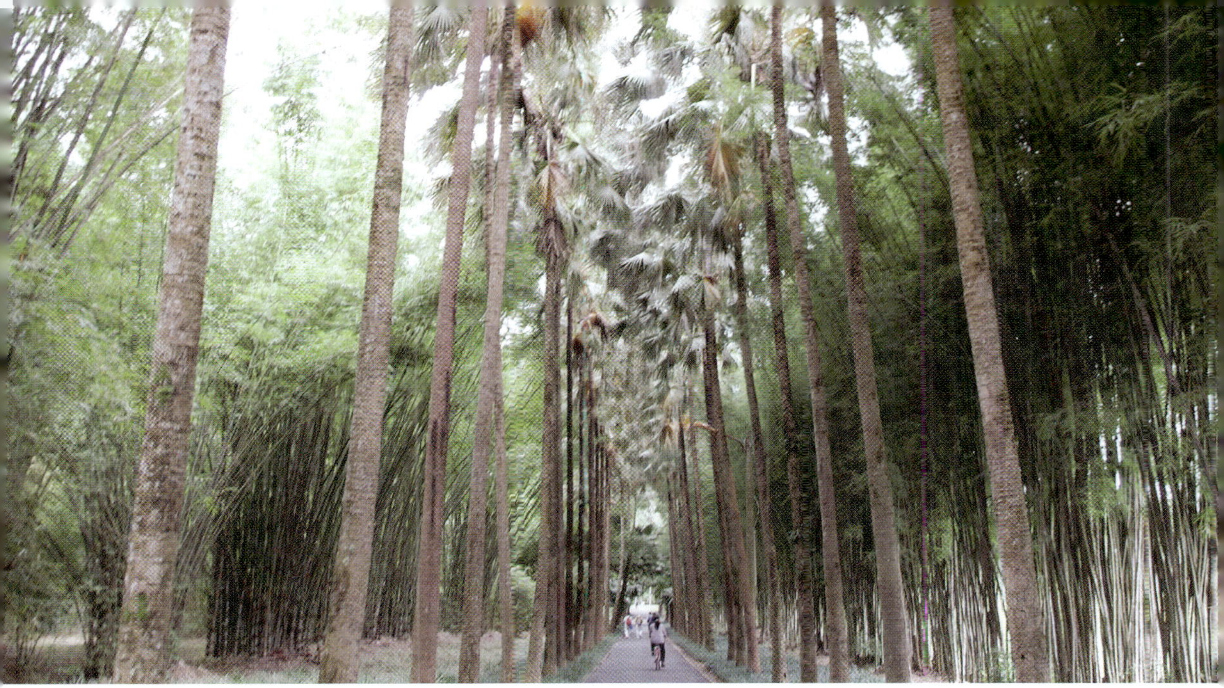

시샹빈나열대식물원의 빈랑나무 숲(중국)

주는 역할을 한다고 해서 자주 사용한다. 그들은 익지 않은 빈랑 열매에 석회를 묻혀 후추과에 속하는 식물인 베텔[*Piper betle*, 일본어로 킨마(キンマ)]의 잎에 싸서 껌처럼 씹는다. 정신을 맑게 하는 데 좋다 하여 기호품으로 선호한다.

타이완에서도 육체노동을 하는 사람들과 장거리 운전을 하는 기사들이 졸음을 쫓기

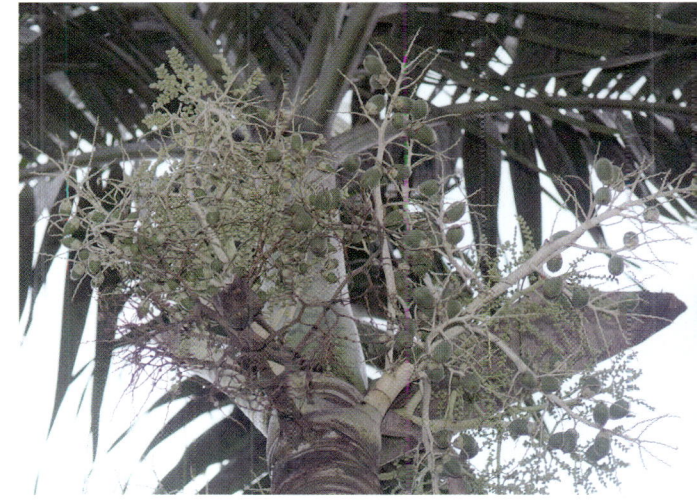

보고르에서 자라는 빈랑나무(인도네시아)

위해 빈랑 열매를 자주 찾는다. 인도 등지에서도 계층을 막론하고 기호품으로 빈랑을 씹는 사람이 많은데, 이 때문에 치아 색이 갈색으로 변한 사람을 쉽게 볼 수 있다.

7-12. 구강청량, 구충에 효과가 있는 빈랑

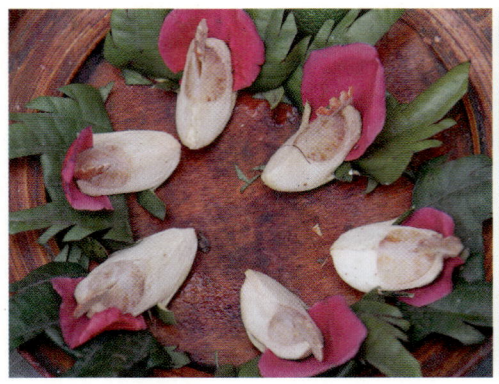
하롱베이 시장에서 파는 빈랑 열매(베트남)

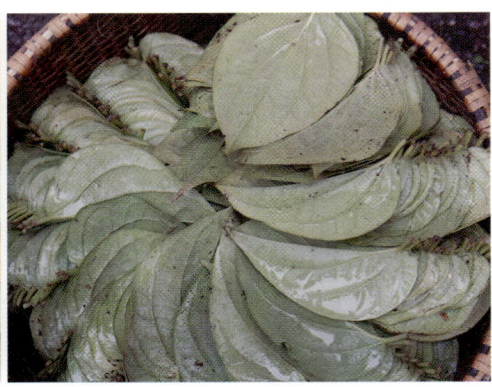
빈랑 열매를 싸 먹는 베텔 잎(베트남)

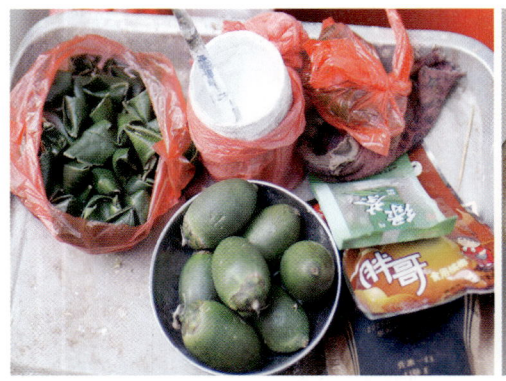
열대 지역 주민들은 빈랑 열매를 베텔 잎과 흰 석회를 넣어 함께 싸서 즐겨 먹는다.(중국)

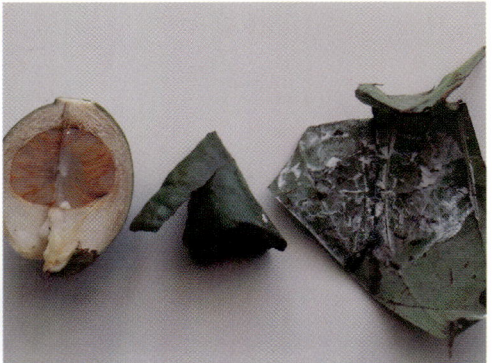
빈랑 열매를 잎에 싸서 먹는다.(중국)

- **기 순환 효능** | 빈랑자는 한방에서 모든 풍을 없애며 기를 내려가게 한다. 뼈마디와 9규를 순조롭게 하며 먹은 것을 잘 삭이고 오장육부에 막혀 있는 기를 부드럽게 퍼지게 하고 돌게 하는 효능이 있다.

- **구강암 조심** | 타이완에서 발행되는 잡지 『대만광화(臺灣光華)』는 '빈랑과의 전쟁'이란 기사에서 빈랑의 발암성에 대해 심각하게 경고하고 있다. 타이완 정부 당국은 최근 구강암의 비율이 급속히 높아지고 있다고 발표했다. 기사 중 '빈랑은 구강암의 원흉'이란 제목의 표에서는 빈랑이 함유하는 알칼로이드 성분이 실험동물에게 종양을 발생시키고 점막하선유증(粘膜下線維症, submucous fibrosis)을 일으켜 이들이 암으로

전환된다고 설명하고 있다. 그리고 함께 먹는 석회도 구강 내의 환경을 알칼리성으로 만들어 빈랑 내의 폴리페놀성 성분의 자극을 강하게 한다는 내용이다. 타이완의 한 의사는 십수 년 전부터 빈랑과 전쟁을 벌이고 있다. 다행히 빈랑이 건강에 유해하다는 것이 알려짐에 따라 빈랑을 사용하는 사람도 총인구의 10%에서 8.5%까지 줄었지만 대신 청소년의 비율은 높아지고 있는 점이 염려스럽다고 그는 지적하고 있다. 한약으로서 효능이 좋은 빈랑나무이지만 이처럼 유해한 효능도 있으므로 사용할 때는 조심해야 한다.

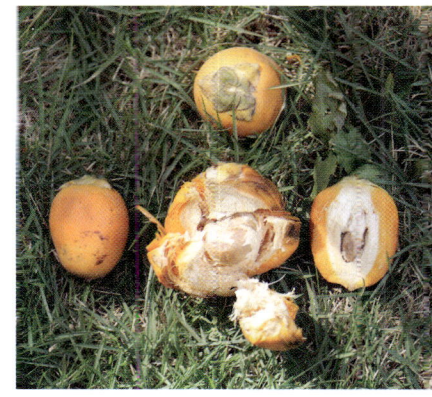

땅에 떨어진 빈랑 열매(중국)

- **사용법** | 동남아시아 주민들은 빈랑의 생 열매를 베텔 잎에 싸서 껌처럼 씹는다. 위에서 언급한 것처럼 구강암 발생의 가능성이 있으므로 조심해야 한다. 약용으로는 빈랑자 3~9g을 물 800㎖를 넣고 달여서 아침저녁으로 마신다.

- **참고** | 대복피(p.254) 편을 참고하면 빈랑과 비교할 수 있다.

빈랑의 한방 효능

1. 씨의 성미(性味) : 맛은 맵고 성질은 따뜻하며 독이 없다.

2. 씨의 효능

    - 식적복통(食積腹痛, 무절제하게 먹고 마셔 소화되지 않고 쌓음으로써 배가 아픈 병증)에 효능이 있다.
    - 사리후중(瀉痢後重, 설사를 한 뒤에도 뒤가 시원하지 않는 불편한 증상)에 효능이 있다.
    - 모든 풍을 없애며 모든 기를 내려가게 한다.
    - 뼈마디와 9규를 순조롭게 하며 먹은 것을 잘 삭이고 물을 잘 몰아낸다.
    - 구충약, 구강청량제로 사용한다.
    - 건위, 소화, 수렴, 중추신경 흥분 작용이 있다.

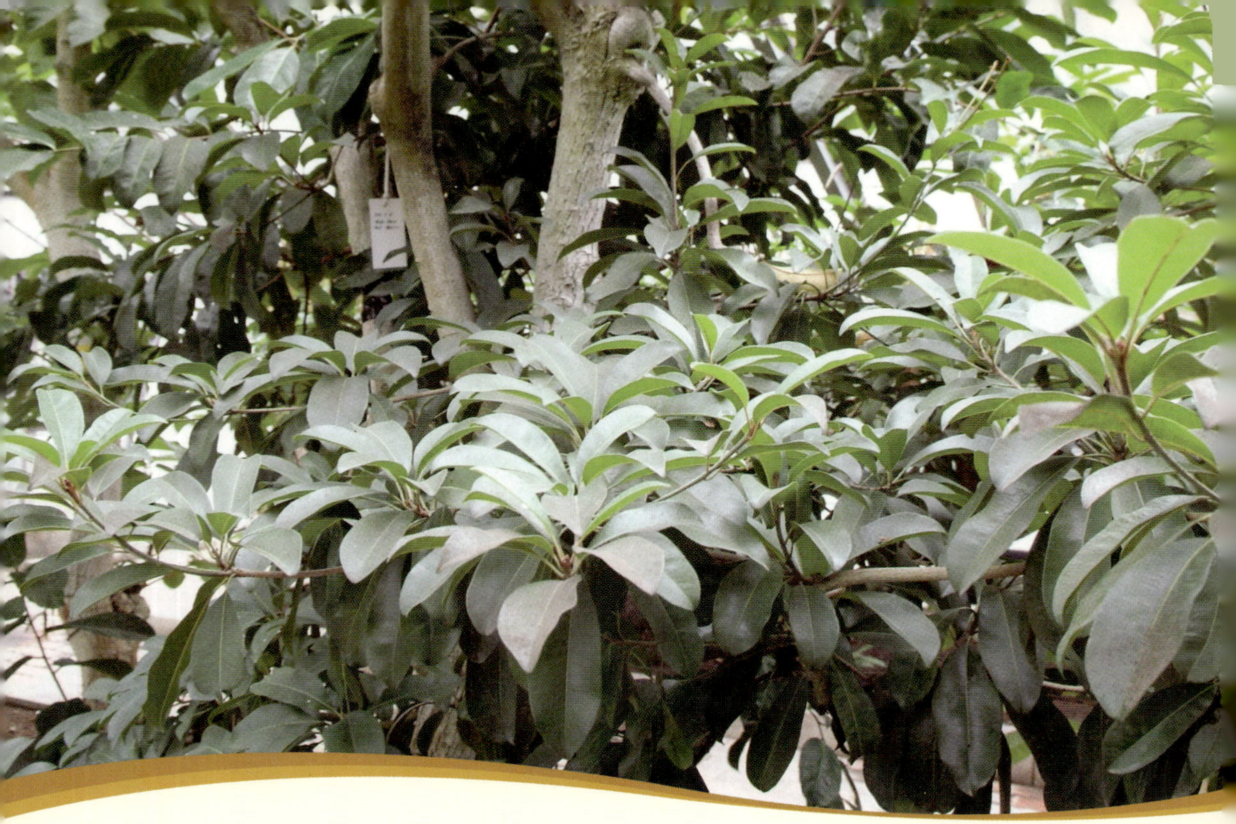

미야자키아열대식물원에서 재배 중인
사포딜라 나무(일본)

7.13 사포딜라(인심과)
담즙분비를 촉진하고 체력을 좋게 하는

- 학명 | *Manilkara zapota* van Royen
- 학명의 이명 | *Achras sapota* L, *Manilkara achras* Fosb.
- 식용부위 | 열매
- 과명 | 사포테과(Sapotaceae)
- 약용부위 | 나무껍질, 뿌리

 영어 • sapodilla
 스페인어 • zapotillo
 인도네시아어 • sauh manila, sawo
 일본어 • サポジラ(사포지라)

 프랑스어 • sapotier
 필리핀어 • tsiko
 말레이어 • sauh manila, sawo, ciku
 한자 • 人心果(인심과), 牛心梨(우심리)

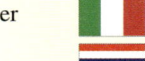 이태리어 • sapodilla
 타이어 • lamut(라뭇)

- **원산지 |** 사포딜라(sapodilla)는 중미가 원산지이다.

- **재배지·판매 |** 동남아시아에서 생산한다. 일본 미야자키현의 아오시마(靑島)아열대식물원에서도 재배하고 있다.

- **식물 |** 사포테과에 속하며 학명은 *Manilkara zapota*로서 열매를 식용한다. 사포딜라는 커다란 상록수로서 높이가 20m에 이른다. 갈색의 부드러운 껍질을 가진 이 과일은 말랑말랑하고 맛은 설탕처럼 매우 달콤하다. 물론 녹색의 익지 않은 과일은 약간 떫은맛이 난다. 열매 모양은 용안처럼 생겼는데 열매 하나당 씨가 보통 2~3개 들어있다. 열대지방에서는 12월부터 2월까지가 이 과일의 수확기이다.

  이 나무의 수액에서 추잉검의 원료가 되는 치클을 얻는다. 콜럼버스가 신대륙을 발견했을 당시 이미 그곳 사람들은 사포딜라의 치클인 껌을 씹고 있었다고 한다.

- **체력을 높여주고 기침에 좋은 과일 |** 필리핀의 백화점 식품매장에서는 사포딜라 열매를 반으로 나누어 팩에 넣어 팔고 있었다. 포장 겉에는 상품 이름이 'chico'로 적혀 있었는데, 이 명칭으로 과일 이름을 찾는 것이 매우 어려웠다. 일본 책에서 'tsiko'란 이름

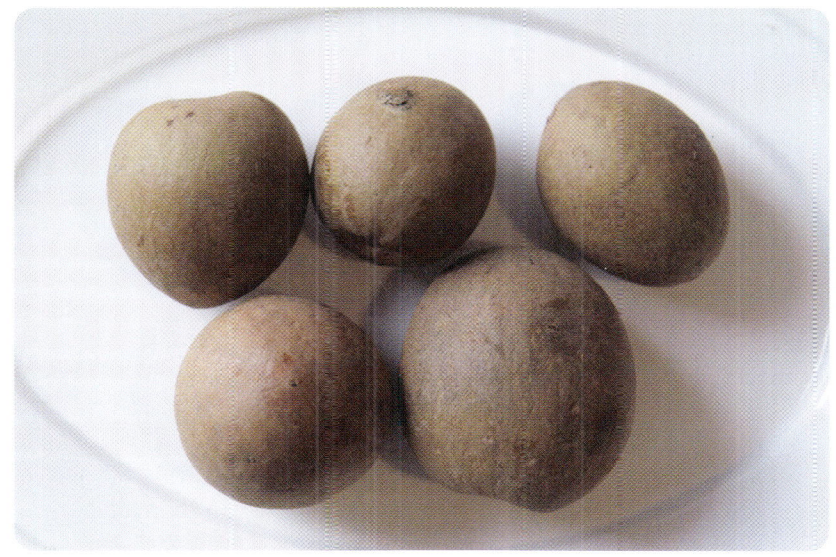

사포딜라(인도네시아)

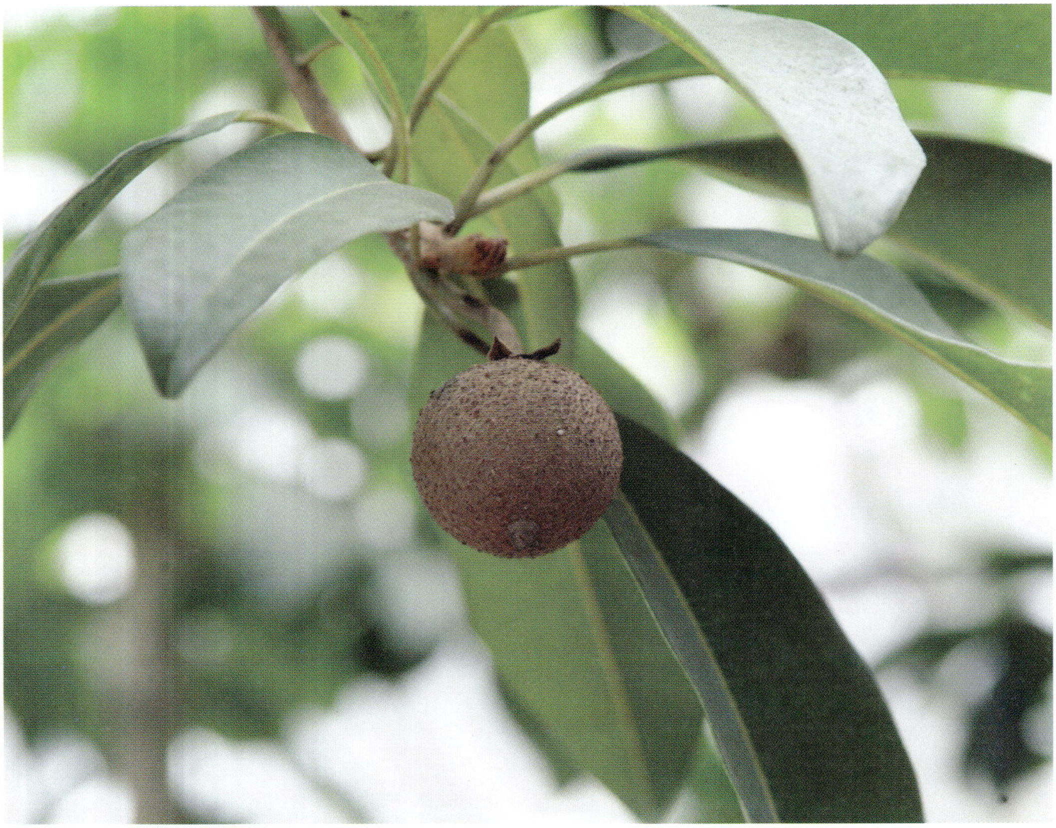

미야자키아열대식물원에서 자라는 사포딜라나무의 열매(일본)

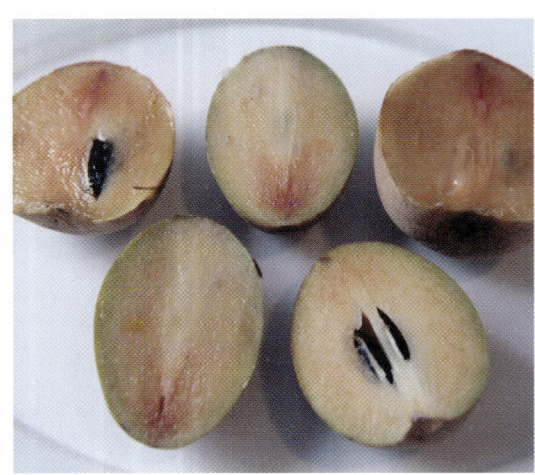

사포딜라 내부(인도네시아)

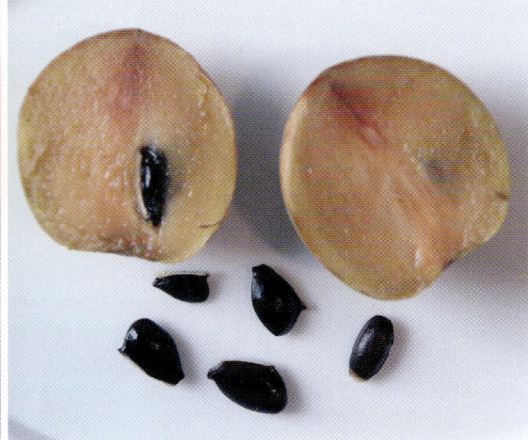

사포딜라 과육과 씨(인도네시아)

을 발견하여 겨우 사포딜라라는 열매의 명칭을 찾을 수 있었다. 중국에서는 인심과(人心果)로 불린다. 한방의 성미로는 성질은 평(平)하고 맛은 달고 약간 시다. 과일은 해열, 진해작용이 있으며 또한 체력을 높여주는 효과도 있다.

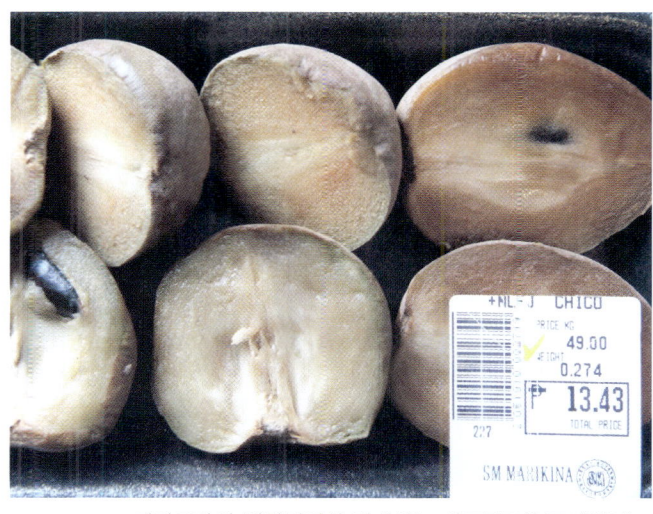

자카르타의 백화점에서 판매하는 사포딜라(인도네시아)

● **식용법 |** 껍질을 벗겨 과육을 먹지만 그냥 껍질째 먹기도 한다. 열매를 생으로 먹으면 향이 나고 달며 배처럼 약간의 알갱이 같은 질감이 있다. 서양에서는 이 열매를 아이스크림에 넣어 먹으며, 베트남에서는 생과일주스를 만들어 먹는다.

사포딜라(인심과)의 한방 효능

1. **열매의 성미(性味)** : 맛은 달고 약간 시며 성질은 평(平)하다.

2. **열매의 효능**
    - 체력을 높여주고 담즙분비를 좋게 해서 소화를 돕는다.
    - 청열해독(淸熱解毒) 효능이 있다. 즉 열사를 제거하고 열독을 풀어준다.
    - 해열, 진해 작용이 있다.

3. **기타 부위의 효능**
    - 나무껍질과 뿌리 : 청열해독 효능, 지혈작용, 편도선염과 급성 위장염에 효과

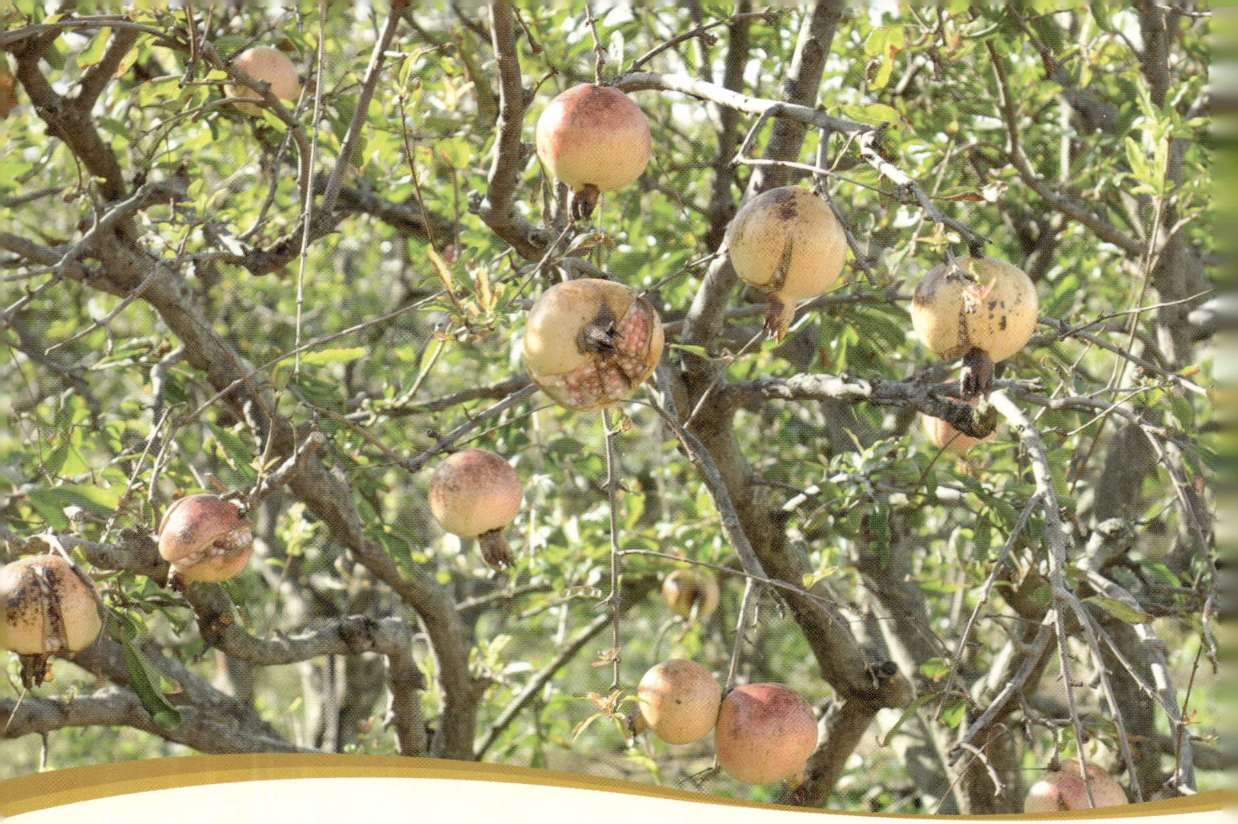

전남 고흥군에서 재배 중인
석류나무(한국)

7.14 갈증을 없애주는 석류

- **학명** | *Punica granatum* L.
- **식용부위** | 씨의 겉부분을 둘러싸고 있는 껍질(種衣, 假種皮)
- **과명** | 석류과(Punicaceae)
- **약용부위** | 뿌리줄기, 열매껍질, 꽃, 잎

 영어 • pomegranate
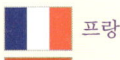 프랑스어 • grenade
 이태리어 • melograna
 스페인어 • granado
 타이어 • thubthim(탑팀)
 일본어 • ザクロ(자크로)
 한자 • 石榴(석류), 石榴果(석류과)

⊛ 석류가 수재된 조선시대 의서와 한국의 공정서
- 『동의보감』, 『방약합편』
- 『대한민국약전외한약(생약)규격집』(제4개정)
- 한국 『식품공전』의 '식품에 사용할 수 없는 원료' 부분에 '껍질, 씨'가 수재

- **원산지 |** 석류(石榴)나무는 원산지가 서아시아와 인도 서북부 지역이다.

- **재배지·판매 |** 한국에는 고려 초기에 중국에서 들어온 것으로 추정된다.

- **식물 |** 석류과에 속하며 학명은 *Punica granatum*로서 열매를 사용한다. 한국의 공정서인 『대한민국약전외한약(생약)규격집』에 석류 열매와 석류나무의 줄기, 가지, 뿌리의 껍질이 약으로 수재되어 있다. 한국 『식품공전』에는 석류나무의 껍질과 씨는 '식품에 사용할 수 없는 원료'로 분류해놓고 있다.

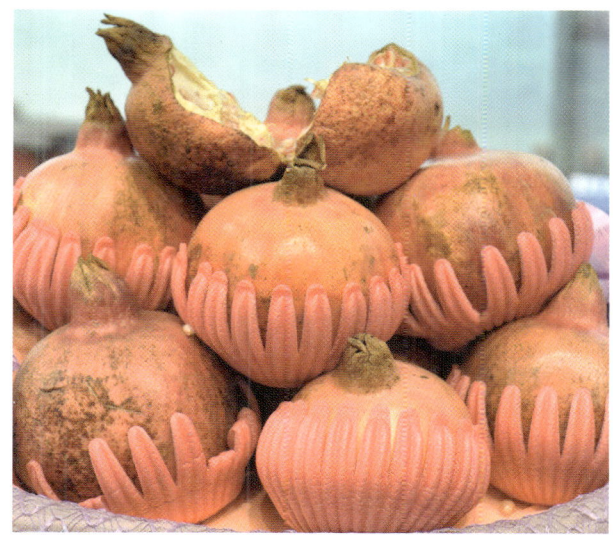

대한민국농업박람회장에 전시된 석류(한국)

- **지사작용 |** 한방에서는 과육이 있는 씨는 생으로 먹으면 갈증을 없애주고 진액을 생기게 하며 설사를 멈추게 하는 효능이 알려져 있다.

- **중이염, 월경불순에 효과 |** 열매는 수렴지사(收斂止瀉)의 효능이 있으며 진액(津液)을 생기게 하고 갈증을 없애는 작용도 있다. 열매껍질은 한방에서 석류피(石榴皮)라고 하며 장(腸)을 수렴하고 지혈하며 구충하는 효능이 있다. 오랫동안 계속되는 설사, 혈변, 탈항, 자궁출혈, 개선을 치료한다. 잎은 해독 및 살충 효과가 있고 꽃은 중이염, 월경불순에 효능이 있다.

- **이질 치료, 지혈작용 |** 『동의보감』에서는 석류 열매의 효능을 '성질은 따뜻하며 맛이 달고 시며 독이 없다. 목 안이 마르는 것과 갈증을 치료한다. 폐를 상하기 때문에 많이 먹지 말아야 한다. 석류는 도가(道家)에서 삼시주(三尸酒)라 하는데, 삼시가 이 과일을 만나면 취하기 때문이다'라고 설명하고 있다. 석류 껍질인 석류각(石榴殼)은

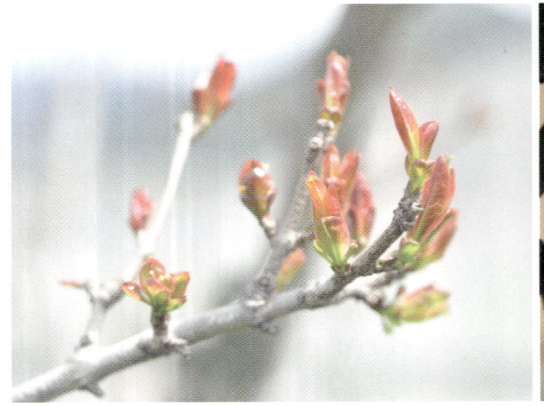
석류나무 새싹(한국)

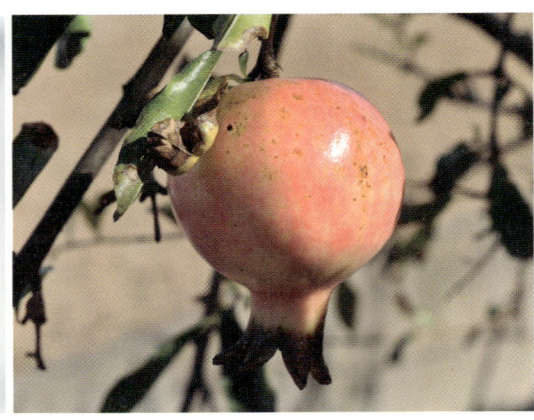
석류 열매(한국)

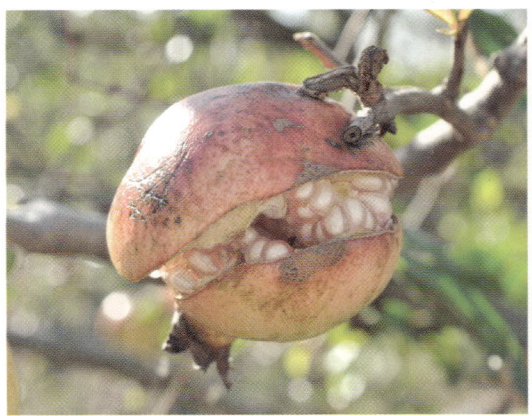
석류 열매 벌어진 모습(한국)

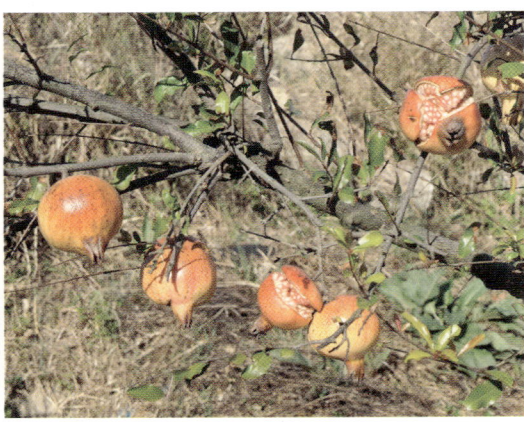
석류나무에 열매 달린 모습(한국)

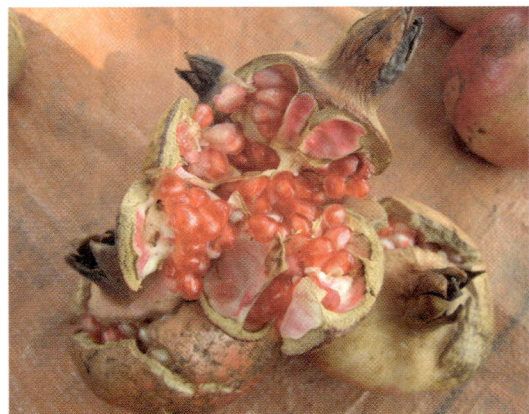
석류 열매 쪼갠 후 내부 모습(한국)

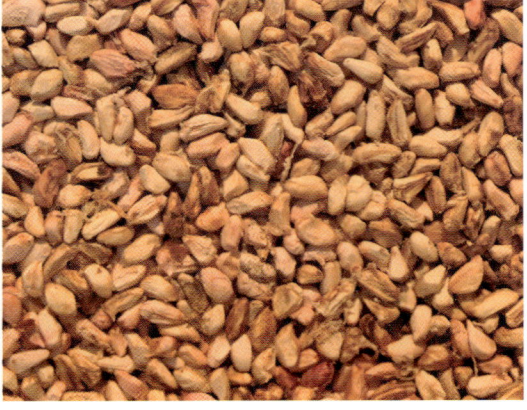
석류 씨(한국)

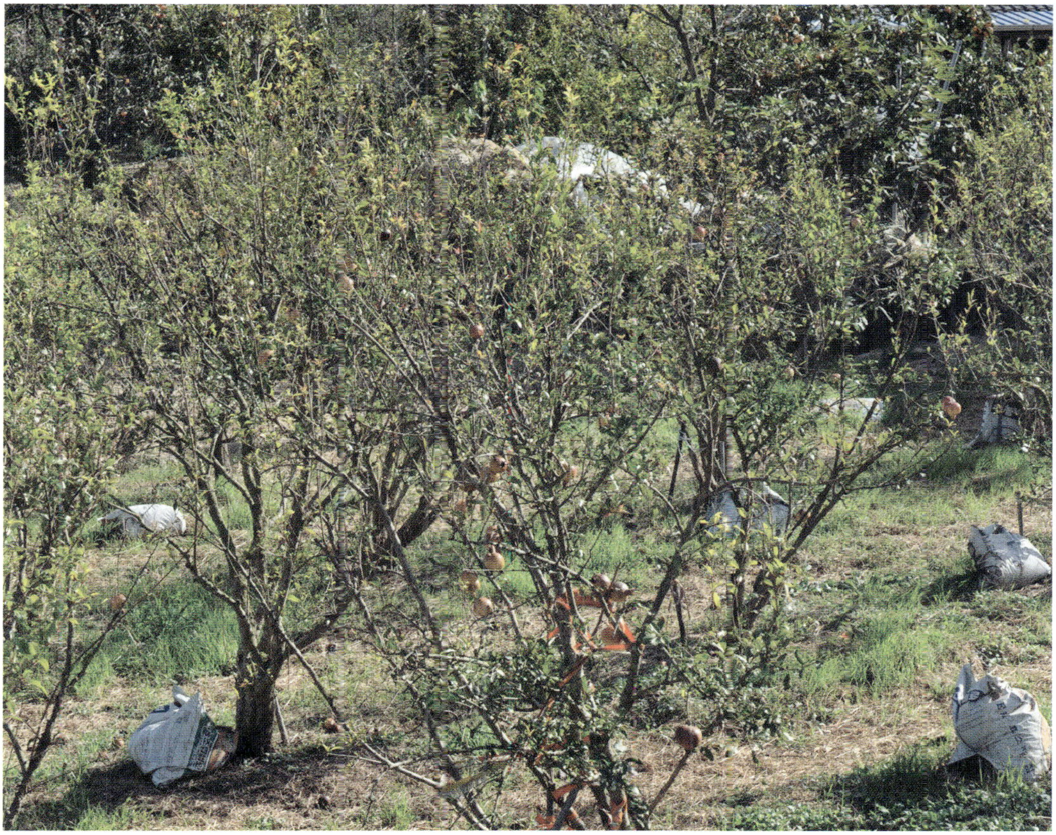

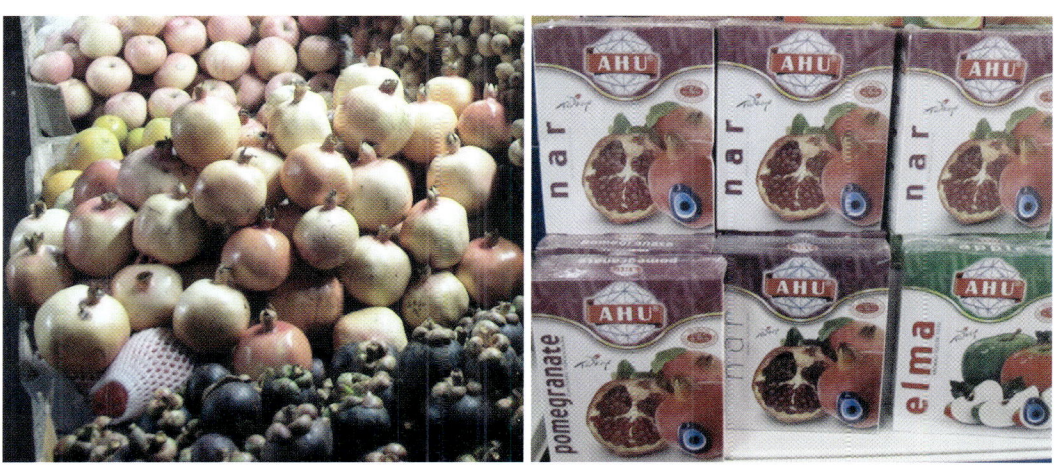

전남 고흥의 석류 재배지(한국)

씨엠립 시장에서 판매하는 석류(캄보디아)

석류 제품(터키)

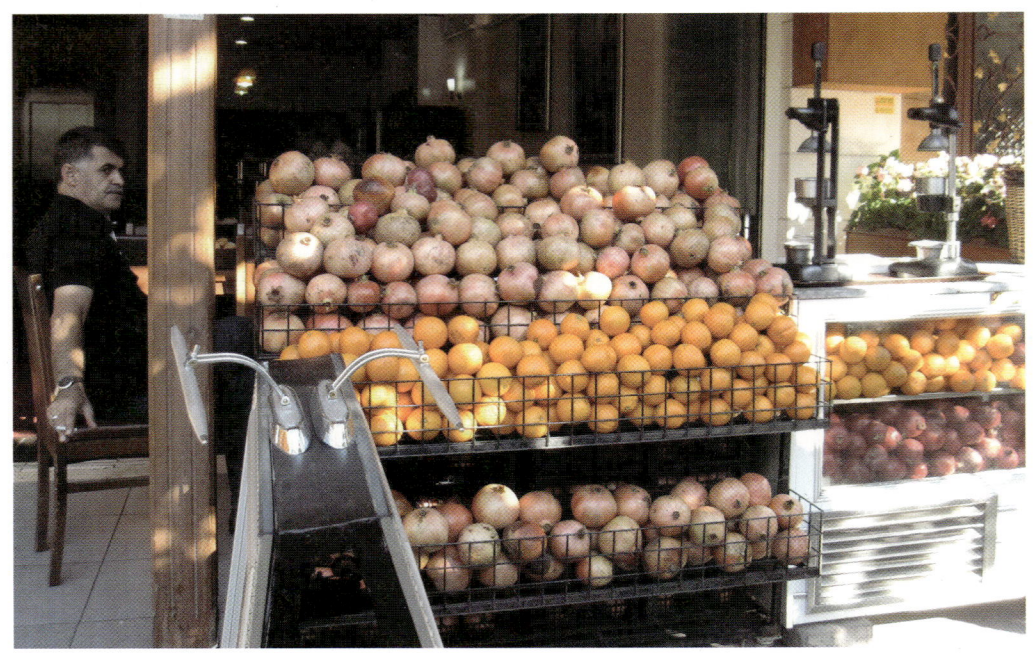
이스탄불의 석류 판매상점(터키)

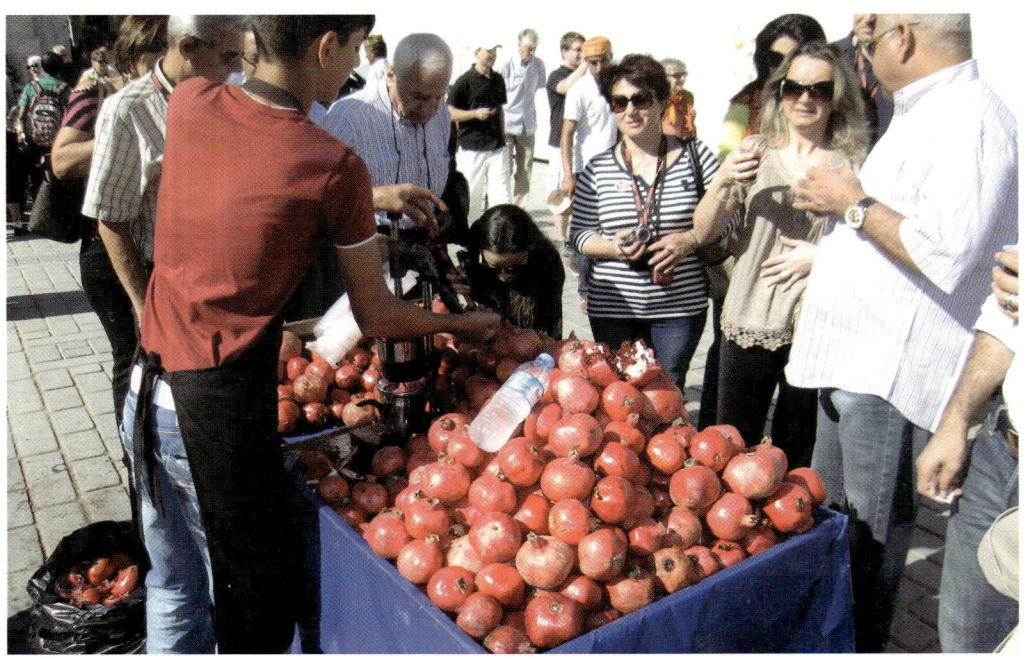
이스탄불의 석류 판매상(터키)

'맛은 시고[酸] 독이 없다. 유정[漏精]을 멎게 하고 삽장작용[澁腸]을 하며 또한 적백이질을 치료한다. 늙은 나무에 달린 것과 오랫동안 묵은 것이 좋다. 그리고 약간 닦아서 쓰는 것이 좋다', 또 석류 꽃인 석류화(石榴花)는 '심열로 토혈하는 것, 코피가 나는 것 등을 치료한다. 만첩꽃이 더욱 좋다'고 기재되어 있다

- **식용법** | 씨의 표면을 덮고 있는 껍질인 종의(種衣) 또는 가종피(假種皮)를 생으로 먹는다. 서양에서는 석류 농축물을 요리에 사용한다. 말린 씨는 인도 서북부 지역에서 달고 신 음식에 사용하는 중요한 향신료가 된다. 약용으로서 열매껍질 3~6g을 물 800$m\ell$를 넣고 달여서, 반으로 나누어 아침저녁으로 마시면 효과가 있다.

석류의 한방 효능

1. **씨의 성미(性味)** : 맛은 달고 시고 떫으며 성질은 평(平)하다.
2. **씨의 효능**
   - 수렴지사(收斂止瀉) 효능이 있다.
   - 생진지갈(生津止渴, 진액을 생기게 하고 갈증을 없앰)의 효능이 있다.
3. **기타 부위의 효능**
   - **열매껍질** : 수렴지리[收斂止痢, 수삽(收澁)하는 약물로써 이질(痢疾)을 멎게 함] 효능, 생진지갈[生津止渴, 진액(津液)을 생기게 하고 갈증을 없앰]의 효능, 오래된 설사, 변혈(便血)에 효과, 조충구제약, 살충 효능
   - **잎** : 수렴지사, 해독 살충 효능
   - **뿌리줄기** : 살충 효능
   - **꽃** : 양혈[凉血, 청열법(淸熱法)의 일종으로서, 혈분(血分)의 열사(熱邪)를 제거함] 효능, 지혈 효능이 있으며 중이염, 월경불순에 효과

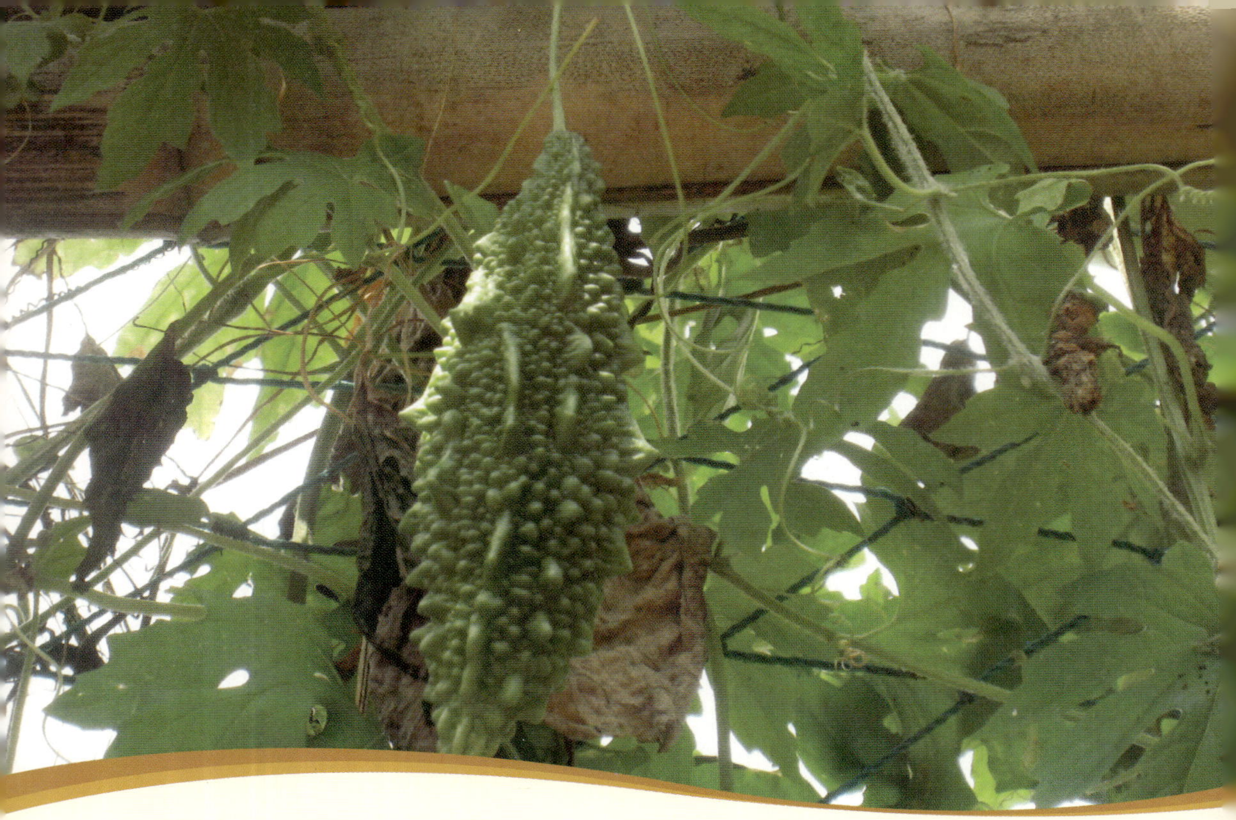

순천만자연생태공원에서 자라는
여주(한국)

7.15 여주

갈증을 해소하고 눈을 밝게 하는

- **학명** | *Momordica charantia* Linnaeus
- **과명** | 박과(Cucurbitaceae)
- **학명의 이명** | *Cucumis argyi* H. Leveille, *Momordica chinensis* Sprengel
- **식용부위** | 열매
- **약용부위** | 과육, 씨, 꽃, 잎

 영어 • balsam pear, bitter gourd, bitter melon
 이태리어 • pomo meraviglia
 필리핀어 • ampalaya
 인도네시아어 • pare, paira
 일본어 • ニガウリ (니가우리)

 프랑스어 • concombre amer
 스페인어 • bálsamo
 타이어 • mara (마라)
 말레이어 • pare, paira
 한자 • 苦瓜 (고과)

❈ 여주가 수재된 한국의 공정서
- 한국 『식품공전』의 '식품에 사용할 수 있는 원료' 부분에 열매가 수재

- **원산지 |** 여주의 원산지는 정확하게는 알 수 없으나 인도로 추정한다.

- **재배지·판매 |** 전남 순천시에 위치한 순천만 갈대밭의 입구 터널에는 7, 8월이 되면 여주 열매가 주렁주렁 달려 있다. 8월 중순에 일본 오사카의 유명한 전통시장인 구로몬(黑門) 시장을 찾았더니 상점마다 이 여주가 오이, 배추와 함께 진열되어 팔리고 있었으며, 시민들이 구입하는 모습을 볼 수 있었다. 특히 여주 100%가 함유된 '고야차(茶)'는 오키나와의 전통건강차로 홍보하며 판매하고 있다. 일본에서는 여주를 '니가우리'라고 부르지만 '고야'라는 명칭도 함께 사용한다.

- **식물 |** 박과에 속하며 학명은 *Momordica charantia*로서 열매를 식용한다. 노랗고 작은 꽃이 피며 나중에 울퉁불퉁한 열매가 열린다. 열개는 딸 때는 진한 녹색이지만 익

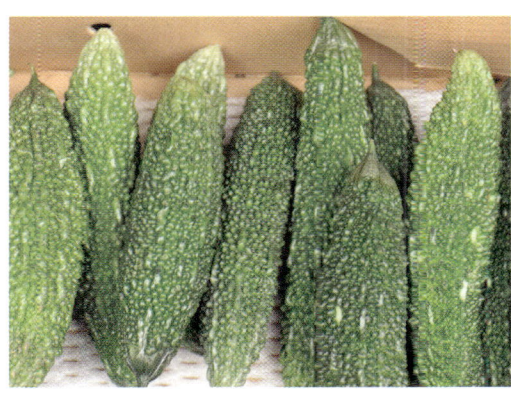

여주 열매(일본)

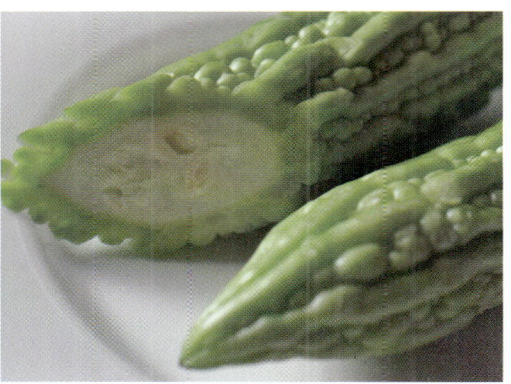

여주 열매 내부

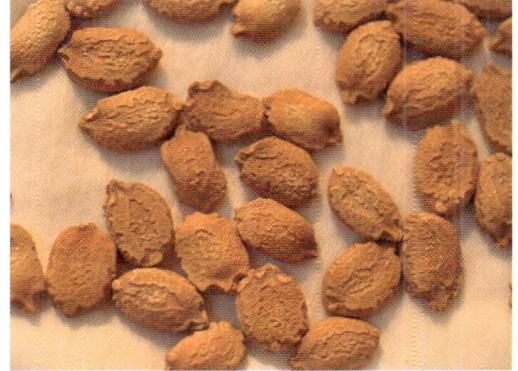

여주 씨(한국)

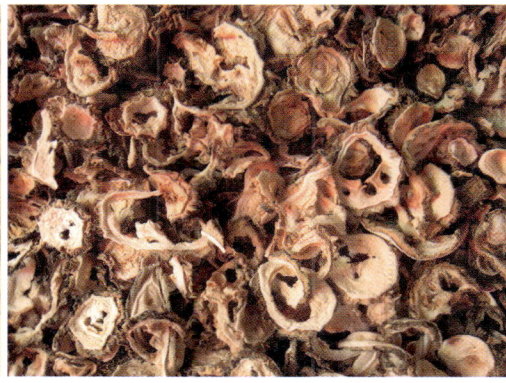

건조 여주(한국)

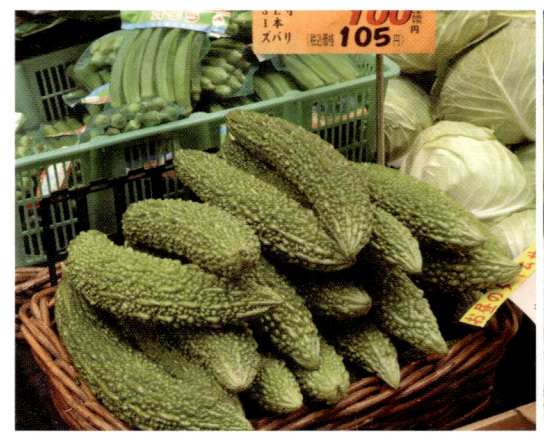
오사카 시장에서 판매되는 여주(일본)

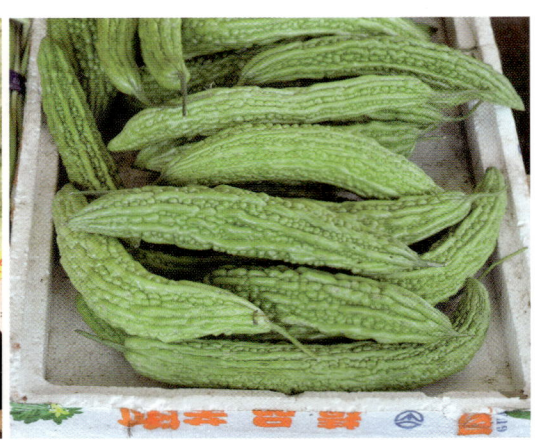
웨이하이 시장에서 판매되는 여주(중국)

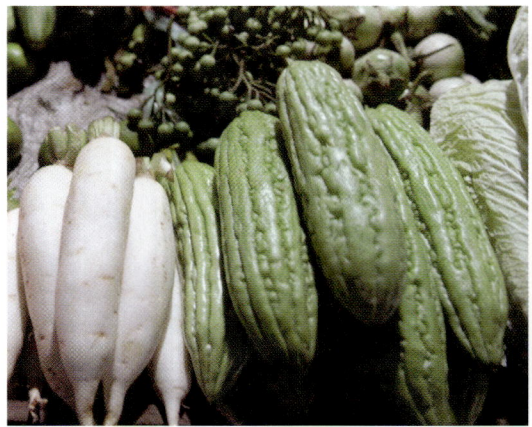
씨엠립 시장에서 판매되는 여주(캄보디아)

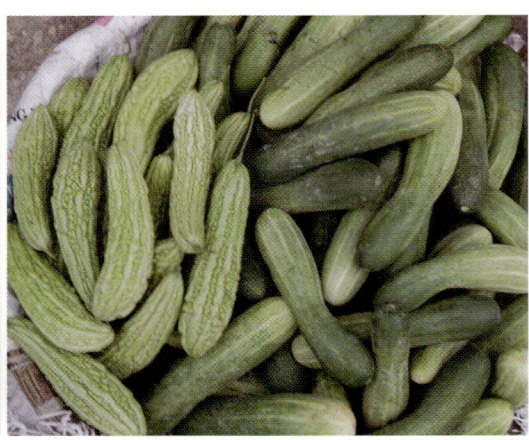
하롱베이 시장에서 판매되는 여주(베트남)

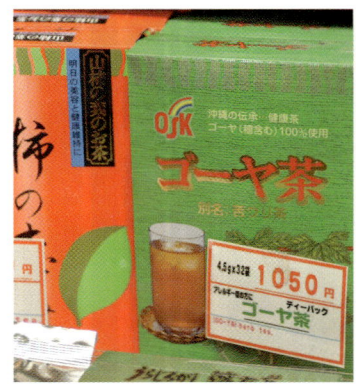
여주 차(일본)

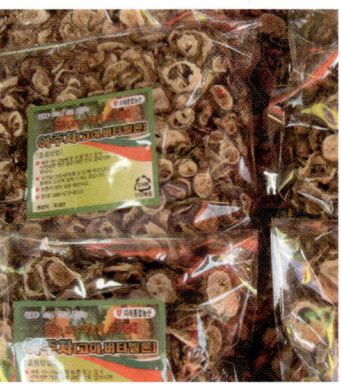
여주 차(한국)

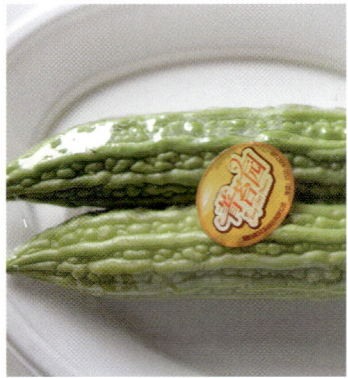
상점에서 판매하는 여주(중국)

으면 노란색이나 오렌지색이 된다. 열매에는 비타민 C가 오이의 약 5배 이상 함유되어 있고 열량이 낮아 훌륭한 건강식품으로 이용된다.

- **불안 해소, 혈당저하 작용** | 한방에서는 갈증과 열독을 풀어주는 효능이 알려져 있다. 그래서 열병으로 인한 일사병, 이질을 치료한다. 눈을 밝게 하고 가슴이 불안한 증상을 진정시키는 작용도 있다. 당뇨병에 걸린 토끼를 대상으로 한 실험에서 여주가 혈당을 뚜렷이 내리는 작용이 있음이 발표되었다.

- **식용법** | 열매를 조리하여 볶음요리, 샐러드, 커리요리 피클 등으로 이용한다. 『식품공전』에는 여주 열매를 '식품에 사용할 수 있는 원료'로 분류하고 있으며 식용이 가능하다. 약용으로 사용할 때는 건조한 열매 7~18g을 물로 달여 마시면 된다.

여주의 한방 효능

1. **열매의 성미(性味)** : 맛은 쓰고 성질은 차다.

2. **열매의 효능**
   - 청서지갈(淸署止渴) 효능이 있다. 즉 여름에 날씨가 몹시 더워서 생기는 병을 치료하고 갈증을 풀어준다.
   - 청심(淸心) 작용이 있다. 즉 열사(熱邪)가 심포(心包)에 침입한 것을 치료한다.
   - 청간명목(淸肝明目) 효능이 있다. 즉 간열(肝熱)을 식혀주며 눈을 밝게 해준다.
   - 청열해독(淸熱解毒) 효능이 있다. 즉 열사를 제거하고 열독을 풀어준다.
   - 열병으로 가슴이 답답하고 열이 많은 증상에 유효하다.
   - 갈증으로 물을 많이 마시는 증상에 유효하다.

3. **기타 부위의 효능**
   - **씨** : 온보신양(溫補腎陽) 효능, 즉 신장의 양기가 부족한 증상을 따뜻하게 하여 몸을 보함
   - **잎** : 청열해독
   - **뿌리** : 청열해독

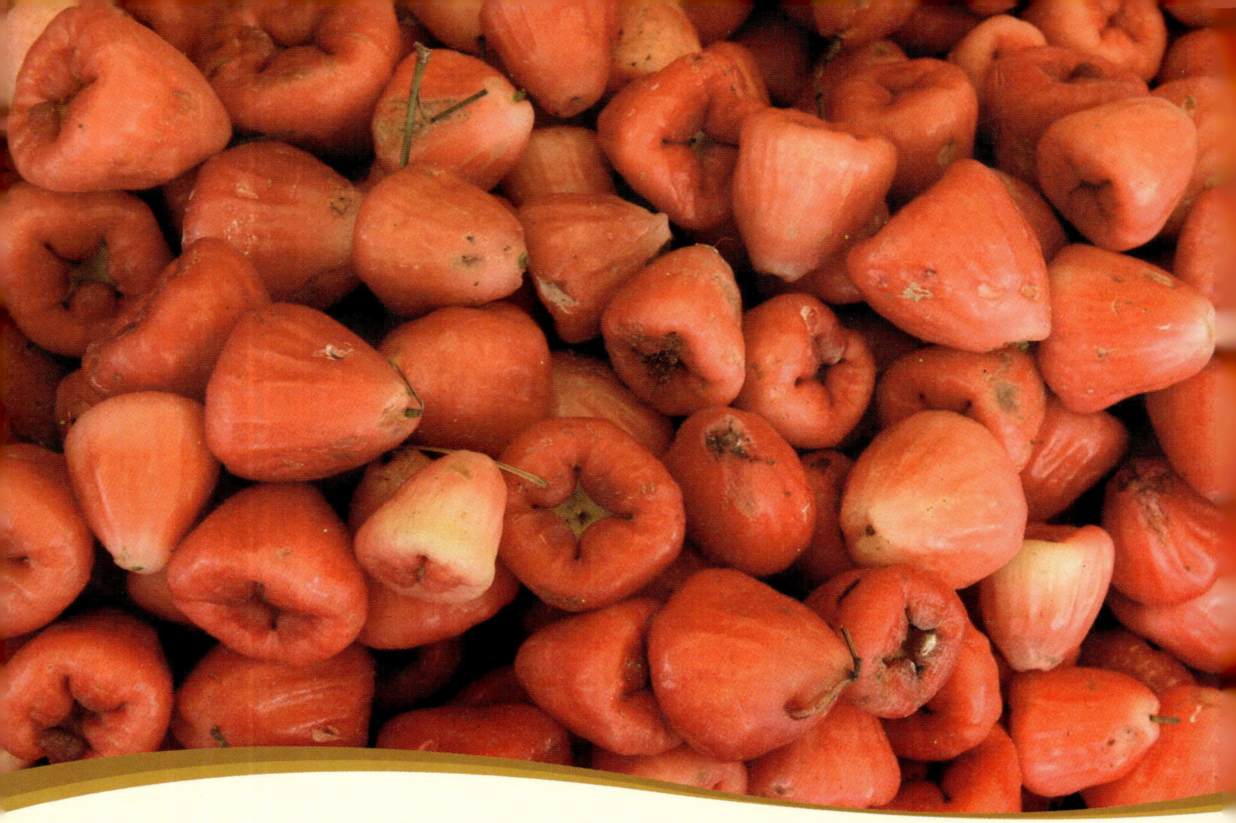

마닐라 시장에서 팔고 있는
워터 애플(필리핀)

7.16 워터 애플
갈증 해소에 좋은

- **학명** | *Syzygium aqueum* (Burm.f.) Alston
- **식용부위** | 열매
- **과명** | 도금양과(Myrtaceae)
- **약용부위** | 미성숙 과일, 나무껍질, 뿌리, 잎, 꽃

 영어 • water apple, bellfruit
 한자 • 水蓮霧(수련무)
 타이어 • chomphu(촘푸)

290

- **원산지 |** 워터 애플(water apple)은 말레이시아가 원산지다.

- **재배지·판매 |** 인도, 인도차이나 반도, 필리핀에서 재배한다. 중국 남동해안의 푸젠(福建)성 샤먼(廈門)시는 타이완의 근해 건너편이다. 중국에 가까운 타이완의 부속 섬들은 샤먼시 해안가에서 육안으로도 보인다. 샤먼 선착장에서 5분가량 유람선을 타고

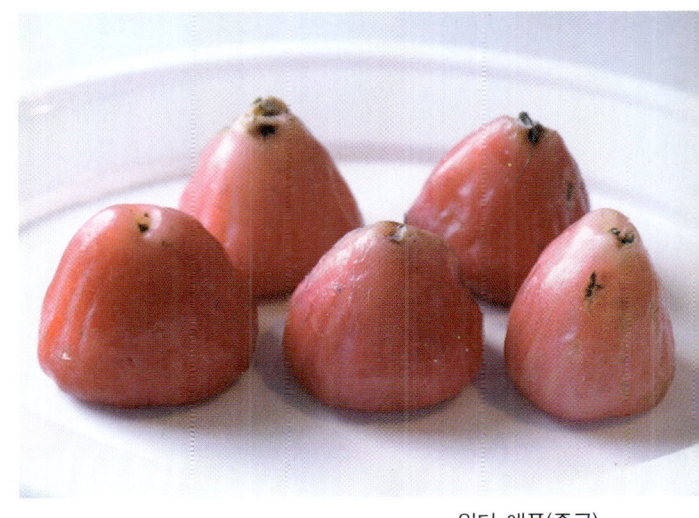

워터 애플(중국)

들어가면 해변의 암초 구멍에 파도가 부딪히면서 마치 북을 치는 것 같은 자연의 연주가 들려온다는 구랑유(鼓浪屿, 고량서) 섬이 나온다. 아편전쟁 때 영국, 독일, 프랑

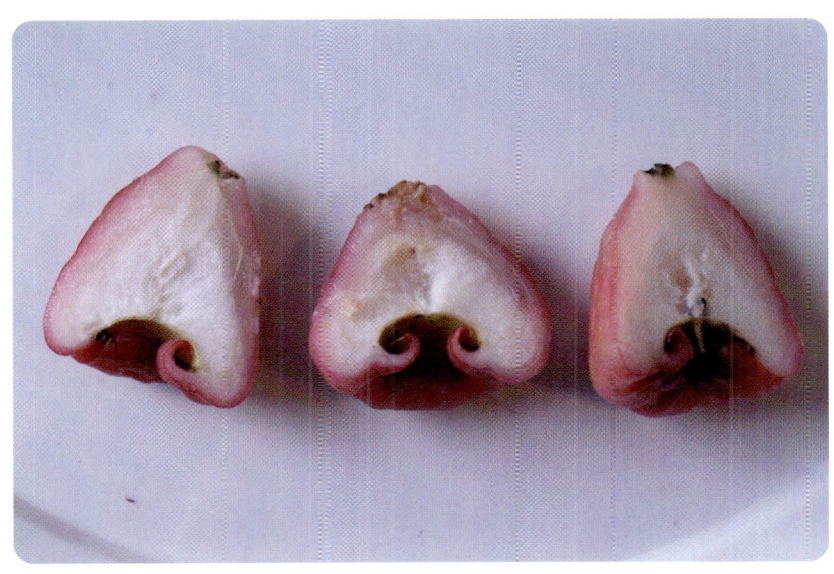

워터 애플 내부(중국)

7-16. 갈증 해소에 좋은 워터 애플 291

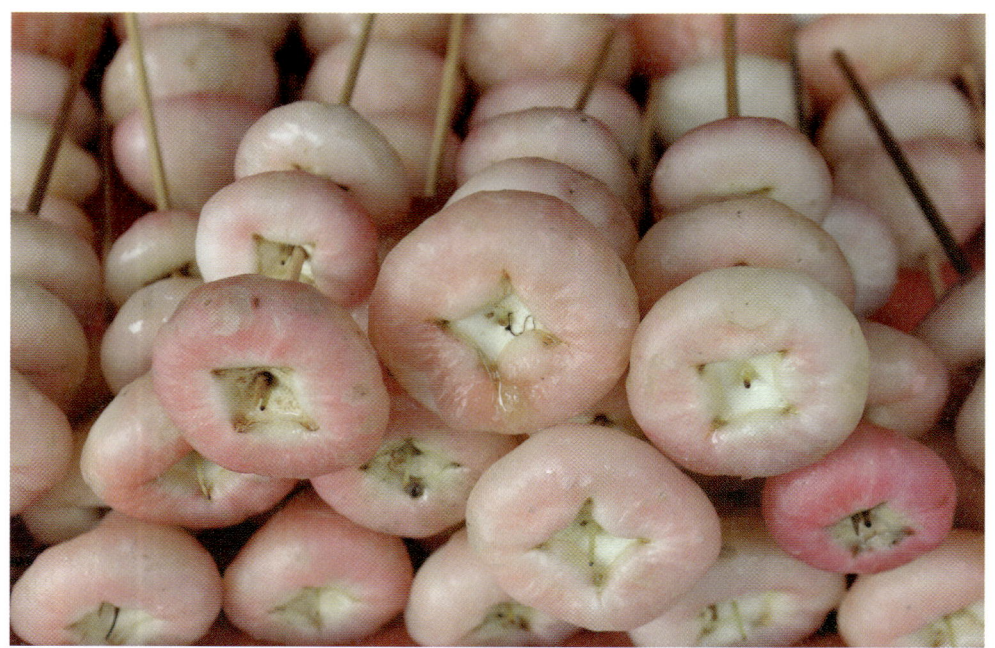
워터 애플(중국)

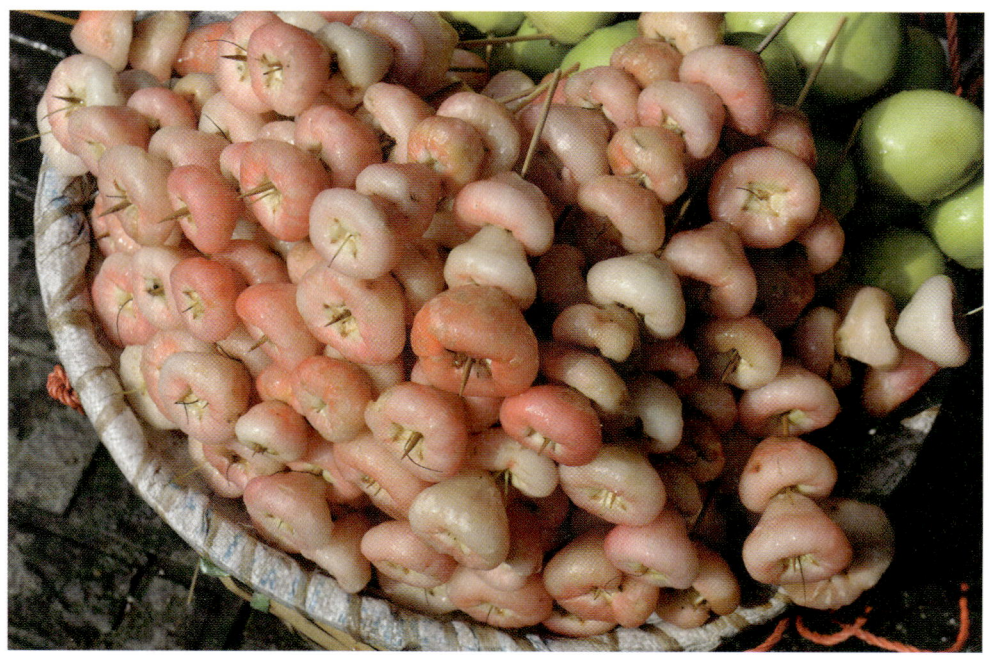
푸젠성 샤먼의 관광지에서 워터 애플을 꼬챙이에 끼워 파는 모습(중국)

스, 네덜란드, 미국 등에서 건립한 영사관과 오래된 별장을 잘 보존하고 있는 유럽풍의 아름다운 섬이다. 이 숲에서 워터 애플을 꼬챙이에 여러 개를 끼워서 팔고 있었다.

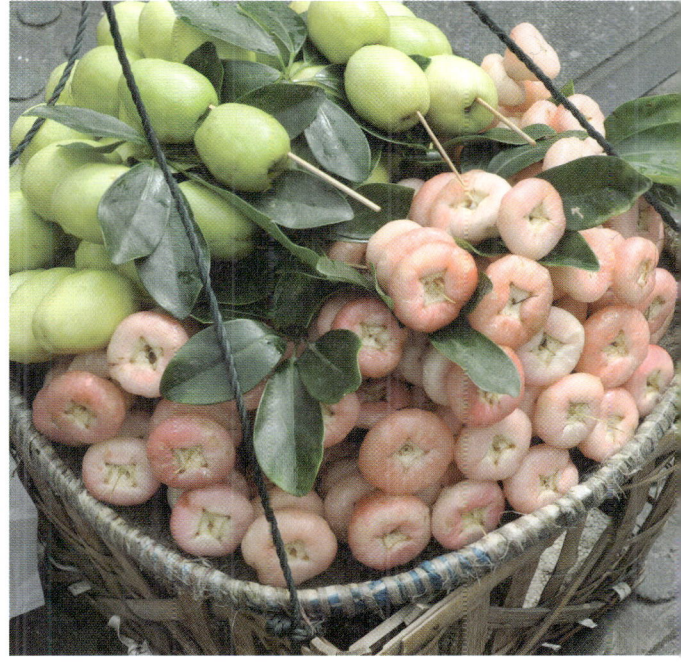

푸젠성 샤먼의 시장에서 파는 워터 애플(중국)

- **식물** | 도금양과에 속하며 학명은 *Syzygium aqueum*로서 열매를 식용한다. 영어로 워터 애플이라 부르는 이 과일은 왁스 애플(wax apple)과 모양이 비슷하지만 왁스 애플보다 크기가 작다. 색깔은 왁스 애플보다 더 밝은 선홍색이며 과육은 흰색에서 붉은색이다.

- **식용법** | 종 모양을 하고 있는 워터 애플은 왁스 애플과 마찬가지로 껍질째 먹을 수 있다. 잘 씻어서 붉은 껍질이 붙은 채로 먹는다. 왁스 애플보다는 떫은맛과 신맛이 적고 당도가 높으며 갈증 해소에 좋은 과일이다.

- **워터 애플의 한방 효능** | 왁스 애플의 효능과 유사하다.

- **참고** | 왁스 애플(p.168) 편을 참고하면 워터 애플과 비교할 수 있다.

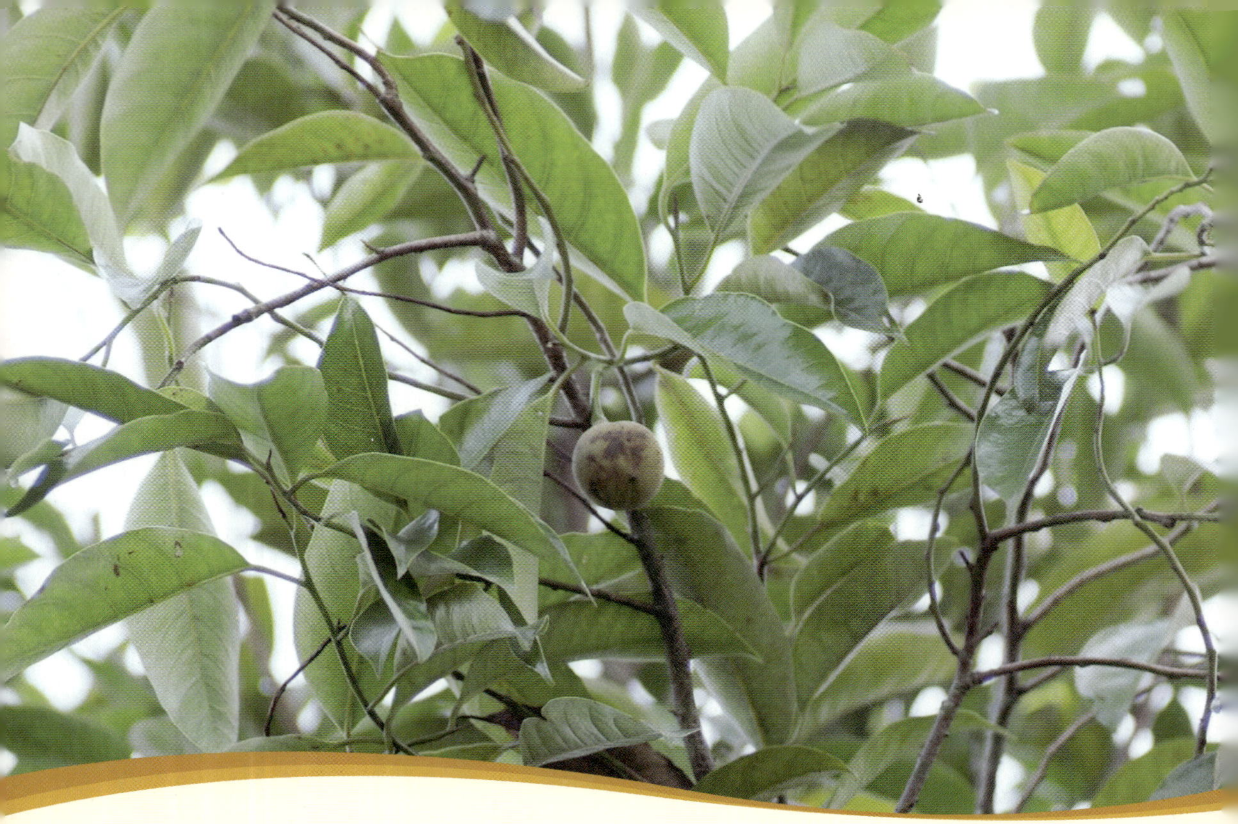

하이난섬의 6대남약기지의
육두구나무(중국)

7.17 육두구
식욕부진, 복부팽만 제거에 좋은

- 학명 | *Myristica fragrans* Houtt.
- 과명 | 육두구과(Myristicaceae)
- 학명의 이명 | *Myristica amboinensis* Gand., *Myristica aromatica* Lamk.
- 식용부위 | 씨, 씨의 가종피(假種皮)
- 약용부위 | 씨, 씨의 가종피

 영어 • mutmeg, mace
 프랑스어 • muscadier
 이태리어 • noce moscata
 스페인어 • nuez moscada
 타이어 • cun thet(짠텟)
인도네시아어 • pala
 말레이어 • buah pala
  한자 • 肉豆蔻(육두구)

❀ 육두구가 수재된 조선시대 의서와 한국의 공정서
- 「동의보감」, 「방약합편」
- 「대한민국약전」(제10개정)

- **원산지** | 육두구(肉豆蔲)는 인도네시아의 몰루카 섬이 원산지이다.

- **재배지·판매** | 육두구의 주요 산지는 인도네시아와 말레이시아이다. 중국 남단의 섬인 하이난(海南)에는 육두구를 비롯하여 익지, 빈랑, 정향을 4대 남약으로 지정하고 있다. 섬 안의 싱룽(興隆)열대식물원 인근에 있는 '극가남약규범화종식시범기지'에 육두구 재배지가 있다. 그리고 중국 윈난성 시샹반나 타이족 자치주의 열대식물원에는 운남육두구(Myristica yunnanensis)가 자라고 있다. 인도네시아의 보고르식물원에도 키가 큰 육두구나무에 열매가 달려 있다.

- **식물** | 육두구과에 속하며 학명은 Myristica fragrans로서 씨와 씨의 가종피를 사용한다. 씨 모양은 난형 또는 타원형이며 전체에 가는 그물눈 모양의 좁은 홈을 볼 수 있다. 육두구는 특유한 냄새가 있으며 맛은 맵고 약간 쓰다.

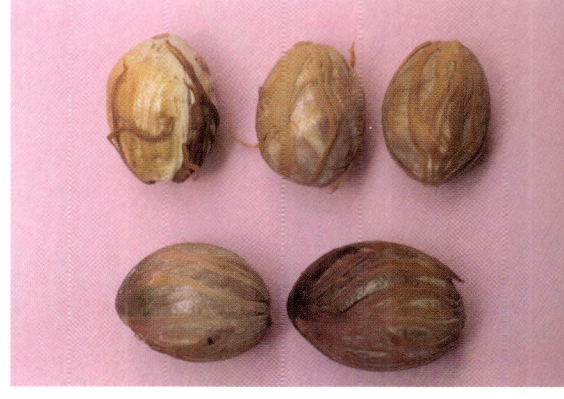

육두구 씨와 씨껍질(인도네시아)

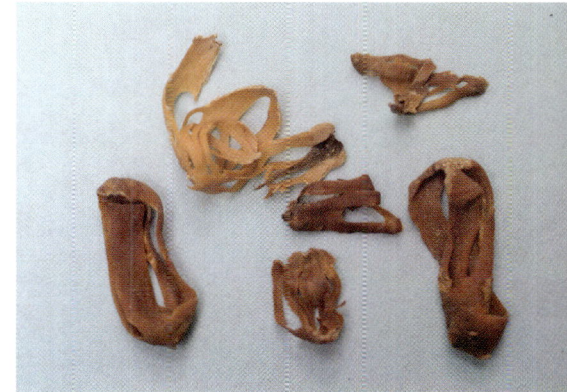

육두구 씨를 둘러싸고 있는 가종피(인도네시아)

- **소화, 지사 효능** | 『동의보감』에는 '중초[中焦, 위(胃)의 속에 있어서 음식의 흡수, 배설을 맡는 육부(六腑)의 하나로 심장에서 배꼽 사이의 부분]를 고르게 하고 기를 내리며 설사와 이질을 멈추고 음식 맛이 나게 하며 소화시킨다. 또 어린이가 젖을 토하는 것을 낫게 한다'라고 육두구의 효능을 설명하고 있다. 정기(精氣)가 흩어지고 흐르고 떨어져나간 것을 수렴하는 약을 수삽약(收澁藥)이라 하는데, 육두구는 수삽약 중에서도 지사(止瀉) 효과가 있어 지사약에 속한다.

육두구는 행기(行氣, 기를 잘 돌게 하는 것), 온중[溫中, 비위(脾胃) 부분을 따뜻하게 함] 효

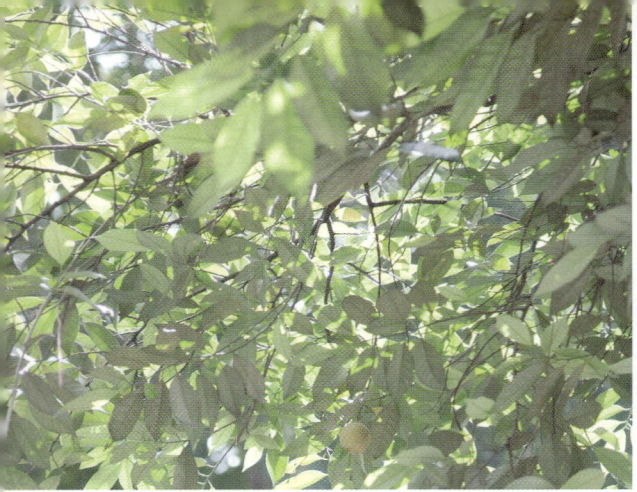
육두구나무의 잎(인도네시아)

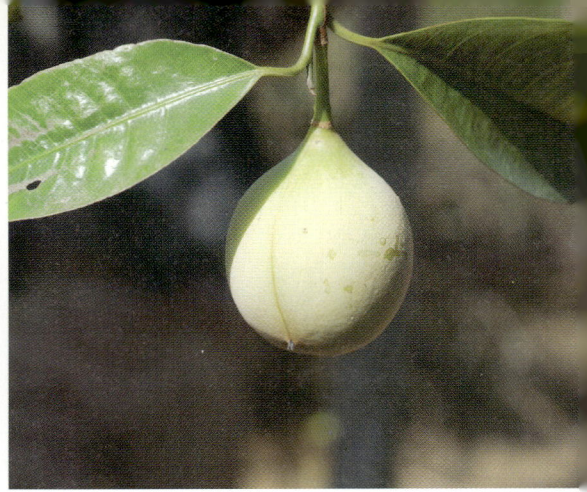
하이난섬의 6대남약기지의 육두구 열매(중국)

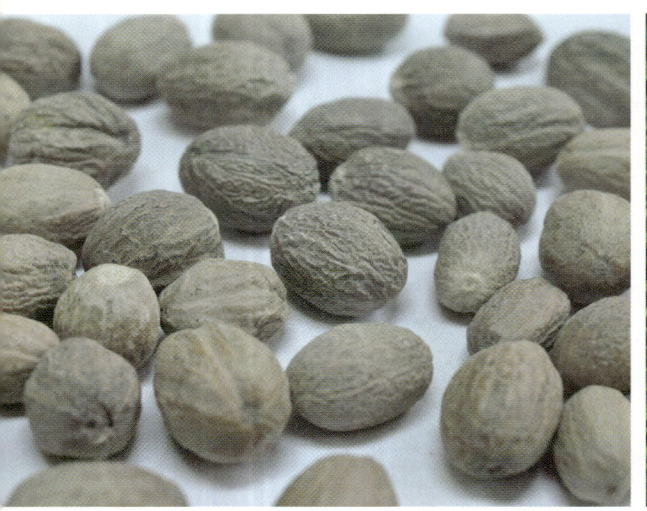
한약으로 쓰는 육두구 씨(한국)

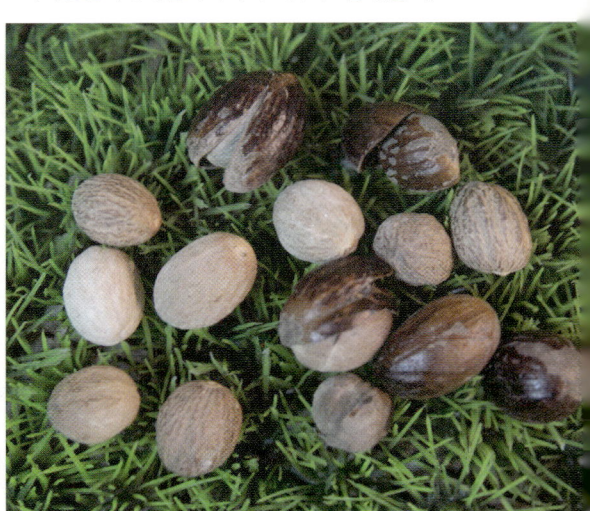
광동성 중약연구소에 전시 중인 육두구 씨(중국)

능이 있어 소화에 좋다. 또 구풍[驅風, 인체 내에 침입한 풍사(風邪)를 제거하는 효능], 건위(健胃) 작용이 있어 위장운동을 촉진하고 복부에 가스가 차거나 헛배가 부르는 증상을 치료한다. 씨에는 미리스티신(myristicin) 성분이 약 4% 들어 있는데, 이 성분은 간세포 보호작용, 환각작용이 있지만 환각제로 사용될 정도는 아니다.

- **서양에서는 향신료로 사용** | 육두구 열매는 제조·처리과정에 따라 씨, 육두구화(mace), 육두구지(脂) 등 3종의 생약을 얻는다.

열매가 완전히 성숙하면 살구같이 보이며, 갈라져서 심홍색의 씨껍질이 드러난다.

씨를 둘러싸고 있는 가종피를 말린것을 메이스(mace)라고 한다. 이 메이스는 육두구 열매 속의 육두구 너트를 싸고 있는 섬유 같은 물질이다. 이 씨껍질은 광택이 나는 갈색의 씨 하나를 둘러싸고 있는데, 씨껍질을 제거하고 납작하게 해서 말린 것이 육두구 씨다. 육두구는 말려서 방향성 건위제로 식용하는데 서양에서는 메이스와 함께 향미료(香味料)로 사용한다.

- **식용법 |** 육두구는 주로 요리에 향신료로 사용한다. 육두구를 비벼 갈아서 요리에 강한 풍미와 향을 낸다. 씨의 가종피인 메이스도 육두구처럼 생선 요리, 소스, 피클, 케첩에 많이 쓴다.

약으로 쓰기 위해서는 육두구 2.5~5g을 물 800㎖를 넣고 달여서 반으로 나누어 아침저녁으로 마신다.

육두구의 한방 효능

1. 씨의 성미(性味) : 맛은 맵고 성질은 따뜻하며 독이 없다.
2. 씨의 효능

- 수삽약[收澁藥, 정기(精氣)가 흩어지고, 흐르고 떨어져나간 것을 수렴하는 효과를 지닌 약] 중 지사약에 속한다.
- 온중(溫中), 지사, 행기(行氣) 효능이 있다.
- 구풍제[驅風劑, 소화관에 가스가 차서 불쾌한 팽만감이 있을 때 장관(腸管)운동을 항진시켜서 가스를 제거하는 약], 방향성 건위제로 사용한다.
- 식욕부진, 복부팽만에 효과가 있다.
- 설사와 이질을 멈추고 음식 맛이 나게 하며 소화시킨다.
- 어린이가 젖을 토하는 것을 낫게 한다.
- 위장운동을 촉진하며 장내 가스를 배출하여 구풍, 건위작용을 한다.
- 항암, 항염증 효능이 있다.
- 식용 조미료로도 이용한다.
- 오래된 고기의 누린내와 상한 냄새를 없애주는 향신료로 사용되어왔다.

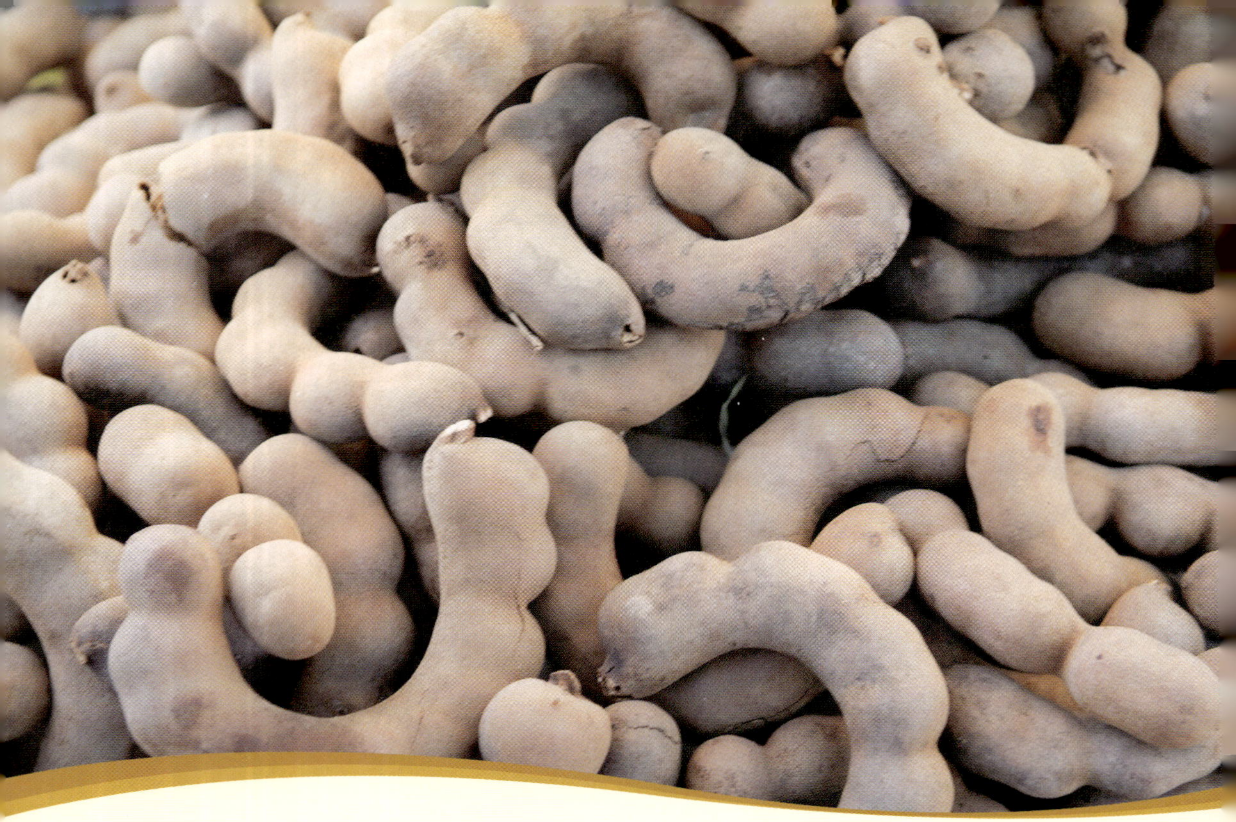

돈사오 국경지대에서 판매 중인
타마린드(라오스)

7.18 타마린드
변비 예방, 정장작용의

- 학명 | *Tamarindus indica* L.
- 과명 | 콩과-실거리나무아과(Fabaceae-Caesalpinioideae)
- 학명의 이명 | *Tamarindus occidentalis, Tamarindus officinale*
- 식용부위 | 열매
- 약용부위 | 열매
- 과명 해설 : 과의 범위는 가장 최근의 APG(피자식물 계통연구 그룹) 시스템을 기준으로 채택하여 콩과는 Fabaceae로 채택하고 있으나 기존의 Leguminosae도 사용 가능하다.

영어 • tamarind, indian date	프랑스어 • tamarinier	스페인어 • tamarindo
필리핀어 • sampalok	타이어 • makham(마캄)	
인도네시아어 • asam	말레이어 • asam	
일본어 • タマリンド(타마린도)	한자 • 酸豆(산두), 酸角(산각)	

🏛 타마린드가 수재된 한국의 공정서
- 한국 『식품공전』의 '식품에 사용할 수 있는 원료' 부분에 열매가 '타마린드'로 수재

298

- **원산지** | 타마린드(tamarind)는 열대 아프리카가 원산지이며 동남아시아에서 널리 재배하고 있다. 특히 태국의 상점 곳곳에는 타마린드가 거의 진열되어 있을 정도로 많다.

- **재배지·판매** | 아프리카를 원산지로 인도, 동남아시아, 미국 등의 아열대지방 및 열대지방에 걸쳐 재배되고 있다. 태국, 캄보디아 등 동남아시아에서 많이 생산되며 중국 남부지방에서도 많이 보인다.

  중국 윈난(雲南)성 시샹반나(西雙版納)는 태국의 북쪽에 위치하므로 이 지역에서도 타마린드를 많이 판매하고 있다. 이전에 이 지역에서 처음으로 타마린드를 보고 신기하게만 생각하다가 태국의 북부지방인 치앙마이에서 처음 열매를 먹어보면서 이름도 알고 맛도 알게 되었던 기억이 있다.

- **식물** | 타마린드는 콩과에 속하며 학명은 *Tamarindus indica*로, 열매를 식용하며 큰 땅콩처럼 생겼다. 높이가 20m 이상 가는 상록교목으로 열대지방에서는 가로수로도 이용한다. 개화기는 5~6월 정도이며 노란색 꽃이 총상(總狀)꽃차례로 피고, 열매는 협과(莢果)로 꼬투리 속에 3~10개의 씨가 들어 있다. 태국 북

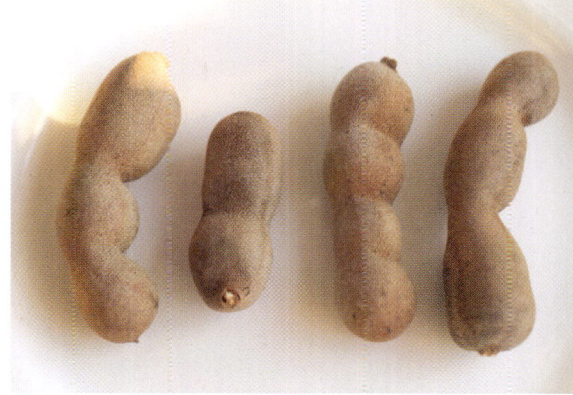

타마린드(태국)

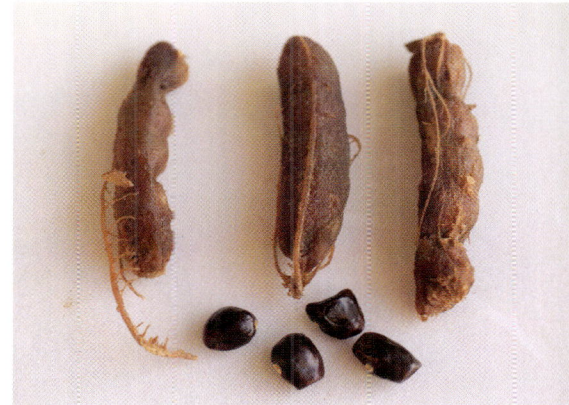

타마린드 과육과 씨(태국)

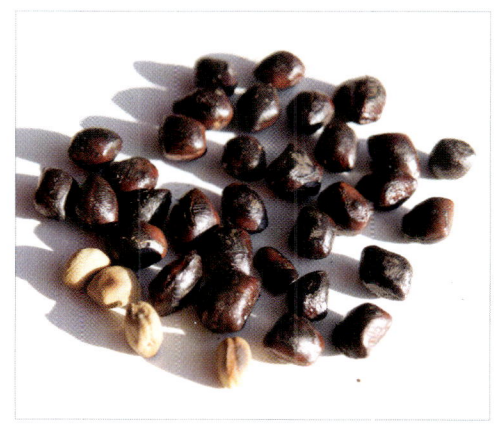

타마린드의 볶은 씨(태국)

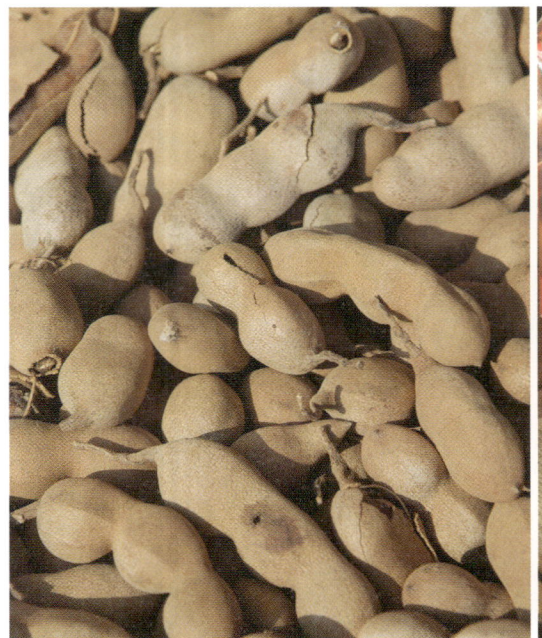
타마린드(필리핀)

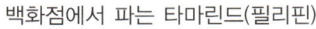
백화점에서 파는 타마린드(필리핀)

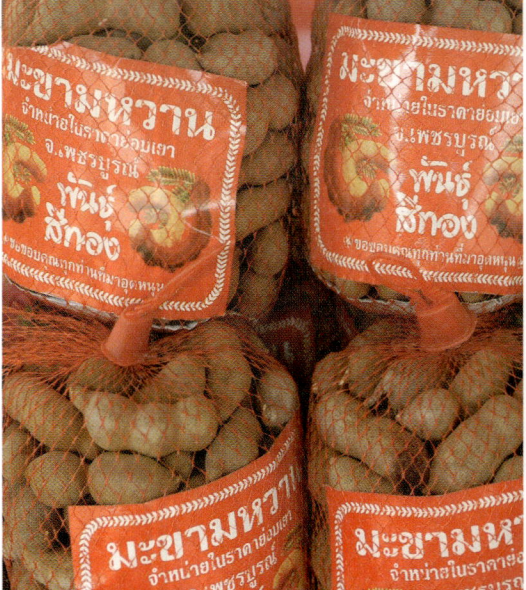
치앙마이 상점에서 판매하는 타마린드(태국)

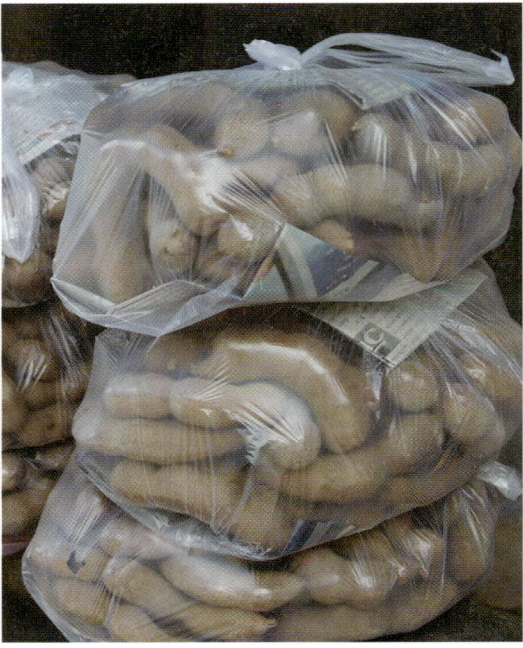
윈난성의 미얀마 국경지대에서 파는 타마린드(중국)

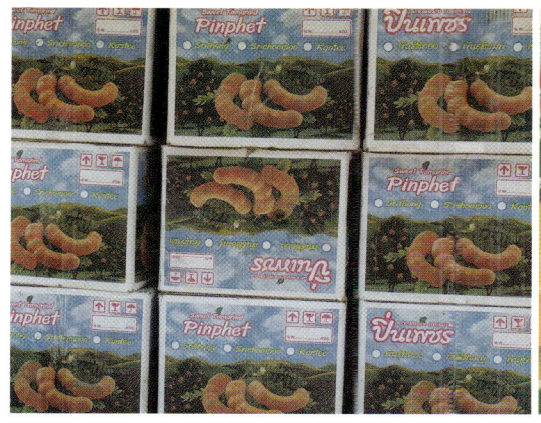

미얀마 국경지대의 상점에서 판매하는 타마린드(중국)

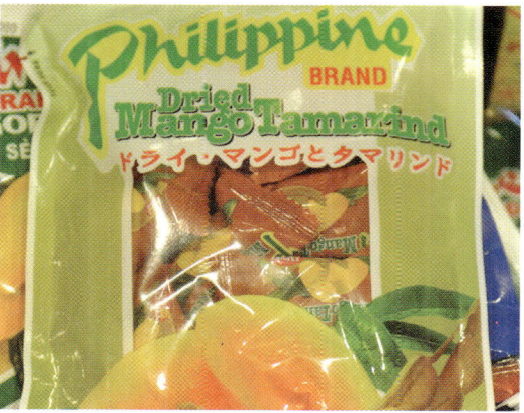

타마린드가 들어간 사탕(필리핀)

부지방의 대표적인 열대과일이며 이 지역에서는 타마린드 재배가 주요 산업이라고 한다.

우리나라 『식품공전』에는 '식품에 사용할 수 있는 원료' 부분에 '타마린드(tamarind)'라는 명칭으로 수재되어 있다.

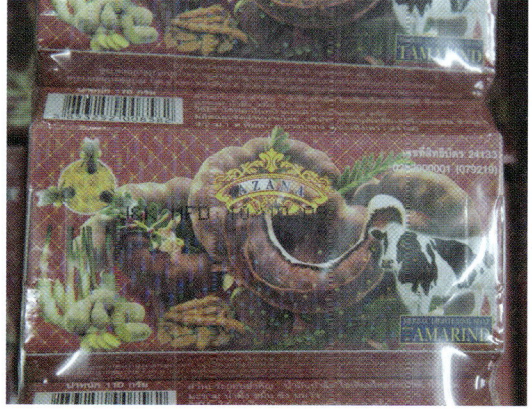

타마린드 비누(태국)

● **여름철 더위와 체했을 때, 식욕부진과 변비에 효능** | 한방에서 타마린드 식물은 산두(酸豆)라고 하며 열매는 산각(酸角)이라 부른다. 성질은 서늘하고(凉) 맛이 시고 달다. 여름철 더위를 저거하고 체한 음식물을 제거하는 효능이 있으며, 열사병의 예방, 식욕부진, 임신구토, 변비를 치료한다.

특히 젖이나 음식 조절을 잘못하여 어린아이에게 생기는 병, 얼굴이 누렇게 뜨고 몸이 여위며 헛배가 부르는 증상, 영양장애, 소화불량, 기침, 비뇨기 염증 치료에 쓰인다.

일본의 책자에는 타마린드 과육은 정장작용(整腸作用)이 있어 여행 중에 매일 조금씩 먹으면 위장의 상태가 좋다고 소개하고 있다.

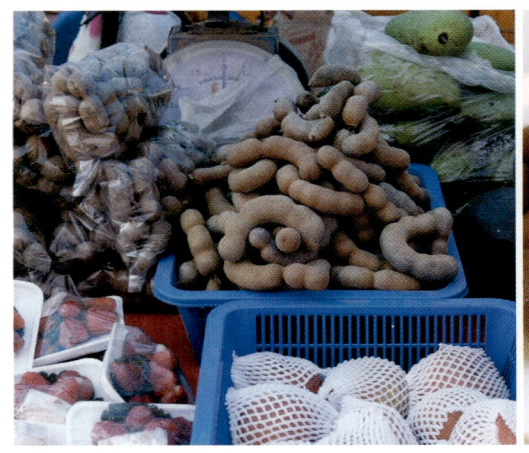 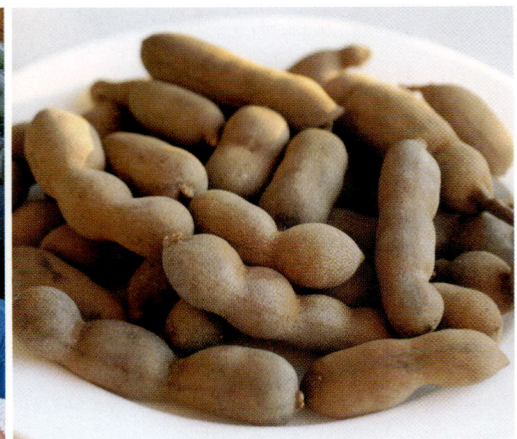

상점에서 판매하는 타마린드(라오스)   치앙마이에서 판매되는 타마린드(태국)

인도에서는 열매를 음료로 만들어서 열이 날 때 먹으며, 커리와 같은 조미료와 간장, 식초, 향료 등으로도 사용했다.

필리핀에서는 잎이 말라리아에 효능이 있다고 하여 타마린드 차로 만들어 음용한다. 씨 외피는 대량의 타닌을 함유하여 아프리카 사람들은 설사 치료에 이용한다.

열매 성분으로는 당류, 주석산, 구연산, 개미산 같은 유기산과 세린, 알라닌, 프로린, 페닐알라닌, 로이신의 아미노산을 함유하며 비타민과 칼슘이 특히 풍부하다.

- **각국의 전통의약으로 이용 |** 동남아에서는 잎을 말라리아 치료제로, 나이지리아에서는 잎과 줄기를 위장병 치료제로 썼으며 인도에서는 살균제로 사용되어왔다.

- **타마린드를 이용한 다양한 요리 |** 태국, 필리핀, 베트남에는 타마린드를 이용하는 요리가 많다. 인도에서도 타마린드를 요리에 많이 이용하는데 생과육이나 말린 것을 사용하여 음료를 만드는 것은 기본이고, 커리 소스를 만들거나 생선 요리의 소스에 필요한 신맛을 내기 위해 사용하며, 생선젓갈을 담글 때에도 타마린드 과즙을 첨가한다. 라틴아메리카에서는 타마린드 과육으로 만든 청량음료와 캔 주스도 즐겨 마신다. 태국에서는 씨도 식용하는데, 태국에서 만난 관광 안내원 암누아이 야빤(Amnuay Yapan) 씨는 태국에서는 타마린드 씨를 볶아 먹는다며 씨를 구해 와서 먹는 모습을 보여주기도 했다. 그러나 씨가 너무 딱딱해서 쉽게 먹기는 힘들다. 태국에는 타마린

드를 이용한 비누 제품도 있으며, 치앙마이에서는 노점에서 타마린드를 사서 비닐봉지에 담아 퇴근하는 사람들을 많이 볼 수 있어, 태국인들의 대중적인 과일임을 알 수 있었다.

- **식용법 |** 타마린드는 꼬투리콩 같은 열매 모양이 커다란 땅콩처럼 보인다. 꼬지 안에 곶감 살과 비슷한 끈적끈적한 과육과 씨앗이 여물어 있다. 부서지기 쉬운 껍질을 깨고 적갈색 과육을 먹으면 과일 특유의 달고 새콤한 맛이 난다.

껍질을 부술 때 진득진득한 과육이 손에 묻기 쉬우므로 물수건이 있으면 편리하다. 먹을 때는 과육 속에 들어 있는 기다란 줄과 씨 때문에 조금 성가신 점도 있지만, 씨까지 볶아서 먹는 현지인들의 모습을 보면 버릴 것이 없는 다목적 열대과일이라 하겠다.

타마린드는 요리의 산미료나 식품첨가물에도 이용하며 시럽, 청량 음료수로 가공하는 등 이용 범위가 넓다.

타마린드의 한방 효능

1. **열매의 성미(性味)** : 맛은 달고 시며 성질은 서늘하다.
2. **열매의 효능**
   - 서열(暑熱, 여름철에 생기는 일반적 열증)을 제거하고 체한 음식물을 제거하는 효능이 있다.
   - 서열로 인한 식욕부진, 임신 중의 구토를 치료한다.
   - 소아감적(小兒疳積, 어린아이가 음식조절을 못해서 생기는 체증)을 치료한다.

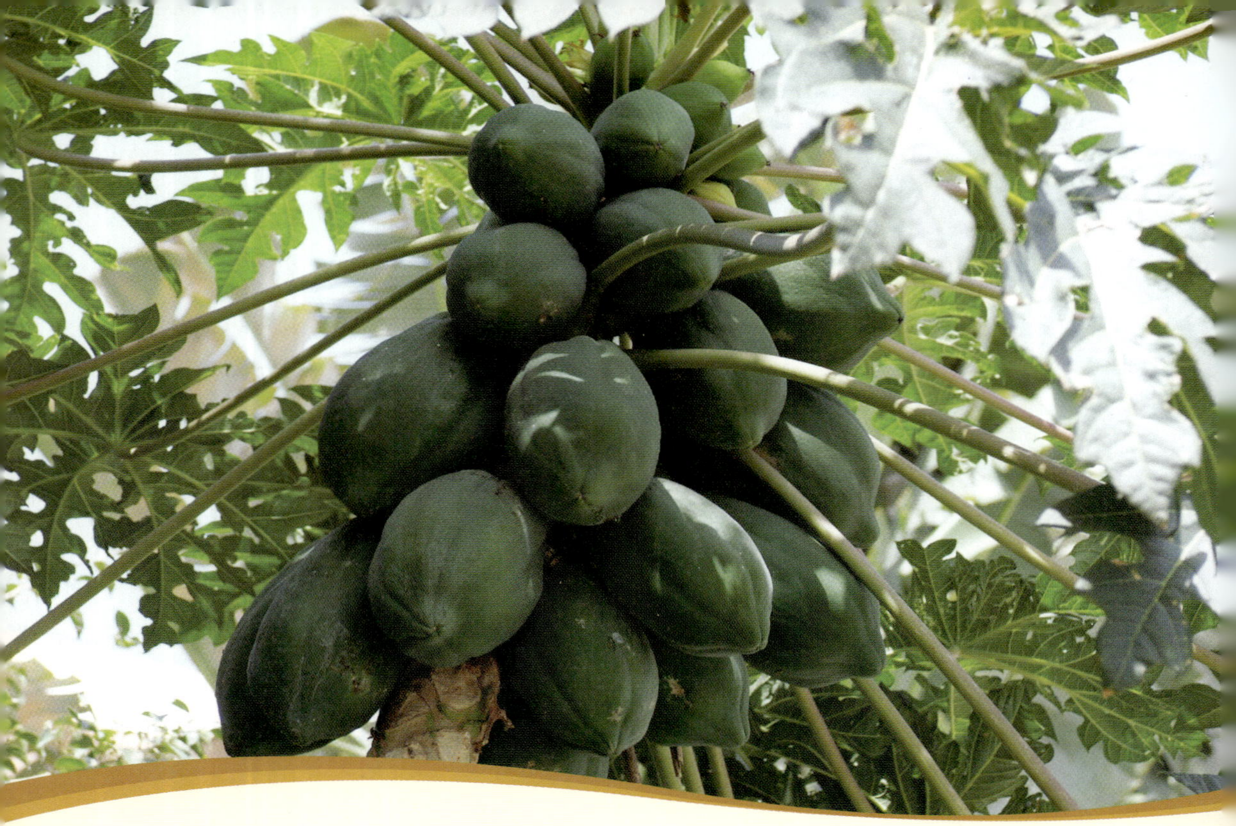

하이난 섬에서 자라는
파파야나무(중국)

7.19 파파야
소화를 촉진하고 여드름 치료에 좋은

- 학명 | *Carica papaya* L.
- 식용부위 | 열매
- 과명 | 파파야과(Caricaceae)
- 약용부위 | 잎

 영어 • papaya
 스페인어 • higo de mastuero
 인도네시아어 • papaya
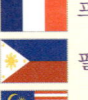 프랑스어 • papayer
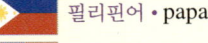 필리핀어 • papaya
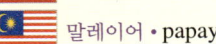 말레이어 • papaya
 이태리어 • papaia
 타이어 • malako(말라꺼)
 일본어 • パパイア(파파이아), パパイヤ(파파이야)
 한자 • 番木瓜(번목과), 木瓜(목과)

- **원산지 |** 파파야(papaya)는 중미와 남미가 원산지다.

- **재배지·판매 |** 동남아 지역이나 중국의 남부지방을 가보면 길거리에 주렁주렁 열매가 달려 있는 파파야나무를 쉽게 볼 수 있다. 일본 남부 지역의 식물원에도 어디나 파파야를 재배하고 있어 일본에서는 생각보다 대중적인 들대식물임을 알 수 있다. 우리나라에는 제주도와 전남 곡성군, 경남 밀양시에서 재배 중이다.

- **식물 |** 파파야과에 속하며 파파야의 학명은 *Carica papaya*로서 열매를 먹는다. 열매는 공 모양, 달걀을 거꾸로 세워놓은 모양, 긴 달걀 모양 등이고 녹색을 띤 노란색에서 붉은색을 띤 노란색으로 변한다. 자르면 과육이 노란색, 주황색, 오렌지색, 붉은색 등으로 다양하며 까만 씨가 많이 보인다.

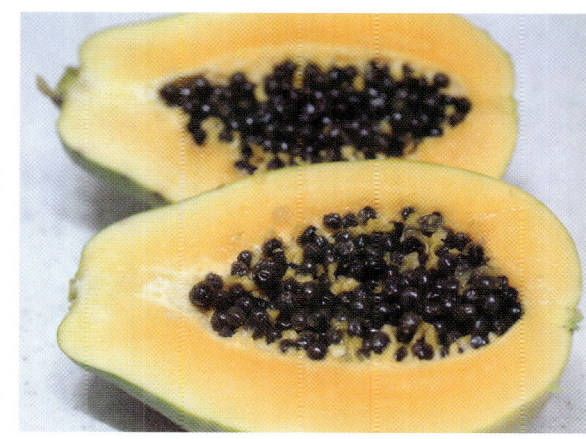

파파야 열매의 내부(한국)

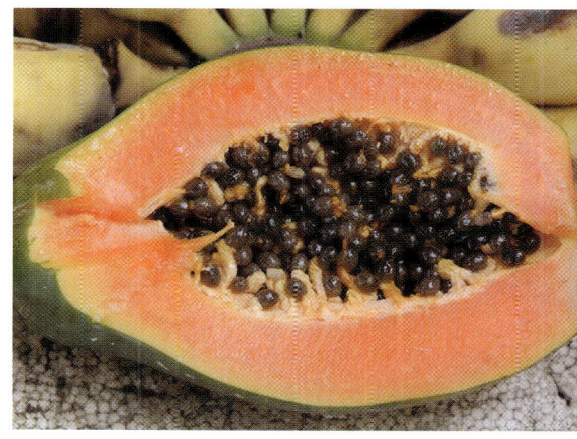

파파야 열매의 내부(중국)

- **소화제, 고기 연육제로 사용 |** 중국 이름은 번목과(番木瓜) 또는 목과(木瓜)라고 한다. 우리가 흔히 알고 있는 향기 좋은 '모과' 열매와는 전혀 다른 열매인데, 중국 남부의 약용식물원에서도 파파야나무에 이처럼 모과라고 써놓은 팻말을 볼 수 있어 다소 혼동이 되었다. 그러나 중국에서 木瓜라 부르는 이 파파야는 우리가 말하는 모과(木瓜)와는 다른 식물이다.

파파야 열매 가운데에는 흑갈색 씨가 들어 있다. 아직 익지 않은 열매에는 단백질 분해효소인 '파파인(papain)'이 들어 있는데 우리 몸의 소화작용을 돕는 동물성 효소인

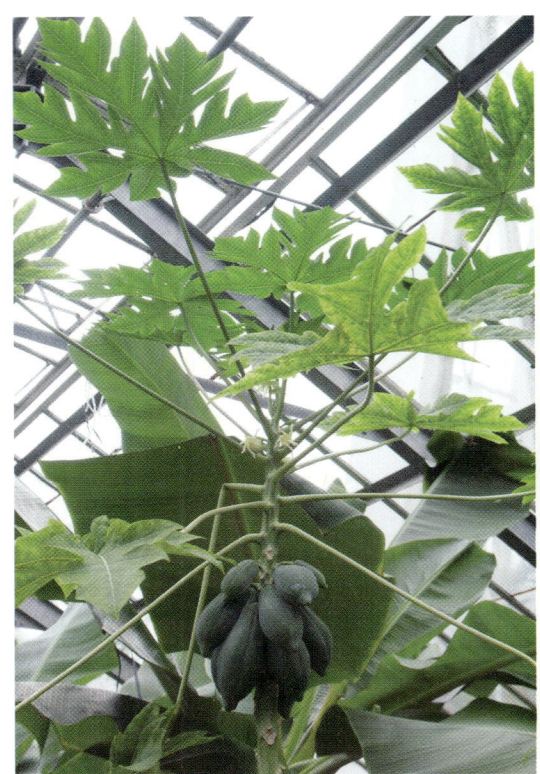
미야자키아열대식물원의 파파야나무(일본)

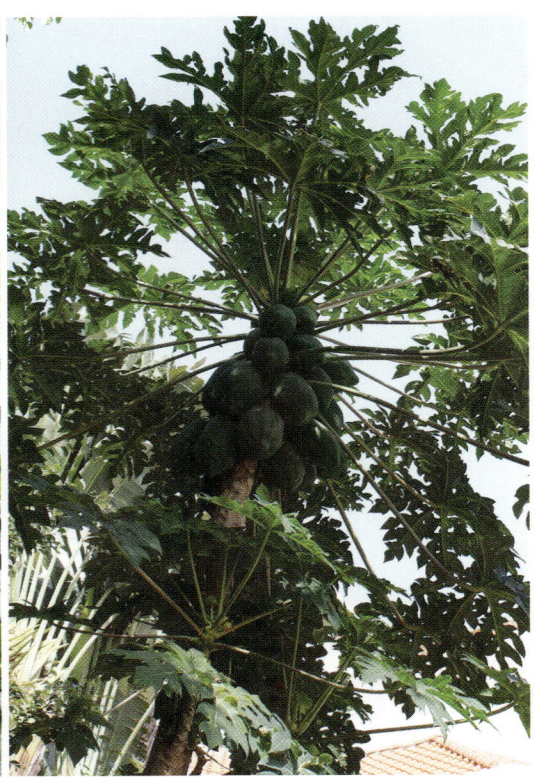
파파야나무(중국)

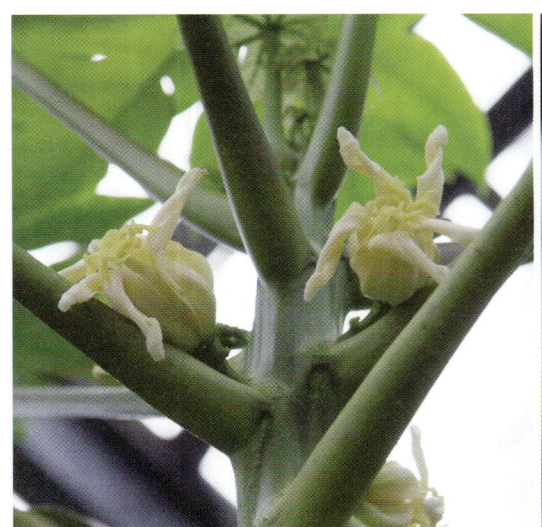
미야자키아열대식물원의 파파야 꽃(일본)

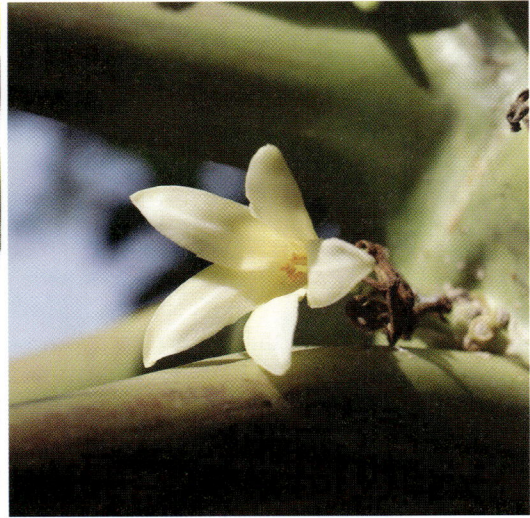
하아난 섬에서 자라는 파파야의 꽃(중국)

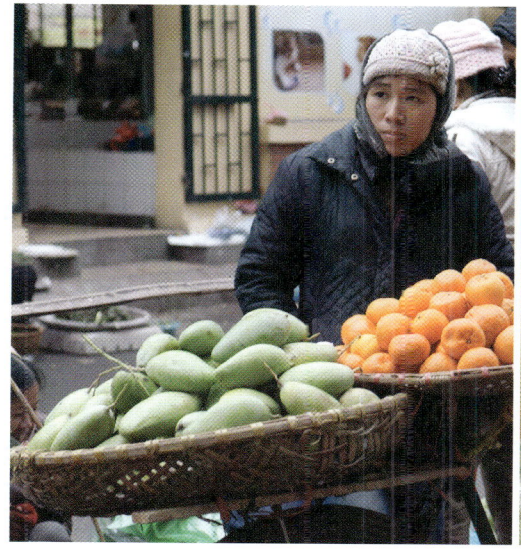
하롱베이 시장에서 판매하는 파파야(베트남)

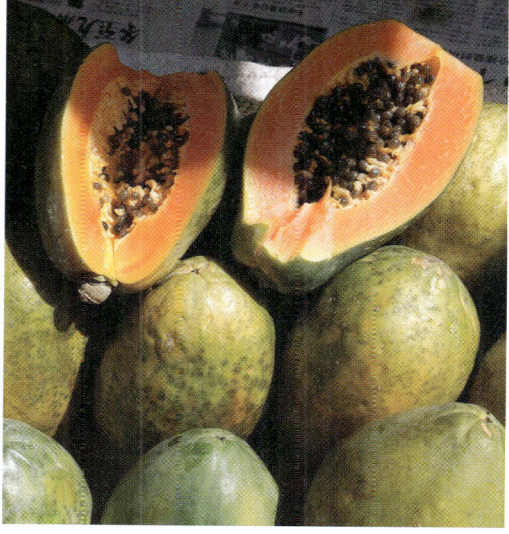
하이난 섬의 시장에서 판매하는 파파야(중국)

펩신과 유사한 작용을 한다. 따라서 단백질 소화를 촉진하는 이 유액을 이용해 다양한 소화장애 치료제를 만들거나 고기 연육제로도 사용한다. 그렇지만 붉게 익으면 파파인 효소 함유량이 적어지므로 이러한 식육연화작용이나 소화촉진작용은 기대할 수 없다. 순수한 파파인은 외상 후의 염증, 수술 후의 부종, 종기에도 사용된다.

- **여드름 여성에 인기 |** 파파야 열매를 잘랐을 때 나오는 파파인 효소인 흰 액체를 가루로 만들어 정제한 것을 세안용 제품으로도 사용한다. 일본 자료에 의하면 이 물질은 강한 세정력이 있어 여드름으로 고민하는 여성들에게 인기가 많다고 한다.

- **파파야 샐러드, 파파야 우유 |** 파파야를 이용한 요리를 살펴보면 다음과 같다. 일본의 오키나와, 필리핀, 태국 등에서는 과일보다는 오히려 야채로 폭넓게 조리한다. 익지 않은 푸른 파파야의 껍질을 벗겨내고, 과육을 채로 썰어 볶아 사용하거나, 말려서 무채처럼 이용한다.

태국 현지발음으로 푸른 파파야를 '말라꺼'라고 부르는데, 가늘게 채로 썰어 마늘, 고추, 화학조미료 등과 버무려 '쏨땀'이라는 샐러드를 만들어 먹는다. 쏨땀은 태국 사람들이 가장 즐겨 먹는 음식 중 하나이다.

7-19. 소화를 촉진하고 여드름 치료에 좋은 파파야

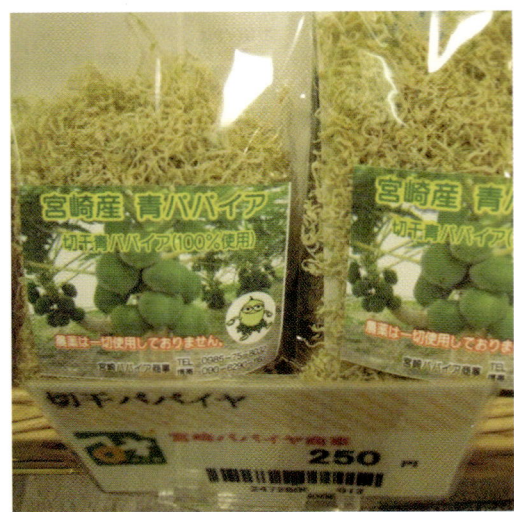
파파야 차 제품(일본)

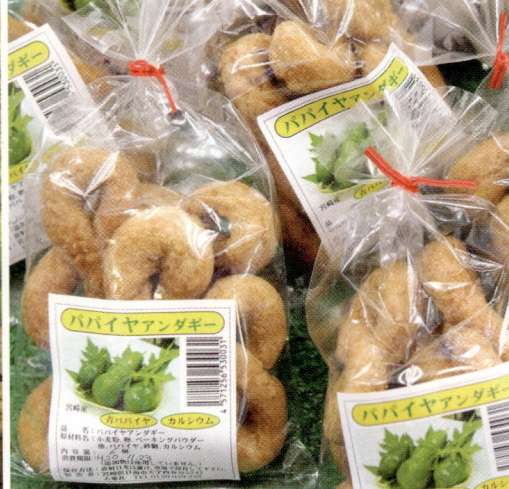
파파야 과자(일본)

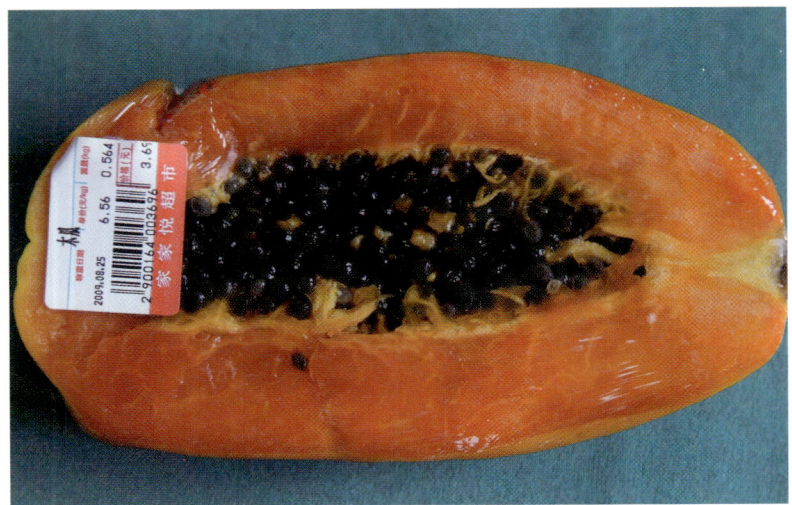
파파야 상품. '목과'라고 적혀 있다.(중국)

대만에서는 파파야 과육을 우유와 함께 믹서에 넣어 갈아서 만든 파파야 우유가 길거리의 명물이다. 또 홍콩에서는 노랗게 익은 파파야 열매의 윗부분을 도려내고 스프를 넣어 찐 요리를 만날 수 있다.

● **식용법** | 파파야 열매는 단맛과 독특한 향기가 있어 식용한다. 잘 익은 파파야를 먹어

보면 산미는 전혀 없고 단감처럼 매끄러운 단맛이 난다. 반으로 자른 다음 껍질을 벗겨서 먹으면 좋다. 식감이 부드럽고 다양한 음식과 조화를 잘 이뤄 여러 나라에서 아침식사로 흔히 이용하며 샐러드, 주스, 파이 등을 만드는 데도 쓴다.

파파야 뿌리는 부드럽고 전분을 함유한다. 그래서 제2차 세계대전 때 남방의 섬에 고립된 일본 군인들이 파파야 열매를 먹은 뒤 뿌리까지 파내어 연명했다는 이야기가 전한다.

파파야의 한방 효능

1. **열매의 성미(性味)** : 맛은 달고 성질은 평(平)하다.

2. **열매의 효능**
   - 위통, 이질, 대소변 불통을 치료한다.
   - 풍비(風痹, 풍한습의 사기가 팔다리의 관절, 경락에 침범하여 생기는 쑤시고 마비감이 있는 증상), 다리의 궤양을 치료한다.
   - 심통(흉통)을 다스린다.
   - 기(氣)를 돕고 체혈(滯血, 피가 정체되거나 잘 통하지 않음)을 흩어지게 한다.
   - 성숙된 열매는 대소변을 잘 나오게 하고 적백리(묵 같은 점액과 농혈이 섞인 설사를 하는 이질 병증)도 치료한다.
   - 항종양작용, 항균 및 항기생충 작용이 있다.
   - 과즙은 구충제, 방부제로 쓰인다.
   - 성숙하지 않은 열매의 즙액은 영양식품으로, 소화불량을 치료하는 동시에 최유제(催乳劑, 산후 젖의 분비를 촉진하는 것)이기도 하다.

3. **기타 부위의 효능**
   - 잎 : 궤양, 부종에 효과

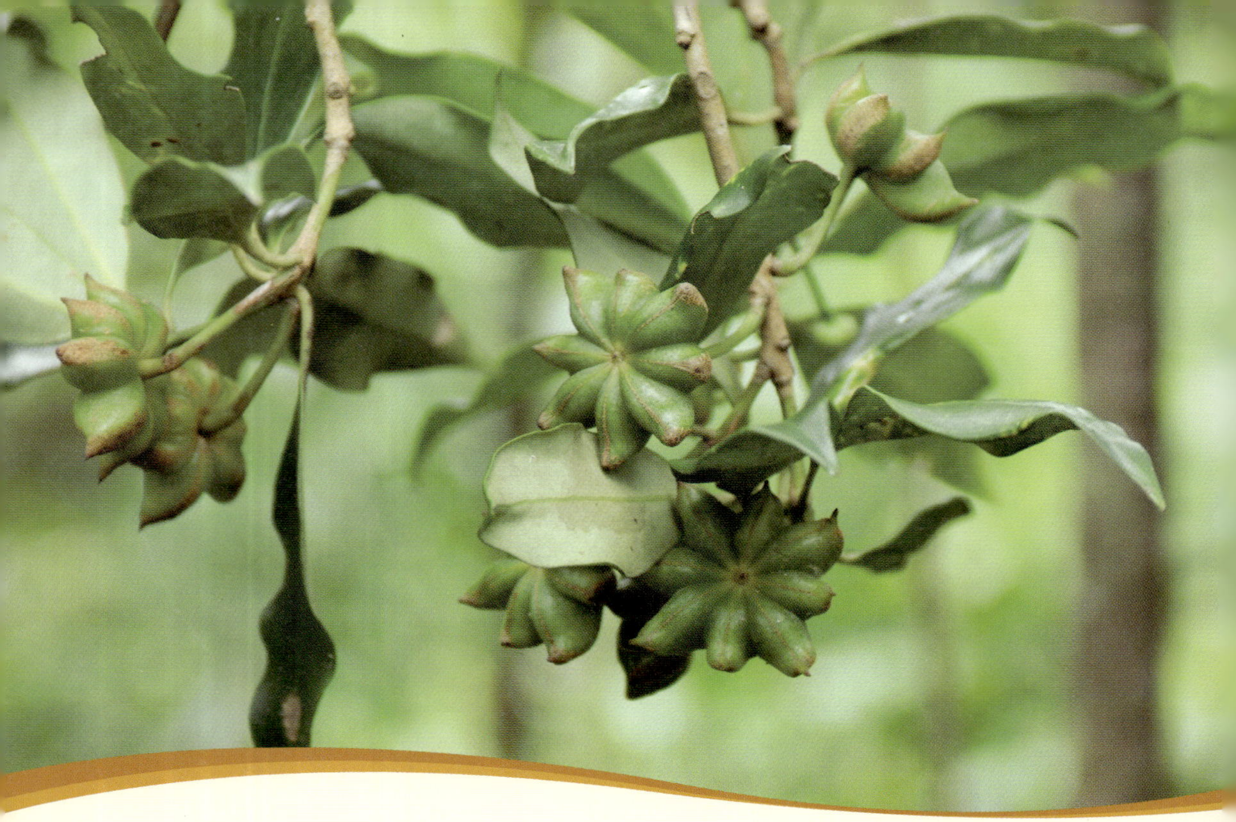

광시성 팡칭강 야산에 재배 중인
팔각회향나무의 열매(중국)

7.20 팔각회향(스타 아니스)

방향성 건위약, 진통제로 쓰이는

- 학명 | *Illicium verum* Hook. f.
- 식용부위 | 열매, 씨
- 과명 | 붓순나무과(Illiciaceae)
- 약용부위 | 열매

 영어 • star anise
 이태리어 • anice stellato
 일본어 • トウシキミ(토우시키미)
 프랑스어 • anis étoillé
 스페인어 • anis estallado
 한자 • 八角茴香(팔각회향), 大茴香(대회향)

❀ 팔각회향이 수재된 한국의 공정서
- 『대한민국약전』(제10개정)
- 한국 『식품공전』의 '식품에 사용할 수 있는 원료' 부분에 '스타 아니스'라는 명칭으로 열매, 씨가 수재

- **원산지 |** 팔각회향(八角茴香, 스타 아니스)의 원산지는 중국이다.
- **재배지·판매 |** 팔각회향은 중국의 광둥(廣東)성, 광시(廣西)성, 푸젠(福建)성, 하이난(海南)성 그리고 인도, 베트남에서 많이 재배하고 있다.

  중국 광시좡족 자치구의 팡청강(防城港)시 팡청(防城)구에 소재한 계피 가공공장인 부릉향료개발총공사(扶隆香料開發總公司)는 인근 산에 팔각회향을 대량 재배하면서 가공품을 생산하고 있다. 팡청강 시는 중국 해안선의 서남단에 위치하며 광시좡족 자치구 남쪽 바닷가에 위치해 있다.

- **식물 |** 붓순나무과에 속하며 학명은 *Illicium verum*으로 열매를 식용한다. 팔각회향은 열매를 그대로, 또는 끓는 물에 데쳐서 말린 것이다. 열매 모양은 대개 8개의 골돌과가 중심으로부터 방사상으로 배열되어 있다. 바깥쪽은 적갈색으로 불규칙한 주름이 있으며 위 끝은 새의 부리 모양이고 위쪽은 대부분 벌어져 있다. 열매껍질은 딱딱하고 잘 부서지며 각 골돌과에는 씨가 1개씩 들어 있다. 향기가 있고 맛은 맵고 달다. 중국에서는 '대회향(大茴香)'이라고도 부르지만 우리나라 식약청은 '팔각회향'으로 부르도록 하고 있다. 한국 『식품공전』에서는 '스타 아니스(star anise)'라고 부른다. 열매의 형태가 팔각형이고 효능이 소회향(小茴香)보다는 약하지만 비슷한 효과가 있

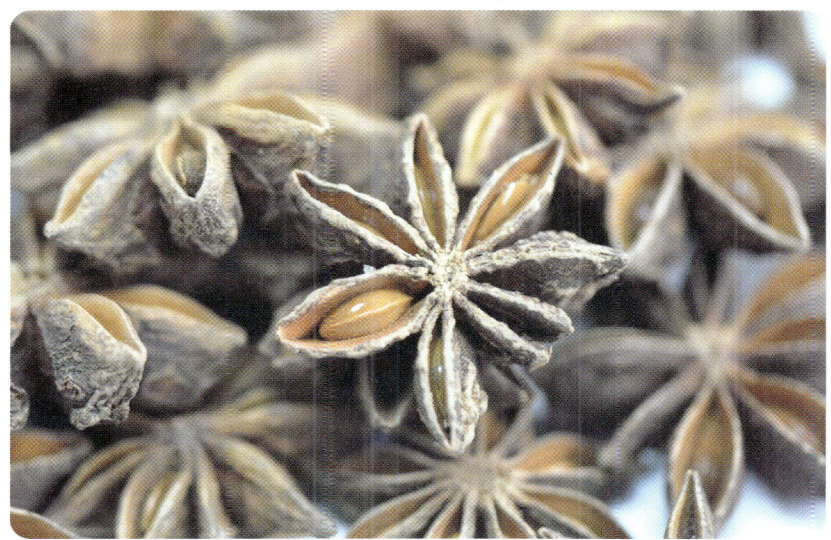

건조한 팔각회향(한국)

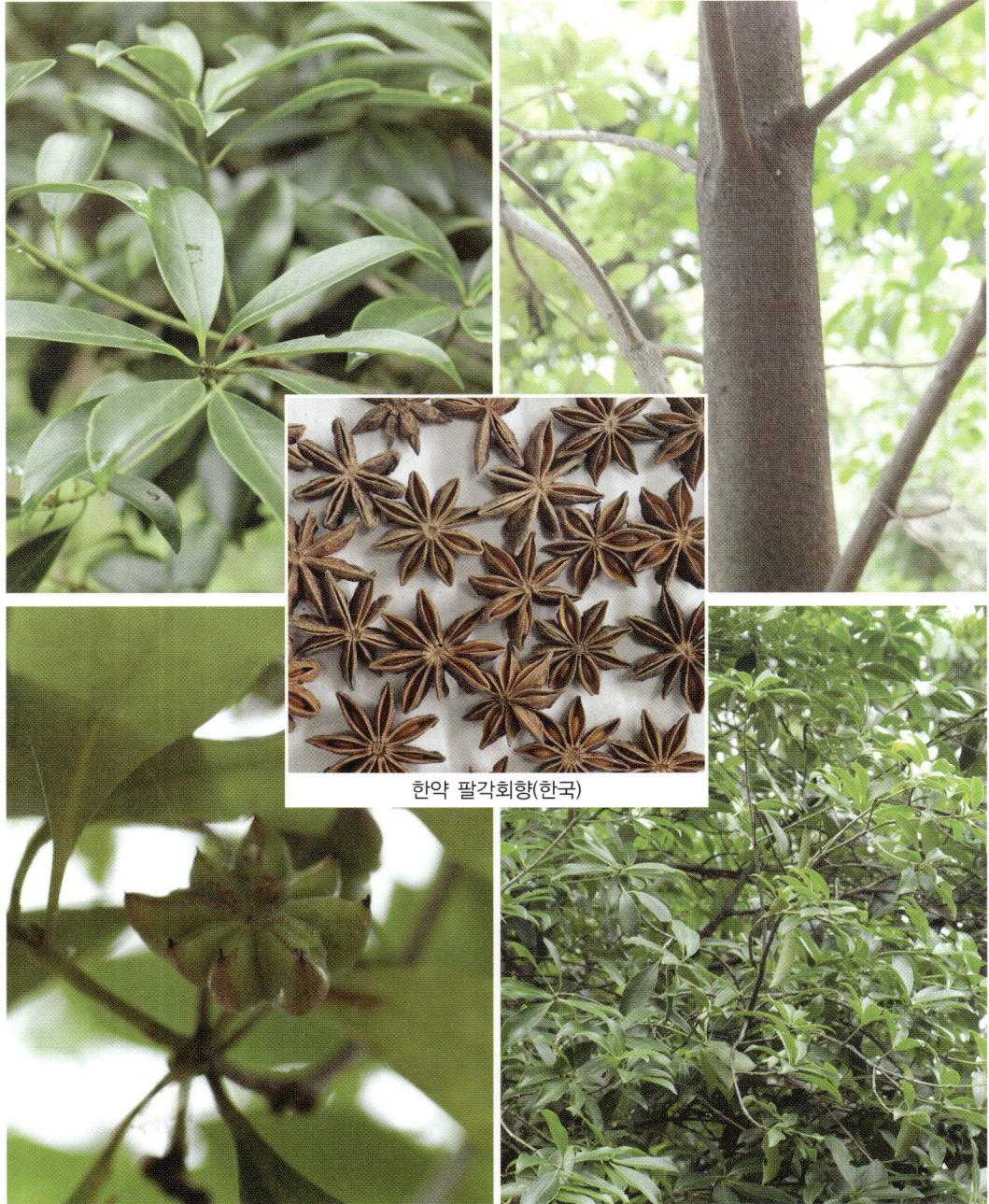

◎ 팔각회향나무의 잎(중국)　　◎ 팔각회향나무의 줄기(중국)

한약 팔각회향(한국)

◎ 팔각회향나무의 열매(중국)　　◎ 광시성 팡청강에서 자라는 팔각회향나무(중국)

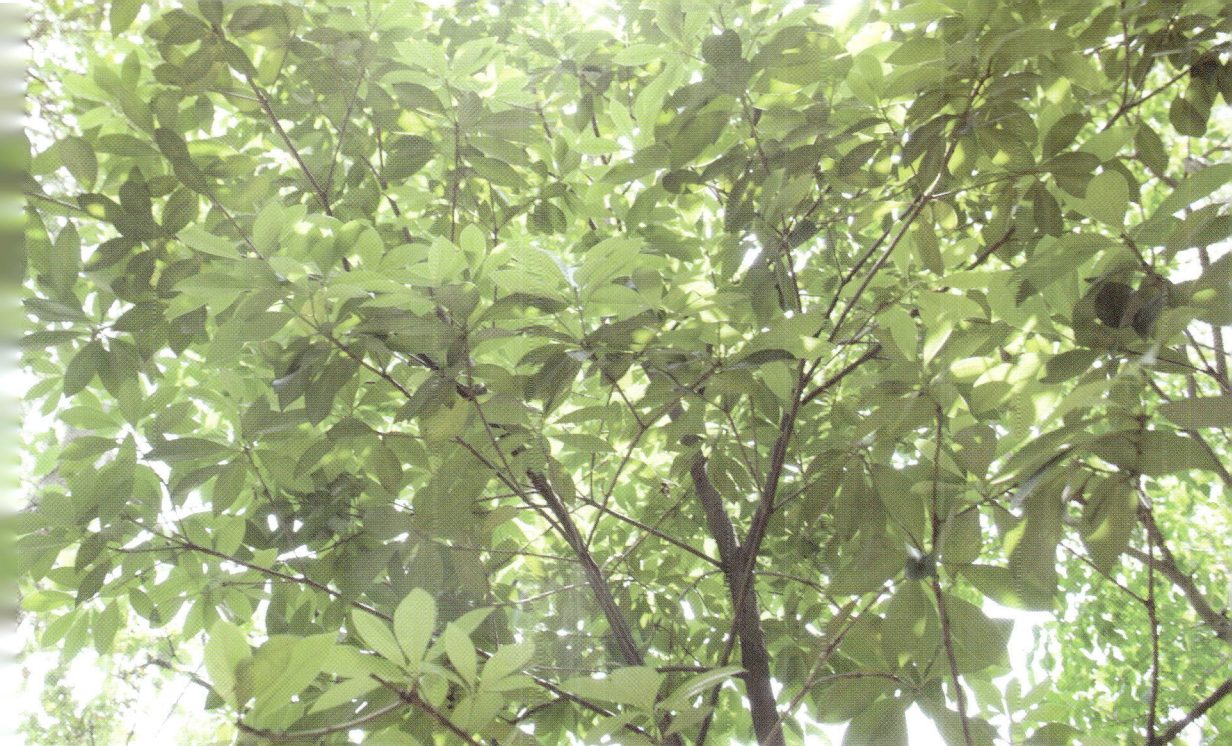

광둥중약재연구소에서 재배 중인 팔각회향나무(중국)

으므로 팔각회향이라고 한다.

- **타미플루의 원료가 된 팔각회향** | 스위스 제약회사 '로슈홀딩'은 팔각회향으로 전 세계 제약시장을 장악했다. 팔각회향의 열매에서 면역력을 높이는 성분인 시킴산(shikimic acid)을 추출해 신종플루 치료제로 유명한 '타미플루'라는 신약을 개발했기 때문이다. 당시 팔각회향은 한약재로서 많은 과학자들로부터 주목을 받았다.

- **기를 순환시키고 요통에 효과** | 팔각회향은 횡격막에서 배꼽까지의 비위(脾胃)가 위치하는 부위인 중초(中焦)를 따뜻하게 하여 한사(寒邪)를 제거하고 기(氣)를 다스려 통증을 멎게 하는 효능이 있다. 찌를 듯한 요통에는 볶아서 가루를 낸 팔각회향을 식전에 8g씩, 소금 끓인 물로 복용한다. 지나치게 사용하면 부작용이 발생하므로 소량을 알맞게 이용하는 것이 좋다.

오리나 돼지고기를 이용한 요리 중에서 찜이나 조림처럼 오래 조리하는 요리에 팔각회향을 첨가하면 주재료의 나쁜 냄새를 제거하면서 독특한 향으로 요리의 맛을 살리

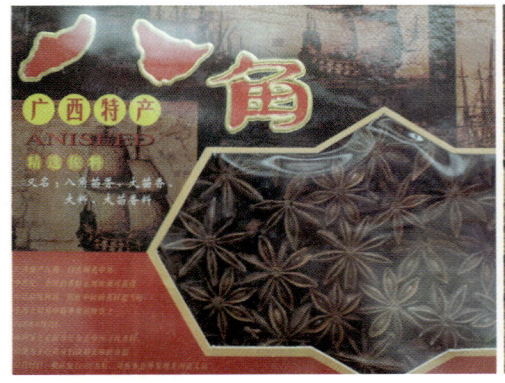 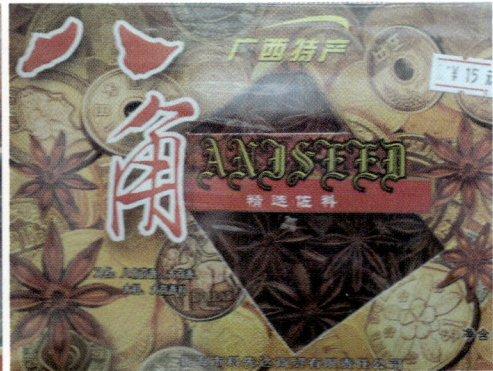

팔각회향 상품(중국)　　　　　　　　팔각회향 상품(중국)

는 역할을 하므로 식품 재료로도 많이 사용된다.

● **사용법** | 열매를 향신료로 사용한다. 약용으로 사용하기 위해서는 팔각회향 3~6g을 물 800㎖를 넣고 달여 반으로 나누어서 아침저녁으로 마신다.

팔각회향(스타 아니스)의 한방 효능

1. 열매의 성미(性味) : 맛은 맵고 달며 성질은 따뜻하다.
2. 열매의 효능
   - 기의 순환을 촉진시켜 산한(散寒), 행기(行氣), 지통(止痛)하는 효능이 알려져 있다.
   - 온중산한(溫中散寒)의 효능이 있다. 즉 중초를 따뜻하게 하여 한사(寒邪)를 제거한다.
   - 이기지통(理氣止痛)의 효능이 있다. 즉 기를 다스려 통증을 멎게 한다.
   - 방향성 건위약, 진통약으로 배가 더부룩하거나 구토, 추위로 인한 복통에 쓴다.
   - 향신료로 사용한다.

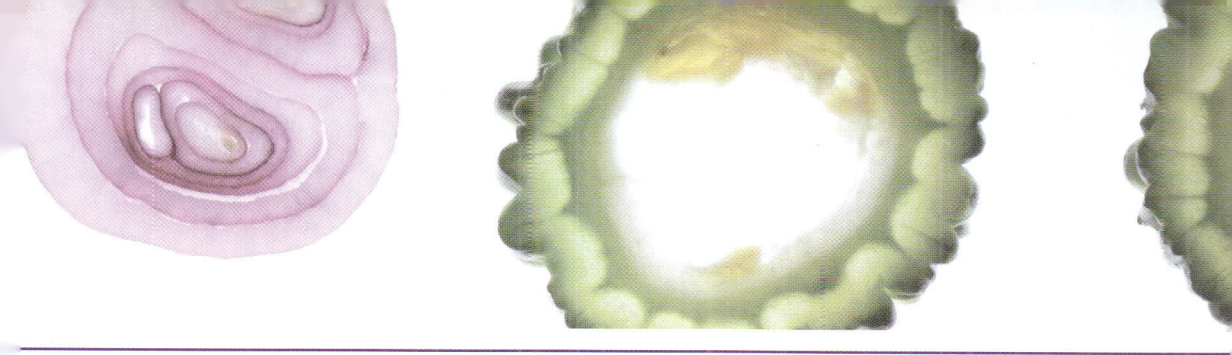

8. 영양에 좋은 열대과일

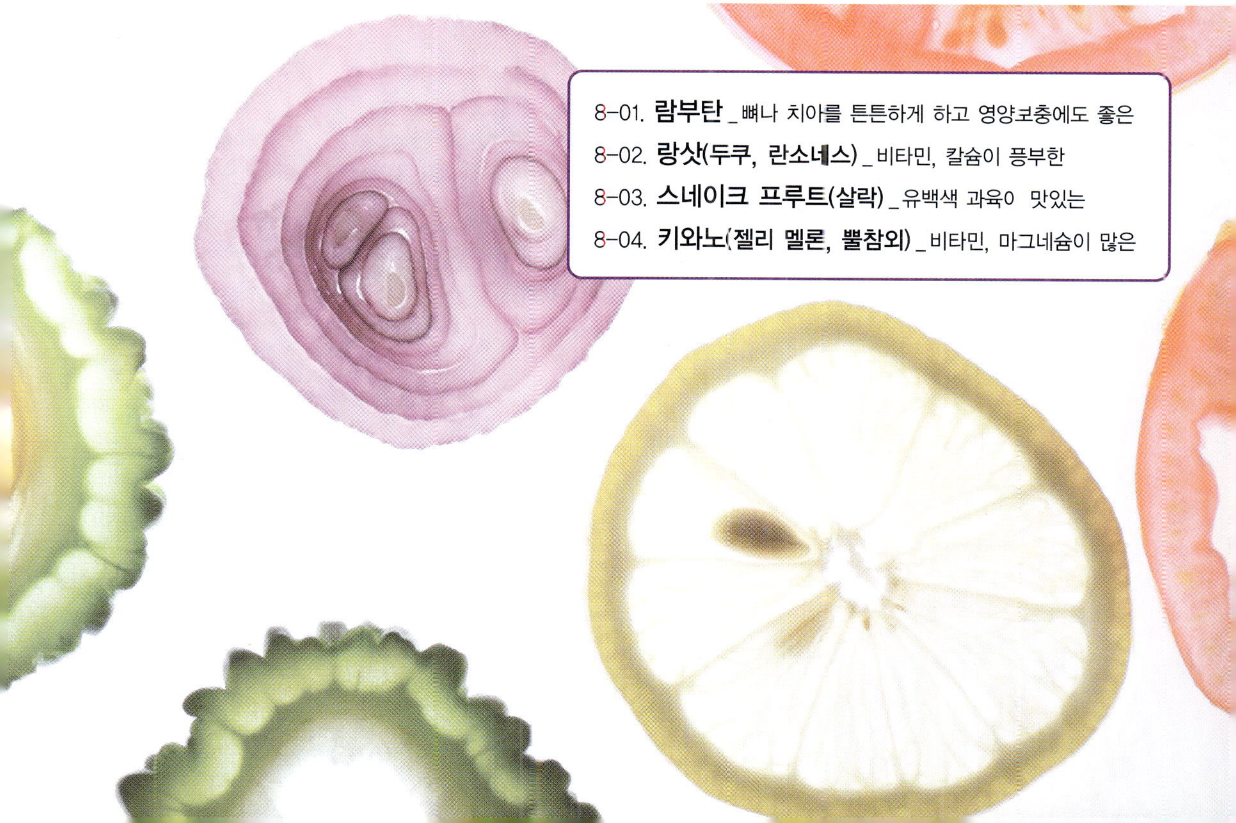

8-01. **람부탄** _ 뼈나 치아를 튼튼하게 하고 영양보충에도 좋은
8-02. **랑삿(두쿠, 란소네스)** _ 비타민, 칼슘이 풍부한
8-03. **스네이크 프루트(살락)** _ 유백색 과육이 맛있는
8-04. **키와노(젤리 멜론, 뿔참외)** _ 비타민, 마그네슘이 많은

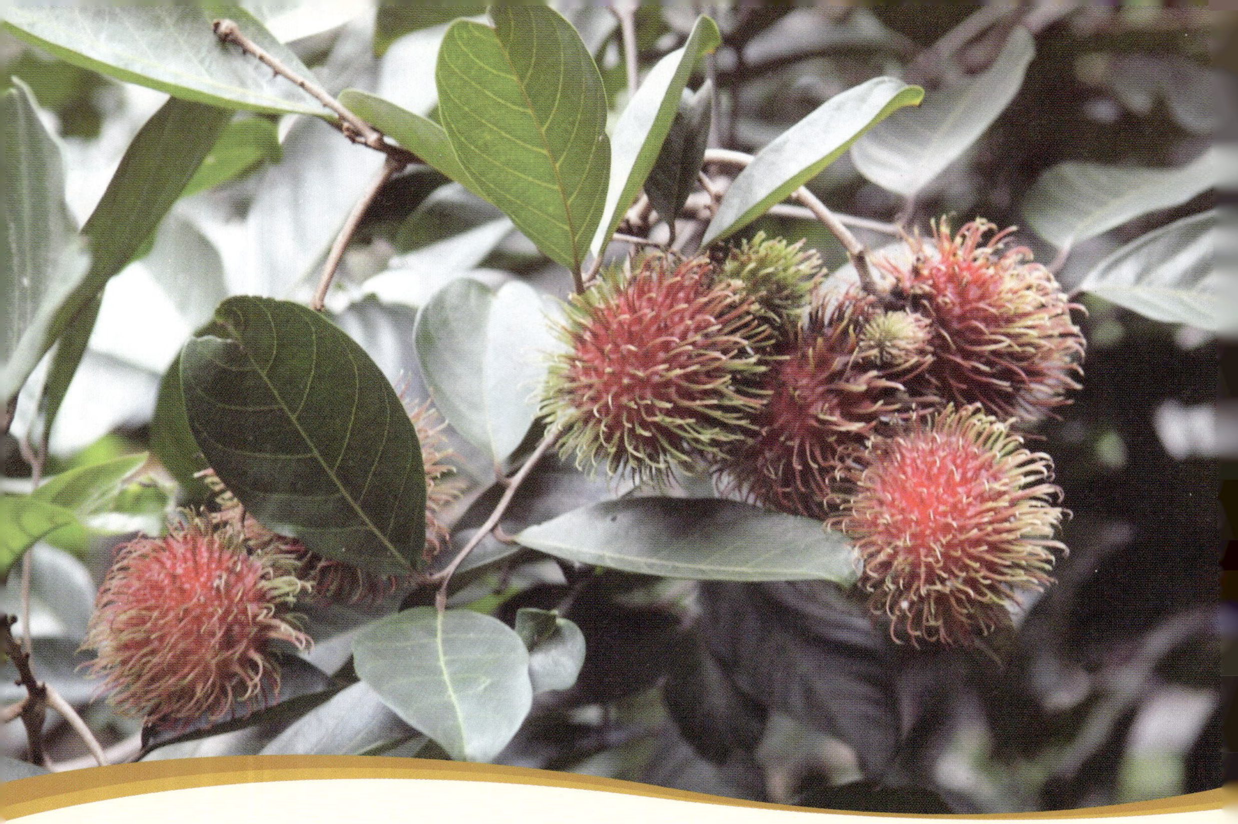

보고르의 한 주택에서 재배 중인
람부탄 열매(인도네시아)

8.01 람부탄

뼈나 치아를 튼튼하게 하고 영양보충에도 좋은

- 학명 | *Nephelium lappaceum* L.
- 식용부위 | 열매
- 과명 | 무환자나무과(Sapindaceae)
- 약용부위 | 열매껍질, 뿌리, 나무껍질, 잎

 영어 • rambutan
 스페인어 • rambután
 인도네시아어 • rambutan
 일본어 • ランブータン(람부탄)
 프랑스어 • ramboutanier
 필리핀어 • rambutan
 말레이어 • rambutan
 한자 • 韶子(소자), 紅毛丹(홍모단), 毛荔枝(모여지)
 이태리어 • nefelio
 타이어 • nga(응어)

- **원산지** | 람부탄(rambutan)은 말레이 반도가 원산지로 추정되나 정확한 기원지는 모르며 이곳에서부터 주변 국가로 퍼져나간 것으로 추정한다.

- **재배지·판매** | 람부탄은 동남아시아에서 흔한 과일이지만, 그 외의 열대 지역에서도 재배되고 있다. 아프리카, 인도, 인도네시아, 카리브 해 제도, 캄보디아, 스리랑카, 중미, 필리핀, 말레이시아에서도 재배한다. 최대 생산국은 태국이다. 우리나라에서도 대형 식품매장에서는 볼 수 있다.

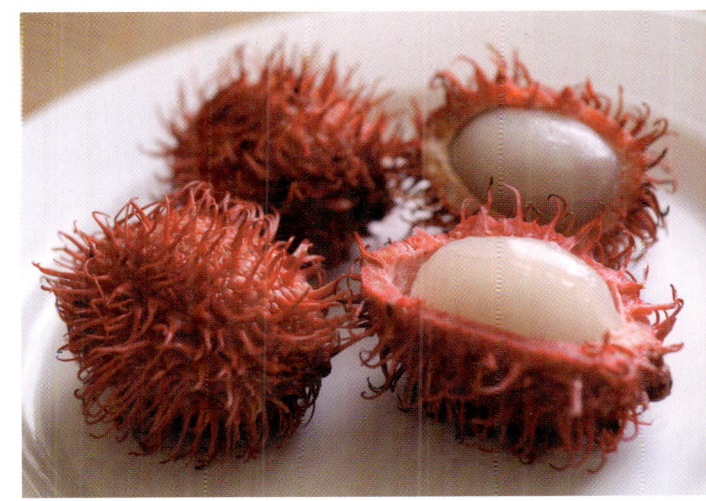

람부탄 열매와 과육(중국)

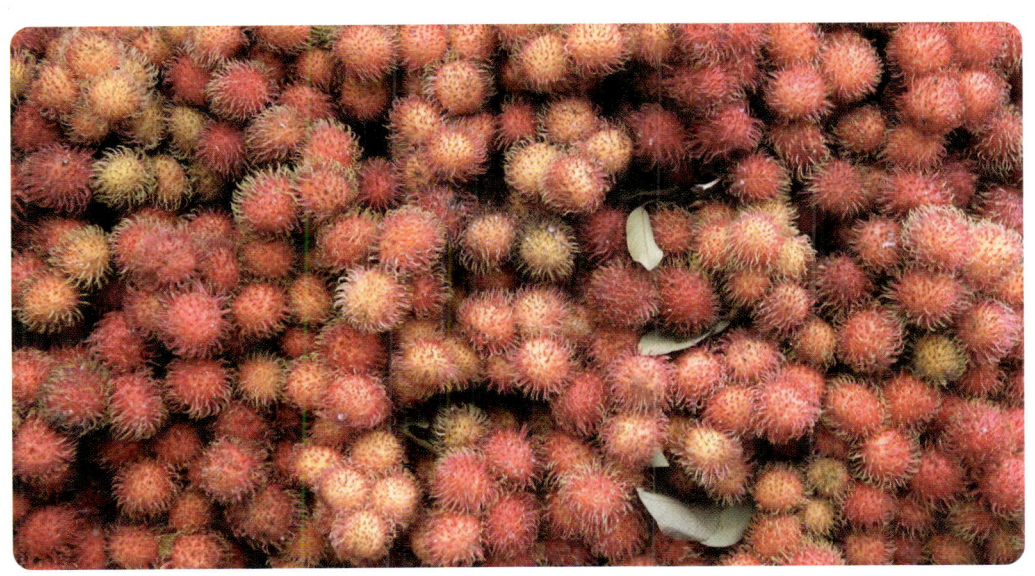

람부탄(인도네시아)

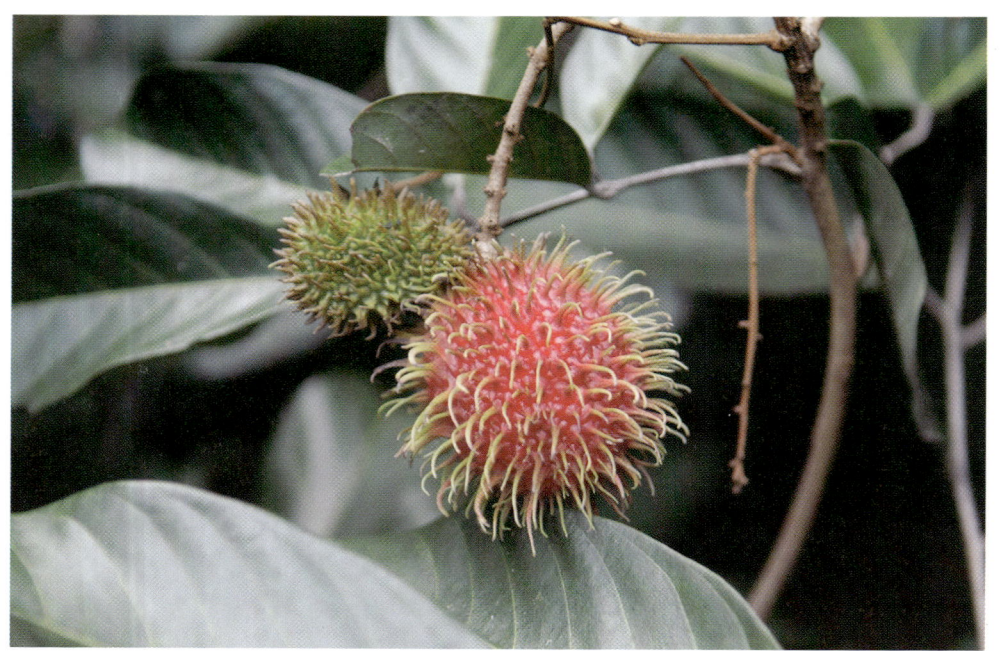
람부탄 열매(인도네시아)

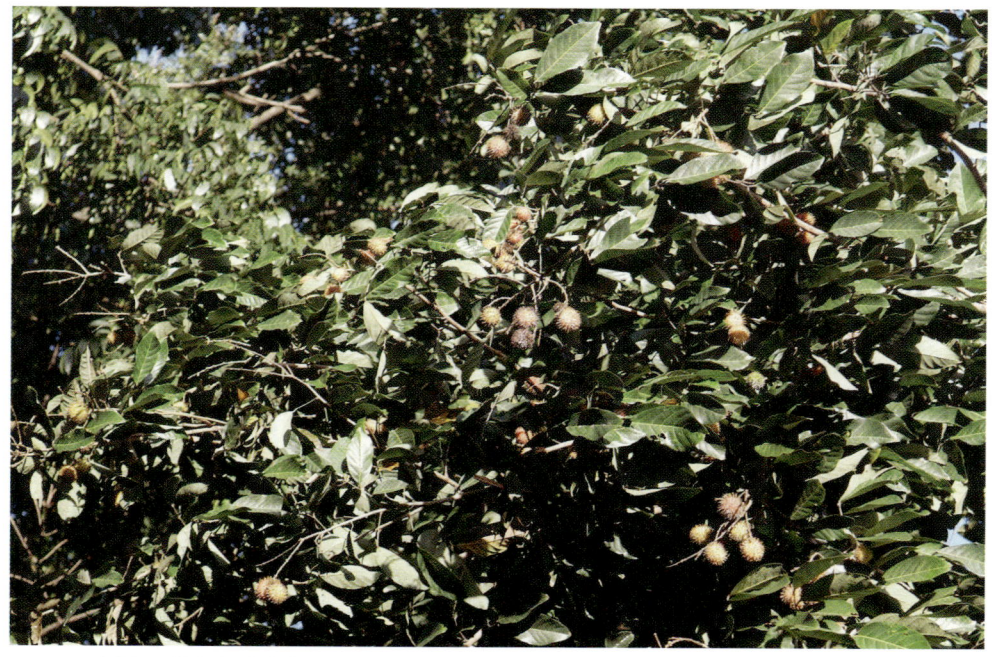
보고르의 한 주택에서 재배하고 있는 람부탄나무(인도네시아)

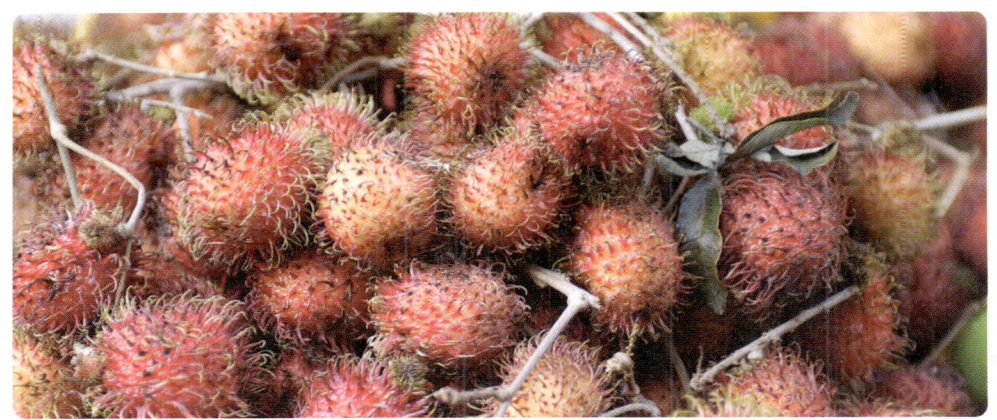
하이난 섬의 과일시장에서 판매하는 람부탄(중국)

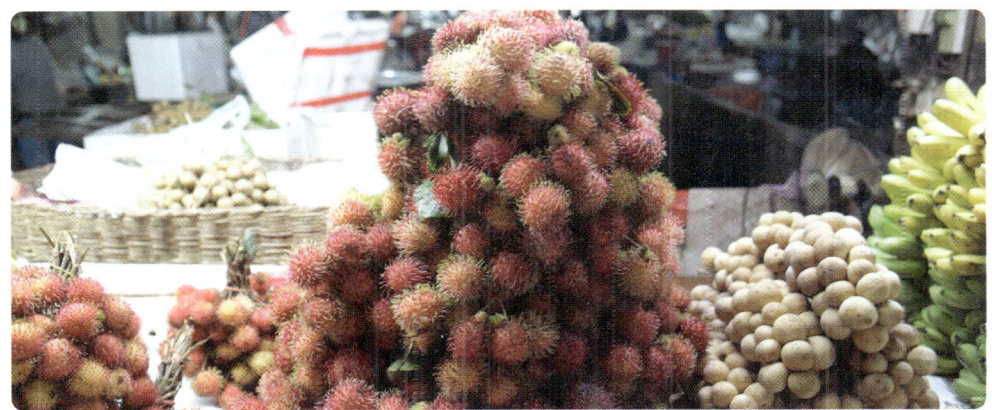
씨엠립 전통시장에서 판매하는 람부탄(캄보디아)

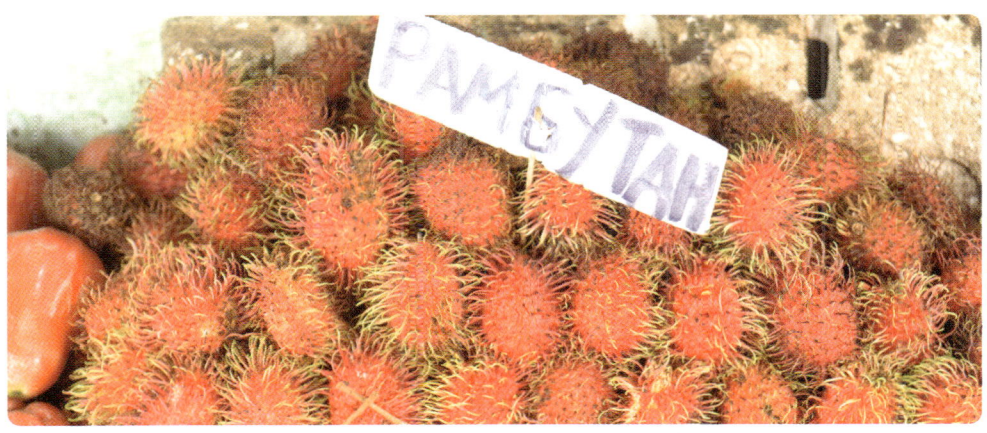
파타야 과일상점으 람부탄. 러시아 관광객을 위해 러시아어가 적혀 있다.(태국)

8-01. 뼈나 치아를 튼튼하게 하고 영양보충에도 좋은 람부탄

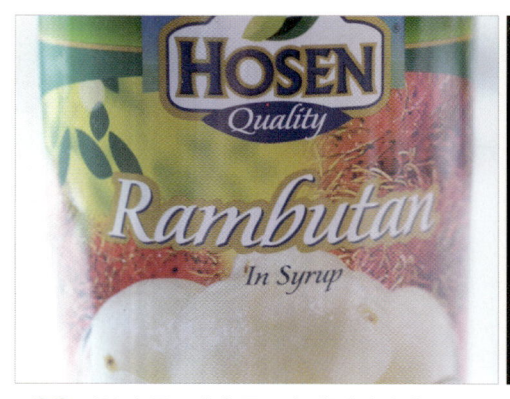 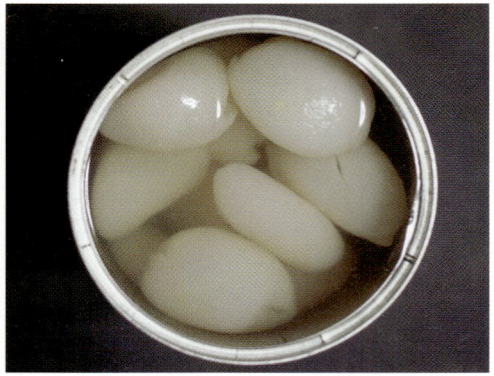

◐◐ 람부탄 통조림과 통조림 내부(필리핀)

- **식물** | 무환자나무과에 속하며 학명은 *Nephelium lappaceum*으로 열매를 식용한다. 열매는 타원형으로 크기가 작은 달걀만 하다. 열매는 길고 부드러운 털이 나 있는 성게 모양으로, 여름에 붉게 익는다. 그래서 말레이어와 인도네시아어인 '털'을 의미하는 'rambut'로부터 람부탄이라는 이름이 붙여졌다. 람부탄의 형태학적 특징은 껍질에 가시 같은 붉은 색의 털이 많다는 점이다.

  람부탄은 열대과일인 여지나 용안과 같은 무환자나무과에 속하므로 이들의 과육은 서로 비슷하다.

- **인도네시아에서 만난 람부탄** | 인도네시아 수도인 자카르타에서 남쪽으로 60km 떨어진 보고르의 한 주택에서 람부탄을 만났다. 큰 나무에 주렁주렁 달려 있는 모습이 장관이다. 담장 밖에서 람부탄 열매를 찍고 있으니 집주인인 주주 주에라(Djudju Djuhaera) 씨가 안으로 들어가서 찍을 수 있도록 배려해주기도 했다. 이처럼 이들 지역에서는 주택가에서도 흔하게 만날 수 있는 나무이다.

- **소염 살균 효능, 치아도 튼튼하게** | 람부탄에는 뼈나 치아를 튼튼하게 하는 칼슘이나 자외선에 의한 피부 피해를 최소한으로 억제하는 비타민 C가 많으며, 피로하기 쉬운 사람의 영양보충에도 좋다.

  한방에서는 람부탄을 소자(韶子)라 부르며, 맛은 달고 성질은 따뜻하며 독이 없다. 갑작스런 이질이나 배가 냉한 증세를 치료한다. 그리고 열매껍질은 소염, 살균 효능이 있어 구강염, 이질에 사용하기도 한다. 열매껍질은 사포닌 성분을 함유하며 람부탄의 뿌리, 나무껍질, 잎은 의약품이나 염료로 사용된다.

- **식용법** | 람부탄을 칼로 반쯤 칼자국을 내어 양쪽으로 쪼개면 그 속에 긴 타원형의 큰 씨가 들어 있다. 여지와 비슷한 반투명한 흰색의 과육은 약간 신맛이 난다. 과일 색상은 빨강 또는 황색이며, 껍질의 털이 진한 붉은색을 띤 것이 싱싱한 것이고 검게 된 것은 신선도가 떨어진 것이다. 털이 붙어 있는 과일의 껍질을 벗겨서 백색의 반투명한 과육을 먹는데, 맛은 여지와 비슷하나 좀 더 조직이 단단한 느낌이 든다. 생과일 상태로 팔리지만 잼, 젤리, 통조림으로 판매되기도 한다.

람부탄의 한방 효능

1. **열매의 성미(性味)** : 맛은 달다 성질은 따뜻하고 독이 없다.
2. **열매의 효능**
   - 갑작스러운 이질, 배가 냉한 증세를 치료한다.
   - 열매껍질은 소염, 살균의 효능이 있다.
   - 구강염, 이질을 치료한다.
3. **기타 부위의 효능**
   - 과일껍질 : 이질 치료, 구강염 치료
   - 나무껍질 : 혀[舌] 질환 치료
   - 뿌리 : 해열작용

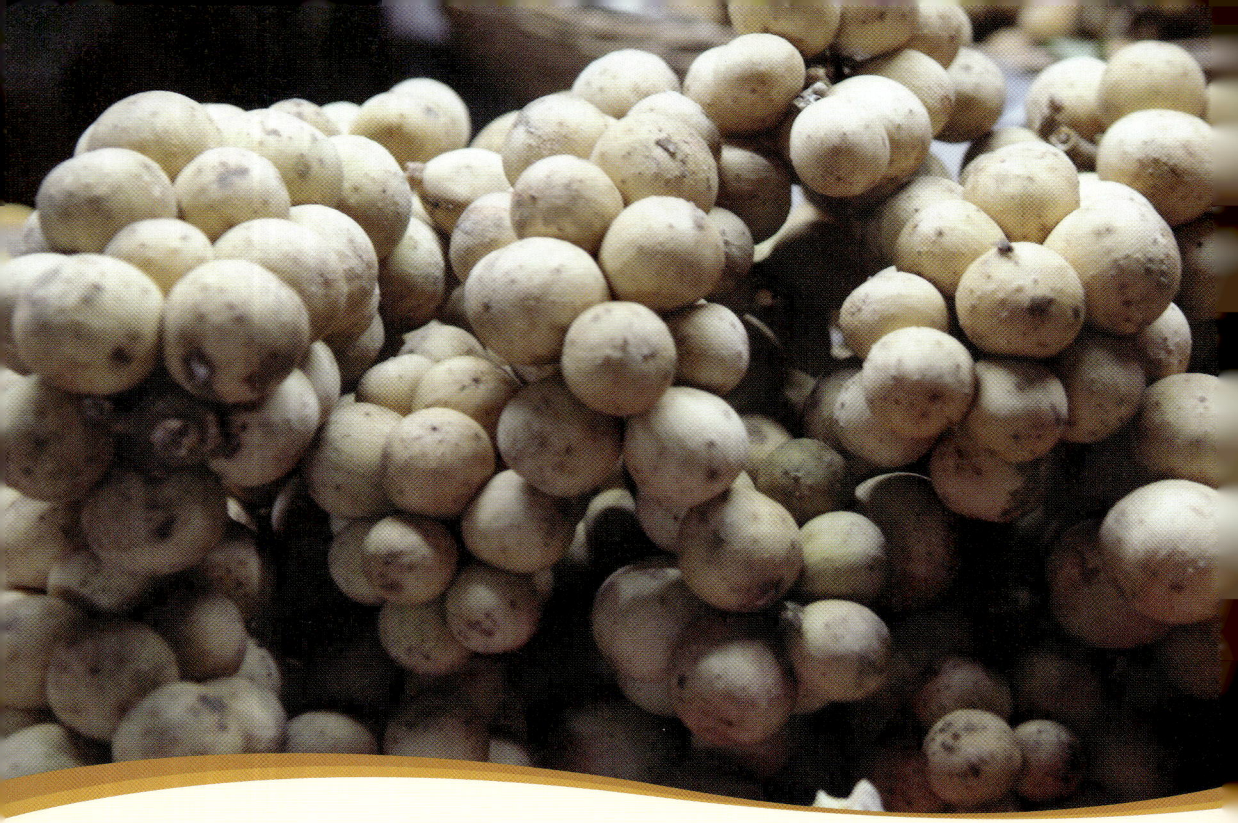

씨엠립 시장에서 팔고 있는
랑삿(캄보디아)

8.02 랑삿(두쿠, 란소네스)

비타민, 칼슘이 풍부한

- 학명 | *Lansium domesticum* Corr.
- 과명 | 멀구슬나무과(Meliaceae)
- 학명의 이명 | *Lansium domesticum* Corr. var. *pubescens*, *Lansium domesticum* Corr. var. *domesticum*
- 식용부위 | 열매

 영어 • langsat, duku, lanson

 인도네시아어 • langsat, kokosan

 베트남어 • bonbon

 일본어 • ランサ(랑사)

 필리핀어 • lansones, lanzon, lansa

 말레이어 • langsat, kokosan

 타이어 • longkong(렁껑), langsat(랑쌋)

❈ 랑삿이 수재된 한국의 공정서

- 한국『식품공전』의 '식품에 사용할 수 있는 원료' 부분에 '랑삿'으로 수재되어 있으며 duku, longkong 이라는 이명이 수재

- **원산지 |** 랑삿(langsat)은 말레이시아가 원산지이다.

- **재배지·판매 |** 인도네시아, 태국, 필리핀, 베트남 등지에서 많이 볼 수 있다. 특히 인도네시아의 남수마트라에서는 아주 인기 있는 과일이며 태국 서민들에게 친숙한 과일이다. 필리핀의 한 과일상점에서는 저자가 찾을 때마다 언제나 이 과일을 볼 수 있었다.

- **식물 |** 멀구슬나무과에 속하며 학명은 *Lansium domesticum*로서 열매를 식용한다. 황갈색의 작은 감자 모양을 하고 있는 이 과일의 껍질은 부드럽고 내용물은 투명하

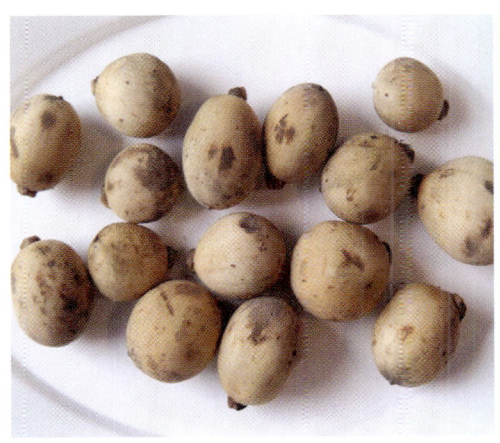
랑삿(필리핀)

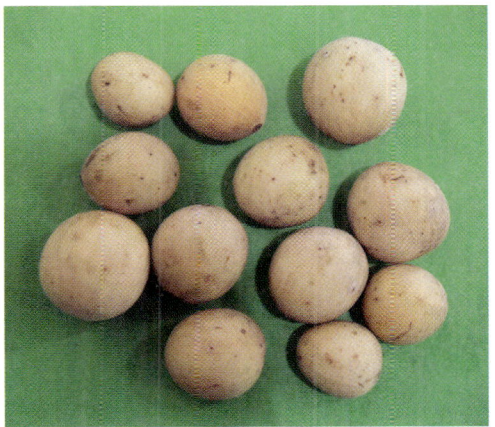
랑삿(인도네시아)

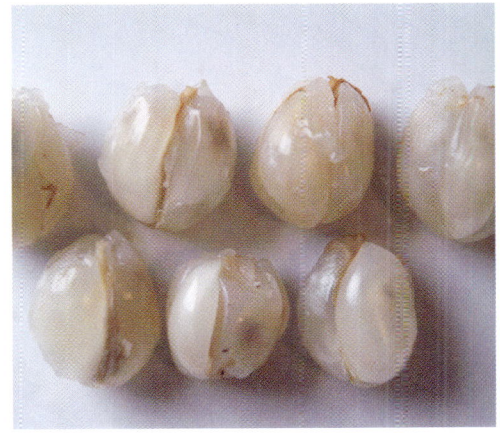
랑삿 과육(필리핀)

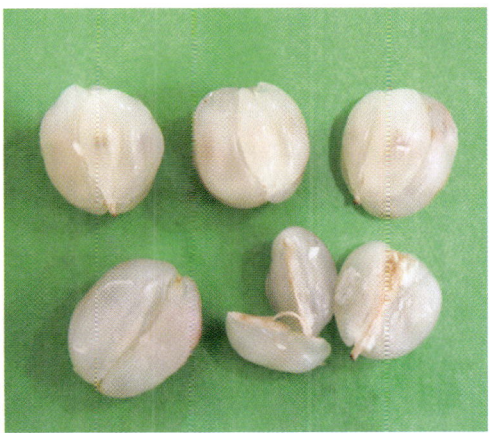
랑삿 과육(인도네시아)

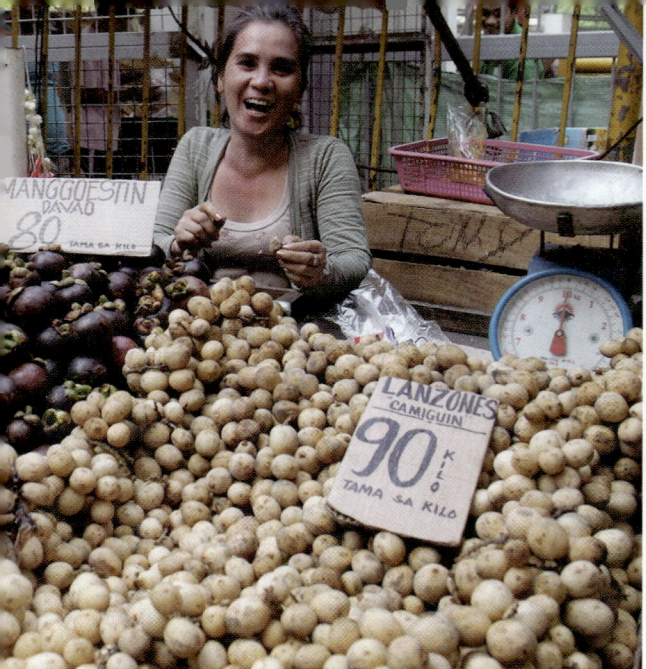

마닐라 시장에서 판매하는 랑삿(필리핀)　　씨엠립 시장에서 판매하는 랑삿(캄보디아)

다. 과육 모양은 용안과 비슷하게 생겼다.

- **lansones, longkong, bonbon이라는 이명도** | 한국의 『식품공전』에는 식물성 원료로 사용할 수 있는 부분에 '랑삿(langsat)'이란 이름으로 등재되어 있다. duku, longkong이라는 이명도 『식품공전』에 함께 수재되어 있다. 이 과일은 필리핀에서는 란소네스(lansones), 인도네시아, 말레이시아에서는 랑삿(langsat), 베트남은 봉봉(bonbon), 태국에서는 롱꽁(longkong)이라고 부른다. 이중 longkong의 태국 현지 발음은 '렁껑'이며, 국립국어원의 한글표기법에 의한 기재는 '롱꽁'으로 한다.

- **지사 효능** | 열매껍질은 구충제, 지사제로 쓰이며 줄기껍질은 말라리아, 이질의 치료에 이용한다.

- **칼슘, 인, 비타민 풍부** | 영양성분으로는 인, 칼슘이 풍부하며 비타민 C, 니아신, 비타민 B_1도 함유하고 있다. 20년 수령의 나무에서는 약 100kg의 랑삿 열매를 수확할 수 있다. 태국 남부에 있는 나라티와트(Narathiwat) 지방의 심볼도 랑삿이다.

- **식용법** | 랑삿의 얇은 껍질을 벗기면 내부에는 5~6쪽의 마늘쪽이 뭉쳐 있는 모양을

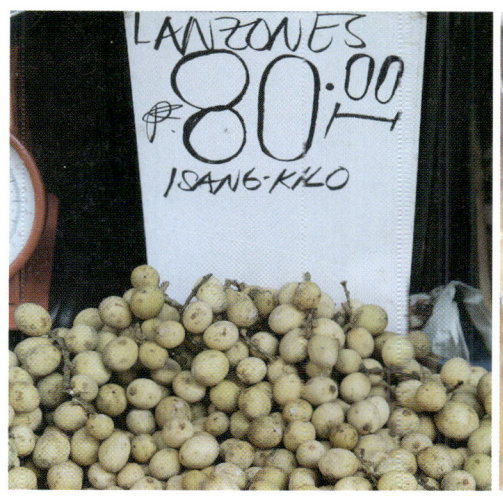
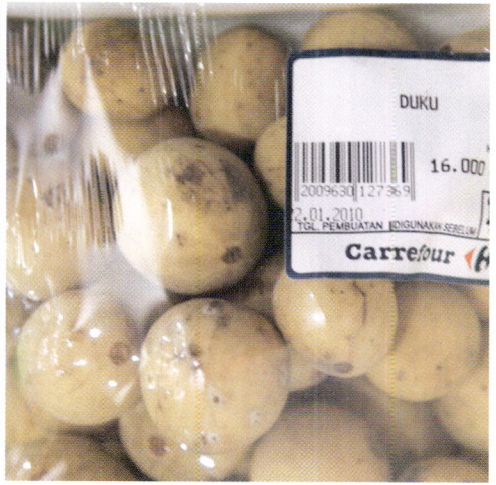

마닐라 판매 랑삿. '란소네스'라 부른다 (필리핀) 자카르타의 백화점에서 판매하는 랑삿. '두쿠'라고 표시되어 있다.(인도네시아)

하고 있다. 마늘쪽 모양의 과육에 들어 있는 씨를 씹으면 매우 쓰다. 과육과 씨가 잘 안 떨어져 그냥 먹는 경우도 있다. 필리핀의 백화점 식품매장에서 구입한 랑삿 과육을 먹으며 입안에서 씨를 골라내다 씨를 조금 씹었더니 쓴맛 때문에 혼난 적이 있다. 씨는 조금만 씹어도 매우 쓰지만 과육은 약간 신맛이 나며 익은 것은 달다.

랑삿(두쿠, 란소네스)의 효능

1. 열매껍질의 효능
   - 구충작용
   - 지사작용

2. 줄기껍질의 효능
   - 말라리아 치료 작용
   - 이질 치료 작용

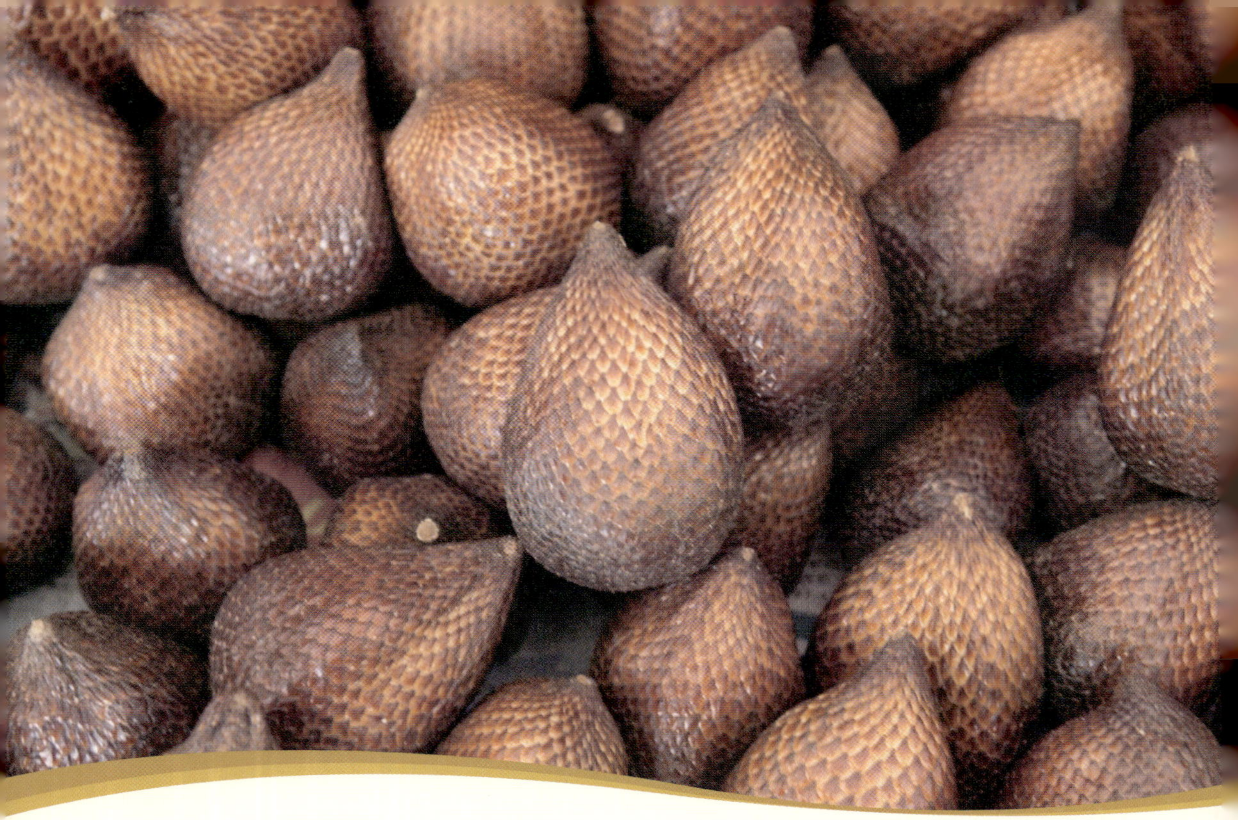

자카르타 시장에서 판매하고 있는
스네이크 프루트(인도네시아)

8.03 스네이크 프루트(살락)
유백색 과육이 맛있는

- 학명 | *Salacca zalacca* (Gaertn.) Voss
- 학명의 이명 | *Salacca edulis* Reinw
- 과명 | 야자나무과(Arecaceae)
- 식용부위 | 열매

— 과명 해설 : 과의 범위는 가장 최근의 APG(피자식물 계통연구 그룹) 시스템을 기준으로 채택하여 야자나무과는 Arecaceae 로 채택하고 있으나 기존의 Palmae도 함께 사용 가능하다.

 영어 • snake fruit, salak palm

 스페인어 • salaca

 인도네시아어 • salak

 일본어 • サラカヤシ(사라카야시)

 프랑스어 • palmier à peau de serpent

 타이어 • sala(쌀라)

 말레이어 • salak

 한자 • 蛇皮果(사피과)

- **원산지** | 스네이크 프루트(snake fruit)는 인도네시아 자바 섬의 서부 지역이 원산지로 추정된다.

- **재배지·판매** | 인도네시아, 말레이시아에서 많이 생산된다. 열대과일이지만 중국 북쪽지방의 식품상점에서도 자주 볼 수 있어 중국 사람들도 선호하는 과일임을 알 수 있다. 중국 산둥(山東)성 옌타이(烟台) 지방의 한 백화점에서는 kg당 우리 돈 9천 3백 원 정도의 가격으로 진열해두고 있었다.

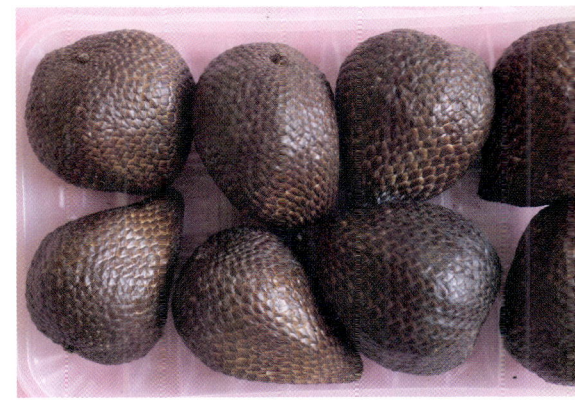

스네이크 프루트(중국)

- **식물** | 야자나무과에 속하며 학명은 *Salacca zalacca*로서 열매를 식용한다. 열매는 갈색의 광택이 있는 비늘 형태의 껍질을 가져 약간 기분 나쁜 인상을 받을 수 있지만 한번 맛을 보면 잊을 수 없다. 과일 모양은 서양 배 모양이지만 뱀의 비늘과 같은 모습의 껍질 때문에 스

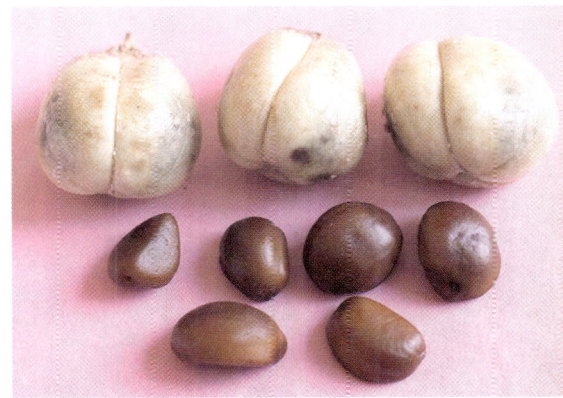

스네이크 프루트 과육과 씨(중국)

네이크 프루트(snake fruit)란 특별한 이름이 붙었다. 인도네시아 과일 판매대에는 '살락(salak)'이라고 적혀 있다. 일본사람들은 사라카야시(サラカヤシ), 중국 사람들은 사피궈(蛇皮果)라고 부른다.

- **유백색의 맛있는 과육** | 스네이크 프루트의 껍질을 벗기면 유백색의 부드러운 과육이 나타난다. 과육은 연하면서 쫄깃쫄깃한 탄력이 있고 사과와 같은 씹는 맛도 느낄 수 있다. 입맛에 딱 맞는 맛있는 과육에 한 자리에서 몇 개나 까서 먹었던 기억이 있다. 과육 속에는 큼직한 씨앗이 들어 있어 이것도 자세히 촬영할 수 있었다. 사람에 따라서는 껍질이 뱀을 연상시켜 익숙하지 않다며 먹기를 꺼리는 경우도 있었다.

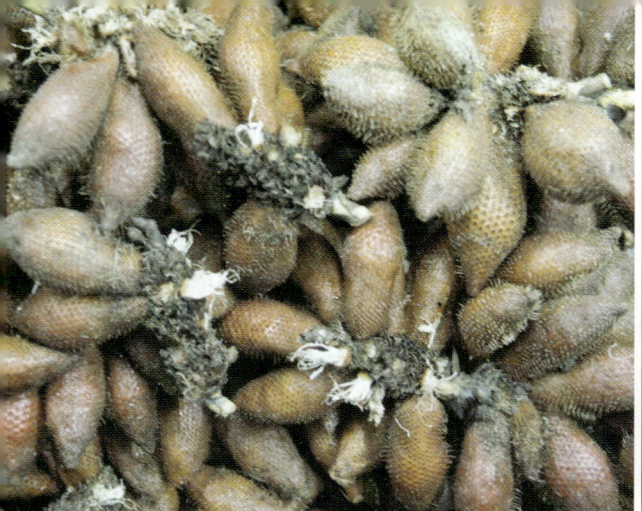

씨엠립 시장에서 판매하고 있는
스네이크 프루트(캄보디아)

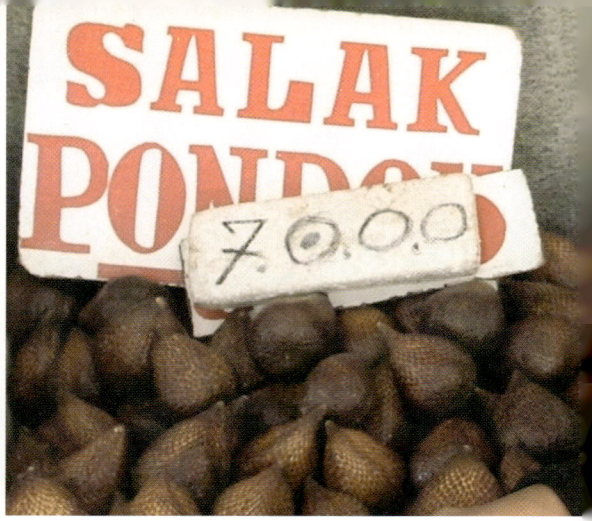

자카르타 시장에서 판매하는 스네이크 프루트.
'살락'이라고 적혀 있다.(인도네시아)

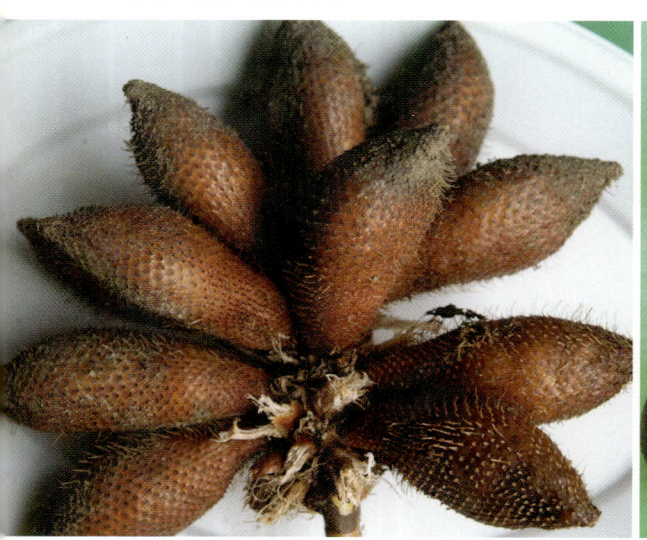

스네이크 프루트(베트남)

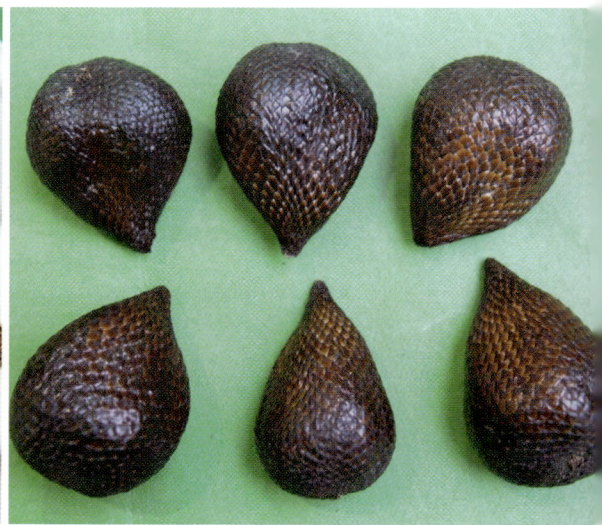

스네이크 프루트(인도네시아)

● **사진 때문에 억지 구입** │ 인도네시아 자카르타에서 스네이크 프루트를 처음 먹어보았다. 뱀 껍질 같은 모양 때문에 살까말까 망설였지만 과일가게 주인이 사지 않으면 사진을 찍지 못하게 해서 억지로 1kg을 사게 되었다. 그러나 인도네시아 안내인이 맛있는 과일이라며 껍질을 까고 즉석에서 먹는 모습을 보여주어, 시식을 해본 것이 스네이크 프루트와 친해지게 된 동기가 되었다. 중국의 식품상점에서도 진열되어 있는데, 모를 때는 그냥 지나쳤지만 이제는 눈에 잘 띄는 친숙한 과일이 되었다.

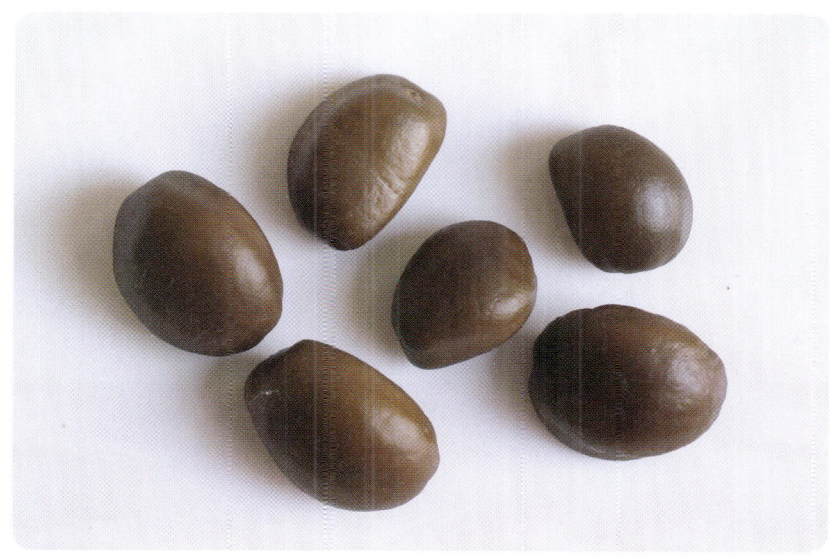

스네이크 프루트의 씨(중국)

- **효능** | 스네이크 프루트의 한방 효능이나 약리작용에 관한 자료는 우리나라는 물론 일본, 중국을 포함한 외국의 문헌에 소개되어 있지 않다.

- **식용법** | 스네이크 프루트의 껍질은 얇고 잘 부서지므로 껍질 벗기기가 아주 편하다. 껍질을 쭉 잡아당기면 쉽게 벗겨지며 남은 하얀 과육을 먹으면 된다. 보통 열대과일은 껍질이 질기거나 접착력이 높아 벗기기가 힘든 것도 있고, 과즙이 흘러나와 휴지나 수건이 없으면 부담스러운 경우도 있다. 그렇지만 스네이크 프루트는 손에 과즙이 묻지 않고 껍질만 벗겨서 쉽게 먹을 수 있으므로 깔끔한 과일이다. 그러나 껍질을 벗겨두면 사과처럼 색깔이 변하므로 바로 먹는 게 좋다. 익지 않은 열매는 떫어서 먹을 수 없다.

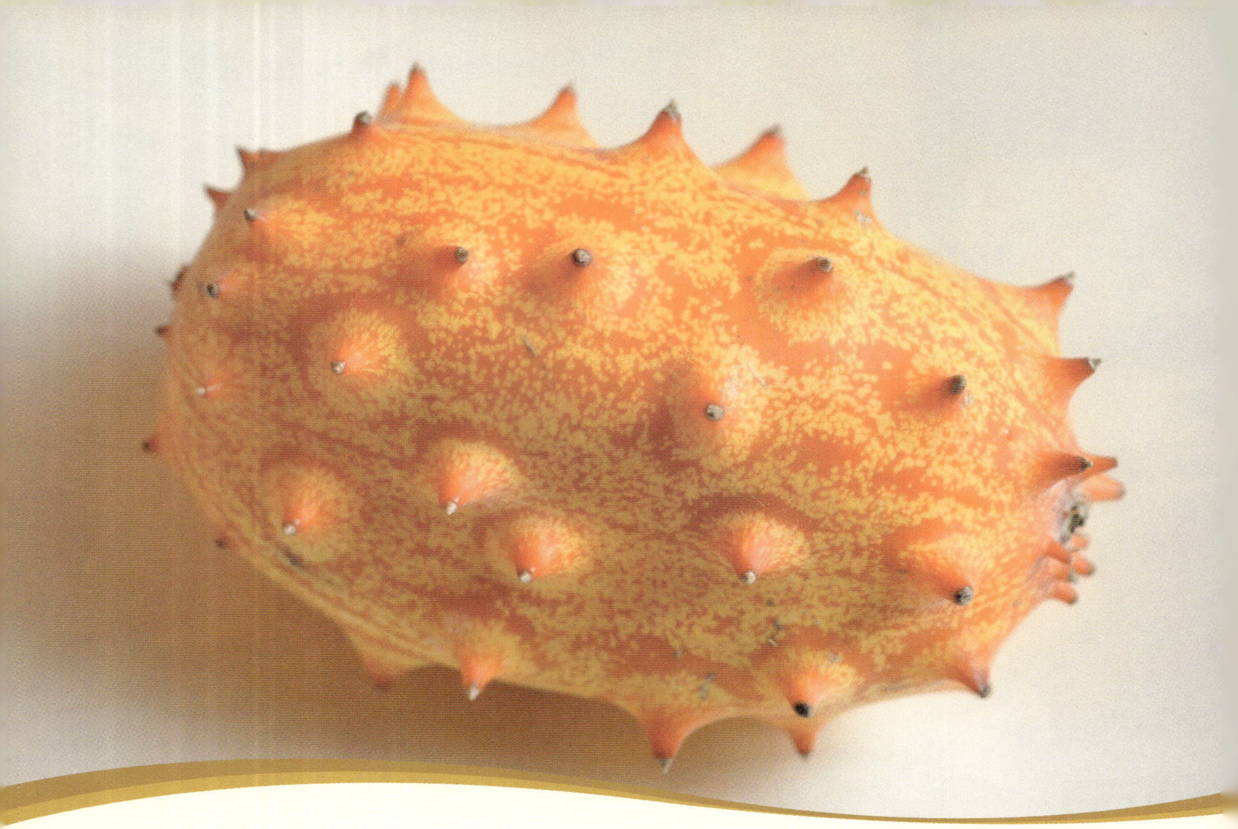

오사카의 구로몬 시장에서 구입한
키와노(일본)

8.04 키와노(젤리 멜론, 뿔참외)

비타민, 마그네슘이 많은

- 학명 | *Cucumis metuliferus* E. Meyer ex Naudin
- 식용부위 | 열매
- 과명 | 박과(Cucurbitaceae)

 영어 • kiwano, african horned melon, jelly melon

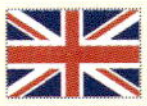

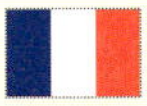

 이태리어 • kiwano

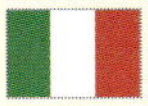

 일본어 • キワノ(키와노), ツノニガウリ(츠노니가우리)

 프랑스어 • concombre africain

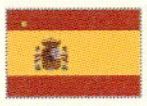

 스페인어 • kiwano

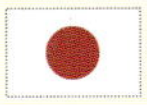

330

- **원산지 |** 키와노(kiwano)의 원산지는 중남부 아프리카의 숲과 초원 지역이다.

- **재배지·판매 |** 아프리카의 버려진 밭에 잡초처럼 흔히 볼 수 있으며 미국 캘리포니아, 칠레, 호주 등에서 재배한다. 남아프리카와 뉴질랜드에서 쓴맛이 없는 품종을 선택하여 상업적으로 소규모 재배한다.

일본 오사카의 한 시장에서 미국에서 수입한 키와노를 처음 발견했다. 계산대의 점원도 키와노를 보더니 '참 신기하다'고 몇 번이나 얘기한다. 일본에서 키와노 한 개의 가격은 우리돈으로 1만 3천 6백 원 정도로 비싼 편이다.

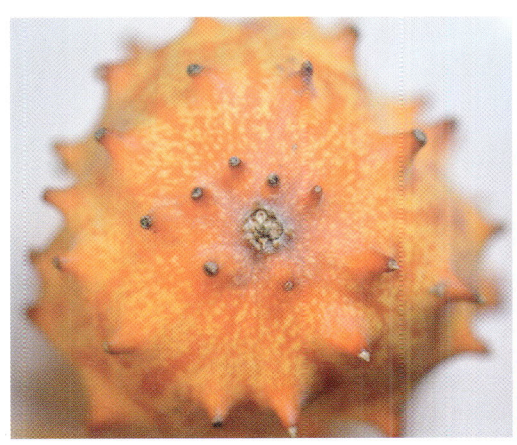

키와노 아랫 부분(일본)

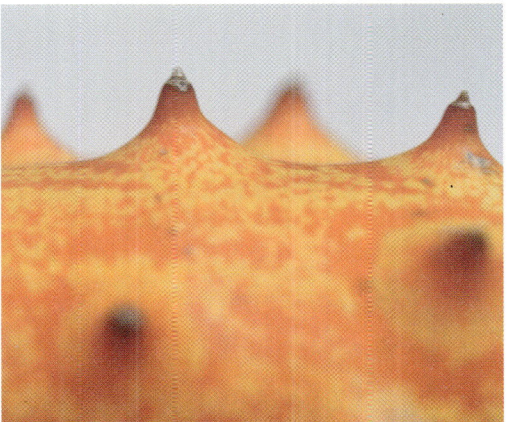

키와노 돌기 부분(일본)

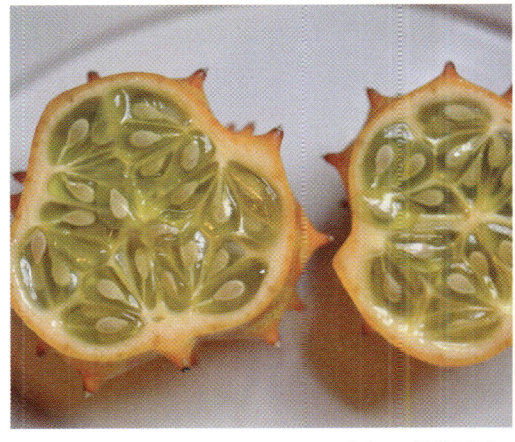

키와노 내부(일본)

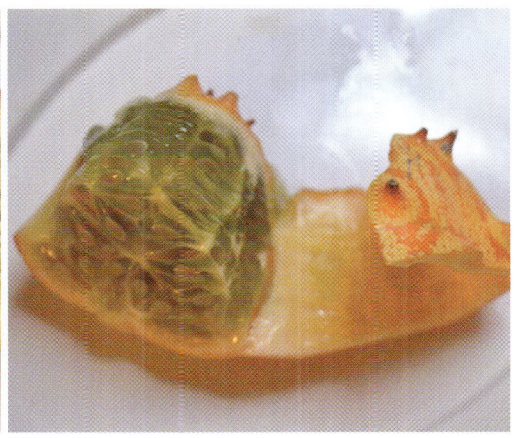

키와노 열매껍질과 내부(일본)

8-04. 비타민, 마그네슘이 많은 키와노(젤리 멜론, 뿔참외)

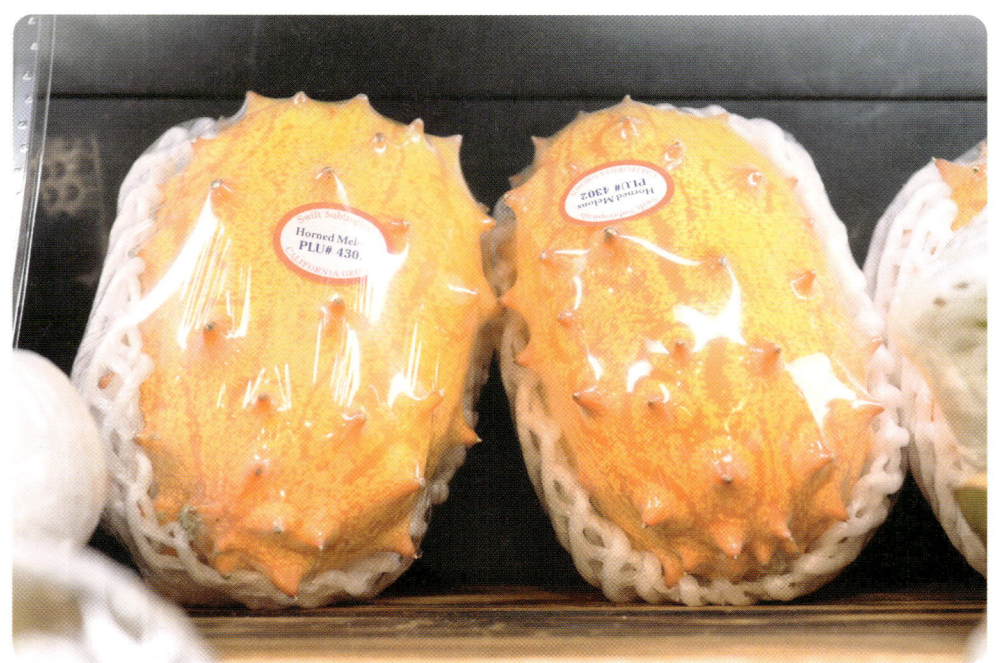

오사카 시장에서 판매하고 있는 키와노(일본)

- **식물 |** 박과에 속하며 학명은 *Cucumis metuliferus*로서 익은 열매를 식용한다. 이 식물은 1년생으로 열매 전체에 커다란 원뿔형 돌기(가시)가 나 있는 것이 특징이다.

- **비타민 B, C 함량 많아 |** 키와노는 주로 물로 구성되어 있으며 비타민 B군과 C가 많으며 비타민 A도 함유되어 있다. 무기물 중에서는 마그네슘의 함량이 높다. 당 함량이 적어 열량이 매우 낮다.

- **식용법 |** 키와노 열매의 단단한 외과피를 반으로 잘라 과육을 스푼으로 떠먹으면 좋고 샐러드에도 사용한다. 이국적인 모양으로 식탁을 장식하기 위해서 사용되기도 한다. 맛은 대체적으로 심심한 편이다.

제2장

웰빙 열대식물

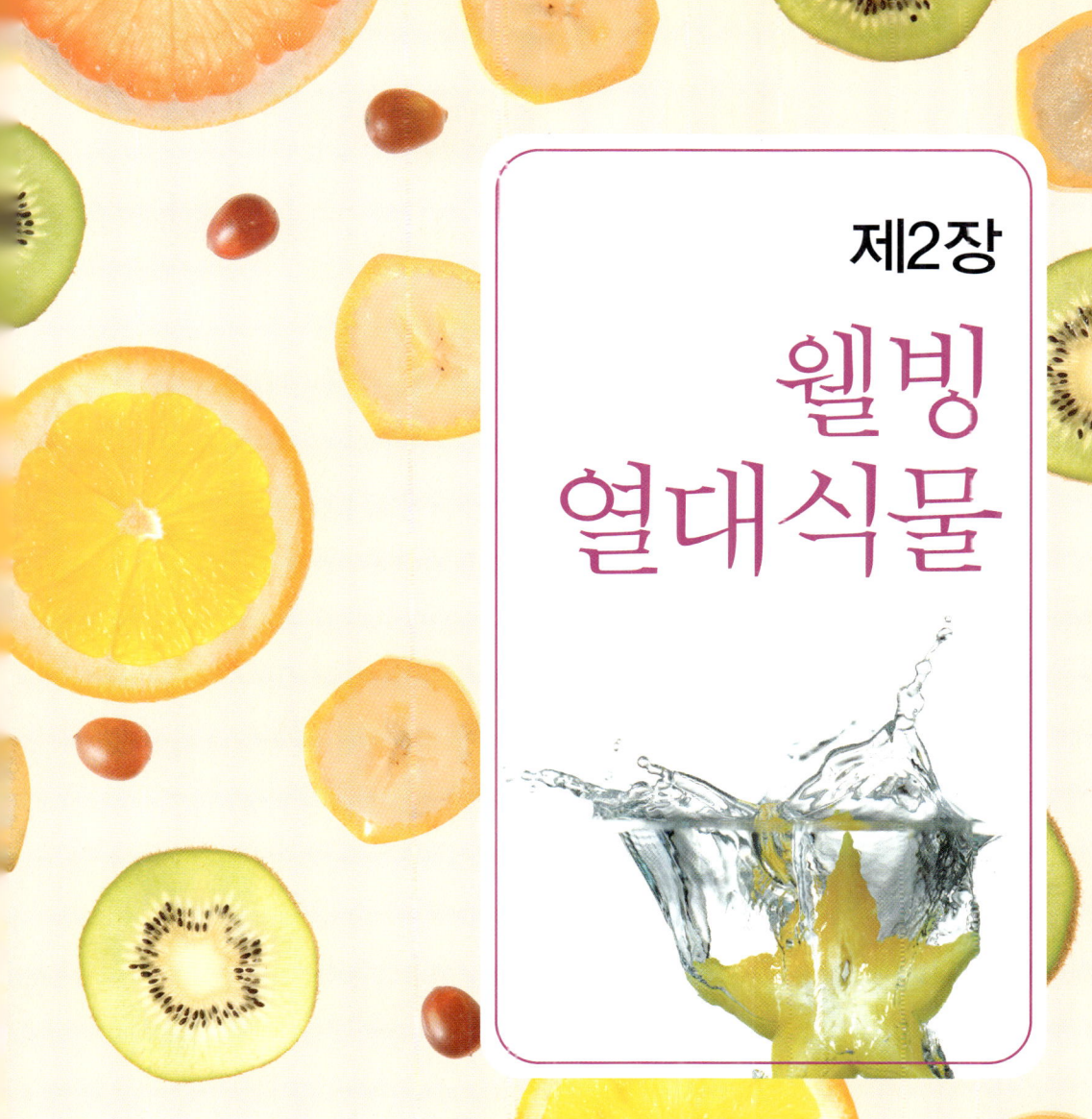

01. **가지** _ 장염, 간경화 치료에 좋은
02. **강황(터메릭)** _ 이담작용과 복통, 타박상어 효과가 있는
03. **계피(육계)** _ 소화불량, 배가 차고 설사와 구토를 할 대 좋은
04. **사인** _ 복부팽만, 신경성 소화불량 치료에 좋은
05. **사탕수수** _ 갈증을 없애주고 술독도 풀어주는
06. **서양자초(딜, 시라)** _ 소화불량, 장염에 효과가 있는
07. **아출** _ 식체를 제거하고 기 순환을 촉진하는
08. **아티초크** _ 간 해독 효능이 있는
09. **알로에** _ 상처를 치우하고, 미백 효능이 있는
10. **오크라** _ 콜레스테롤 수치를 낮추는
11. **울금** _ 토혈과 옆구리 아픈 것을 치료하는
12. **인디언 시금치(말라바 시금치)** _ 혈액순환을 촉진시키는
13. **정향** _ 소화불량, 국스마취 효과가 있는
14. **침향** _ 식욕부진, 수즉냉증에 좋은 효과를 지닌

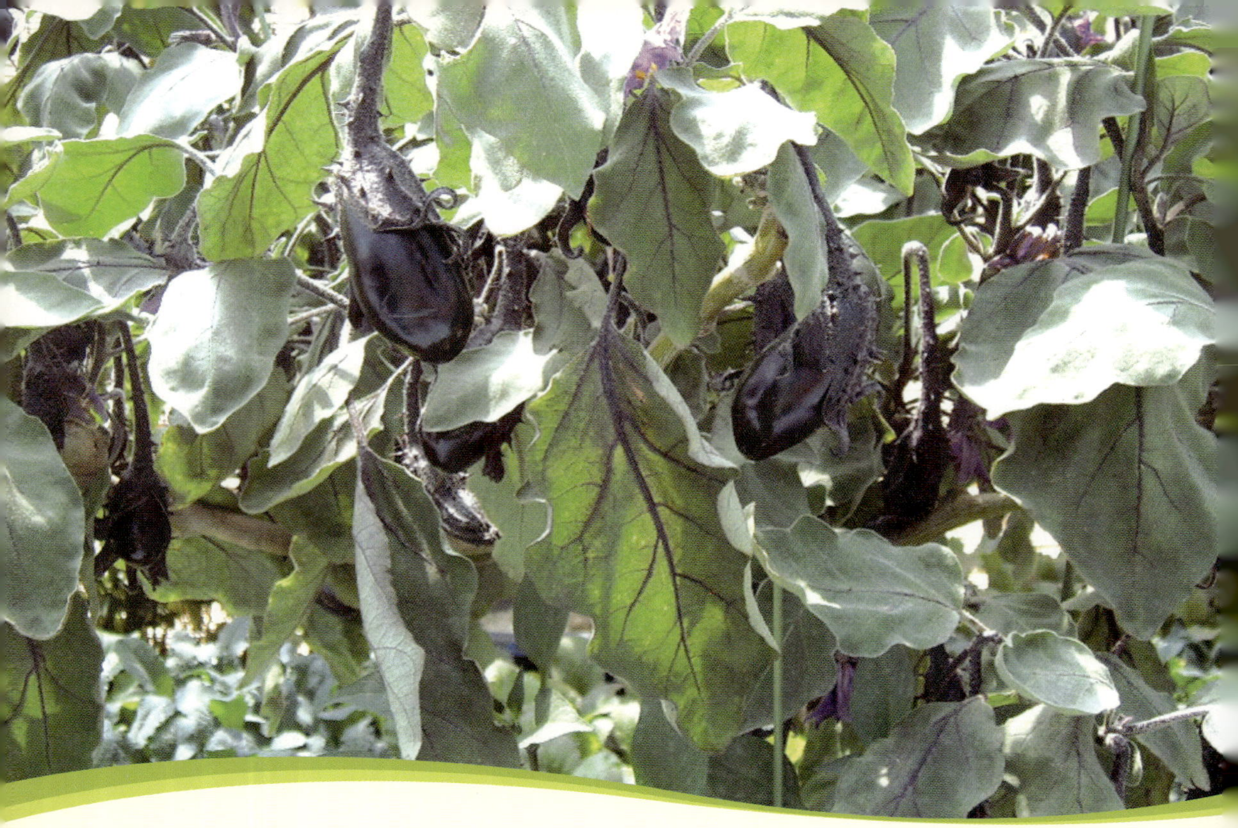

대한민국농업박람회장에서
재배 중인 가지(한국)

장염, 간경화 치료에 좋은

01 가지

- 학명 | *Solanum melongena* Linnaeus
- 학명의 이명 | *Solanum esculentum* Dunal, *Solanum melongena* var. *esculentum* (Dunal) Neesl
- 식용부위 | 열매
- 과명 | 가지과(Solanaceae)
- 약용부위 | 열매, 잎, 꽃, 열매껍질

 영어 • eggplant, aubergine
 스페인어 • berenjena
 인도네시아어 • terong, terung
 일본어 • ナス(나스)

 프랑스어 • aubergine, melongène
 타이어 • makuayao(마크아야오)
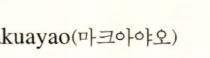 말레이어 • terong, terung
한자 • 茄子(가자), 紅茄(홍과)

 이태리어 • melanzane
 필리핀어 • talong

❀ 가지가 수재된 조선시대 의서
- 『동의보감』, 『방약합편』에 '가자(茄子)'로 기재. 특히 『방약합편』에는 과채(瓜菜) 4종 중에 포함

- **원산지 |** 가지는 인도와 인도차이나 반도가 원산지인 열대 야채이다.

- **재배지·판매 |** 아라비아와 페르시아를 통해 아프리카와 유럽에 전해졌으나 17세기 이후에야 유럽 남부에서 즐겨 이용하게 되었다.

- **식물 |** 가지과에 속하며 가지의 학명은 *Solanum melongena*로서 열매를 식용한다. 서양에서는 주로 달걀 모양의 가지가 이용되고 있는데, 이러한 모양에서 'eggplant'라는 말이 유래되었다. 가지는 크기, 모양, 색깔 등이 매우 다양하다. 우리나라에서 재배하는 자주색의 길쭉한 가지는 여러 품종 중 일부에 지나지 않는다고 고려대 김기중 교수는 설명한다.

  우리나라의 한의약 책인 『동의보감』과 『방약합편』에도 가지가 수록되어 있는데, 명칭은 '가자(茄子)'로 되어 있다. 『방약합편』에는 가자를 비롯해서 동과, 호박(남과), 오이(호과) 등 4종의 고채(瓜菜)를 수록하고 있다.

- **만성피로, 유선염에 효과 |** 가지 열매는 장염이나 간경화증 완화에 효과가 있고, 유선염에도 좋다. 일본 연구자들의 논문에 의하면 가지는 탄 음식에서 나오는

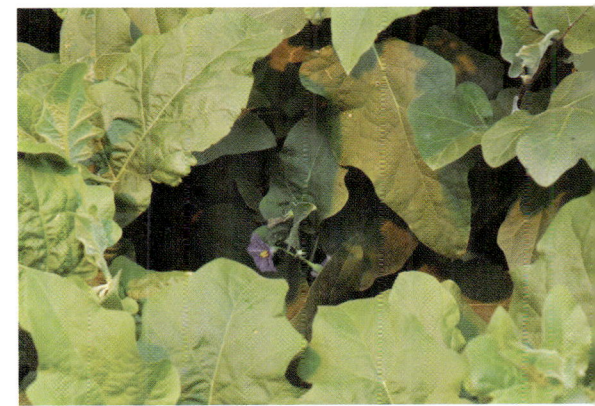

가지 잎과 꽃(한국)

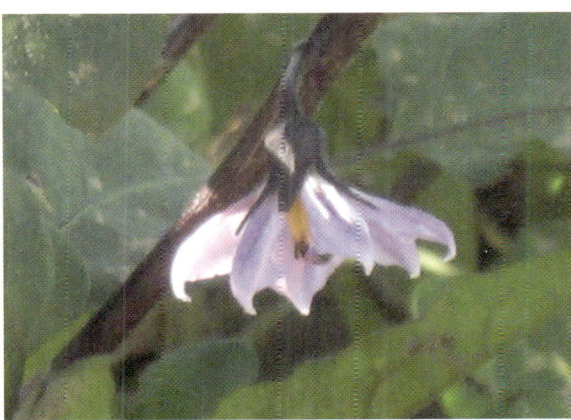

도야마에서 재배 중인 가지의 꽃(일본)

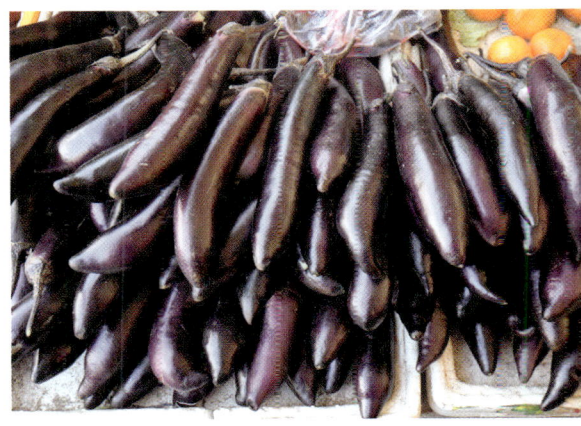

웨이하이 시장의 가지(중국)

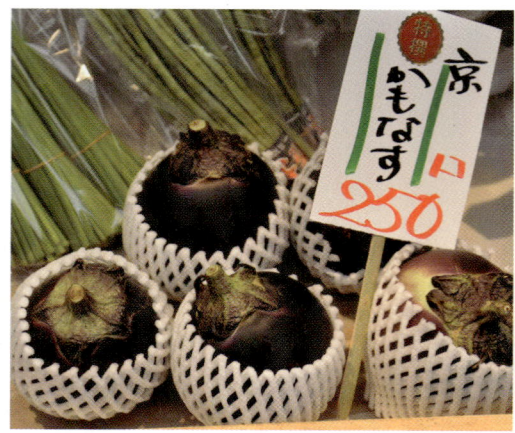
오사카 시장에서 판매하는 가지(일본)

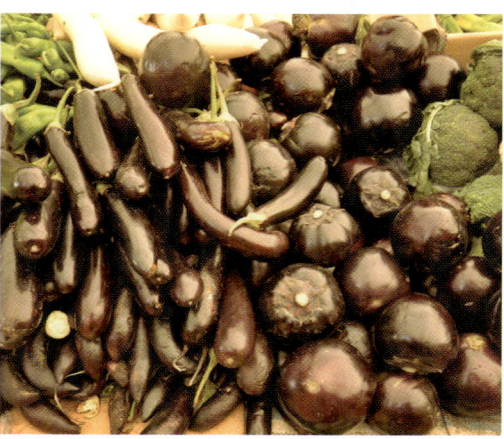
웨이하이 전통시장에서 판매하는 가지(중국)

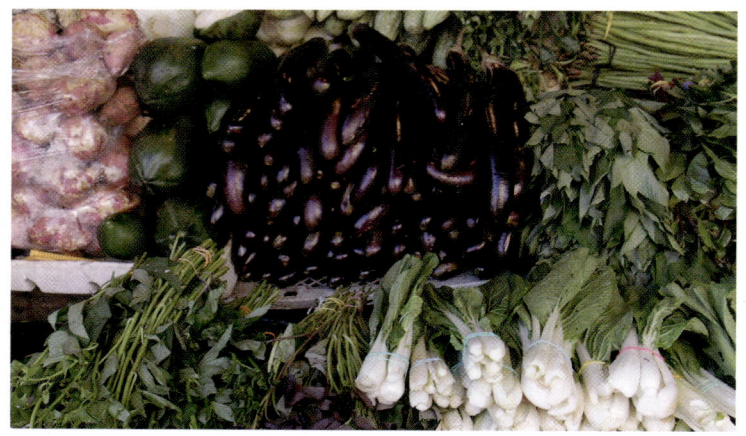
마닐라 전통시장에서 판매하는 가지(필리핀)

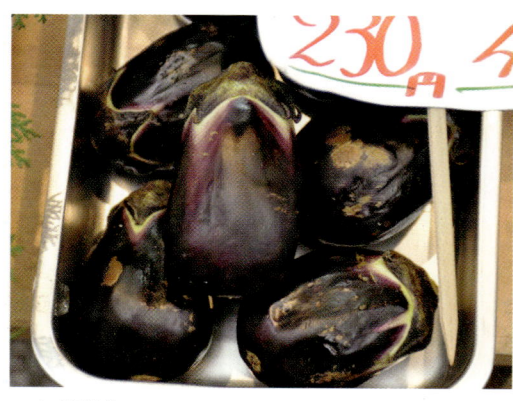
가지(일본)

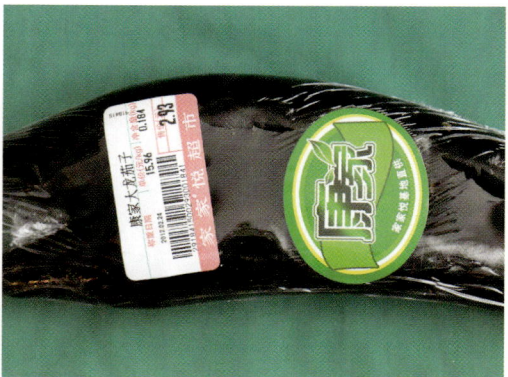
가지(중국)

발암물질 등을 억제하는 효과가 브로콜리나 시금치보다도 2배가량 높다. 또한 비타민 함량도 높아 세포들의 스트레스를 없애 피로회복에도 도움을 줘 만성피로에도 효과가 있으며 꾸준히 섭취하면 체력을 증진시키는 데 도움을 준다.

- **『동의보감』에 기재된 효능 |** 『동의보감』에는 다음과 같이 설명하고 있다. 가지의 성질은 차고[寒] 맛이 달며[甘] 독이 없다. 추웠다 열이 났다 하는 오장허로를 치료한다.

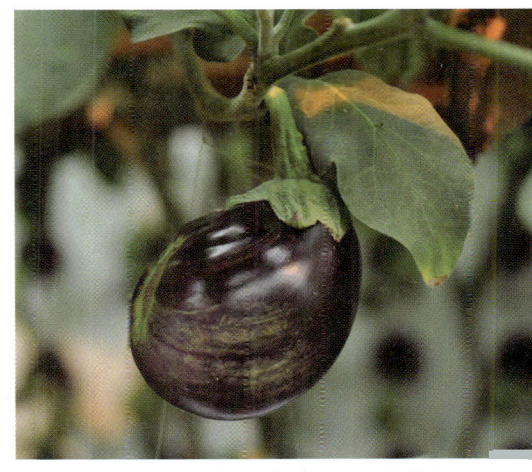

국제농업박람회장에서 전시 중인 가지(한국)

- **식용법 |** 가지 절임, 구이, 볶음, 조림 채소 등 다양한 요리를 만드는 데 사용한다.

가지의 한방 효능

1. **열매의 성미(性味)** : 맛은 달고 성질은 서늘하다.

2. **열매의 효능**
    - 청열양혈(淸熱凉血) 효능이 있다. 즉 열기를 식히고 열로 인해서 생긴 혈열을 식힌다.
    - 활혈화어(活血化瘀)의 효능이 있다. 즉 혈의 운행을 활발히 하여 어혈을 없앤다.
    - 위통 치료, 장염, 간경화증 해소에 도움을 준다.
    - 반신불수, 유선염에도 좋다.

3. **기타 부위의 효능**
    - **잎** : 기관지염에 효과
    - **열매껍질** : 비출혈, 위통 치료에 효과
    - **뿌리** : 만성 요통, 담석증 치료에 효과

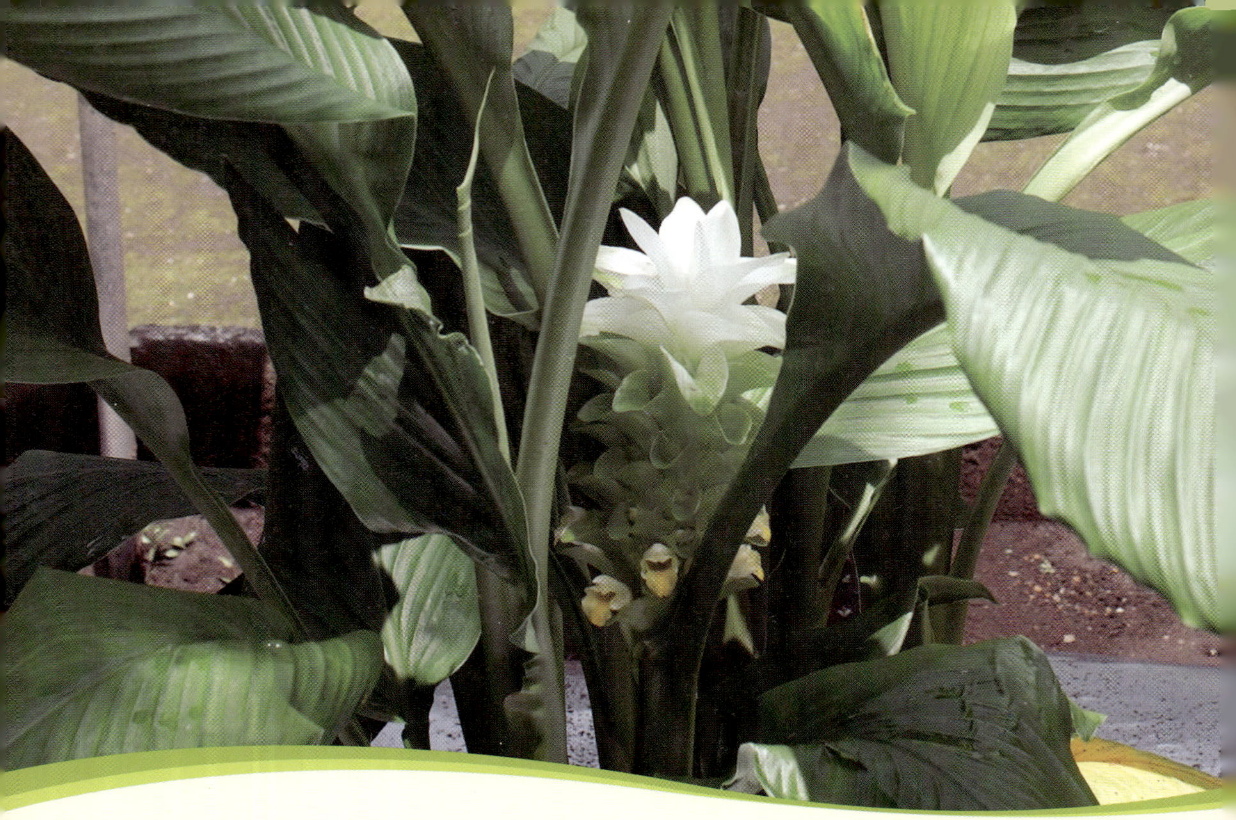

도쿄도약용식물원에서 재배 중인
강황(일본)

02 이담작용과 복통, 타박상에 효과가 있는
강황(터메릭)

- **학명** | *Curcuma longa* Linné
- **약용부위** | 뿌리줄기
- **과명** | 생강과(Zingiberaceae)

 영어 • turmeric, curcuma longa rhizome

 스페인어 • cúrcuma, tumérico

 인도네시아어 • kunyit

 일본어 • ウコン(우콘), ターメリック(타메릭크)

 프랑스어 • curcuma

 필리핀어 • dilaw

 말레이어 • kunyit

 한자 • 薑黃(강황)

❀ 강황(터메릭)이 수재된 조선시대 의서와 한국의 공정서
- 『동의보감』, 『방약합편』
- 『대한민국약전』(제10개정)
- 한국 『식품공전』의 '식품에 제한적으로 사용할 수 있는 원료' 부분에 *Curcuma longa*의 뿌리(줄기)가 수재

- **재배지 |** 강황(薑黃)의 중국 산지는 장시(江西)성, 후베이(湖北)성, 저장(浙江)성, 푸젠(福建)성, 광시(廣西)성, 타이완(臺灣)성, 산시(陝西)성, 쓰촨(四川)성, 윈난(雲南)성, 구이저우(貴州)성, 티베트이며 기타 지역은 베트남, 인도, 말레이시아, 일본이다. 우리나라에서는 진도에서 많이 재배하고 있다.

- **식물 |** 강황은 강황 Curcuma longa(생강과)의 뿌리줄기로서 속이 익을 때까지 삶거나 쪄서 말린 것이다.

- **강황과 울금의 구별 |** 강황은 학명인 Curcuma longa(강황)의 뿌리줄기를 말한다. 울금(鬱金)은 온울금(Curcuma wenyujin), 강황(Curcuma longa), 광서

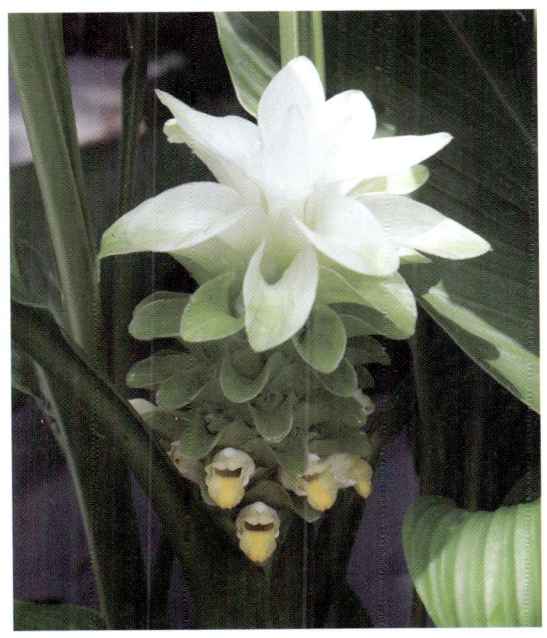

도쿄도약용식물원에서 Curcuma longa를 재배하고 있다. 이 식물의 뿌리줄기를 강황이라고 부른다.(일본)

아출(Curcuma kwangsiensis) 또는 봉아출(Curcuma phaeocaulis)의 덩이뿌리를 일컫는다. 일본에서는 Curcuma longa의 뿌리줄기를 '울금'이라 하고 Curcuma aromatica의 뿌리줄기를 '강황'으로 부른다. 그러나 한국에서는 Curcuma longa의 뿌리줄기를 '강황'이라고 부르므로 혼동이 되기도 한다. 일본 사람들은 '울금'이란 이름을 좋아하므로 가을울금(Curcuma longa), 봄울금(Curcuma aromatica), 약울금(Curcuma xanthorrhiza) 등의 별명을 자주 사용한다.

- **강황 성분의 간 보호 효능 |** 커리의 원료가 되는 강황의 주성분인 커큐민(curcumin)은 간 보호 약물인 실리빈보다 우수한 간 보호 작용이 있다고 독일 학술지가 발표했다. 이 성분은 담즙을 분비하여 지방성질의 음식을 소화시키는 이담 효능도 알려져 있다.

- **어혈과 기 정체를 풀어주는 효능 |** 강황은 어혈(瘀血)을 깨뜨려 기가 정체된 것을 풀어서 순행시키고 경맥의 흐름을 원활하게 하여 통증을 멎게 하는 효능이 있다. 즉 파혈행

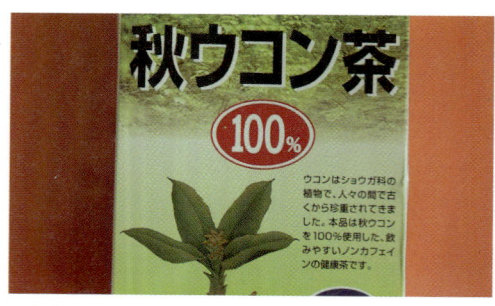
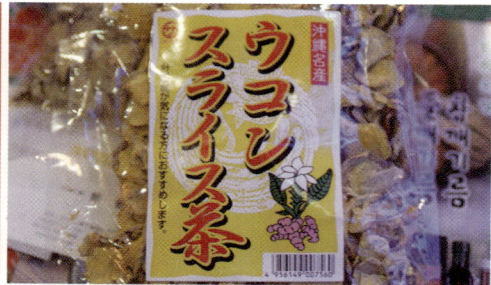

∞ 강황 차 제품. 일본에서는 강황을 울금이라 부른다.(일본)

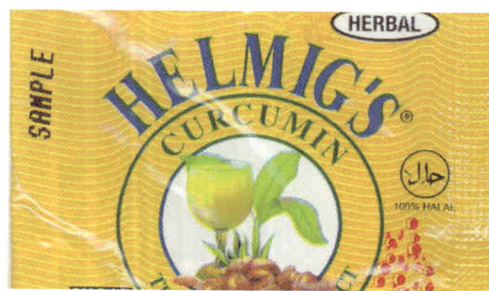

강황 차 제품(인도네시아)　　　　　강황이 포함된 국수(한국)

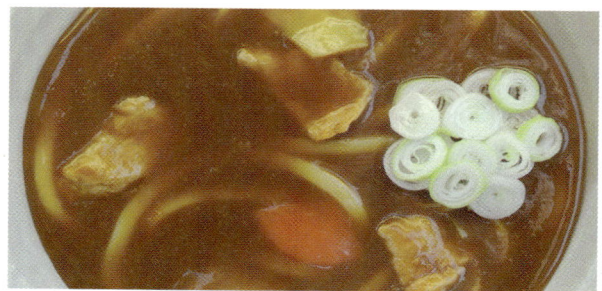

강황이 들어간 카레우동(일본)

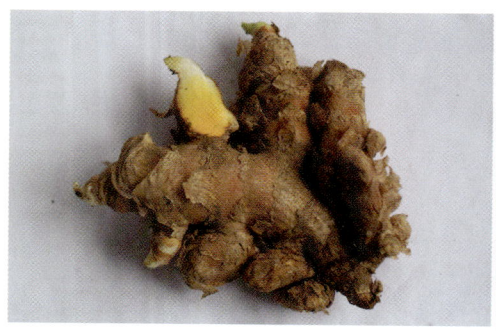
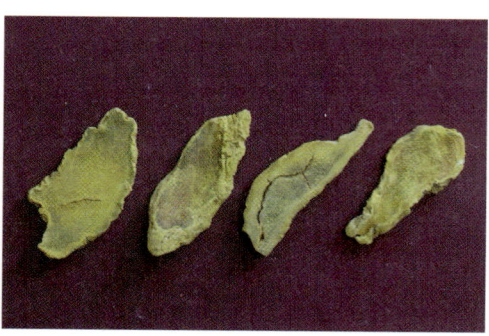

호시약과대학에서 재배한 강황(일본)　　강황(홍콩)

기(破血行氣)와 통경지통(通經止痛) 작용이 있다. 이담작용과 혈압강하 작용도 알려져 있다. 강황의 작용 부위는 간, 비경(脾經)이다.

- **『동의보감』에 기재된 효능 |** 강황의 성질은 열(熱)하며 맛은 맵고 쓰며[辛苦] 독이 없다. 징가(癥瘕)와 혈괴(血塊), 옹종(癰腫)을 낫게 하며 월경을 잘 하게 한다. 다쳐서 어혈이 진 것을 삭게 한다. 냉기를 헤치고 풍을 없애며 기창(氣脹)을 삭아지게 한다. 효과가 울금보다 센데, 썰어서 식초에 축여 볶아 쓴다.

- **식용법 |** 강황은 가루로 만들어 향신료, 착색료로 사용하며, 차로 이용하기도 한다. 약용으로 사용할 때는 강황의 뿌리줄기 3~9g을 굴 800㎖를 넣고 달여서 반으로 나누어 아침저녁으로 마신다.

- **참고 |** 아출(p.358) 편과 울금(p.377) 편을 참고하면 강황과 비교할 수 있다.

강황(터메릭)의 한방 효능

1. **뿌리줄기의 성미(性味)** : 맛은 맵고 쓰며 성질은 따뜻하다.
2. **뿌리줄기의 효능**
   - 파혈행기[破血行氣, 어혈(瘀血)을 깨트려 기가 정체된 것을 풀어서 순행시켜줌] 효능이 있다.
   - 통경지통(通經止痛, 경맥의 흐름을 원활하게 하여 통증을 멎게 함) 효능이 있다.
   - 산후어혈이 한군데 머물러 생긴 복통, 타박상, 종기를 치료한다.
   - 간 기능장애로 옆구리가 아픈 것을 낫게 한다.
   - 이담, 혈압강하, 항균의 약리작용이 있다.
   - 향신료, 착색료로도 이용한다.

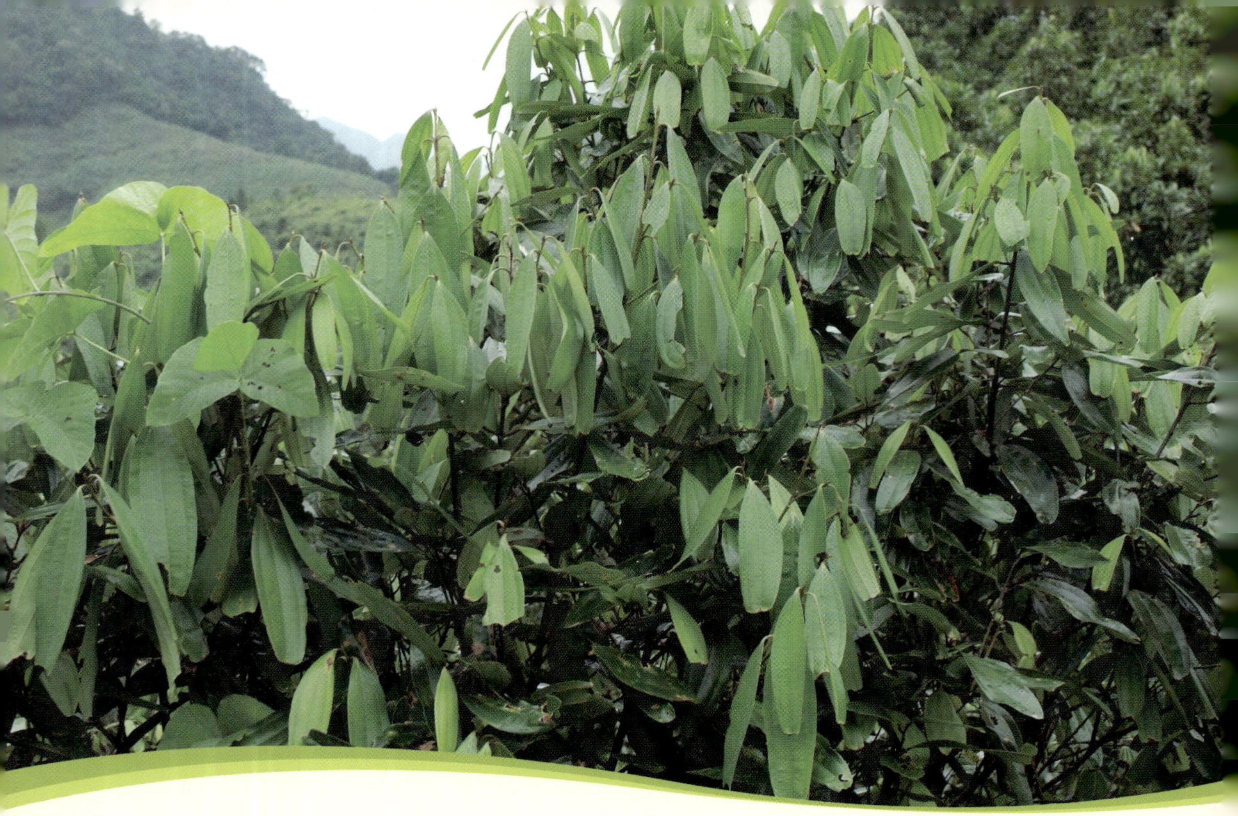

광시성 팡청강에서 재배 중인
계피나무의 잎(중국)

03 계피(육계)

소화불량, 배가 차고 설사와 구토를 할 때 좋은

- **학명** | *Cinnamomum cassia* Presl
- **식용부위** | 줄기껍질
- **과명** | 녹나무과(Lauraceae)
- **약용부위** | 줄기껍질

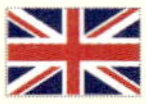

 영어 • cinnamon, cinnamon bark
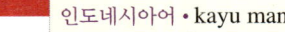 인도네시아어 • kayu manis
한자 • 桂皮(계피), 肉桂(육계) 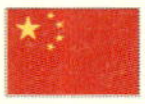

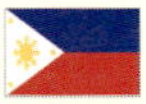

 필리핀어 • kanela
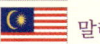 말레이어 • kayu manis

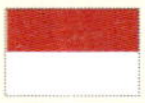

❊ 계피(육계)가 수재된 조선시대 의서와 한국의 공정서
- 『동의보감』, 『방약합편』
- 『대한민국약전』(제10개정)에 '육계', 『대한민국약전외한약(생약)규격집』(제4개정)에 '계심'과 '계지'가 수재

- **재배지 |** 계피(桂皮, 육계)의 중국 산지는 광둥(廣東)성, 광시(廣西)성, 푸젠(福建)성, 타이완(臺灣), 하이난성(海南島), 윈난성이며, 기타 지역은 인도, 라오스, 베트남, 인도네시아이다.

- **식물 |** 공정서인 『대한민국약전』에 의하면 육계(肉桂)는 육계 *Cinnamomum cassia*(녹나무과)의 줄기껍질로서 그대로 또는 주피를 다소 제거한 것을 말한다. 또 다른 공정서인 『대한민국약전외한약(생약)규격집』에서 계지(桂枝)는 육계 *Cinnamomum cassia*의 어린 가지, 계심(桂心)은 육계 *Cinnamomum cassia* 또는 동속근연식물의 간피에서 주피와 내피의 얇은 층을 벗겨낸 것을 말한다.

  얇은 나무의 껍질을 계피(桂皮)라고 했지만 현재 우리나라 식품의약품안전청에서는 '계피'라는 명칭보다 '육계'라는 한약명으로 통일한 셈이다. 이 책에서는 일반인들의 혼란을 피하기 위해 계피(육계)라고 쓴다.

- **계피, 계심, 계지의 효능 |** 계피는 『동의보감』에서 '성질은 몹시 열하며[大熱] 맛은 달고[甘] 매우며[辛] 조금 독이 있다. 속을 따뜻하게 하며 혈맥을 잘 통하게 하고 간, 폐의 기를 고르게 하며 곽란으로 쥐가 이는 것을 낫게 한다. 온갖 약 기운을 고루 잘 퍼지게 하면서도 부작용을 나타내지 않고 유산시킬 수 있다'고 설명하고 있다.

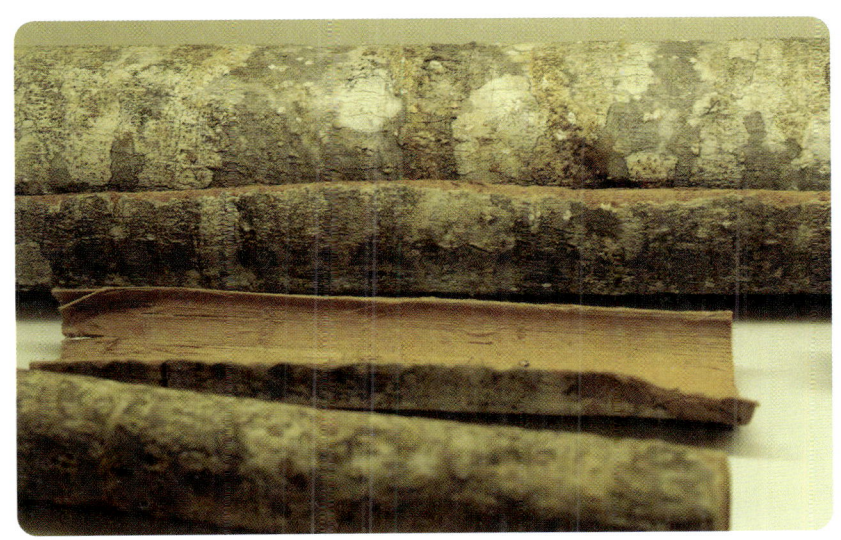

계피(일본)

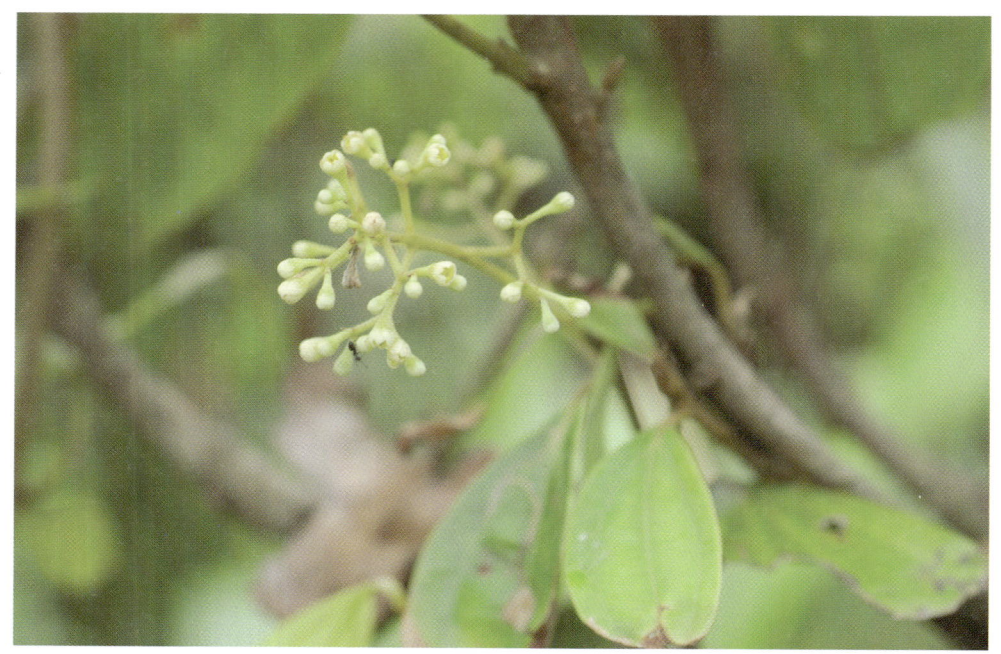
계피나무 꽃봉오리와 잎(중국)

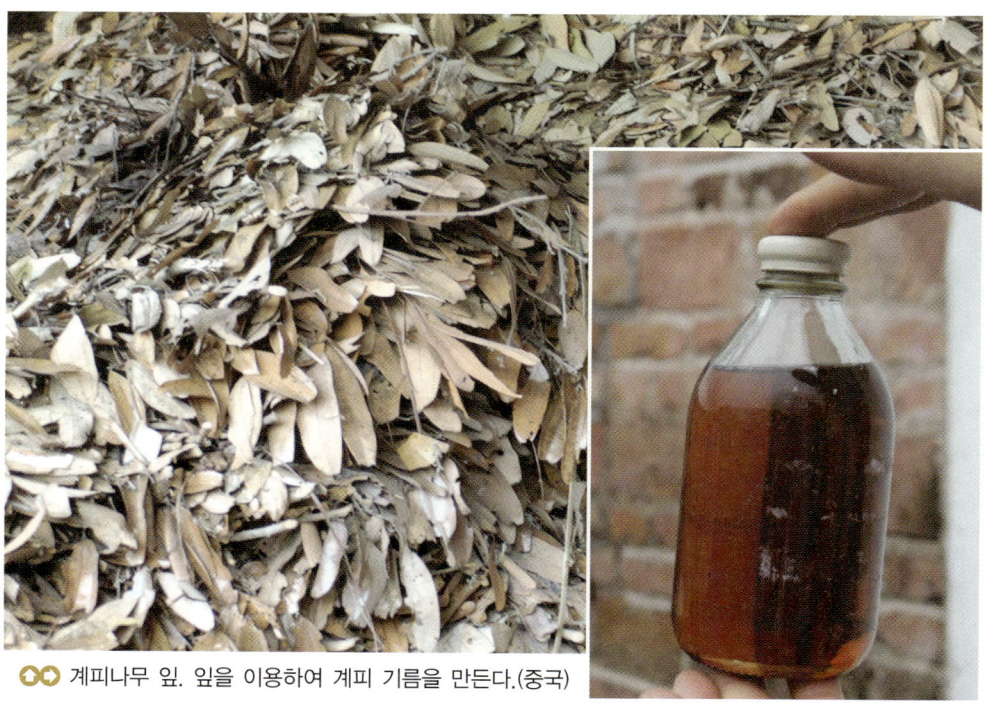
∞ 계피나무 잎. 잎을 이용하여 계피 기름을 만든다.(중국)

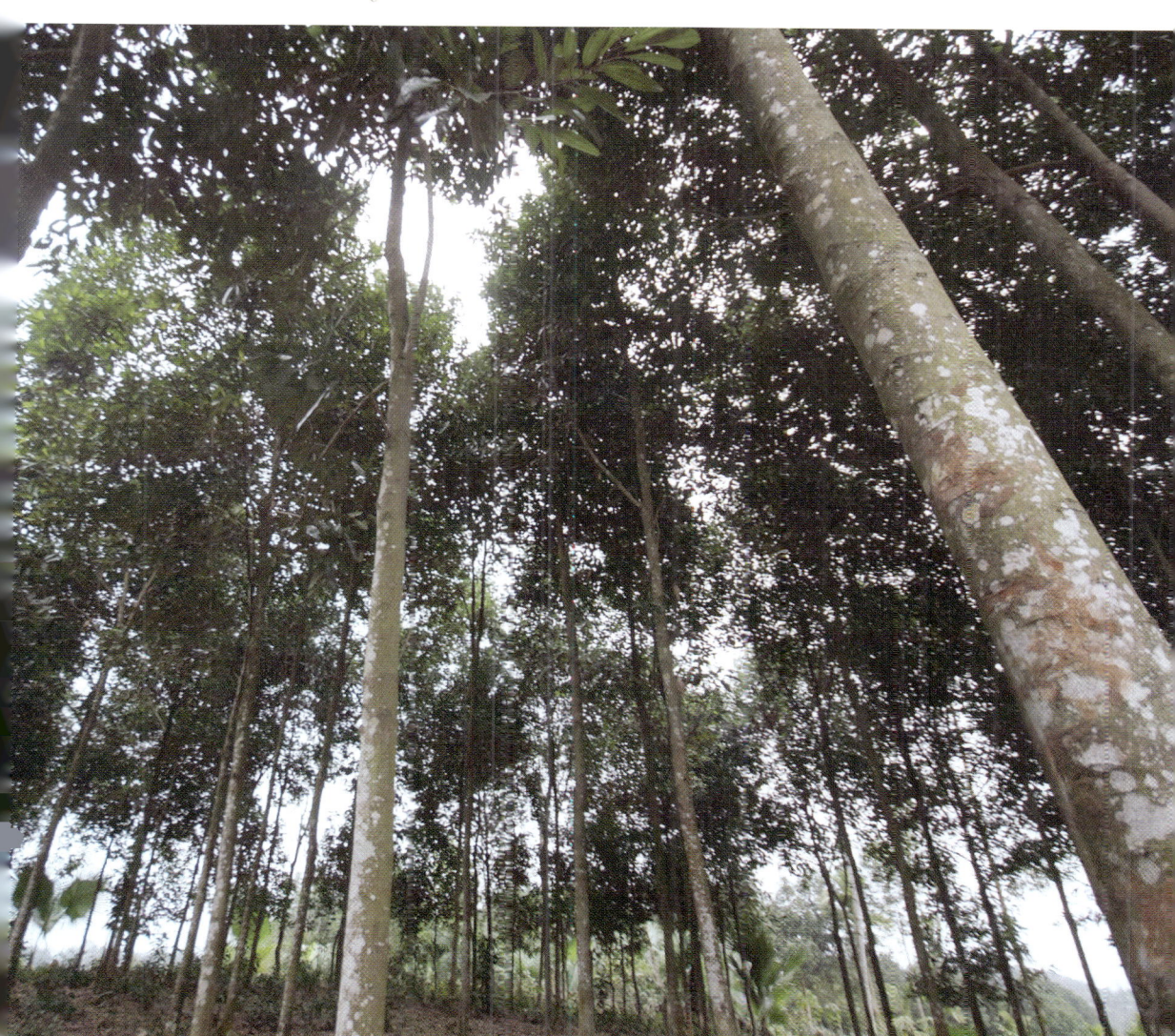

하롱베이 인근 지역에서 재배 중인 계피나무(베트남)

계심은 '아홉 가지 가슴앓이를 낫게 하며 삼충을 죽인다. 어혈을 헤치고 뱃속이 차고 아픈 것을 멈추며 모든 풍기를 없앤다. 오로칠상(五勞七傷)을 보하고 구규(竅)를 잘 통하게 하며 뼈마디를 잘 놀릴 수 있게 한다. 정(精)을 돕고 눈을 밝게 하며 허리와 무릎을 덥게 하고 풍비(風痺)를 없앤다. 또한 현벽, 징가, 어혈을 삭이고 힘줄과 뼈를 이어주며 살을 살아나게 하고 태반이 나오게 한다.'

그리고 계지는 '지(枝)라는 것은 가는 가지(枝條)이고 굵은 줄기(身幹)가 아니다. 대체로 가지에 붙은 껍질의 기운을 이용하는 것인데 이것은 가벼워 뜨는 성질이 있어 발산(發散)하는 작용이 있기 때문이다. 『내경』에 "맵고 단 것은 발산하므로 양에 속한다"라고 하였는데 이것과 뜻이 맞는다. 표(表)가 허하여 절로 나는 땀은 계지로 사기[邪]를 발산시켜야 한다. 그리하여 위기(衛氣)가 고르게 되면 표가 치밀해지므로[密] 땀이 저절로 멎게 된다. 계지가 땀을 거두는 것은 아니다'라고 기록하고 있다.

- ●**『동의보감』에 기재된 육계의 효능** | 『동의보감』에는 육계의 효능으로 '신(腎)을 잘 보하므로 오장이나 하초에 생긴 병을 치료하는 약[下焦藥]으로 쓴다. 수족소음경에 들어간다. 빛이 자줏빛이면서 두터운 것이 좋다. 겉껍질을 긁어 버리고 쓴다'라고 기재되어 있다.

- ●**비위장을 따뜻하게 하는 효능** | 육계, 즉 계피는 신장의 양기(腎陽)를 보하며 비위장을

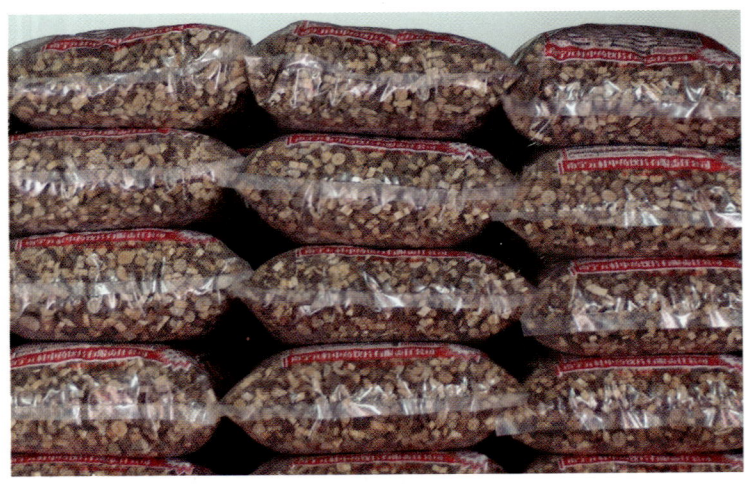

광시성 팡청강시의 한약공장에 저장 중인 계피(중국)

따뜻하게 하는 효능이 있다. 그래서 배가 차고 설사, 구토를 할 때 좋다. 그 외에도 배 속에 찬 기운이 뭉쳐 아픔을 느끼는 냉병을 없애주고 혈맥을 잘 흐르게 하는 효능이 있다. 방향성 건위제로 식욕부진, 소화불량에 쓴다.

- **사용법 |** 계피(육계) 4~8g을 물 800ml를 넣고 달여서, 반으로 나누어 아침저녁으로 마신다.

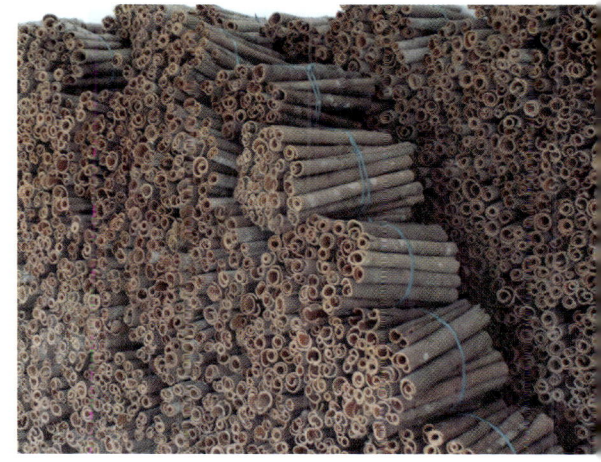

계피(중국)

계피(육계)의 한방 효능

1. **줄기껍질의 성미(性味)** : 맛은 맵고 성질은 덥다.

2. **줄기껍질의 효능**

- 보원양[補元陽, 신양(腎陽)을 보하는 효능], 난비위(煖脾胃, 비위를 따뜻하게 함), 제냉적(除冷積, 배 속에 찬 기운이 뭉쳐 아픔을 느끼는 냉병을 없애줌), 통혈맥(通血脈, 혈맥을 잘 흐르게 함) 효능이 있다.
- 맵고 더운 약성은 순양[純陽, 여자와 한 번도 성적 관계가 없는 남자의 양기(陽氣)]의 성품을 가지므로 신체의 하초(下焦)가 허약하고 찬 것을 치료한다. 따라서 허리와 무릎의 연약증, 양기부족, 소변을 자주 보고 변이 묽은 증상에 효력이 탁월하다.
- 비위(脾胃)를 따뜻하지 하고 동한(風寒, 풍사와 한사가 겹친 증후. 감기 또는 고뿔)을 흩어지게 하며 혈맥을 통하게 하는 효능이 있다.
- 배가 차고 설사, 구토가 있을 때 쓴다.
- 기혈(氣血)이 다 부족할 경우에 사용한다. 성생활 후 과로노동이나 큰 병을 앓고 나서 기혈이 부족하여 자한(自汗)이 있을 때 작약, 숙지황을 배합하여 쓴다.
- 방향성 건위제로 식욕부진, 소화불량에 쓴다.

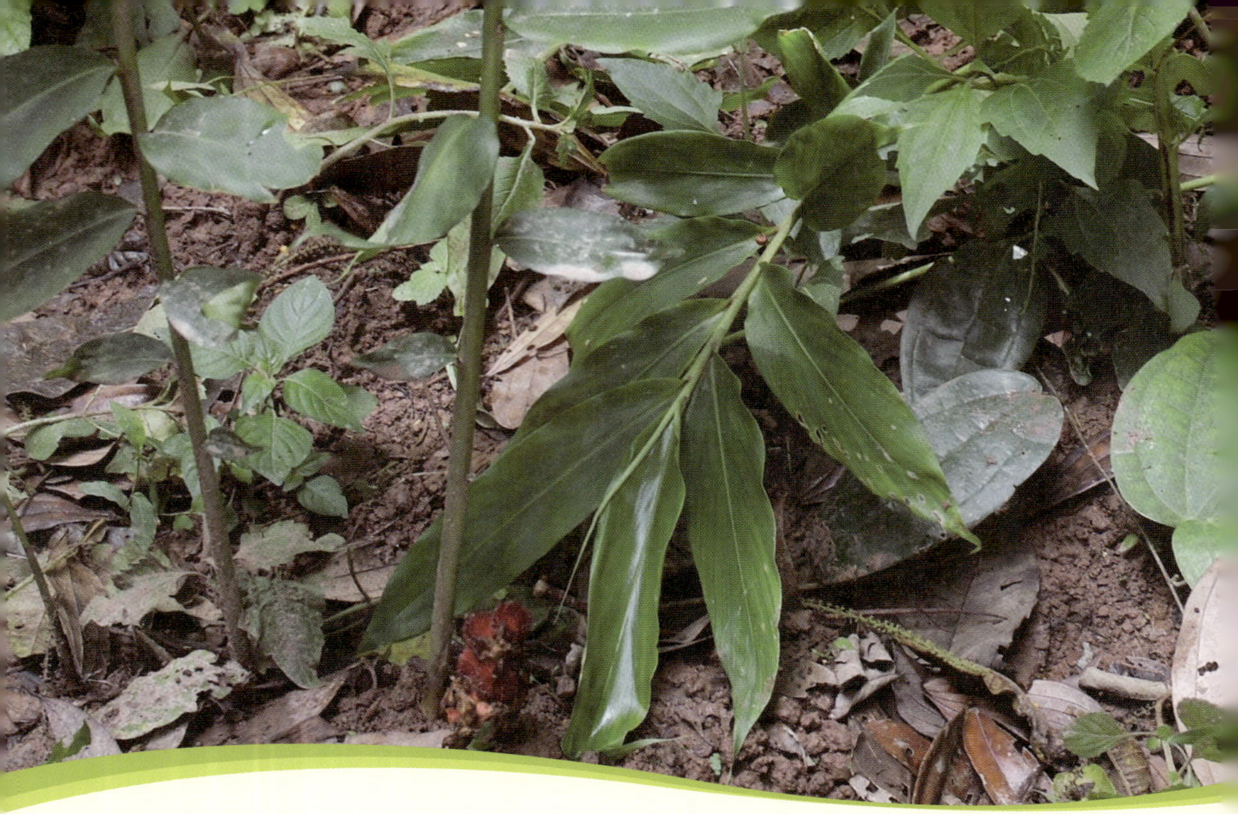

윈난성 시상반나 재배지에서 자라는 사인(중국)

04 사인

복부팽만, 신경성 소화불량 치료에 좋은

- 학명 | *Amomum villosum* Loureiro var. *xanthioides* T. L. Wu et Senjen(녹각사, 綠殼砂), *Amomum villosum* Loureiro(양춘사, 陽春砂)
- 과명 | 생강과(Zingiberaceae) • 식용부위 | 씨 • 약용부위 | 열매

 영어 • amomum fruit

 한자 • 砂仁(사인), 縮砂(축사)

⊛ 사인이 수재된 조선시대 의서와 한국의 공정서
- 『동의보감』, 『방약합편』
- 『대한민국약전』(제10개정)
- 한국 『식품공전』의 '식품에 제한적으로 사용할 수 있는 원료' 부분에 '씨'가 수재

● **재배지 |** 사인(砂仁)의 중국 산지는 윈난(雲南)성, 광둥(廣東)성이며 기타 지역은 베트남, 태국, 인도네시아, 말레이시아, 미얀마, 라오스, 캄보디아 등 동남아이다. 중국 윈난성 시샹반나(西雙版納)에 위치한 남약원(南藥園)에서 버스로 한 시간가량 산으로 올라가면 깊은 산골에 넓은 사인 재배지가 나타난다. 이곳에는 소수민족인 지눠(基諾)족이 생활하는데 사인(양춘사)을 많이 생산하여 주민들의 주요 소득원이 되었다. 그리고 중국 광저우(廣州) 시내에 위치한 화난(華南)식물원에서도 양춘사가 대량 재배되고 있다.

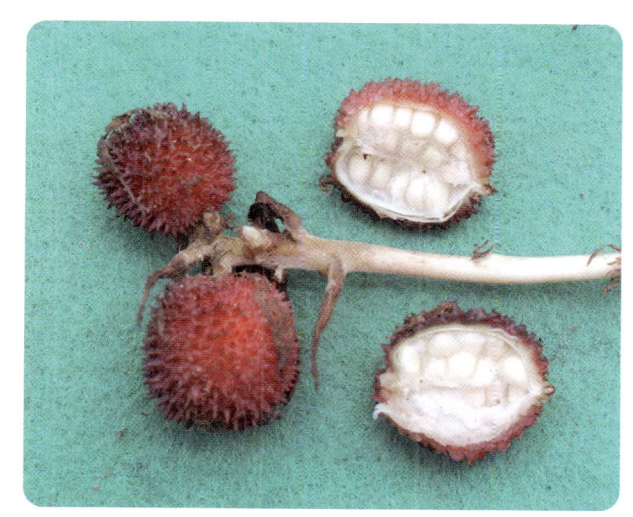

사인의 열매와 씨(중국)

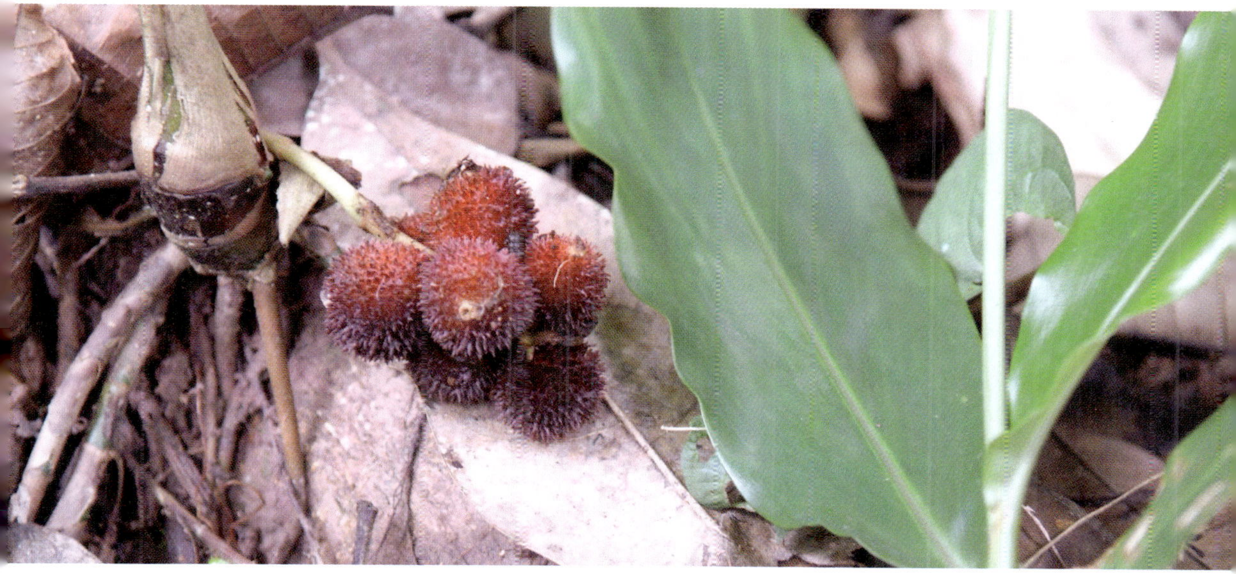

사인 열매(중국)

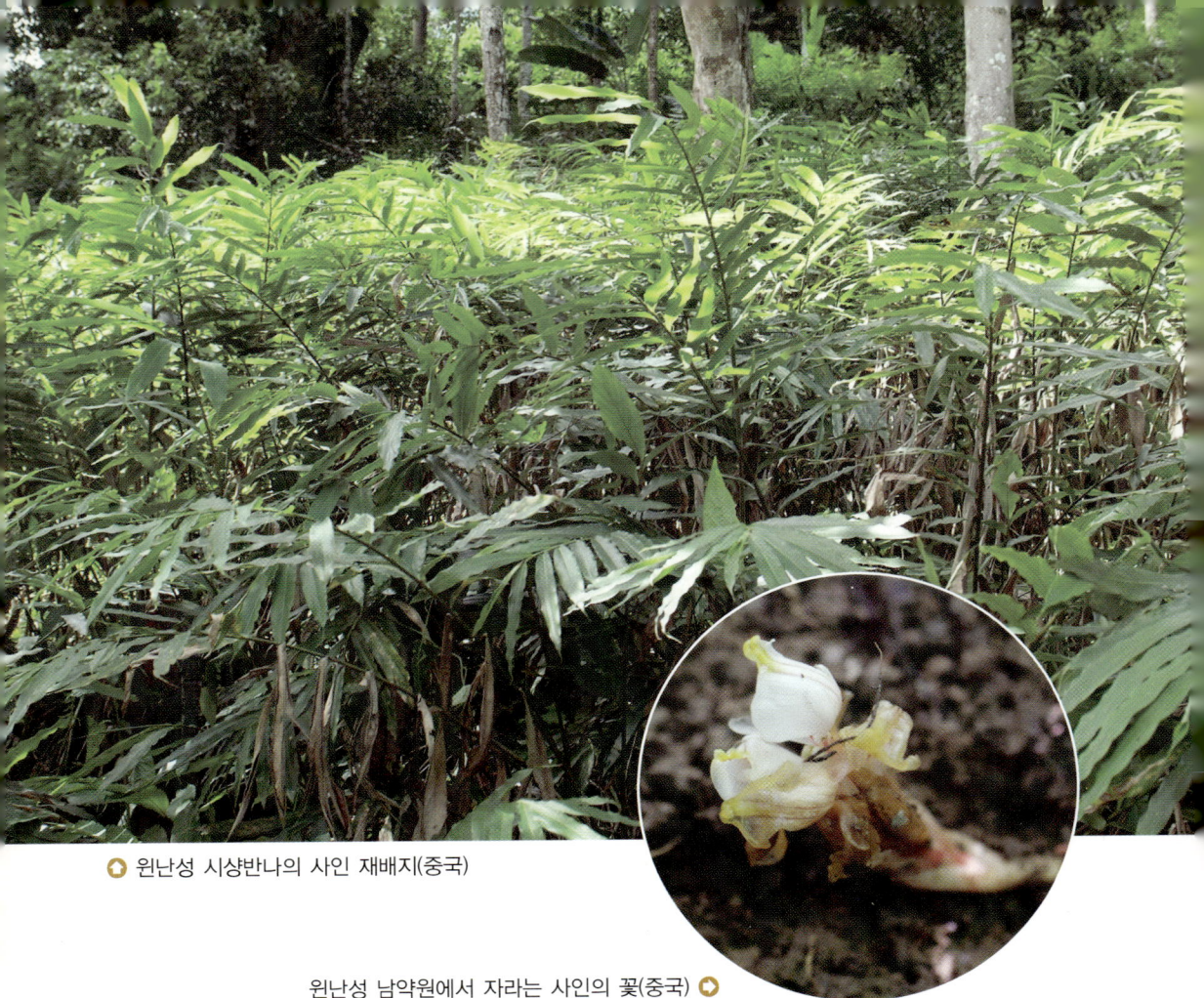

◐ 윈난성 시샹반나의 사인 재배지(중국)

윈난성 남약원에서 자라는 사인의 꽃(중국) ◑

- **식물** | 사인은 녹각사(綠殼砂) *Amomum villosum* var. *xanthioides*(생강과) 또는 양춘사(陽春砂) *Amomum villosum*(생강과)의 잘 익은 열매이다. 양춘사란 중국 광동성 양춘현(陽春縣)에서 처음 생산되었으므로 지역명을 붙여서 양춘사로 했다. 양춘지방의 특산 약재였으나 이제는 중국 윈난성 시샹반나 지역에서 대량 재배되어 언제부터인가 이곳이 양춘사의 주산지가 되어버렸다.

- **식품 사용 여부** | 사인은 한국의 『식품공전』의 '식품에 제한적으로 사용할 수 있는 원료' 부분에 '씨'가 수재되어 있다. 따라서 사인 씨는 식품으로 사용해도 된다.

- **『동의보감』에 기재된 효능** | 모든 기(氣) 관련 병과 명치 아래와 배가 아프며 음식에 체

하여 소화되지 않는 것과 설사와 적백이질을 낫게 한다. 비위(脾胃)를 덥게 하며 태동[胎]으로 통증을 멈추고 곽란을 낫게 한다. 모양은 백두구와 비슷한데 약간 검은 것은 익지인과 비슷하다. 약한 불에 고소하게 닦아 손으로 비벼 껍질을 버리고 속씨만 받아 짓찧어서 쓴다.

- **사용법** | 약용으로 사용하기 위해서는 사인 3~6g을 물 800㎖를 넣고 달여서 반으로 나누어 아침저녁으로 마신다.

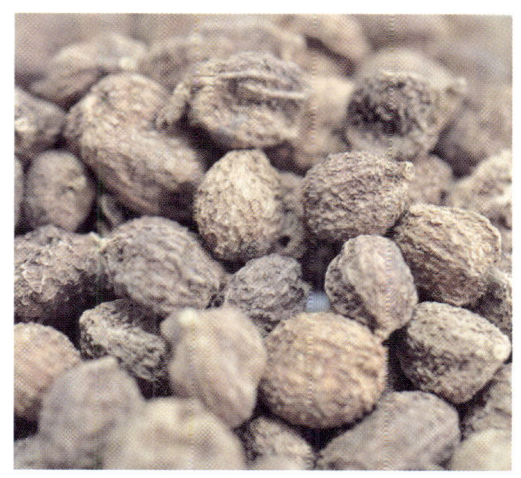

한약 사인(한국)

사인의 한방 효능

1. 열매의 성미(性味) : 맛은 맵고 성질은 따뜻하다.

2. 열매의 효능

- 사인의 매운맛은 산(散)하고 따뜻한 성질은 기를 통하게 하며 향기가 있으므로 행기조중(行氣調中)하는 효능이 있다.
- 방향건위(芳香健胃), 안태(安胎) 효능이 있다.
- 방향 화습약[芳香化濕藥, 기미(氣味)가 방향성이며 온조(溫燥)한 성질을 가지고 있어 습을 없애고 비(脾)를 건강하게 하는 약물]이다.
- 방향성 건위약, 구풍약, 정장약으로 복부팽만, 복통, 신경성 소화불량에 쓴다.
- 명치 아래와 배가 아프며 음식에 체하여 소화되지 않는 것과 설사와 적백이질을 낫게 한다.
- 비위를 덥게 하며 곽란을 낫게 한다.
- 태동불안(胎動不安, 임신 중에 태아가 안정하지 못하고 움직이는 것)을 치료한다.

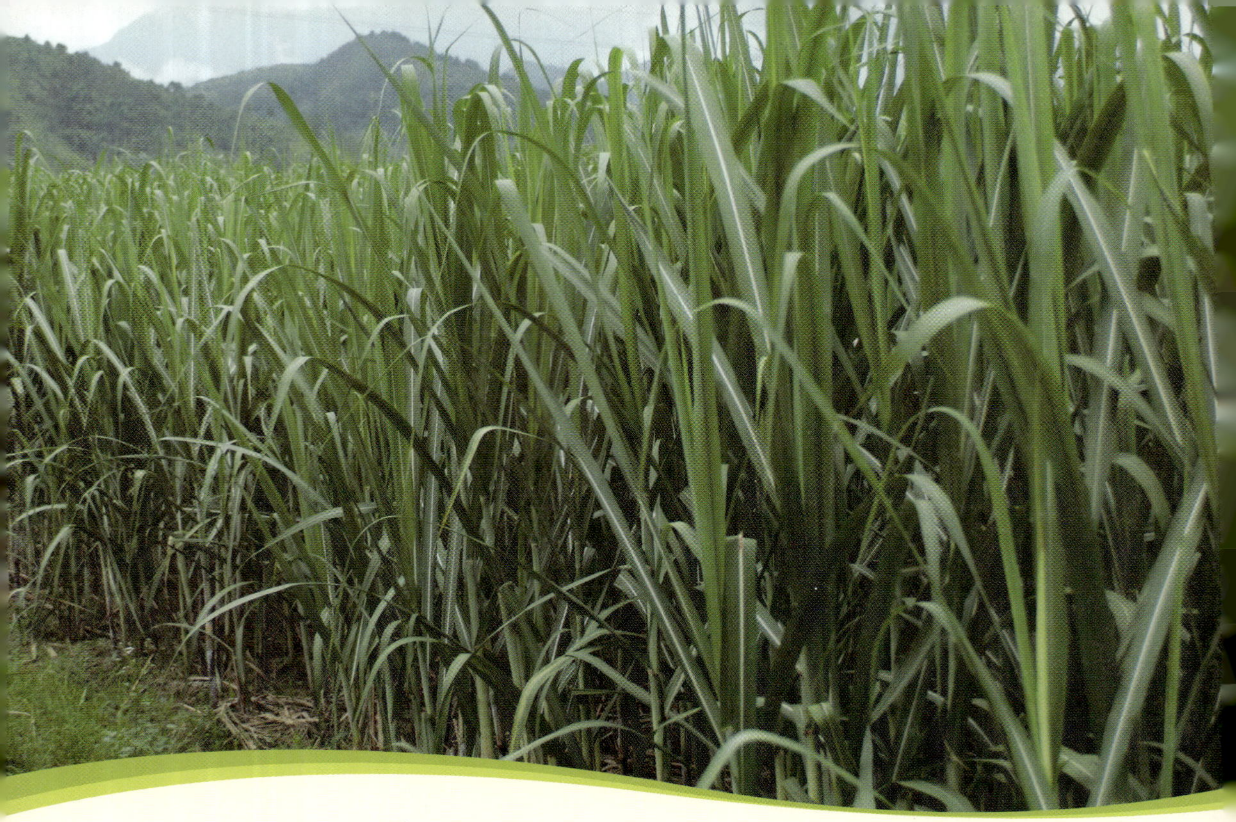

광시성 난닝(南寧) 인근의 사탕수수 밭(중국)

05 갈증을 없애주고 술독도 풀어주는 사탕수수

- 학명 | *Saccharum officinarum* L., *Saccharum sinensis* Roxburg
- 과명 | 벼과(Gramineae)   • 식용부위 | 줄기   • 약용부위 | 줄기, 뿌리, 껍질

영어 • sugarcane	프랑스어 • canne à sucre	이태리어 • canna da zuchero
스페인어 • caña de azúcar	필리핀어 • tubo	인도네시아어 • tebu
말레이어 • tebu	일본어 • サトウキビ(砂糖黍, 사토우키비)	
한자 • 甘蔗(감자)		

※ 사탕수수가 수재된 조선시대 의서와 한국의 공정서
- 『동의보감』, 『방약합편』에 '사당(砂糖)'으로 기재
- 『대한민국약전외한약(생약)규격집』(제4개정)에 '흑사당(黑砂糖)'으로 기재

- **원산지 |** 사탕수수는 과일이 아니지만 열대지방의 기호식품이므로 소개한다. 원산지는 뉴기니섬과 인근 섬으로 알려져 있다.

- **재배지·판매 |** 약 2천 3백 년 전 알렉산더 대왕이 군대를 이끌고 인도에 쳐들어갔을 때 인도 사람들은 사탕수수의 물을 졸여 사탕을 만들어 먹고 있었다고 한다. 7~8세기경에 아라비아 상인들이 인도의 사탕을 중국과 유럽에 전해, 현재는 세계 각지의 열대, 아열대 지역에서 광범위하게 재배되고 있다.

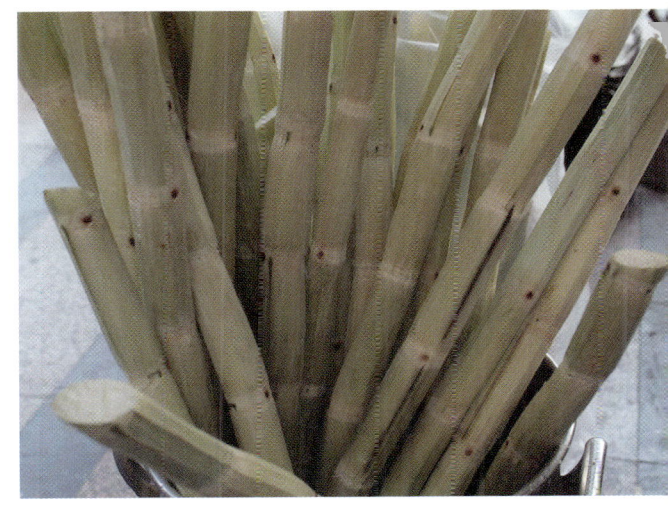

구이린 시내에서 파는 껍질 벗긴 사탕수수(중국)

중국 남부지방을 가보면 길 주위에 사탕수수를 재배하는 모습을 쉽게 볼 수 있는데 그 규모는 대단하다. 중국 광시(廣西)쫭족 자치구 구이린(桂林)에서 사탕수수를 처음 만나고는 사진도 찍고 줄기 한 개를 사서 껍질을 칼로 벗겨 씹어보았더니 사탕 덩어리가 입속으로 들어가는 것처럼 달았다.

- **식물 |** 벼과에 속하며 학명은 *Saccharum officinarum, Saccharum sinensis*로서 줄기를 식용한다. 우리나라 식약청에서 발행한 『대한민국약전외한약(생약)규격집』에는 사탕수수의 경즙(莖汁)을 건조시켜 얻은 조결정체를 '흑사당(黑砂糖)'이란 생약명(한약명)으로 부르고 있다. 『동의보감』과 『방약합편』에는 '사당(砂糖)'이란 이름으로 실려 있다.

- **청열, 생진 효능 |** 사탕수수는 한방에서 청열(淸熱), 생진(生津, 음이 허하여 진액이 부족하거나 고열 등으로 인해 진액이 소모된 때 진액을 자양하는 약물을 써서 정상으로 회복시키는 것) 효능이 있으며 갈증을 없애주고 주독(酒毒, 술 중독으로 얼굴에 나타나는 붉은 점이나 빛)도 풀어주는 효과가 알려져 있다.

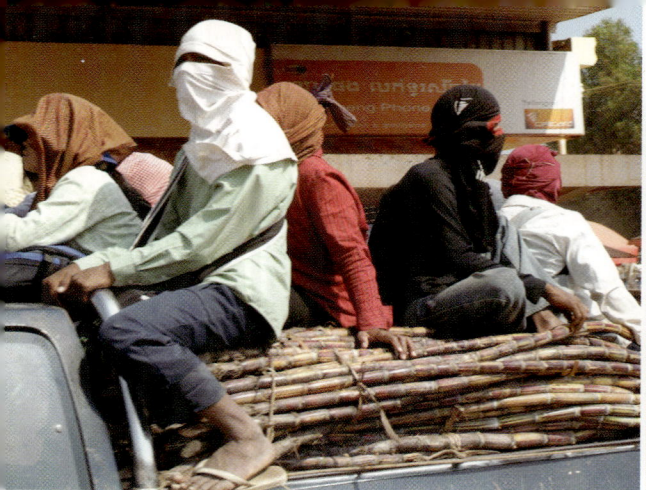
사탕수수를 운반하는 사람들. 먼지가 많아 마스크와 두건을 하고 있다.(캄보디아)

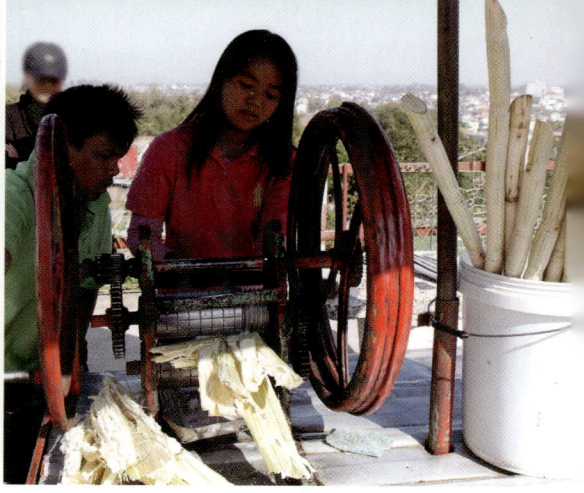
국경지대에서 사탕수수 과즙을 만들고 있다.(미얀마)

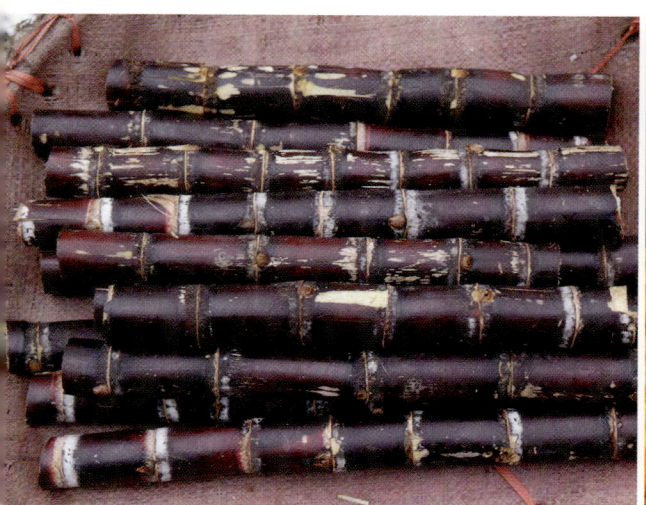
하롱베이 시장에서 판매하는 사탕수수(베트남)

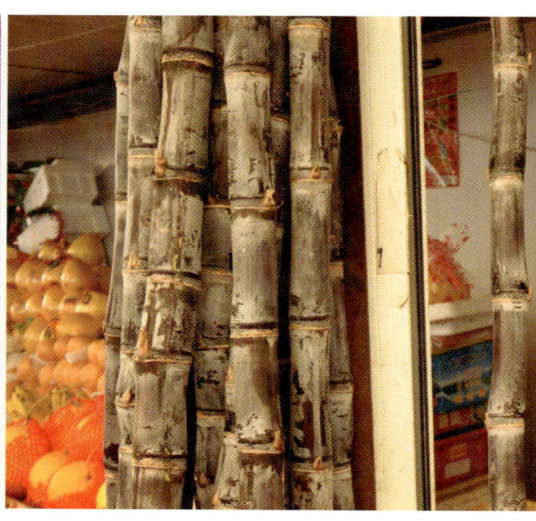
웨이하이 시장에서 판매하는 사탕수수(중국)

● **태국, 캄보디아, 중국 남부 지역에 대량 생산** | 동남아 지역을 여행하다 보면 사탕수수를 자주 볼 수 있다. 몇 해 전 태국에서 국경지대를 넘어 캄보디아로 가는 비포장도로를 지난 적이 있었는데, 가는 내내 현지인들이 트럭에 사탕수수를 가득 싣고 가는 모습을 자주 볼 수 있었다.

중국 남부지방의 하이난 섬에도 사탕수수가 천지다. 지나가다 사탕수수 가공공장을 발견하고 사탕 만드는 작업을 지켜보기도 했다. 사탕수수밭은 여러 번 본 적이 있지만 그처럼 사탕으로 가공하는 공장은 처음 보았는데, 이들은 엄청난 사탕수수 줄기를 모아서 규격화된 사탕 덩어리를 만들고 있었다.

- **식용법 |** 사탕수수의 줄기 껍질을 벗겨서 씹어 먹으면 단맛이 나오는데 사탕을 먹는 것이나 진배없을 정도다. 껍질을 벗긴 사탕수수 줄기는 즙으로 짜서 먹기도 한다.

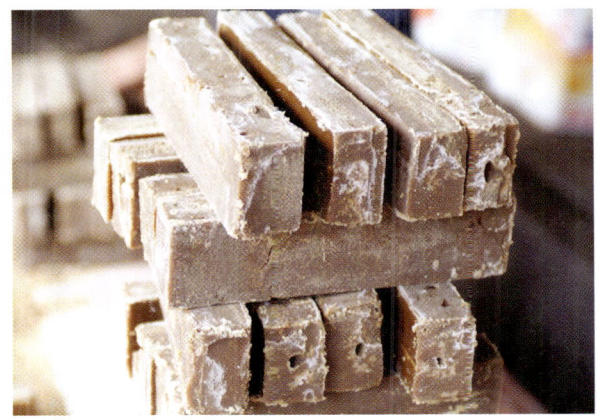

하이난 섬의 사탕수수 가공공장에서 만든 사탕(중국)

사탕수수의 한방 효능

1. 즙의 성미(性味) : 맛은 달고 성질은 차다.

2. 즙의 효능
   - 청열(淸熱), 생진(生津) 효능이 있다.
   - 윤조(潤燥), 하기(下氣) 효능이 있다.
   - 성질이 감한(甘寒)하여 화열(火熱)을 내릴 수 있다.
   - 갈증을 없애며, 주독(酒毒)을 풀어준다.
   - 발진해독(發疹解毒) 작용을 한다.

3. 기타 부위의 효능
   - 줄기 : 술 해독 효능
   - 뿌리 : 고혈압 치료 효능

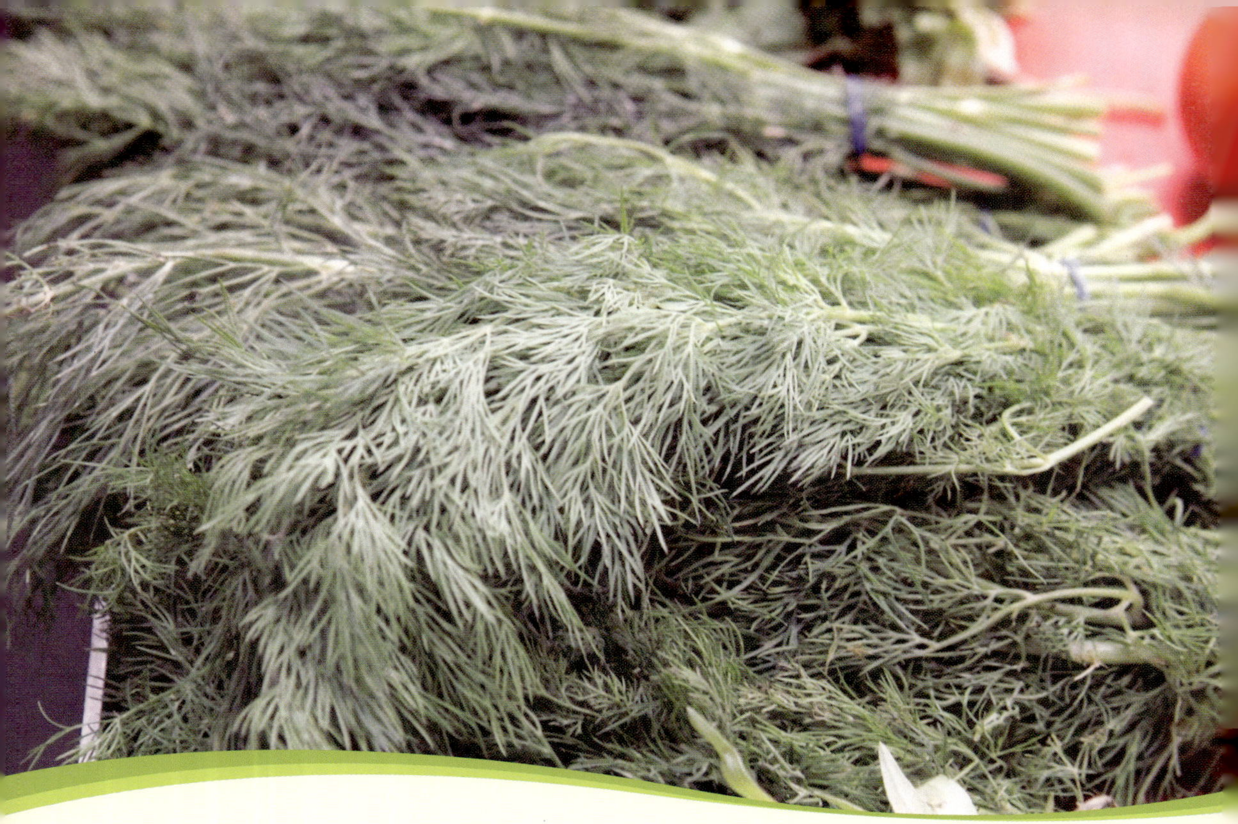

파리 시장의 서양자초인 딜(프랑스)

06 서양자초(딜, 시라)

소화불량, 장염에 효과가 있는

- **학명** | *Anethum graveolens* L.
- **식용부위** | 잎, 줄기
- **과명** | 산형과[Apiaceae, ※ 산형과의 보존명(Umbelliferae)]
- **약용부위** | 열매

 영어 • dill
 필리핀어 • dill
 말레이어 • adas sowa, ender
 한자 • 蒔蘿(시라), 小茴香(소회향)
 이태리어 • aneto
 인도네시아어 • adas sowa, ender
 일본어 • ジラ(지라, 蒔蘿), イノンド(이논도)
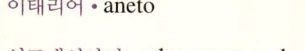 스페인어 • eneldo

서양자초(딜)가 수재된 한국의 공정서
- 『대한민국약전외한약(생약)규격집』(제4개정)에 시라(蒔蘿) *Anethum graveolens*의 열매를 '시라자(蒔蘿子)'로 기재
- 한국 『식품공전』의 '식품에 사용할 수 있는 원료' 부분에 '서양자초'의 이름으로 열매가 수재

- **원산지 |** 서양자초(딜)는 지중해 연안, 아프리카 북부에서 북인도에 걸친 지역이 원산지이다.

- **재배지·판매 |** 약용식물로서 예부터 유럽, 북미, 아시아에서 재배되었다.

- **식물 |** 산형과에 속하며 학명은 *Anethum graveolens*로 식물 전체를 식용한다.

- **유럽의 향신료 |** 서양자초(딜)는 북유럽의 대표적 향신료로서 비타민 중에서 비타민 C, 엽산이 풍부하다. 열매는 의장관을 덥게 하므로 복부의 냉증을 제거하며 소화불량에 효과가 있다.

- **식용법 |** 향신료로서 생선요리, 샐러드에 사용한다. 생선의 비린내를 없어주면서 고유의 맛을 느낄 수 있게 해준다

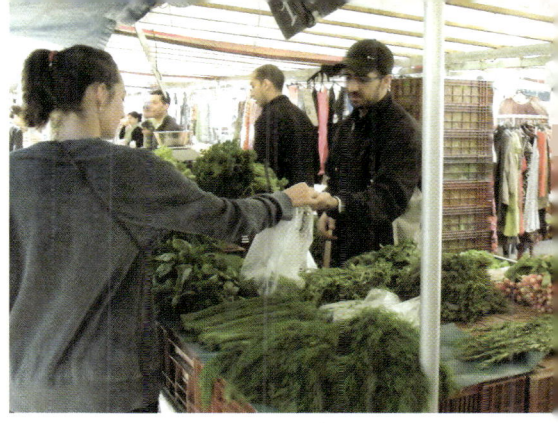

파리 시장에서 판매하는 서양자초(프랑스)

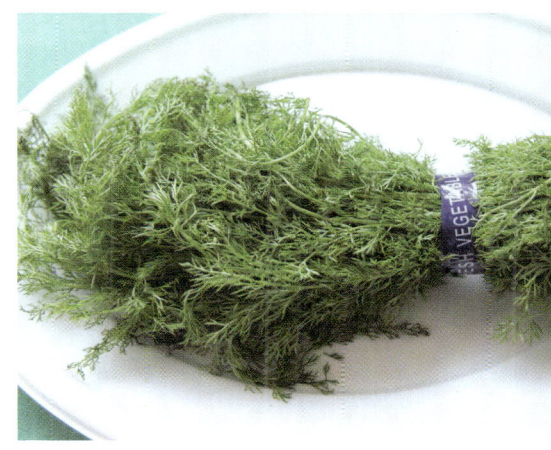

웨이하이 시장에서 판매하는 서양자초인 딜(중국)

서양자초(딜, 시라)의 한방 효능

1. 잎, 줄기, 열매의 성미(性味) : 맛은 맵고 성질은 따뜻하다.
2. 잎, 줄기의 효능
   - 화담지해(化痰止咳) 효능, 즉 기침을 멈추고 가래를 없애는 효능이 있다.
   - 허브식물로 널리 이용한다.
3. 열매의 효능
   - 건위작용이 있으며 소화불량, 장염에 효과
   - 통증을 멎게 함

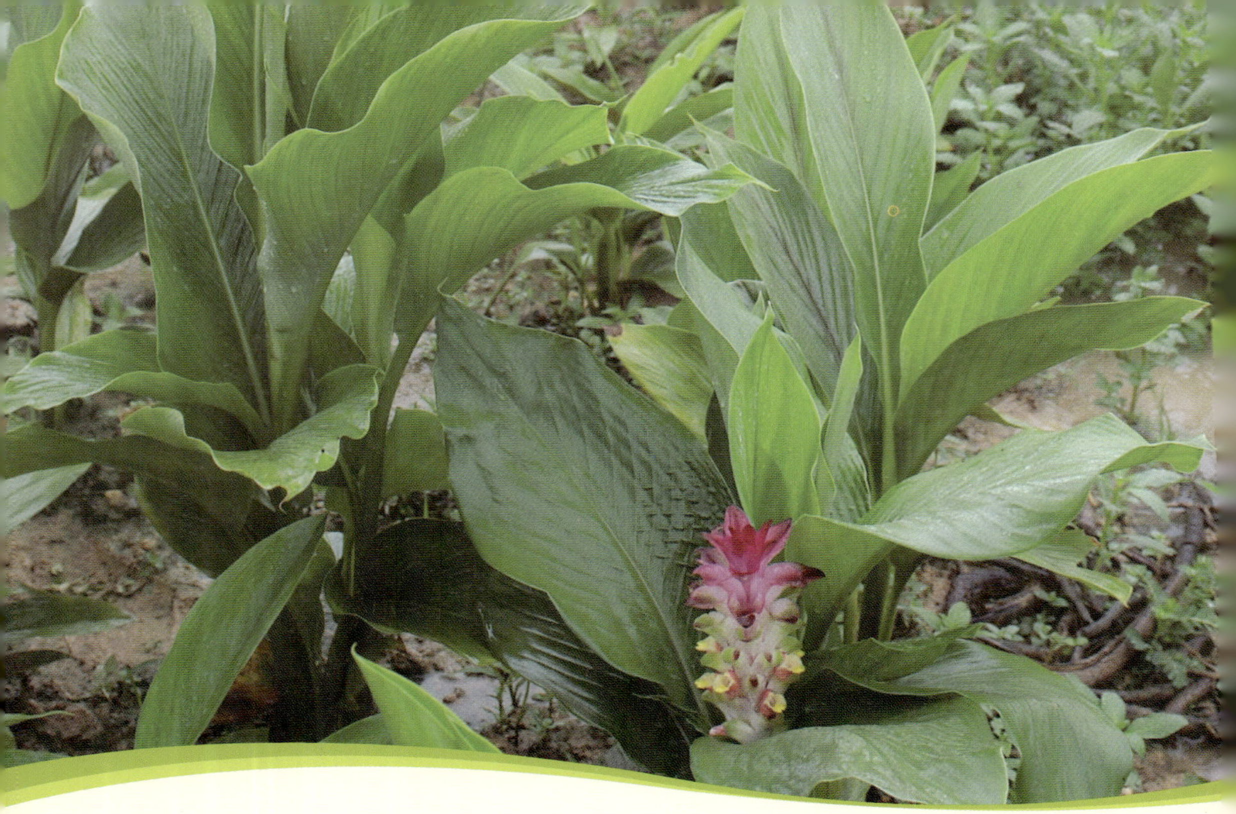

광시성에서 재배 중인 광서아출. 이 식물의 뿌리줄기가 아출이다.(중국)

07 아출

식체를 제거하고 기 순환을 촉진하는

- **학명** | *Curcuma wenyujin* Y. H. Chen et C. Ling.(온울금, 溫鬱金), *Curcuma kwangsiensis* S. G. Lee et C. F. Liang(광서아출, 廣西莪朮), *Curcuma phaeocaulis* Val.(봉아출, 蓬莪朮)
- **과명** | 생강과(Zingiberaceae)
- **약용부위** | 뿌리줄기

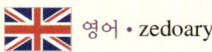 영어 • zedoary

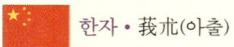 한자 • 莪朮(아출)

아출이 수재된 조선시대 의서와 한국의 공정서
- 『동의보감』, 『방약합편』
- 『대한민국약전』(제10개정)
- 한국 『식품공전』의 '식품에 제한적으로 사용할 수 있는 원료' 부분에 '봉출(*Curcuma zedoaria*)'이 수재

- **재배지** | 아출(莪朮)의 재료가 되는 식물들, 즉 온울금(溫鬱金)인 Curcuma wenyujin의 중국 산지는 저장(浙江)성이며, 광서아출(廣西莪朮)인 Curcuma kwangsiensis의 중국 산지는 광시(廣西)성, 광둥(廣東)성, 푸젠(福建)성, 타이완(臺灣)이다. 봉아출(蓬莪朮)인 Curcuma phaeocaulis의 중국 산지는 광둥성, 푸젠성, 광시성, 타이완이다.

  이중 온울금의 재배산지는 중국 저장성 원저우(溫州)시 아래에 있는 셴장(仙降), 마위(馬嶼), 타오산(陶山), 비산(碧山), 징구(荊谷) 일대에 집중되어 있다. 이 지역은 전국에서 가장 규모가 큰 온울금 생산 지역으로 명성을 얻고 있다. 온울금은 저장성의 '절팔미(浙八味)' 한약의 하나이다. 절팔미는 온울금, 백출, 항백작(杭白芍), 절패모(浙貝母), 항백국(杭白菊), 현호색(元胡), 현삼, 맥문동을 말한다.

  광서아출은 중국 광시장족 자치구의 특산약재이다.

- **식물** | 아출(莪朮)은 봉아출(蓬莪朮) Curcuma phaeocaulis(생강과), 광서아출(廣西莪朮) Curcuma kwangsiensis(생강과) 또는 온울금(溫鬱金) Curcuma wenyujin(생강과)의 뿌리줄기를 그대로, 또는 수증기로 쪄서 말린 것이다.

- **식품 사용 여부** | 한국의 『식품공전』에 봉출이 식품에 제한적으로 사용할 수 있는 원

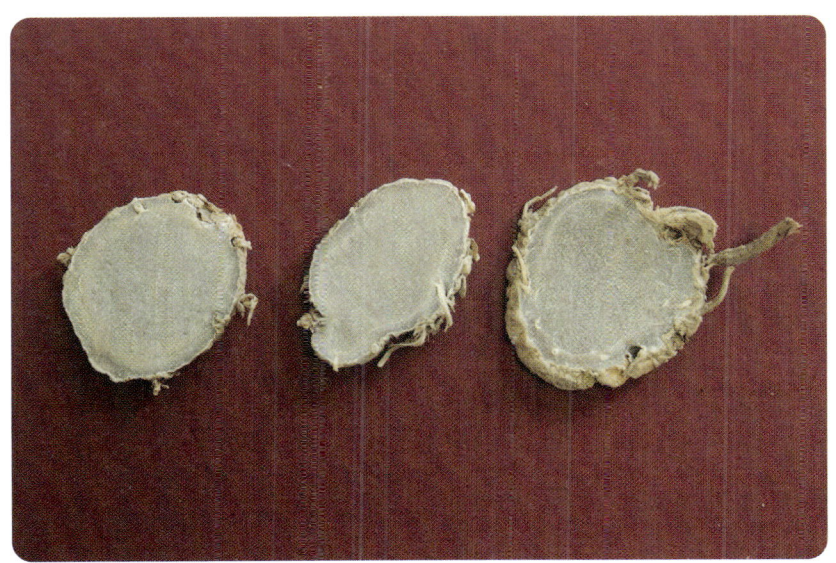

아출(홍콩)

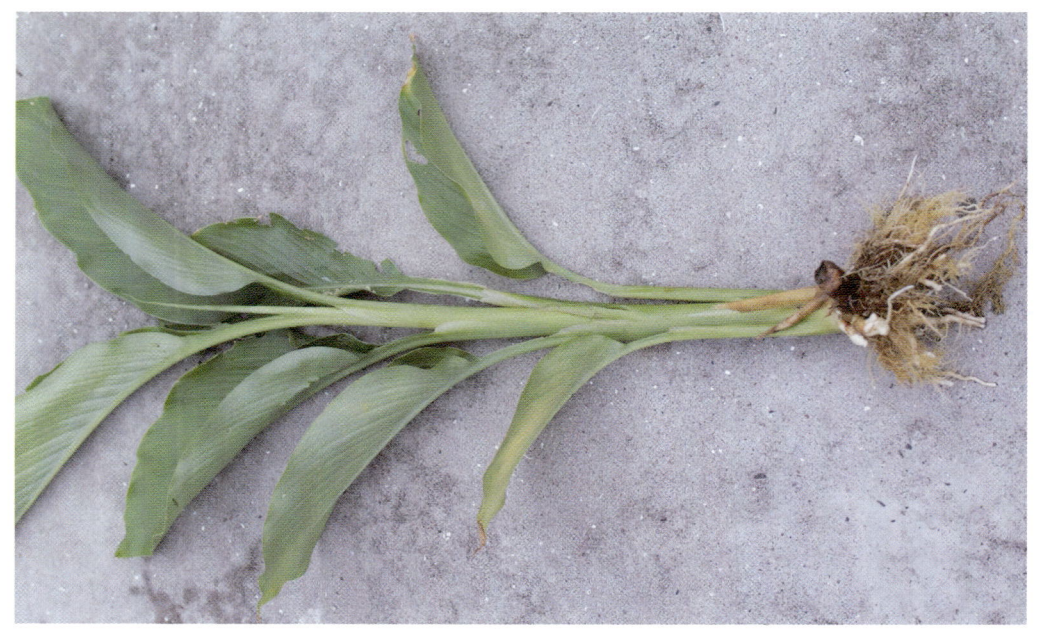

저장성 윈저우의 온울금. 이 식물의 뿌리줄기를 아출이라 한다.(중국)

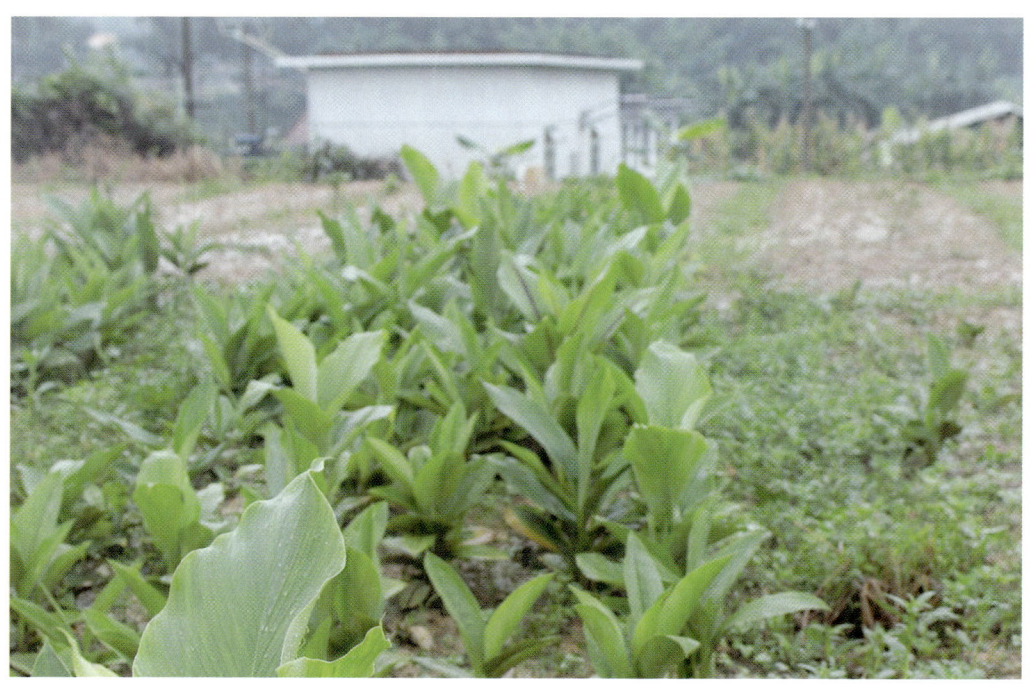

광서아출 재배밭(중국)

료 부분에 수재되어 있으므로 봉출의 뿌리줄기는 식용이 가능하다.

- **파혈거어, 행기지통 효능ㅣ** 아출은 어혈(瘀血)을 없애주고 기를 소통시켜 통증을 멎게 하는 효능이 있다. 그래서 소화가 잘 안되고 헛배가 부르면서 아픈 증상을 해소시키고 체한 음식을 제거한다. 타박상 동통이나 종양을 없애는 작용도 있다.

- **「동의보감」에 기재된 효능ㅣ** 봉아출(蓬莪茂, 봉출)은 성질은 따뜻하고[溫] 맛은 쓰며 맵고[苦辛] 독이 없다. 모든 기를 잘 돌게 하고 월경을 잘 하게 하며 어혈을 풀리게 하고 명치 아래의 복통을 멎게 한다. 현벽(痃癖)을 삭이고 분돈(奔豚)을 낫게 한다.

- **사용법ㅣ** 약용으로 쓸 때는 아출 5~10g을 800㎖를 넣고 달여서 반으로 나누어 아침 저녁으로 마신다.

- **참고ㅣ** 강황(p.338) 편, 울금(p.370) 편을 참고하면 아출과 비교할 수 있다.

아출의 한방 효능

1. **뿌리줄기의 성미**(性味) : 맛은 맵고 쓰며 성질은 따뜻하며 독이 없다.
2. **뿌리줄기의 효능**
   - 파혈거어(破血祛瘀, 어혈(瘀血)을 깨트리고 없애줌)의 효능이 있다.
   - 행기지통(行氣止痛, 기를 소통시켜 통증을 멎게 함) 효능이 있다.
   - 어혈이 정체되어 생기가 없고 전신에 통증이 심한 것을 제거시킨다.
   - 소화기능 감퇴로 음식의 소화가 잘 안되고 헛배가 부르면서 아픈 증상을 해소시킨다.
   - 기의 순환을 촉진시키고 엉긴 혈을 풀어주며 체한 음식을 제거하고 통증을 완화시킨다.
   - 식체, 부인 어혈, 타박상 동통을 치료한다.
   - 건위, 항종양의 약리작용이 있다.

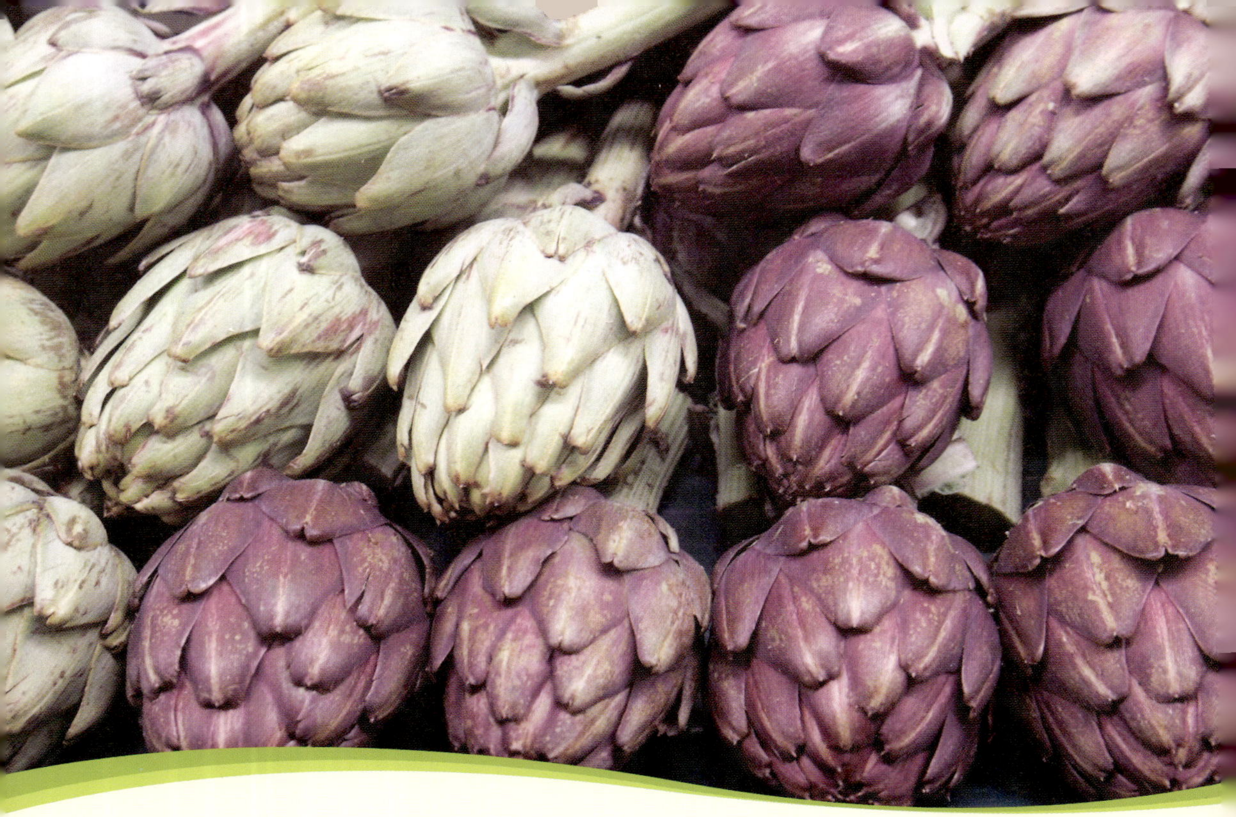

파리 상점에서 판매하고 있는
아티초크(프랑스)

08 간 해독 효능이 있는
아티초크

- **학명** | *Cynara scolymus* L.
- **과명** | 국화과[Asteraceae, ※ 국화과의 보존명(Compositae)]
- **식용부위** | 어린순, 어린잎

 영어 • artichoke, globe artichoke   프랑스어 • artichaut

이태리어 • carciofo   스페인어 • alcachofera

일본어 • アーティチョーク(아티쵸크), チョウセンアザミ(초센아자미, 朝鮮薊)

 한자 • 菜薊(채계)

❈ 아티초크가 수재된 한국의 공정서
- 한국『식품공전』의 '식품에 사용할 수 있는 원료' 부분에 어린순과 어린잎이 수재

- **원산지** | 아티초크(artichoke)는 지중해 연안 지역이 원산지이다.

- **재배지·판매** | 유럽과 미국에서 광범위하게 식용되고 있다. 우리나라에서는 최근 제주도에서 아열대처소인 아티초크의 노지재배가 성공했으며 전남, 충남 지역에서도 재배 중이다.

- **식물** | 국화과에 속하며 학명은 *Cynara scolymus*로 잎을 식용한다. 큰 솔방울처럼 생겼으며 우리나라의 『식품공전』에 식품으로 사용할 수 있는 식물로 수재되어 있다.

- **숙취 해소에 효과** | 잎은 시나린(cynarin) 성분을 함유하고 간 해독 효능이 있으며 엽산, 마그네슘이 풍부한 채소이다. 인도에서는 술 마신 뒤 숙취에 좋다고 하여 차로 많이 마신다.

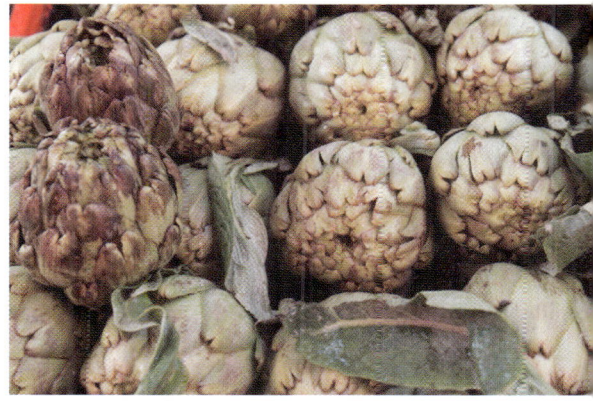

아티초크(스페인)

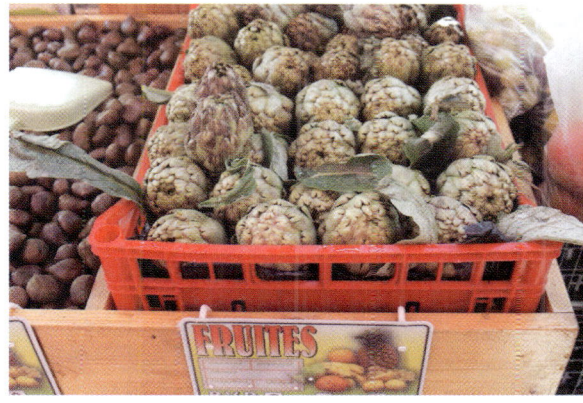

바르셀로나에서 판매하는 아티초크(스페인)

- **식용법** | 아티초크를 익혀 잎을 한 장씩 뜯어내서 적당한 소스에 찍어 먹는다. 오래되거나 더 큰 꽃들의 것은 먹을 수 없다.

아티초크의 한방 효능

1. 잎의 성미(性味) : 맛은 달고 성질은 평(平)하다.
2. 잎의 효능
   - 이담작용, 즉 지방질 음식을 소화시키는 담즙이 잘 배출되도록 돕는 효능이 있다.

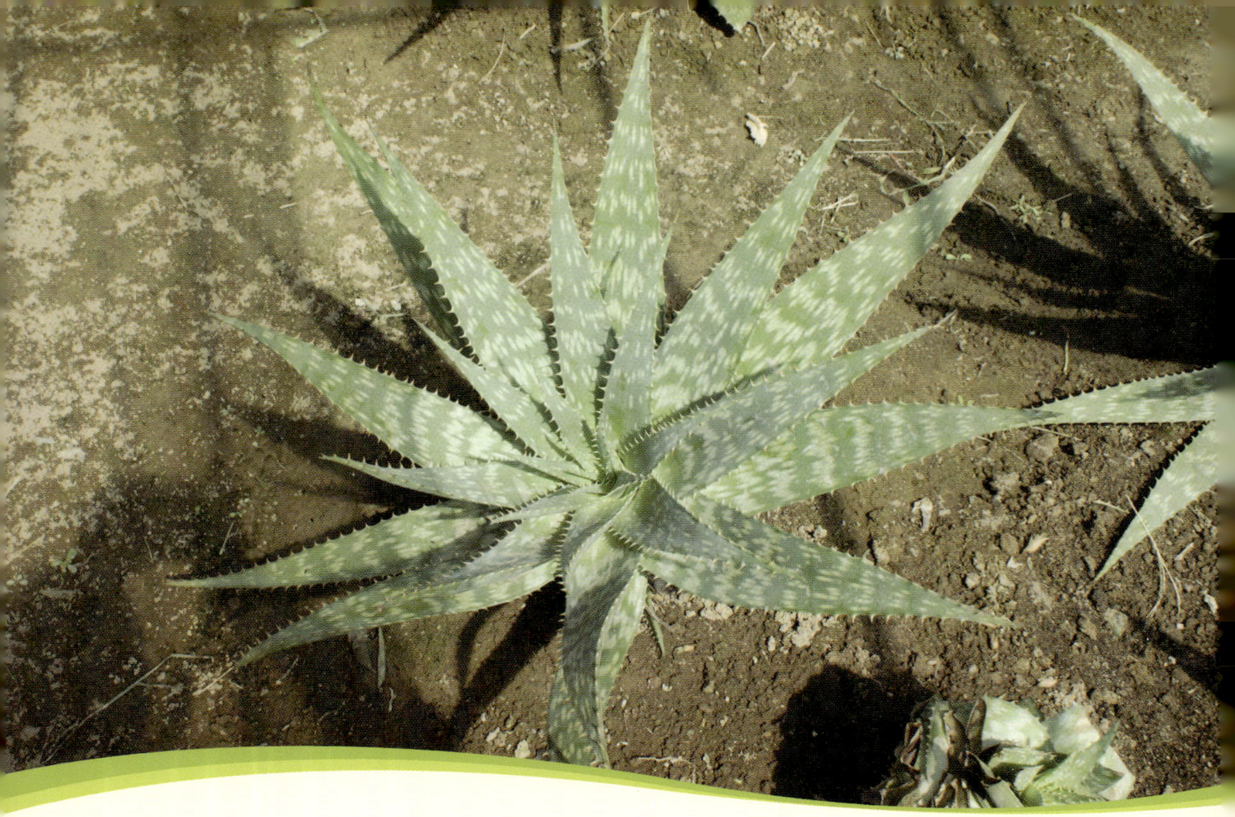

경남 김해의 알로에 농장에서
자라는 알로에(한국)

09 | 알로에
상처를 치유하고, 미백 효능이 있는

- **학명** | *Aloe barbadensis* Linne, *Aloe ferox* Miller, *Aloe africana* Miller, *Aloe spicata* Baker
- **과명** | 백합과(Lilliaceae)　　**식용부위** | 잎에서 얻은 액즙(液汁)　　**약용부위** | 꽃, 잎, 뿌리

 영어 • aloe

 일본어 • アロエ(아로에)

 한자 • 蘆薈(노회)

알로에가 수재된 한국의 공정서
- 『동의보감』에 '노회(蘆薈)'로 기재
- 『대한민국약전외한약(생약)규격집』(제4개정)에 '노회(蘆薈)'로 기재
- 한국 식품의약품안전청의 『건강기능식품』에 '알로에 겔' 수재

- **원산지** | 알로에(aloe)는 아프리카가 원산지로 현재 100여 종이 세계 각지에 재배되고 있다.

- **식물** | 백합과에 속하며 학명은 Aloe barbadensis, Aloe ferox, Alce africana 또는 Aloe spicata로서 잎에서 얻은 액즙(液汁)을 건조한 것을 먹는다.

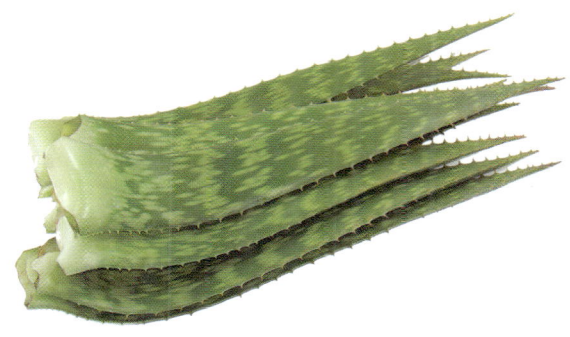

알로에(한국)

- **건강기능식품** | 식약청의 『건강기능식품』에 알로에(Aloe vera)의 잎이 '알로에 겔'로 수재되어 있으며 '피부 건강에 도움, 장 건강에 도움, 면역력 증진'의 기능성이 인정되어 있다.

- **미백, 보습 효능** | 알로에의 종류에 따라 정도의 차이는 있으나 항궤양과 세포재생, 혈

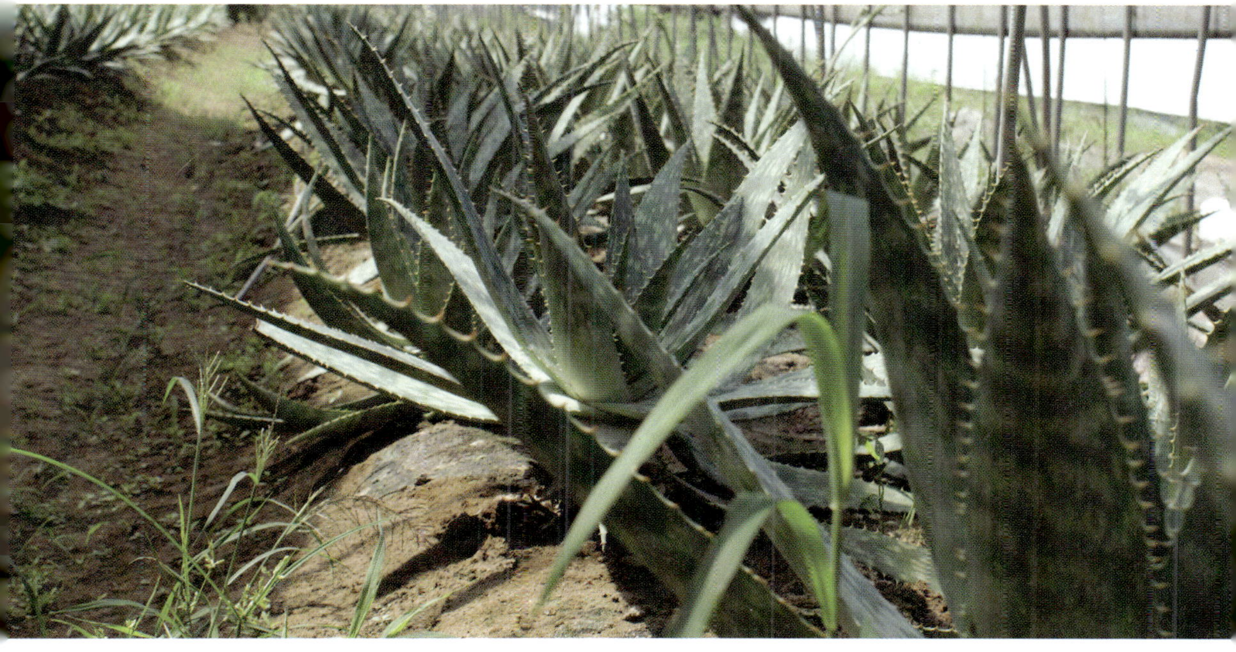

경남 김해의 알로에 농장(한국)

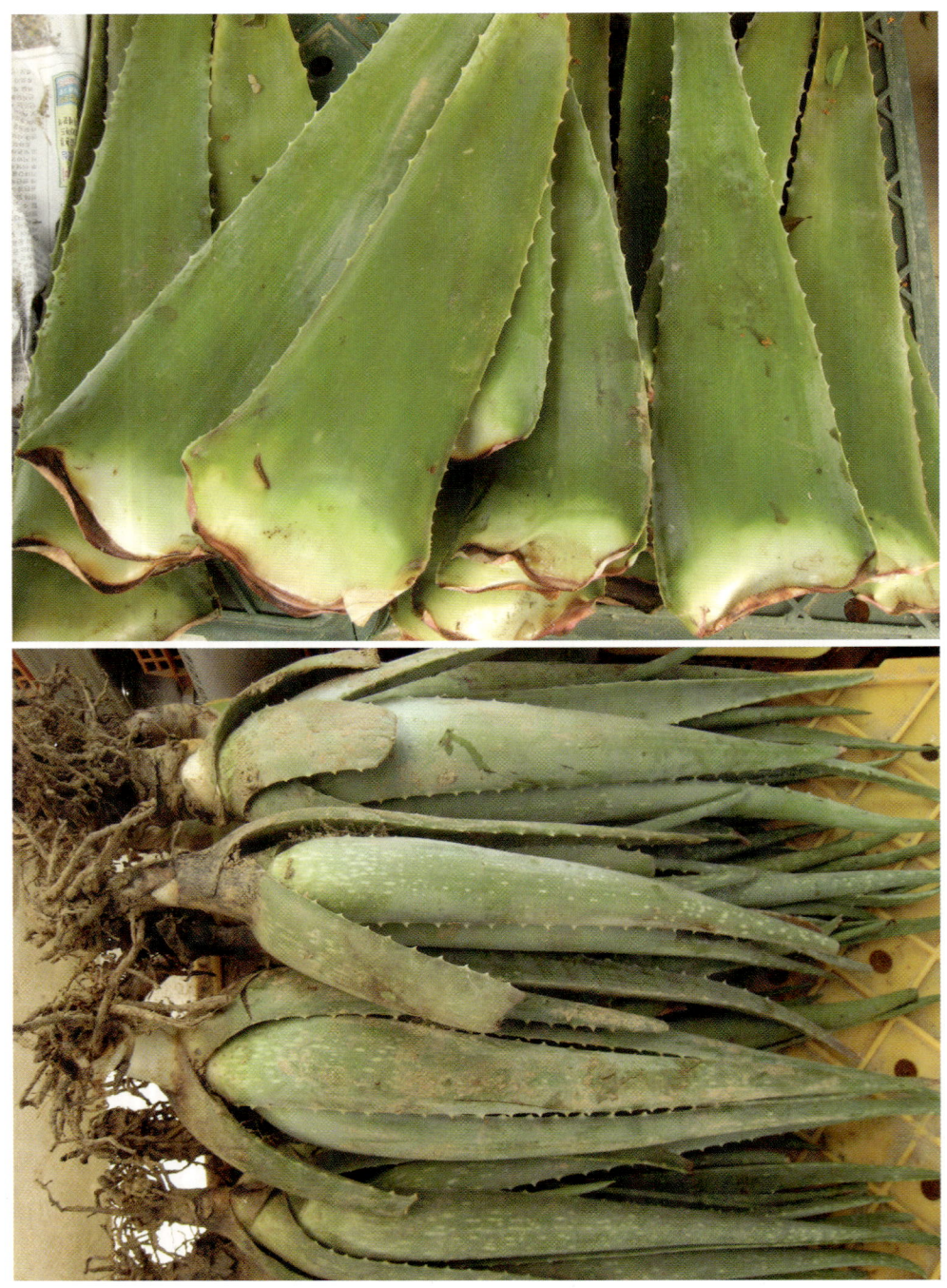

알로에(한국)

행촉진, 미백, 피부보습 작용 등의 효능을 가지고 있다.

- **『동의보감』에 기재된 효능** | 노회는 성질은 차고[寒] 맛은 쓰며[苦] 독이 없다. 어린이의 오감(五疳)을 낫게 하고 삼충(三蟲)을 죽이며 치루(痔瘻)와 옴과 버짐, 어린이가 열이 나면서 놀라는 것을 낫게 한다[본초].

- **식용법** | 알로에 생잎 또는 액즙을 가공하여 먹거나 피부에 바른다. 약용을 위해서는 알로에 1.85~5.55g을 산제(散劑, 분말 제제) 또는 환제(丸劑)로 하여 복용한다.

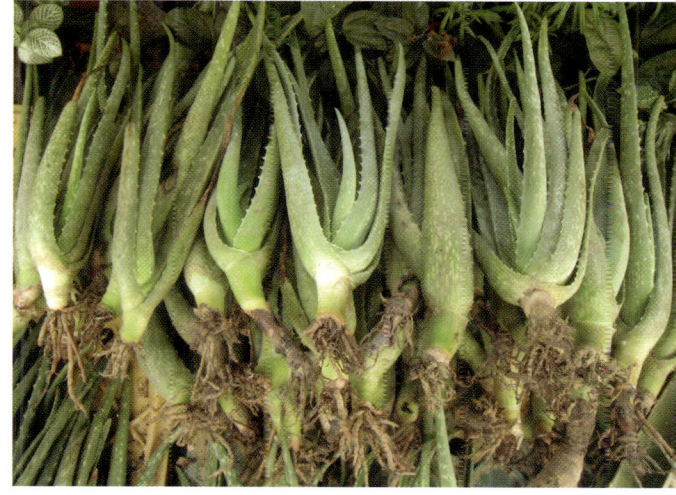

경남 하동의 화개장터 시장에서 팔고 있는 알로에(한국)

알로에의 한방 효능

1. **액즙의 성미(性味)** : 맛은 쓰고 성질은 차다.

2. **액즙의 효능**
   - 강장 효능이 있다.
   - 열을 내리고 통변(通便)하는 효능이 있다.
   - 열에 의한 변비, 무월경을 치료한다.
   - 구충 효능이 있다.
   - 상처치유 작용이 있다.

3. **기타 부위의 효능**
   - 꽃 : 기침을 없앰, 지혈 효과
   - 잎 : 통변, 무월경, 화상, 치질 치료

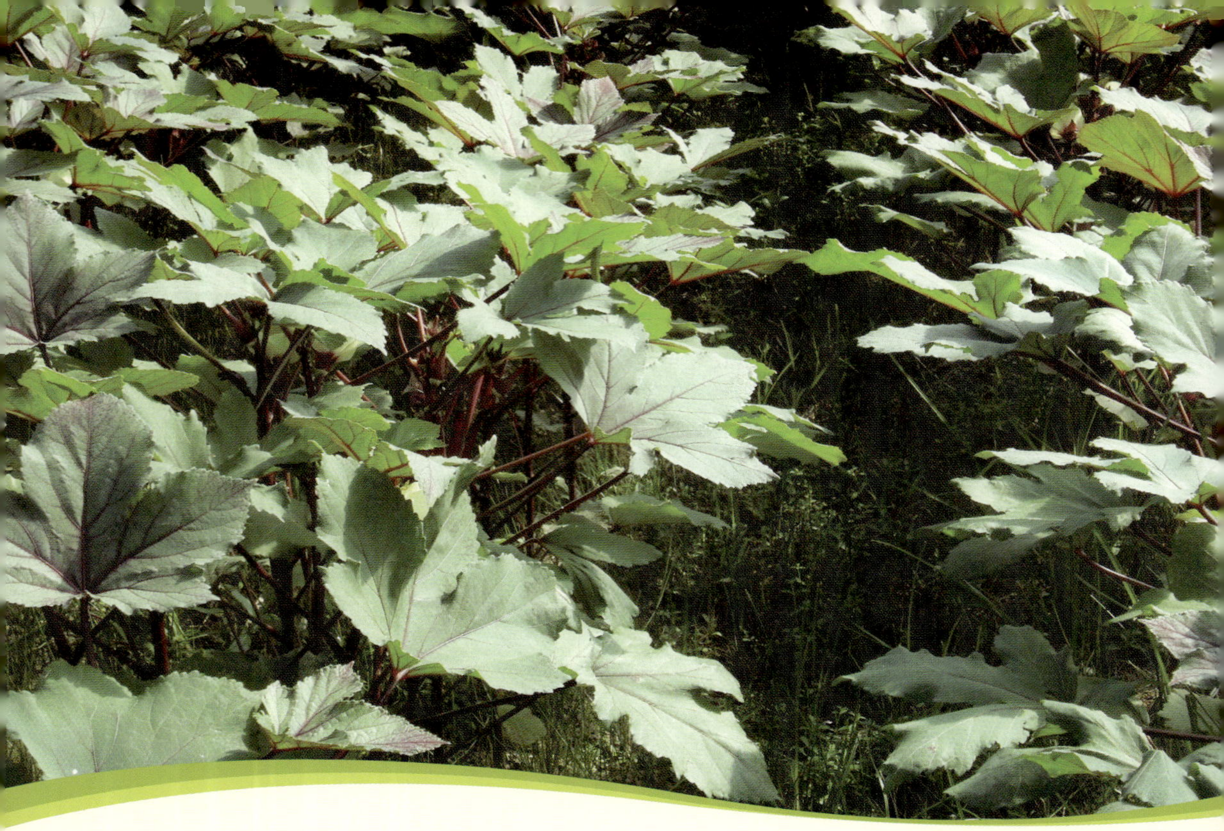

충남 예산의 오크라 재배지(한국)

10 콜레스테롤 수치를 낮추는 오크라

- **학명** | *Abelmoschus esculentus* (L.) Moench
- **학명의 이명** | *Hibiscus esculentus* Linnaeus
- **식용부위** | 열매

- **과명** | 아욱과(Malvaceae)
- **약용부위** | 뿌리, 잎, 꽃, 씨

 영어 • okra, lady's fingers   프랑스어 • gombo, bammia, bamya   이태리어 • ocra
 인도네시아어 • koni, bendi   말레이어 • koni, bendi   필리핀어 • okra
 일본어 • オクラ(오크라), アメリカネリ(아메리카네리), オカレンコン(陸蓮根, 오카렌콘)
 한자 • 秋葵(추규)

- **원산지 |** 오크라(okra)는 에티오피아가 유력한 아프리카 북동부 지역이 원산지로 알려져 있다.

- **재배지·판매 |** 이집트에서는 기원전부터 재배되었으며, 미국에서는 주로 서아프리카에서 이주한 흑인들에 의해 재배가 시작되었다. 우리나라에서는 최근 제주도, 충남 예산 등에서 오크라를 재배하고 있다.

- **식물 |** 아욱과에 속하며 학명은 *Abelmoschus esculentus*로 열매를 식용한다. 풋고추같이 생긴 1년생 초본의 채소과일류이다.

- **식용법 |** 비타민 K, C, 엽산이 풍부하여 영양가가 높은 오크라는 소스나 케첩의 재료로 사용하며 볶거나 장아찌로 만들어 먹기도 한다. 샐러드로 먹을 수 있으며 특히 횡으로 자르면 별 모양이 되어 보기 좋다. 씨는 볶아서 커피의 대용품으로 마시기도 한다.

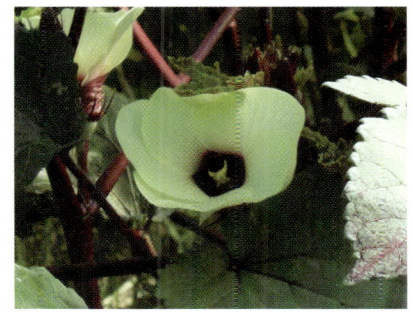

오크라 꽃(한국)

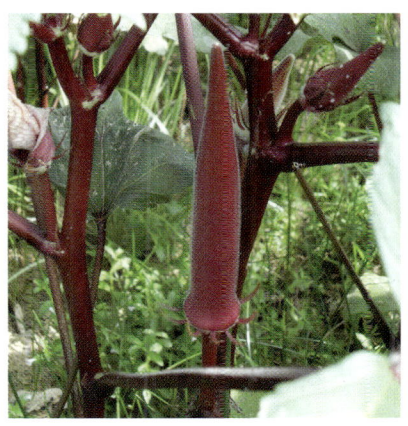

충남 예산의 농장에서 재배되는 붉은색 품종의 오크라 열매(한국)

오크라의 한방 효능

1. **뿌리, 잎, 꽃, 씨의 성미(性味)** : 맛은 싱겁고[淡] 성질은 차다.

2. **열매의 효능**
   - 콜레스테롤 농도를 저하시키는 효능이 있다.
   - 변비에 효과가 있다
   - 정장(腸整) 효과가 있다.

3. **뿌리, 잎, 꽃, 씨의 효능**
   - 이인(利咽, 인후를 편하게 함) 효능
   - 통림(通淋, 소변 볼 때 아프거나 시원하게 나가지 않는 병증을 제거) 효능

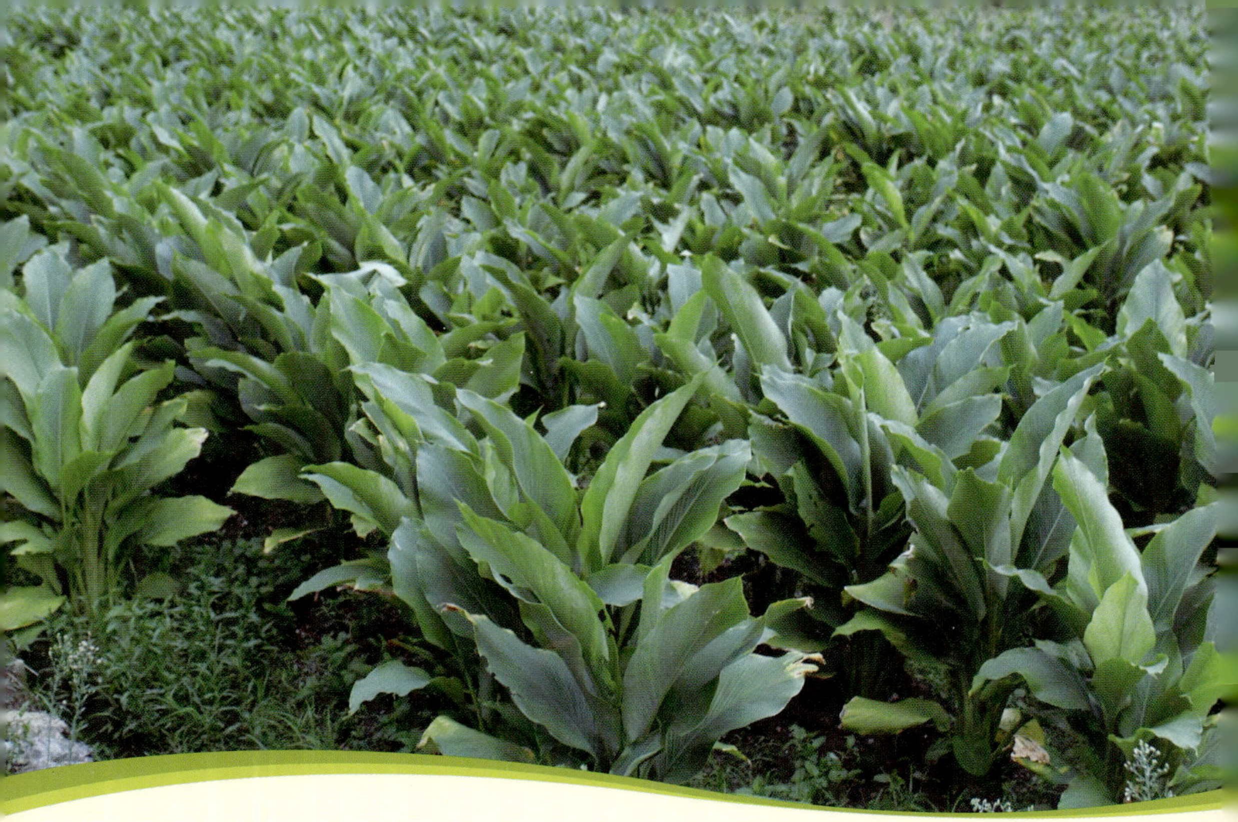

저장성 원저우의 온울금 재배지. 이 식물의 덩이뿌리가 울금이다. (중국)

11 울금

토혈과 옆구리 아픈 것을 치료하는

- **학명** | *Curcuma wenyujin* Y. H. Chen et C. Ling.(온울금, 溫鬱金), *Curcuma longa* Linné(강황, 薑黃), *Curcuma kwangsiensis* S. G. Lee et C. F. Liang(광서아출, 廣西莪朮), *Curcuma phaeocaulis* Val.(봉아출, 蓬莪朮)
- **과명** | 생강과(Zingiberaceae)
- **약용부위** | 덩이뿌리

 영어 • curcuma root   한자 • 鬱金(울금)

> ※ 울금이 수재된 조선시대 의서와 한국의 공정서
> - 『향약집성방』, 『동의보감』, 『방약합편』
> - 『대한민국약전』(제10개정)
> - 한국 『식품공전』(2012)의 '식품에 제한적으로 사용할 수 있는 원료' 부분에 '울금'이 수재

- **재배지 |** 울금(鬱金)의 재료가 되는 식물들, 즉 온울금(溫鬱金)인 Curcuma wenyujin의 중국 산지는 저장(浙江)성이며, 광서아출(廣西莪朮)인 Curcuma kwangsiensis의 중국 산지는 광시(廣西)성, 광둥(廣東)성, 푸젠(福建)성, 타이완이다. 봉아출(蓬莪朮)인 Curcuma phaeocaulis의 중국 산지는 광둥성, 푸젠성, 광시성, 타이완이다. 온울금은 중국 저장성의 원저우(溫州)에서 대량 생산되며, 광서아출은 중국 광시좡족자치구에서 많이 재배되고 있다.

- **식물 |** 울금(鬱金)은 온울금(溫鬱金) Curcuma wenyujin(생강과), 강황 Curcuma longa(생강과), 광서아출(廣西莪朮) Curcuma kwangsiensis(생강과) 또는 봉아출(蓬莪朮) Curcuma phaeocaulis(생강과)의 덩이뿌리로서 그대로 또는 주피를 제거하고 쪄서 말린 것이다.

- **식품 사용 여부 |** 한국의 『식품공전』에서 울금은 식품에 제한적으로 사용할 수 있는 원료로 규정되어 있으므로 뿌리줄기는 식용이 가능하다.

- **활혈지통, 행기해울 효능 |** 울금은 혈(血)의 운행을 활발히 하여 통증을 없애고 행기(行

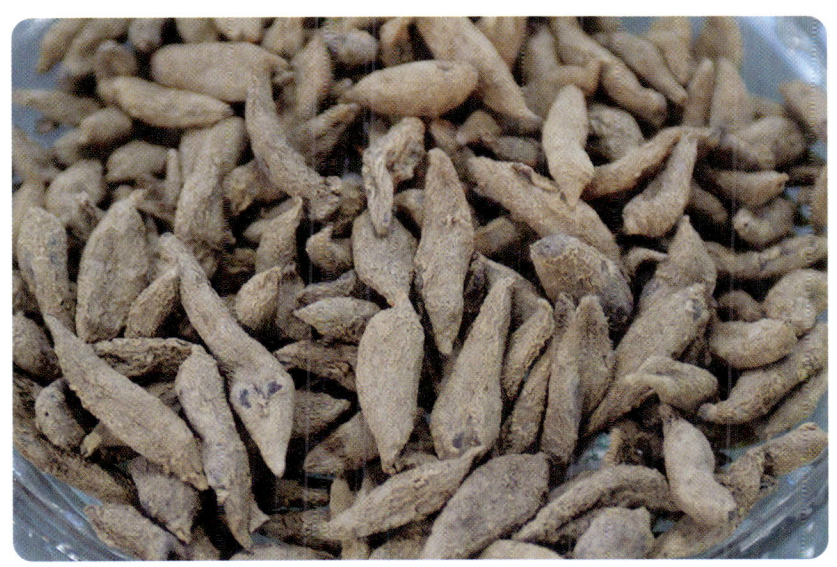

울금(중국)

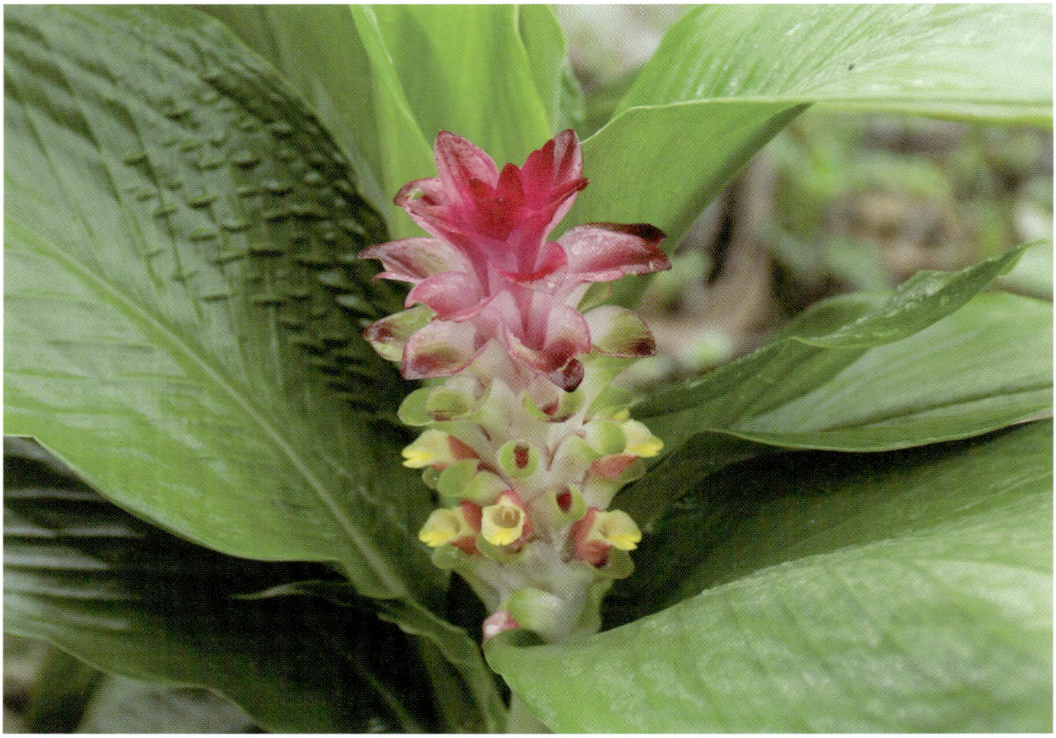

광시성 난닝 인근에서 재배 중인 광서아출. 이 식물의 덩이뿌리를 울금이라고 한다.(중국)

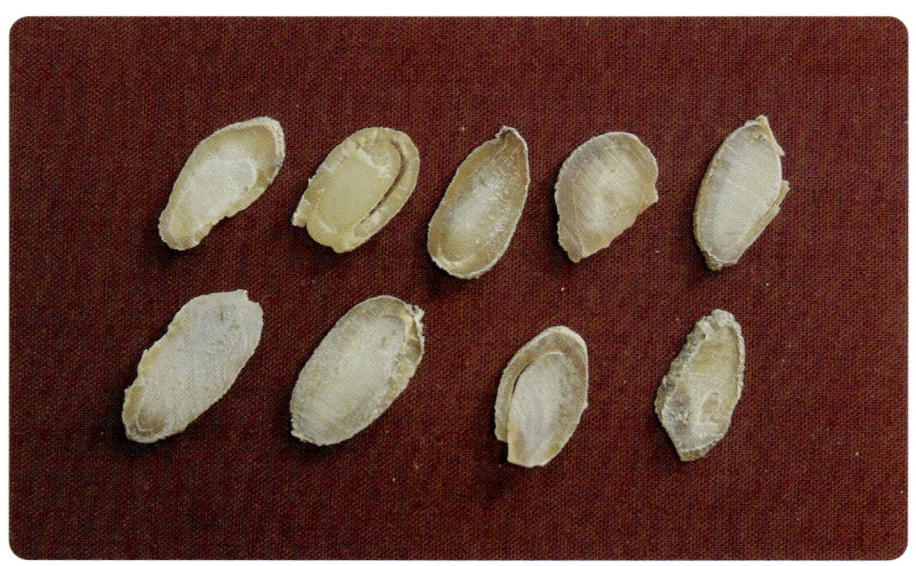

울금(홍콩)

氣)하여 울체(鬱滯)된 것을 풀어주는 효능이 있다. 그리고 열기를 식히고 혈열을 식히는 효능도 있다. 그러므로 생리통, 생리불순과 옆구리가 아픈 것, 토혈, 소변 출혈을 억제하는 작용이 있다. 담즙분비를 촉진하고 건위작용이 있어 소화를 돕는다.

- **『동의보감』에 기재된 효능 |** 울금의 성질은 차며[寒] 맛은 맵고 쓰며[辛苦] 독이 없다. 혈적(血積)을 낫게 하며 기를 내리고 혈림과 피오줌을 낫게 하며 쇠붙이에 다친 것과 혈기로 가슴이 아픈 것[心痛]을 낫게 한다[본초]. 울금은 '몹시 향기롭지 않으나 그 기운이 가볍고 날쌔어[揚] 술기운을 높은 데로 올라가게 하고 신(神)을 내려오게 한다. 옛 사람들은 몰리고 막혀서 잘 헤쳐지지 않는 데 울금을 썼다' 그 기재되어 있다.

- **사용법 |** 약용으로 쓸 때는 울금 4.5~9g을 800㎖를 넣고 달여서 반으로 나누어 아침 저녁으로 마신다.

- **참고 |** 강황(p.338) 편, 아출(p.358) 편을 참고하면 울금과 비교할 수 있다.

울금의 한방 효능

1. **덩이뿌리의 성미(性味)** : 맛은 맵고 쓰며 성질은 서늘하며 독이 없다.
2. **덩이뿌리의 효능**
   - 활혈지통[活血止痛, 혈(血)의 운행을 활발히 하여 통증을 없앰] 효능이 있다.
   - 행기해울[行氣解鬱, 행기(行氣)하여 울체(鬱滯)된 것을 풀어줌] 효능이 있다.
   - 청열양혈(淸熱凉血, 열기를 식히고 열로 인해서 생긴 혈열을 식힘) 효능이 있다.
   - 행기해울시키므로 간기능장애로 인한 생리통, 생리불순과 옆구리가 아픈 것을 치료한다.
   - 청열작용이 있어 토혈, 코피, 소변 출혈 등에 양혈지혈의 효능을 나타낸다.
   - 담즙분비 촉진, 건위, 항암의 약리작용이 있다.

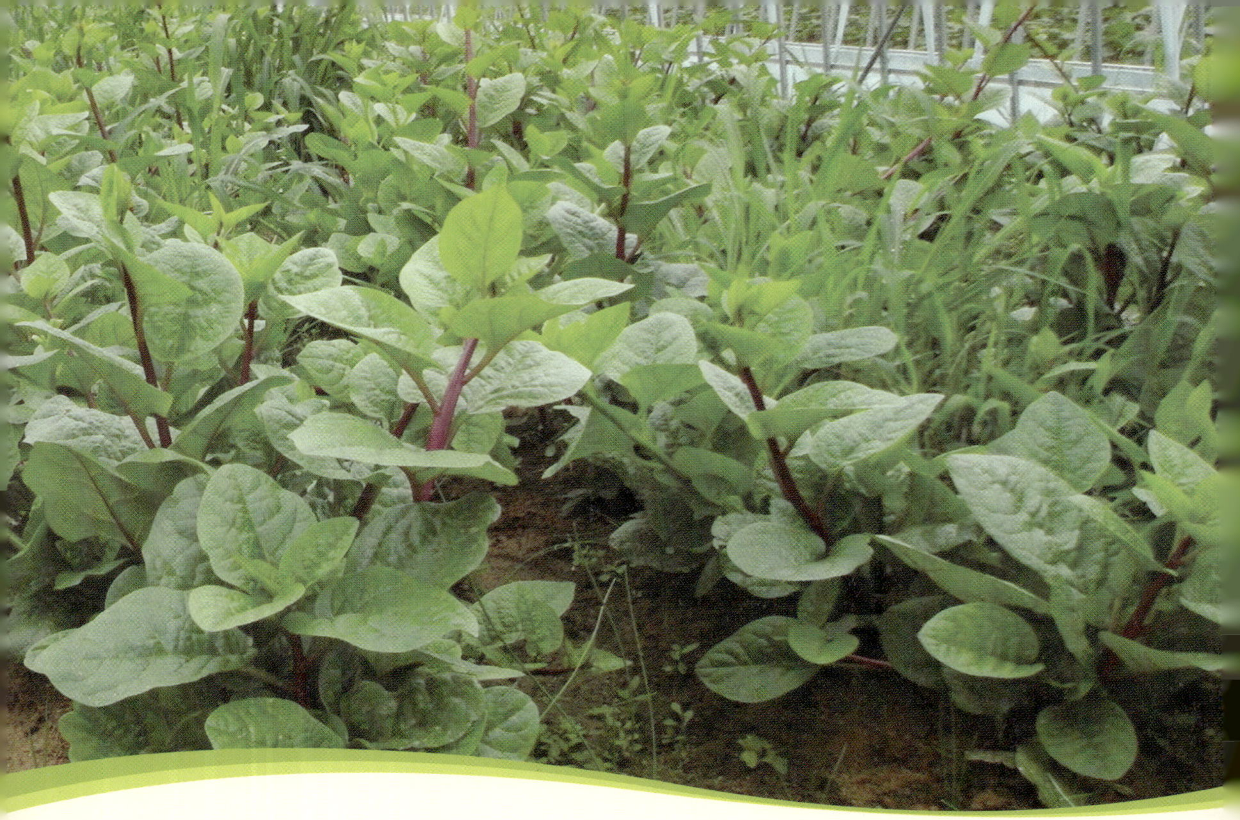

충남 예산의 인디언 시금치 농장(한국)

12 혈액순환을 촉진시키는
인디언 시금치(말라바 시금치)

- **학명** | *Basella alba* L.
- **식용부위** | 잎
- **과명** | 낙규과(落葵科, Basellaceae)
- **약용부위** | 꽃

 영어 • indian spinach, malabar spinach, ceylon spinach

 필리핀어 • alugbati, alogbati

 인도네시아어 • gendela, remayong

 일본어 • ツルムラサキ(蔓紫, 츠루무라사키)

 프랑스어 • baselle blanche

 타이어 • pakplang(팍쁘랑)

 말레이어 • gendela, remayong

 한자 • 落葵(낙규), 木耳菜(목이채)

374

- **원산지 |** 인디언 시금치(indian spinach, malabar spinach)는 동남아시아가 원산인 야채로, 모든 열대 지역에서 잘 자란다.

- **재배지·판매 |** 인도, 말레이시아, 중국, 멕시코, 미국 등지에서 상업적으로 재배하고 있다. 우리나라에서는 최근 제주도에 있는 농촌진흥청 온난화대응농업연구센터에서 무가온 시설만으로 인디언 시금치 재배에 성공했으며, 전남과 충남 지역에는 온실에서 대량 재배 중이다.

- **식물 |** 낙규과에 속하며 학명은 *Basella alba*로 잎을 식용한다.

- **고혈압, 당뇨에도 효과 |** 인디언 시금치는 무기질과 비타민 A, C가 풍부하므로 기능성 식품으로 애용된다. 약한 사하(설사를 하게 함)작용이 있어 변비 예방 효능이 있으며, 고혈압, 당뇨에도 좋다.

- **식용법 |** 쌈이나 샐러드로 먹으며 잎, 줄기를 데쳐서 나물로도 먹는다.

○ 충남 예산의 인디언 시금치 농장(한국)

인디언 시금치(한국) ○

인디언 시금치(말라바 시금치)의 한방 효능

1. 잎의 성미(性味) : 맛은 달고 시며 성질은 차다.

2. 잎의 효능
   - 혈액순환을 촉진시킨다.
   - 장을 원활하게 하여 변을 잘 보게 해준다.
   - 청열이습(淸熱利濕) 효능, 즉 열을 내리고 수습(水濕, 인체의 진액이 병리적으로 변한 것)을 빼는 작용이 있다.

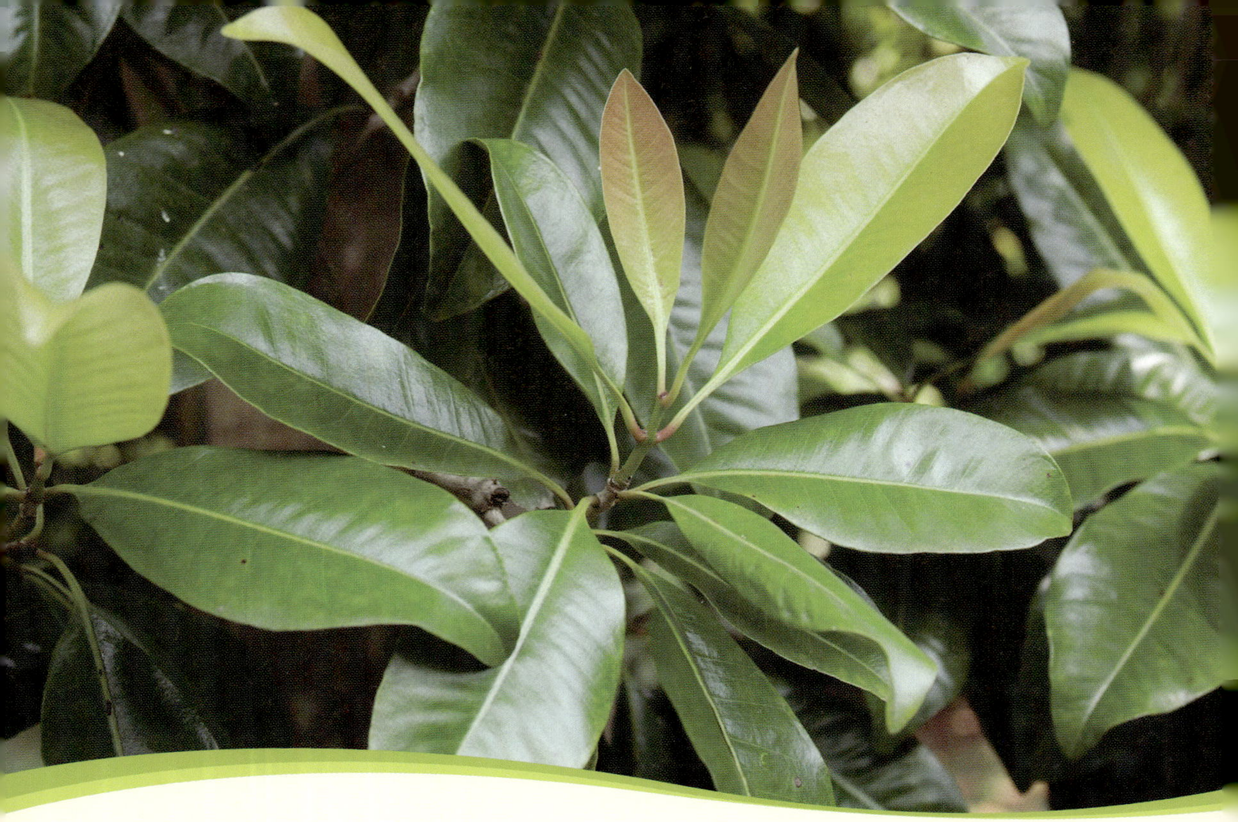

하이난 섬에서 자라는
정향나무의 잎(중국)

13 정향

소화불량, 국소마취 효과가 있는

- 학명 | *Syzygium aromaticum* Merrill et Perry
- 학명의 이명 | *Eugenia caryophyllata* Thunb.
- 과명 | 정향나무과(Myrtaceae)
- 약용부위 | 꽃봉오리

 영어 • clove

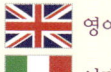 이태리어 • chiodi di garofano

 프랑스어 • giroflier

 한자 • 丁香(정향), 丁子(정자)

※ 정향이 수재된 조선시대 의서와 한국의 공정서
- 『동의보감』에 '강진향'으로 수재
- 『대한민국약전』(제10개정)

- **원산지 |** 정향(丁香)의 원산지는 인도네시아 말루쿠(Maluku) 섬이다.

- **재배지·판매 |** 정향의 주요 산지는 갈레이시아 군도, 아프리카, 인도네시아, 베트남이다. 정향은 중국 하이난성의 4대 남약(南藥)으로 선정되어 있다. 4대 남약이란 익지, 빈랑, 정향, 육두구를 일컫는다.

- **식물 |** 정향은 정향 *Syzygium aromaticum*(정향나무과)의 꽃봉오리이다.

- **소화불량, 위장염에 효과 |** 정향은 펩신(pepsin)의 분비를 증가시켜 건위작용을 나타내며, 정향유(油)와 정향유 성분인 유게놀(eugenol)은 살균, 방부작용이 있다. 그러므로 방향성 건위제로 소화불량, 급만성 위장염, 설사에 쓴다.

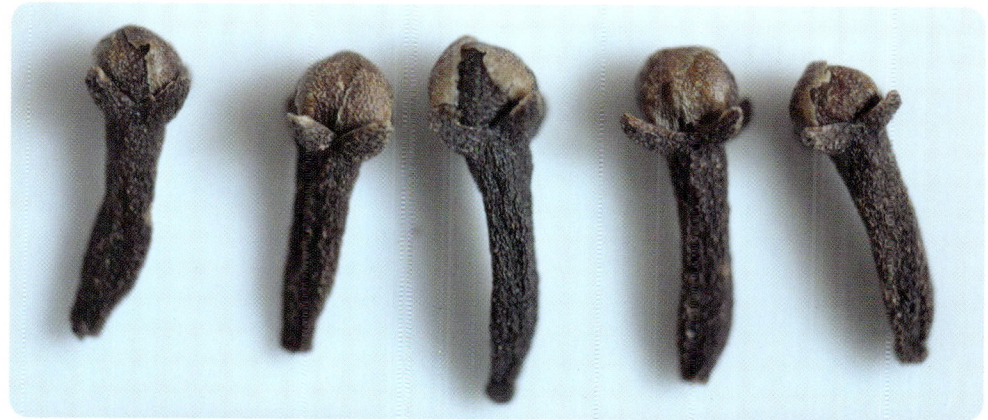

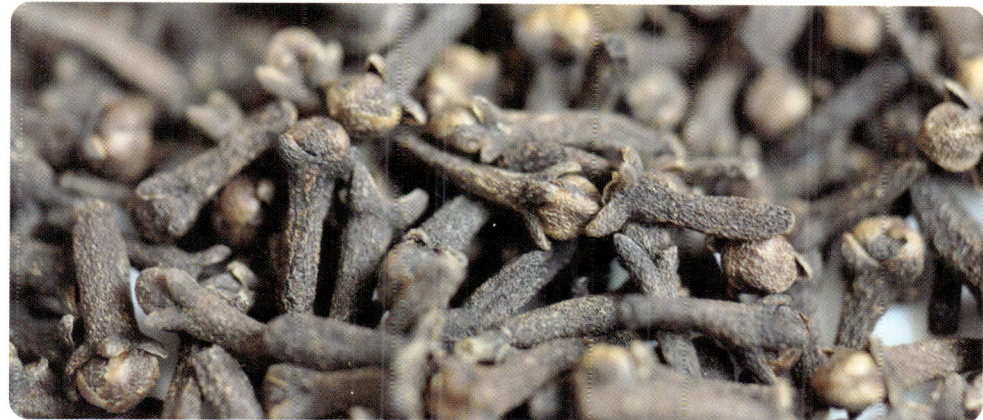

정향(한국)

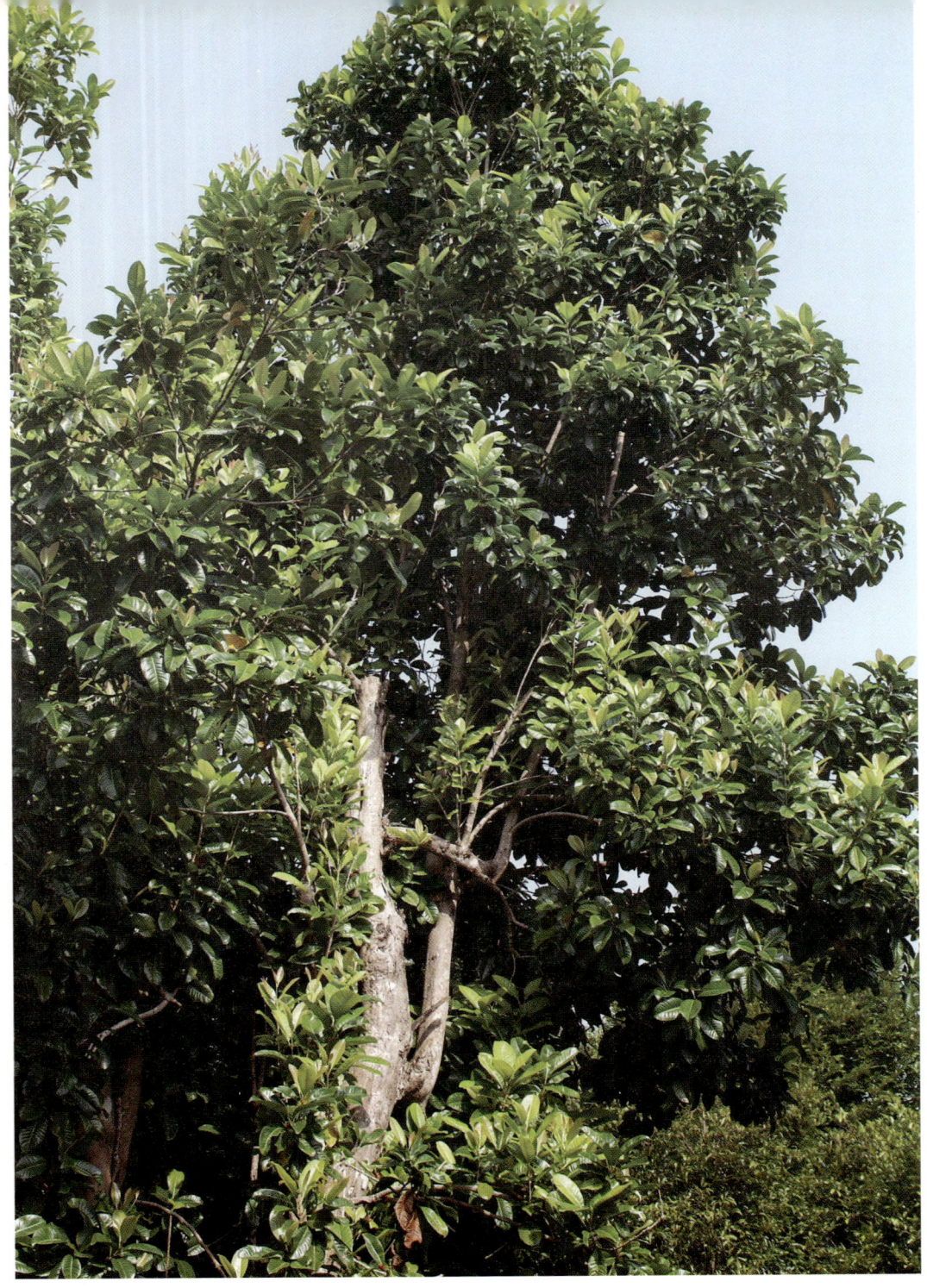

하이난약용식물원에서 재배 중인 정향나무(중국)

- **『동의보감』에 기재된 효능 |** 정향의 성질은 따뜻하며[溫] 맛은 맵고[辛] 독이 없다. 비위를 따뜻하게 하고 곽란, 신기(腎氣), 분돈기(奔豚氣)와 냉기(冷氣)로 배가 아프고 음낭이 아픈 것을 낫게 한다. 또한 성기능을 높이고 허리와 무릎을 덥게 하며 반위증(反胃, 음식물이 들어가면 토하는 병증)을 낫게 하고 술독과 풍독을 없애며 여러 가지 종기를 낫게 한다. 치감(齒疳, 잇몸이 곪아 썩는 병)을 낫게 하며 여러 가지 향기를 낸다.

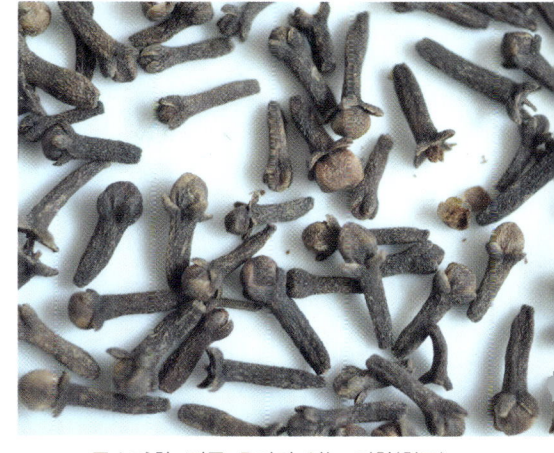

국소마취, 진통 효과가 있는 정향(한국)

- **사용법 |** 향신료로 사용하며 강한 향기가 나서 백리향(百里香)이란 별명도 붙어 있다. 약용으로 쓸 때는 정향 1~3g을 물 800㎖를 넣고 달여서 반으로 나누어 아침저녁으로 마신다. 또는 환제(丸劑)나 산제(散劑)로 만들어 복용한다.

정향의 한방 효능

1. 꽃봉오리의 성미(性味) : 맛은 맵고 성질은 따뜻하다.

2. 꽃봉오리의 효능

- 중초를 따뜻하게 하고 신(腎)을 덥혀준다.
- 역행한 기를 내리는 효능이 있다.
- 소화불량, 급만성 위장염에 사용한다.
- 치과에서 국소마취, 진통의 목적으로 사용한다.
- 구강청정제로 쓰인다.
- 구토, 설사, 이질을 치료한다
- 항세균, 항진균, 항바이러스의 약리작용이 있다.
- 강력한 혈소판응집 억제작용이 있다.
- 향신료로 사용한다.

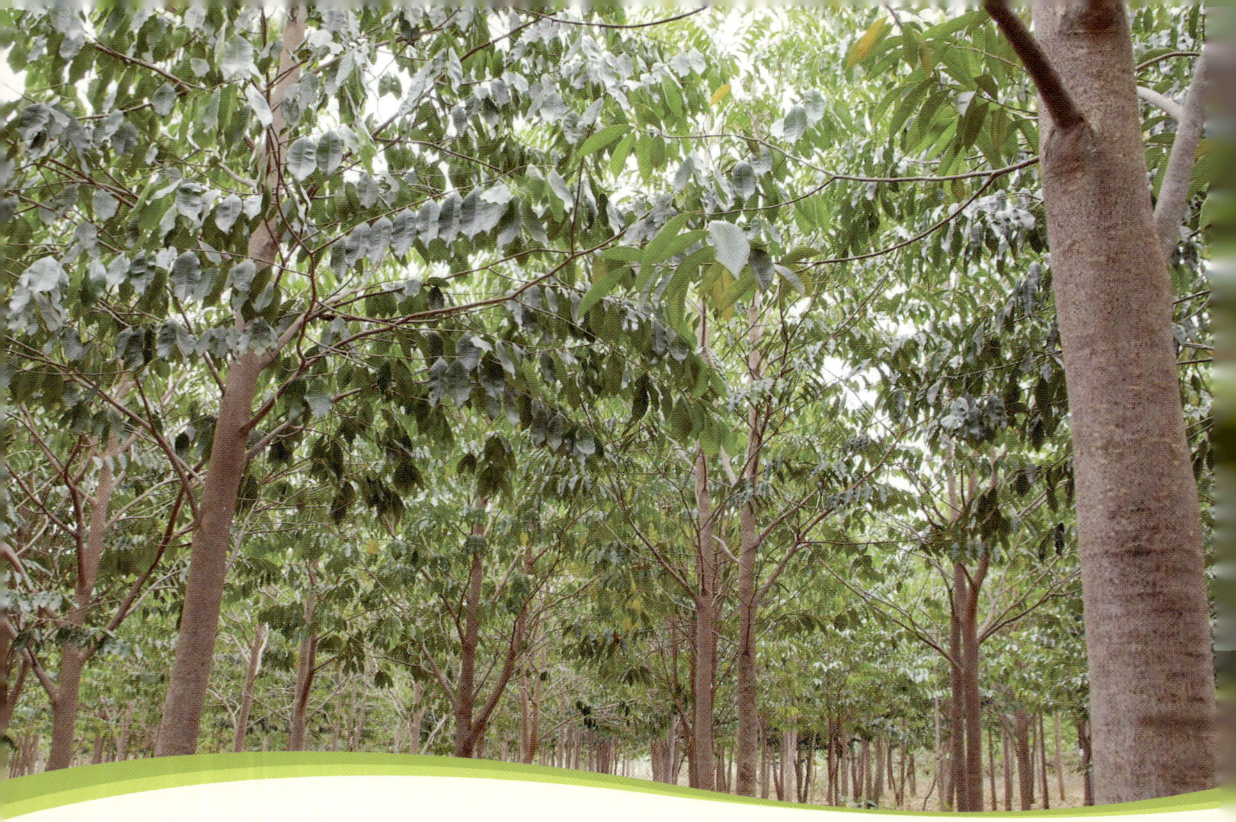

호치민시 인근의
침향나무 재배지(베트남)

식욕부진, 수족냉증에 좋은 효과를 지닌

14 침향

- **학명** | *Aquilaria agallocha* Roxburgh
- **과명** | 팥꽃나무과(Thymeleaceae)
- **약용부위** | 수지가 침착된 수간목 ※ 수지(樹脂) : 나무에서 분비하는 점도가 높은 액체

 영어 • aloeo wood

 한자 • 沈香(침향), 沈水香(침수향)

❀ 침향이 수재된 조선시대 의서와 한국의 공정서

- 『동의보감』, 『방약합편』
- 『대한민국약전외한약(생약)규격집』(제4개정)

380

- **재배지ㅣ** 침향(沈香)의 중국 산지는 광시(廣西)성, 기타 지역은 인도네시아, 베트남, 말레이시아, 인도, 캄보디아이다.

- **식물ㅣ** 침향은 침향나무 Aquilaria agallocha(팥꽃나무과)의 수지(樹脂)가 침착된 수간목이다.

- **침향은 물에 가라앉고 향기가 진하다는 의미ㅣ** 침향은 나무 속에 수지가 함유된 목재로서 재질이 무거워 물에 넣으면 가라앉기 때문에 침(沈)이라고 했고, 향기가 짙어 모든 기를 모아 위로는 하늘에 이르게 하고 아래로는 천[地]에 이르도록 심부름을 잘하는 향기가 있는 약이라는 뜻이다. "예로부터 향(香) 중에는 침향을 으뜸으로 여겼다. 침향은 약용 이외에도 부처님과 하나님께 바치는 최고의 향이고, 왕족이나 최고 갑부만이 사용하며, 삼계(三界)의 영기(靈氣)를 모두 통할 수 있는 것으로 보인다" 김인락 동의대 한의대 교수는 침향을 이렇게 정리했다.

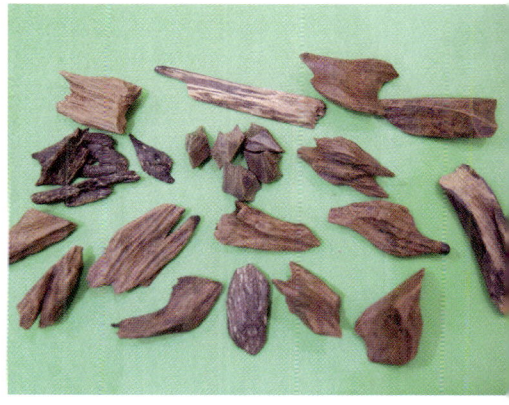

침향(인도네시아)

침향은 중국에서는 백목향 Aquilaria sinensis를 대표적으로 쓰고 베트남에서는 Aquilaria crassna, 인도네시아에서는 Aquilaria malaccensis를 대표적으로 쓰고 있으며, 이들 중 베트남 산을 우수한 것으로 인정하고 있다고 동국대 한의대 고(故) 강병수 교수는 전한다.

침향이란 열대나무 아퀼라리아(Aquilaria)에서 나오는 나무기름 덩어리를 말한다. 그냥 보면 나무 조각 같지만 나무에 난 상처를 치유하기 위해 상처 부위에 모인 수지가 수년에서 수천 년에 걸쳐 응결된 귀한 덩어리

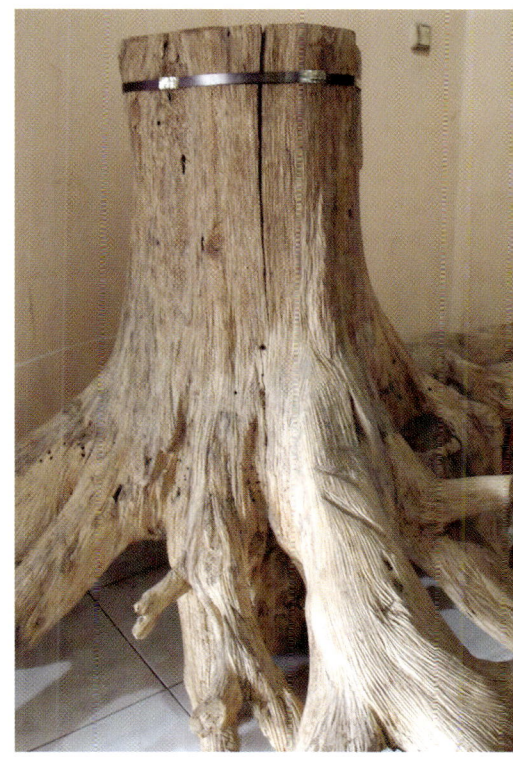

침향나두(인도네시아)

인 것이다.

침향수 속에서 수지가 점착되는 원인은 침향수 자체가 성장과정에서 있게 되는 각종 병균의 침투나 외부로부터의 충격 손상, 또는 벌레들의 침입 등으로 인해 상처가 생겼을 때 침향수가 자신을 보호하기 위해 병균이 침투한 곳과 상처가 난 곳의 확산을 방지하기 위한 자구적 조치에서 비롯된 것이다.

침향을 불 속에 넣으면 상쾌한 향기를 내며 탄다. 이 약은 태우면 특유한 향기가 있고 맛은 쓰다. 맛이 달고 쓰며 흑갈색을 띠고 물에 가라앉는 것이 좋은 제품이다.

- **기가 치밀어 오르는 것을 내리고 신장을 따뜻하게 하는 효능ㅣ** 침향은 한방에서 기를 소통시켜 통증을 멎게 하며 중초(中焦)를 따뜻하게 하고 구토를 가라앉히는 효능이 있다. 따라서 비위가 허약하고 차서 일어나는 통증과 소화불량, 식욕부진, 수족냉증에 좋은 효과를 나타낸다.

- **『동의보감』에 기재된 효능ㅣ** 침향의 성질은 열(熱)하고 맛은 매우며[辛, 쓰다(苦)고도 한다] 독이 없다. 풍수(風水)나 독종을 낫게 하며 나쁜 기운을 없애고 명치끝이 아픈 것을 멎게 한다. 신정을 돕고 성기능을 높이며 냉풍으로 마비된 것, 곽란으로 토하고 설사

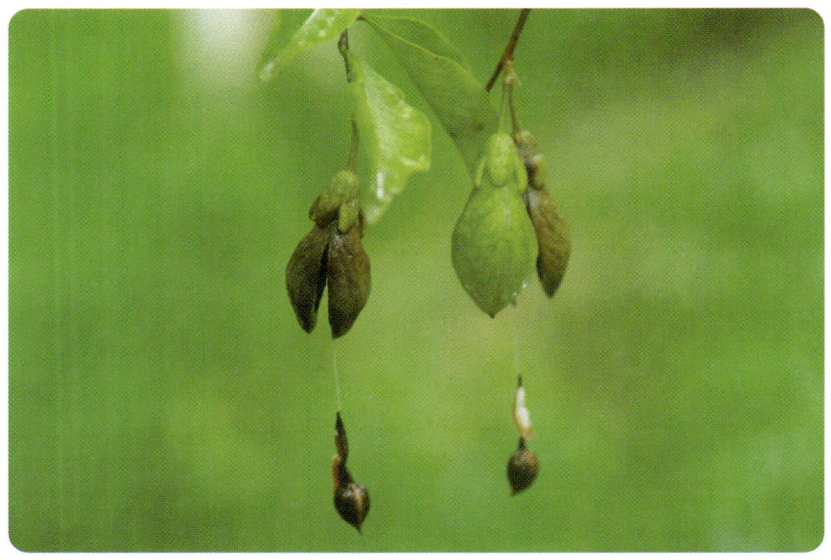

중국에서 침향으로 쓰는 백목향의 열매. 광시약용식물원에서 재배 중이다.(중국)

하거나 쥐가 이는 것을 낫게 한다. 영남과 광동, 광서지방 사람들이 침향나무를 도끼로 찍어 홈타기를 만들어두면 오랜 세월이 지나는 동안 빗물에 젖으면서 향이 뭉친다. 그것이 굳고 검으며 속이 꽉 차서 빈 데가 없고 물에 가라앉은 것을 침향이라 하고 물에 뜨는 것을 전향(煎香)이라 한다. 침향은 여러 가지 기를 돕는데, 위로는 머리끝까지 가고 아래로는 발밑까지 가므로 사약[使]으로 쓰인다.

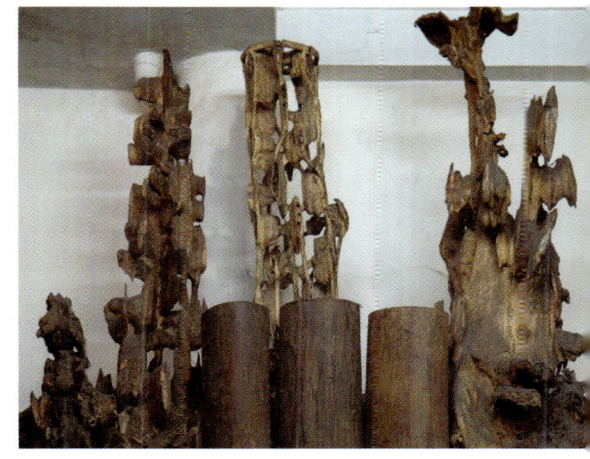

호치민시의 상점에 진열된 침향(베트남)

● **사용법 |** 약용으로 쓸 때는 침향 2~4g을 달여서 복용하거나 즙액이나 환제(丸劑), 산제(散劑)로 해서 쓴다.

침향의 한방 효능

1. **수간목의 성미(性味)** : 맛은 맵고 쓰며 성질은 따뜻하다.
2. **수간목의 효능**
   - 행기지통(行氣止痛, 기를 소통시켜 통증을 멎게 하는 함) 효능이 있다.
   - 온중지구(溫中止嘔, 중초를 따뜻하게 하고 구토를 가라앉힘) 효능이 있다.
   - 온신(溫腎), 납기[納氣, 신(腎)에서 폐에서 흡수한 기운을 받아들임] 효능이 있다.
   - 기 순행을 촉진시키고 통증을 가라앉힌다.
   - 따라서 비위가 허약하고 차서 일어나는 통증과 소화불량, 식욕부진, 수족냉증에 좋은 효과를 나타낸다.
   - 기가 위로 치밀어 오르는 것을 내리고 온중(溫中)하며 신장을 따뜻하게 하고 기를 끌어들이는 효능이 있다.
   - 진정, 해독, 건위약으로 히스테리, 기체, 천식 등에 쓴다.

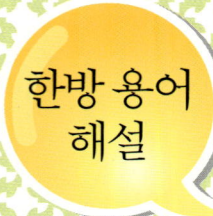

한방 용어 해설

ㄱ

간기(肝氣) : 간의 정기.
강기(降氣) : 기(氣)의 상역(上逆)을 치료하는 방법으로 기를 내려주는 것.
강근골(强筋骨) : 근육과 뼈를 강하고 튼튼하게 함.
강역(降逆) : 기가 치솟은 것을 내리는 효능.
강장(强壯) : 몸이 건강하고 혈기를 왕성하게 함.
개규성신(開竅醒神) : 구규(九竅)를 열어주고 정신을 깨움.
개선(疥癬) : 개선충의 기생으로 발생하는 피부질환.
거풍(祛風) : 풍(風)을 제거함.
거풍제습(祛風除濕) : 풍사(風邪)과 습사(濕邪)가 체내에 머물러 있다가 통증이 옮겨 다니는 증상을 치료하는 방법.
거풍조습(祛風燥濕) : 풍습(風濕)을 없애는 방법.
거풍지통(祛風止痛) : 풍(風)을 제거하고 통증을 멈추는 효능.
거한조습(祛寒燥濕) : 한(寒)을 제거하고 습사를 없앰.
건비(健脾) : 약해진 비(脾)의 기능을 강하게 함.
건비소식(建脾消食) : 비(脾)를 튼튼하게 하고 음식을 소화시키는 것.
건위청장(健胃淸腸) : 위(脾)를 튼튼하게 하고 장(腸)을 맑게 하는 효능.
경계(驚悸) : 놀라서 가슴이 두근거리거나 잘 놀라고 두려워하는 증상.
경맥불통 : 경폐(經閉), 정상적인 월경 시기에 병적으로 월경이 없는 증상.
관중(寬中) : 속을 편안하게 함.
구갈(口渴) : 입과 목이 마르면서 물이 많이 당기는 증상.

구풍(驅風) : 인체 내에 침입한 풍사(風邪)를 제거하는 효능.
구풍약(驅風藥) : 소화관에 가스가 차서 불쾌한 팽만감이 있을 때 장관(腸管)운동을 항진시켜서 가스를 제거하는 약.
군화(君火) : 심화(心火)를 말함.
굴신불리(屈伸不利) : 관절을 구부리고 펴는 것이 어려운 증상.
기창(氣脹) : 뱃속에 가스가 가득 차서 배가 불룩해지며 몸이 붓고 팔다리가 여위는 것.
기체(氣滯) : 체내의 기 운행이 순조롭지 못하여 어느 한곳에 정체되어 막힘.
기통(氣痛) : 기가 정체되어 발생하는 통증.
기혈(氣血) : 기와 혈.

나력(瘰癧) : 목 또는 목 뒤, 겨드랑이 등의 임파절에 멍울이 생긴 병증.
난위소식(暖胃消食) : 위를 따뜻하게 하여 음식을 소화시킴.
난위지구(暖胃止嘔) : 위를 따뜻하게 하고 구토를 멈추게 함.
난비위(煖脾胃) : 비위를 따뜻하게 함.
남장(嵐瘴) : 학질(瘧疾), 일정한 시간 간격을 두고 오한, 발열이 엇바뀌면서 주기적으로 발작하는 특징적인 전염병.
납기(納氣) : 신(腎)에서 폐(肺)에서 흡수한 기운을 받아들이는 효능.
냉리(冷痢) : 차고 불결한 음식, 날것을 지나치게 먹고 한기가 막혀서 통하지 않아 비의 양기가 상해서 발생하는 증상.
냉적(冷積) : 배가 아프고 식욕이 부진하며 먹은 것이 소화되지 않는 증상.

ㄷ

담(痰) : 인체의 기혈이 순조롭게 운행되지 않아서 장부의 진액이 일정 부위에 몰려 걸쭉하고 탁하게 된 것.
담연(痰涎) : 가래와 침.
담음(痰飮) : 몸 안에 수습(水濕)이 운화(運化)되지 못하여 생긴 음(飮, 묽은 가래, 찬가래)

과 담(痰, 진한 가래, 더운 가래)을 말함.
담음해천(痰飮咳喘) : 기의 흐름이 순조롭지 못하여 체내 수분의 대사장애로 형성된 담음이 기침과 가래에 각종 호흡곤란 증상을 유발하는 것.
담화(痰火) : 담(痰)으로 인해 생긴 화(火)나 담을 낀 화를 말함.
두창(痘瘡) : 천연두.
딸기코(주부코, 酒齄鼻) : 비사증으로 부어오르고 붉은 점이 생긴 코.

ㅁ

명목(明目) : 눈을 밝게 해줌.

ㅂ

반위(反胃) : 음식물이 들어가면 토하는 병증.
발한해표(發汗解表) : 땀을 내게 하고 풍한(風寒, 풍사와 한사가 겹친 증후. 감기 또는 고뿔)을 발산시킴.
방광기(膀胱氣) : 방광의 기화작용(氣化作用).
방향성건위약(芳香性健胃藥) : 위의 운동이나 위액의 분비를 항진시켜 소화, 흡수를 촉진하는 약.
방향화습약(芳香化濕藥) : 기미(氣味)가 방향성이며 온조(溫燥)한 성질을 가지고 있어 습을 없애고 비(脾)를 건강하게 하는 약물.
배농(排膿) : 고름을 뽑아내는 효능.
번갈(煩渴) : 가슴이 답답하고 입이 마르는 증후.
번열(煩熱) : 가슴이 답답하고 열이 나는 증상.
번조(煩躁) : 가슴에 열이 얽히어 괴롭고, 초조하며 불안한 것이 밖으로 드러나는 증상.
보비익위(補脾益胃) : 비(脾)를 보하고 위(胃)의 기능을 더하는 효능.
보신장양(補腎壯陽) : 신(腎)을 보하고 인체의 양기(陽氣)를 강건하게 효능.
보신조양(補腎助陽) : 신(腎)을 보하고 양기(陽氣)를 보함.
보신양(補腎陽) : 신(腎)의 양기(陽氣)를 보함.

보원양(補元陽) : 신양(腎陽)을 보하는 효능.
보중익기(補中益氣) : 비위(脾胃)를 보하여 원기를 돕는 효능.
보혈(補血) : 피가 허한 것을 보하는 것.
비허하혈(脾虛下血) : 비기의 허약과 비음의 부족으로 발생하는 출혈.

사리후중(瀉痢後重) : 설사를 한 뒤에도 뒤가 시원하지 않으며 불편한 증상.
산어정통(散瘀定痛) : 어혈(瘀血)을 제거하고 통증을 없애는 효능.
산통(疝痛) : 갑자기 심하게 일어나는 간헐적 복통.
산한(散寒) : 한사(寒邪)를 제거하는 효능.
산한조습(散寒燥濕) : 한기를 흩어버리며 습사를 없앰.
산한지통(散寒止痛) : 한사(寒邪)를 없애고 통증을 멈추는 효능.
삼초(三焦) : 한방에서 이르는 육부(六腑)의 하나로서 상초(上焦), 중초(中焦), 하초(下焦)의 총칭. 심장 아래 부위를 상초, 위(胃) 부근을 중초, 방광(膀胱) 윗 부위를 하초라 함.
삽장(澁腸) : 설사를 그치게 하는 효능.
상화(相火) : 간, 담, 신 삼초의 화(火)를 말함.
생기(生肌) : 헌데가 생긴 부위에서 새살이 돋아나는 것.
생진(生津) : 몸의 모자라는 진액(津液)을 만들어냄. 즉 음이 허하여 진액이 부족하거나 고열 등으로 인해 진액이 소모될 때 진액을 자양하는 약물을 써서 정상으로 회복시키는 것.
생진익위(生津益胃) : 진액을 생성하며 위를 보익하는 효능.
생진지갈(生津止渴) : 진액을 생기게 하고 갈증을 없애는 효능.
서열(暑熱) : 여름철에 생기는 일반적 열증.
석림(石淋) : 방광 결석에 의한 배뇨 곤란.
섬벽(閃癖) : 섬상(閃傷, 돌이 갑자기 비틀리거나 굽혔다 펴는 것 등으로 근막, 인대, 건이 당겨지면서 상한 증상)으로 인해 적취(積聚, 쌓여서 모임)된 것이 있는 증상.
소산풍열(消散風熱) : 풍사(風邪)에 열이 섞인 것. 발열과 오한 따위의 증상을 없앰.
소서(消暑) : 더위를 가시게 함.

소식(消食) : 음식을 소화시키는 것.
소아감적(小兒疳積) : 어린애가 음식 조절을 못해서 생기는 체증.
소염지통(消炎止痛) : 염증(炎症)을 가라앉히고 통증을 멎게 하는 효능.
소적(消積) : 배가 더부룩하거나 아픈 병증을 제거함.
소종(消腫) : 부은 종기나 상처를 치료함.
소종생기(消腫生肌) : 옹저(癰疽)나 상처가 부은 것을 삭아 없어지게 하고 기육(肌肉)을 새로 생기게 하는 효능.
소종해독(消腫解毒) : 옹저(癰疽)나 상처가 부은 것을 삭아 없어지게 하는 효능.
수렴(收斂) : 아물게 하고 늘어진 것을 줄어들게 하며 나가는 것을 거두어들이는 것.
수렴지리(收斂止痢) : 수삽(收澁)하는 약물로써 이질(痢疾)을 멎게 하는 효능.
수삽약(收澁藥) : 정기(精氣)가 흩어지고 흐르고 떨어져나간 것을 수렴하는 약.
수종(水腫) : 몸이 붓는 증세.
순양(純陽) : 여자와 한 번도 성적 관계가 없는 남자의 양기(陽氣).
식적(食積) : 음식이 소화되지 않고 오랫동안 정체됨으로써 형성된 적증.
식적기장(食積氣脹) : 비위(脾胃)의 운화기능의 장애로 먹은 음식물이 정체되어 기가 몰려 배가 몹시 부른 증상. 가스팽만, 소화불량.
식적복통(食積腹痛) : 무절제하게 먹고 마셔 소화되지 않고 쌓임으로써 배가 아픈 병증.
식체(食滯) : 먹은 음식이 잘 내려가지 않는 것.
식체창만(食滯脹滿) : 음식물이 내려가지 않아 그득하고 답답한 것.
신혼(神昏) : 정신이 혼미한 병증.
심복냉통(心腹冷痛) : 가슴과 배가 차면서 아픈 증상.
심복졸통(心腹卒痛) : 가슴과 배에 갑자기 통증이 발생하는 것.
심비(心脾) : 심장과 비장.
심조(心躁) : 신경을 너무 써서 마음이 지나치게 번잡하고 조급해지는 병.

양음(養陰) : 음(陰)을 자양하는 효능.
양혈(凉血) : 청열법(淸熱法)의 일종으로서, 혈분(血分)의 열사(熱邪)를 제거함. 즉 열로 인해서 생긴 혈열을 식히는 효능.

양혈해독(凉血解毒) : 온역(瘟疫), 온독(溫毒) 등 열독(熱毒)이 옹성한 것을 제거하는 청열해독법(淸熱解毒法) 중의 하나.

열병신혼(熱病神昏) : 열이 나고 정신이 혼미한 병증.

염폐(斂肺) : 폐(肺)의 기운을 수렴하여 기침 등을 멈추는 효능.

열이수(利水) : 소변을 잘 나가게 하여 이를 통해 열기를 빼내는 효능.

예장(翳障) : 눈에 병이 있어 막 같은 것이 생기는 장애.

오장사기(五臟邪氣) : 간, 심장, 비장, 폐, 신장에 병을 야기하는 요인.

온보신양(溫補腎陽) : 신장의 양기가 부족한 증상을 따뜻하게 하여 몸을 보함.

온역(溫疫) : 급성 유행성 열병.

온중(溫中) : 비위(脾胃) 부분을 따뜻하게 함.

온중산한(溫中散寒) : 중초[中焦, 위(胃)의 소화작용을 맡으며 심장에서 배꼽 사이의 부분]를 따뜻하게 하여 한사(寒邪)를 제거하는 효능.

옹저(癰疽) : 옹과 저를 포함한 명칭. 창면(瘡面)이 얕으면서 범위가 넓은 것이 옹이고 깊으면서 악성인 것이 저로 피부화농증이다.

완하(緩下) : 설사를 일으키는 작용.

울체(鬱滯) : 공기 따위가 막히거나 가득 참.

원기(元氣) : 인체의 정기.

위기(胃氣) : 소화기능.

위열구갈(胃熱口渴) : 위에 열이 있어 입과 목이 마르면서 물이 많이 당기는 증상.

위한(胃寒) : 위의 양기가 허하거나 한사의 침입으로 인해 발생한 위병(胃病).

유정(遺精) : 무의식 중에 정액이 몸 밖으로 나오는 일.

윤장(潤腸) : 대장이 조열로 인해서 나타나는 변비를 윤(潤)하게 하여 정장(整腸)하는 것.

윤장통변(潤腸通便) : 장을 적셔주고 대변을 통하게 하는 효능.

윤폐(潤肺) : 폐음을 자양함, 즉 열기로 고갈된 폐의 진액을 보충하여 윤택하게 함.

윤폐생진(潤肺生津) : 폐를 윤택하게 하고 몸의 모자라는 진액을 만들어냄.

윤폐지해(潤肺止咳) : 폐음을 자양하고 기침을 멎게 함.

이기관중(理氣寬中) : 기를 다스려 속을 편안하게 함.

이기조중(理氣調中) : 기를 다스려 중초(中焦)를 조화롭게 하는 효능.

이기지통(理氣止痛) : 기를 다스려 통증을 멎게 함.
이습(利濕) : 수습(水濕, 인체 진액이 병리적으로 변한 것)을 뺌.
이인(利咽) : 인후를 편하게 하는 효능.
익기(益氣) : 원기를 돕는 효능.
익위(益胃) : 위의 기능을 더하는 효능.
익정혈(益精血) : 정혈[精血, 인체 생명활동을 유지시키기 위하여 영양하는 정(精)과 혈(血)의 통칭]을 보익(補益)하는 효능.

ㅈ

자보(滋補) : 정기를 길러서 보익(補益)함.
자보강장(滋補強壯) : 혈(血)이나 음(陰)을 보하여 뼈대가 강하고 혈기가 왕성함.
장골(壯骨) : 기운 좋고 큼직하게 생긴 골격.
장양(壯陽) : 인체의 양기(陽氣)를 강건하게 하는 효능.
적백리(赤白痢) : 묵 같은 점액과 농혈이 섞인 설사를 하는 이질 병증.
적취(積聚) : 뱃속에 결괴(結塊)가 생겨 항상 배가 더부룩하거나 아픈 병증.
정종(疔腫) : 외과 부스럼의 하나.
정충(怔忡) : 가슴이 몹시 두근거리는 증상.
정통(定痛) : 통증을 없애는 효능.
제냉적(除冷積) : 배 속에 찬 기운이 뭉쳐 아픔을 느끼는 냉병을 없애줌.
제번지갈(除煩止渴) : 가슴속이 달아오르면서 답답하고 편치 않아 손발을 버둥거리는 증상과 갈증을 없애주는 효능.
제습(除濕) : 밖에서 풀거나 속에서 스며 나오게 하는 것. 습사(濕邪)를 제거하는 것.
조갈(燥渴) : 입술이나 입안, 목 따위가 타는 듯이 몹시 마름.
조갑진균증 : 손톱, 발톱의 무좀.
조습(燥濕) : 습사를 없앰.
조양(助陽) : 양기를 보함.
조중(調中) : 중초(中焦)를 조화롭게 하는 효능.
주독(酒毒) : 술 중독으로 얼굴에 나타나는 붉은 점이나 빛.

중초(中焦) : 삼초(三焦)의 하나. 위(胃) 부근의 부위를 말함.
지갈(止渴) : 갈증을 그치게 함.
지구(止嘔) : 구토를 멈추게 함.
지리(止痢) : 이질(痢疾)을 멎게 하는 효능.
지통(止痛) : 통증을 멎게 함.
지해(止咳) : 기침을 멎게 함.
지혈생기(止血生肌) : 지혈하고 새살을 돋게 하는 효능.
진액(津液) : 체액의 총칭. 체내의 일정한 계통을 따라 순환하나 필요에 따라 분비되는 분비물까지 포함.
진통안신(鎭痛安神) : 통증을 없애주고 정신을 안정하게 함.

청간명목(淸肝明目) : 간열(肝熱)을 식혀주며 눈을 밝게 해줌.
청리두목(淸利頭目) : 머리와 얼굴, 눈 등에 열이 치솟는 것을 차가운 성질의 약으로 식힘.
청서지갈(淸署止渴) : 여름에 날씨가 몹시 더워서 생기는 병을 치료하고 갈증을 풀어줌.
청서해열(淸署解熱) : 더위 및 열을 내리는 효능.
청습열(淸濕熱) : 습(濕)과 열(熱)이 결합된 나쁜 기운을 제거함.
청심(淸心) : 열사(熱邪)가 심포(心包)에 침입한 것을 치료.
청열생진(淸熱生津) : 열기를 식히고 열로 인해 고갈된 진액을 회복시키는 효능.
청열양음(淸熱養陰) : 열을 내리고 음(陰)을 자양하는 효능.
청열양혈(淸熱凉血) : 열기를 식히고 열로 인해서 생긴 혈열을 식히는 효능.
청열윤폐(淸熱潤肺) : 열기를 식히고 열기로 고갈된 폐의 진액을 보충하여 윤택하게 함.
청열이수(淸熱利水) : 열기를 식히고 소변을 잘 나가게 하여 이를 통해 열기를 빼내는 효능.
청열이습(淸熱利濕) : 열을 내리고 수습(水濕, 인체의 진액이 병리적으로 변한 것)을 뺌.
청열지통(淸熱止痛) : 열을 식히고 그로 인한 통증을 가라앉히는 효능.
청열평간(淸熱平肝) : 열을 식히고 간기를 다스려 경기를 예방함.

청열해독(淸熱解毒) : 열사를 제거하고 열독을 풀어주는 치료법.
청열화담(淸熱化痰) : 사열(邪熱)이 폐에 쌓여 진액이 말라 생긴 열담(熱痰)을 치료하는 방법.
청폐(淸肺) : 열기에 의해 손상된 폐기를 맑게 식히는 효능.
체혈(滯血) : 피가 정체되거나 잘 통하지 않음.
총이명목(聰耳明目) : 시력과 청력을 좋아지게 함.
최유(催乳) : 산후 젖의 분비를 촉진하는 것.
치감(齒疳) : 잇몸이 곪아 썩는 병.

ㅌ

태동불안(胎動不安) : 임신 중에 태아가 안정하지 못하고 움직이는 것.
통경지통(通經止痛) : 경맥의 흐름을 원활하게 하여 통증을 멎게 함.
통경활락(通經活絡) : 경맥의 흐름을 소통시키고 락맥을 원활히 흐르게 함.
통락거풍(通絡祛風) : 경락을 통하게 하여 풍(風)을 제거함.
통림(通淋) : 하초(下焦)의 습열(濕熱)을 없애고 결석을 제거하며, 소변 볼 때 깔깔하면서 아프거나 방울방울 떨어지면서 시원하게 나가지 않는 병증을 제거하는 방법.
통변(通便) : 대변을 통하게 하는 효능.
통혈맥(通血脈) : 혈맥이 잘 흐르게 하는 효능.

ㅍ

파혈거어(破血祛瘀) : 어혈(瘀血)을 깨트리고 없애주는 효능.
파혈행기(破血行氣) : 어혈을 깨트려 기가 정체된 것을 풀어서 순행시켜줌.
평천(平喘) : 호흡이 빠르고 촉박한 병증을 치료함.
폐열(肺熱) : 외부의 사기(邪氣)가 폐로 침범해 열로 변하는 것.
폐열담해(肺熱痰咳) : 폐의 여러 가지 열증으로 담(痰)이 성하여 발생하는 기침.
풍비(風痺) : 풍한습의 사기가 팔다리의 관절, 경락에 침범하여 생기는 쑤시고 마비감이 있는 증상.

풍사(風邪) : 질병을 일으키는 원인이 되는 바람을 제거함.
풍습(風濕) : 습한 곳에서 사는 까닭으로 습기를 받아서 뼈마디가 저리고 아픈 병.
풍열(風熱) : 풍사(風邪)에 열이 섞인 것. 발열과 오한 따위의 증상.
풍열(風熱)해수 : 풍열사(風熱邪)가 폐에 침입하여 생긴 기침.
풍한(風寒) : 풍사와 한사가 겹친 증후. 감기 또는 고뿔.

하기지통(下氣止痛) : 기운을 아래로 내려 통증을 완화시키는 효능.
하초(下焦) : 배꼽 아래의 부위로 콩팥, 방광, 대장, 소장 따위의 장기를 포함.
학모(瘧母) : 학질을 오래 앓아 옆구리 아래에 어혈이 생김.
한통(寒痛) : 한기로 인한 통증.
해수(咳嗽) : 기침과 가래.
해주(解酒) : 숙취를 품.
행기(行氣) : 기를 잘 돌게 하는 것. 즉 기가 정체된 것을 풀어서 순행시킴.
행기소체(行氣消滯) : 음식을 잘못 먹고 체하는 등 기를 돌려서 고여 있는 것을 풀어주
  는 작용.
행기지통(行氣止痛) : 기를 소통시켜 통증을 멎게 하는 효능.
행기해울(行氣解鬱) : 행기(行氣)하여 울체(鬱滯)된 것을 풀어주는 효능.
행기활혈(行氣活血) : 기혈을 잘 돌게 함.
해울(解鬱) : 울체(鬱滯)된 것을 풀어주는 효능.
해표(解表) : 풍한(風寒, 풍사와 한사가 겹친 증후. 감기 또는 고뿔)을 발산시킴.
허로(虛勞) : 몸과 마음이 허약하고 피로함.
허로구해(虛勞久咳) : 허로로 인하여 오랫동안 기침하는 것.
허로리약(虛勞羸弱) : 장부의 기혈이 부족하여 허약한 것.
허한증(虛寒症) : 정기(正氣)가 허하고 속이 찬 증상이 같이 나타나는 증상.
현훈(眩暈) : 정신이 아찔아찔하여 어지러운 증상.
혈조(血燥) : 혈이 끈적끈적해지는 것.
혈훈(血暈) : 해산 또는 그 밖의 원인으로 출혈이 심하여 정신이 흐리고 혼미해지는 증상.

협옹(脇癰) : 겨드랑이나 옆구리에 발생하는 악창.

협창(脇脹) : 겨드랑이나 옆구리에 생기는 화농성 악창.

화담배농(化痰排膿) : 담(痰)을 삭이고 고름을 뽑아내는 효능.

화담지해(化痰止咳) : 기침을 멈추고 담을 없애는 효능.

화습(化濕) : 상초(上焦)에 있는 습사(濕邪)를 없애는 치료 방법.

화어(化瘀) : 어혈(瘀血)을 없애는 효능.

화어지혈(化瘀止血) : 어혈(瘀血)을 풀어주고 출혈을 없애는 효능.

화위(和胃) : 위기(胃氣)가 조화롭지 못한 것을 치료.

화위강기(化胃降氣) : 위기(胃氣)를 조화롭게 하고 기의 상역(上逆)을 치료하는 방법으로 기를 내려주는 것.

화위강역(化胃降逆) : 위기(胃氣)를 조화롭게 하고, 기가 치솟은 것을 내리는 효능.

화중지구(和中止嘔) : 중초(中焦)를 조화롭게 하여 구토를 그치게 하는 효능.

활락(活絡) : 락맥을 원활히 흐르게 함.

활혈(活血) : 피의 순환을 촉진.

활혈정통(活血定痛) : 혈(血)의 운행을 활발히 하여 통증을 없애주는 효능.

활혈지통(活血止痛) : 혈의 운행을 활발히 하여 통증을 없애줌.

활혈화어(活血化瘀) : 혈의 운행을 활발히 하여 어혈(瘀血)을 없애는 효능.

찾아보기

ㄱ

가가(可可) • 84
가가야자(可可椰子) • 158
가배(咖啡) • 88
가시여지 • 104
가자(茄子) • 334
가지 • 334
가지과 • 176, 334
갈매나무과 • 50
감 • 132
감귤(柑橘) • 238
감나무과 • 132
감람(甘欖) • 182
감람고 • 182
감자(甘蔗) • 352
감초(甘蕉) • 186
강황(薑黃) • 338, 370
검화(劍花) • 226
격수(檄樹) • 138
계단과(鷄蛋果) • 94
계원육(桂圓肉) • 78
계피 • 342
고과(苦瓜) • 286

고렌시 • 66
고야 • 287
골든 리프 • 116
광귤나무 • 238
광불수 • 193
광서아출(廣西莪朮) • 358, 370
괭이밥과 • 66
구아나바나 • 104
구아바 • 28
국화과 • 362
귤 • 238
귤나무 • 238
귤핵(橘核) • 238
기이과(奇异果) • 126
꼭두서니과 • 88, 138

ㄴ

나한과(羅漢果) • 216
낙규(落葵) • 374
낙규과 • 374
남과(南瓜) • 98
낭카 • 202
내장과(奶漿果) • 258

노고자(櫓罟子) • 198
노니 • 138
노두자(露兜子) • 198
노란 용과 • 232
노회(蘆薈) • 364
녹각사(綠殼砂) • 348
녹나무과 • 152, 342
능금나무아과 • 264

ㄷ

다래나무과 • 126
더복모 • 255
더복피 • 254
더서번련(大西番蓮) • 94
대회향(大茴香) • 310
데코폰 • 248
드금양과 • 28, 34, 138, 290
두쿠 • 322
두리안 • 108
둥리(藤梨) • 126
등피(橙皮) • 238
딜 • 356

찾아보기 395

ㄹ

라임 • 249
란소네스 • 322
람부탄 • 316
랑삿 • 322
레드 플레시 피타야 • 234
레몬 • 250
레몬 구아바 • 35
렌부 • 168
롱꽁 • 324
류런(榴蓮) • 108
리츠 • 44

ㅁ

마코파 • 168
말라바 시금치 • 374
망고 • 36
망고스틴 • 142
망과(芒果) • 36
망기스 • 145
망쿳 • 145
멀구슬나무과 • 322
메이스 • 297
멜론 • 60
면조(緬棗) • 50
모여지(毛荔枝) • 316
목과 • 304
목이채(木耳菜) • 374
목파라(木菠蘿) • 202
무화과(無花果) • 258
무환자나무과 • 44, 78, 316

물레나물과 • 142
물푸레나무과 • 164
미후도(獼猴桃) • 126
밀크 프루트 • 116

ㅂ

바나나 • 186
바나나과 • 186
바라밀 • 202
박과 • 60, 72, 98, 148, 172, 216, 222, 286, 330
배나무아과 • 264
백람(白欖) • 182
백목향 • 381
백합과 • 364
백향과(白香果) • 94
번가(蕃茄) • 176
번목과(番木瓜) • 304
번석류(番石榴) • 28
번석류건(番石榴乾) • 28
번여지(番荔枝) • 112
베텔 • 273
벼과 • 352
봉봉 • 324
봉아출(蓬莪朮) • 358, 370
부스어 • 116
불수감(佛手柑) • 192
불수과(佛手瓜) • 172
불수귤나무 • 192
불수박 • 173
불수향감(佛手香柑) • 192

붉은 용과 • 234
붓순나무과 • 310
비파 • 264
비파과(枇杷果) • 264
빈랑 • 270
뽕나무과 • 202, 208, 258
뿔참외 • 330

ㅅ

사과(絲瓜) • 222
사과근 • 224
사과대추 • 50
사과락 • 223
사과자 • 224
사당 • 352
사요테 • 172
사우어 솝 • 104
사인 • 348
사탕수수 • 352
사포딜라 • 276
사포테과 • 116, 276
사피과(蛇皮果) • 326
산각(酸角) • 298
산두(酸豆) • 298
산죽(山竹) • 142
산형과 • 356
살락 • 326
생강과 • 338, 348, 358, 370
서과(西果) • 148
서번과(西番果) • 94
서양자초 • 356

서홍시(西紅柿) • 176
석가두(釋迦頭) • 112
석류 • 280
석류과(石榴果) • 280
선인장과 • 226, 232, 234
소자(韶子) • 316
소회향 • 356
수련무(水蓮霧) • 290
수박 • 148
수세미오이 • 222
수세미외 • 222
수파라(樹菠蘿) • 202
슈가 애플 • 112
스네이크 프루트 • 326
스위트 솝 • 113
스위티 • 251
스타 아니스 • 310
스타 어플 • 116
스타 프루트 • 66
스트로베리 구아바 • 34
시(柿) • 132
시계과(時計果) • 94
시계꽃과 • 94
시계화 • 95
시과(柿果) • 132
시라 • 356
시병 • 133
시엽 • 133
시자 • 133
시체(柿蒂) • 133
실거리나무아과 • 298

ㅇ
아노나과 • 104, 112, 120, 124
아단 • 198
아보카도 • 152
아욱과 • 84, 108, 368
아출 • 358
아테모야 • 120
아티초크 • 362
알로에 • 364
야자 • 158
야자나무과 • 158, 254, 270, 326
양도 • 66, 126
양춘사(陽春砂) • 348
옐로우 피타야 • 232
여자(荔子) • 44
여주 • 286
여지(荔枝) • 44
연무(蓮霧) • 168
오렌지 • 252
오렴자(五斂子) • 66
오이 • 72
오지감(五指柑) • 192
오크라 • 368
온울금(溫鬱金) • 358, 370
올리브 • 164
올리브과 • 164
옻나무과 • 36
왁스 애플 • 168
용과 • 226
용안(龍眼) • 78
용안과(龍眼果) • 78

우락리(牛酪梨) • 152
우심리(牛心梨) • 276
우안(牛眼) • 78
우유과(牛油果) • 152
운향과 • 192, 238, 244, 248,
    249, 250, 251, 252, 253
울금 • 370
워터 애플 • 290
유(柚) • 244
유리(油梨) • 152
육계 • 342
육두구 • 294
육두구과 • 294
육두구화 • 296
인도대추 • 50
인도 오디 • 139
인디언 시금치 • 374
인디언 주주브 • 50
인심과(人心果) • 276

ㅈ
자몽 • 253
자바 애플 • 169
작은 빵나무 • 208
작은 잭 프루트 • 208
장미과 • 264
잭 프루트 • 202
전자조(滇刺棗) • 50
정자(丁子) • 376
정향 • 376
정향나무과 • 376

찾아보기 397

제돈과(齊墩果) • 164
젤리 멜론 • 330
지각(枳殼) • 238
진피(陳皮) • 238

ㅊ

차이오티 • 172
참다래 • 126
채계(菜薊) • 362
채과(菜瓜) • 222
첨과(甛瓜) • 60
청과(靑果) • 182
청피(靑皮) • 238
체리모야 • 124
추규(秋葵) • 368
축사(縮砂) • 348
침수향(沈水香) • 380
침향 • 380

ㅋ

카람볼라 • 66
카이미토 • 117
카카오 • 84
커피 • 88
코코넛 • 158
콩과 • 298
키와노 • 330
키위 • 126

ㅌ

타마린드 • 298

토마토 • 176

ㅍ

파라(菠蘿) • 210
파라밀(菠蘿蜜) • 202
파인애플 • 210
파인애플과 • 210
파초과 • 186
파파야 • 304
파파야과 • 304
판다나과 • 198
판단 • 198
팔각회향 • 310
팥꽃나무과 • 380
패션 프루트 • 94
포멜로 • 244
피타야 • 226

ㅎ

한과 • 148, 216
한라봉 • 248
합장과(合掌瓜) • 172
해파극천(海巴戟天) • 138
향과(香瓜) • 60
향초(香蕉) • 186
호과(胡瓜) • 72
호박 • 98
호초(胡椒) • 54
홍과(紅茄) • 334
홍모과(紅毛果) • 216
홍모단(紅毛丹) • 316

화룡과(火龍果) • 226
황과(黃瓜) • 72
황리(黃梨) • 210
후추 • 54
후추과 • 54
흑사당 • 352

##

Abelmoschus esculentus • 368
Achras sapota • 276
Actinidia chinensis • 126
Actinidia deliciosa • 126
Actinidiaceae • 126
adas sowa • 356
adukado • 152
advokat • 152
african horned melon • 330
aguacate • 152
alcachofera • 362
aloe • 364
Aloe africana • 364
Aloe barbadensis • 364
Aloe ferox • 364
Aloe spicata • 364
Aloe vera • 365
aloeo wood • 380
alogbati • 374
alpuket • 152
alugbati • 374
amomum fruit • 348
Amomum villosum • 348

Amomum villosum var. xanthioides • 348
ampalaya • 286
Anacardiaceae • 36
ananas • 210
Ananas comosus • 210
ananasso • 210
Anethum graveoleus • 356
aneto • 356
anice stellato • 310
anis estallado • 310
anis étoillé • 310
Annona cherimola • 124
Annona muricata • 104
Annona squamosa • 112
Annona squamosa x cherimola • 120
Annonaceae • 104, 112, 120, 124
apatot • 138
Apiaceae • 356
apple guava • 28
Aquilaria agallocha • 380
Aquilaria crassna • 381
Aquilaria malaccensis • 381
Aquilaria sinensis • 381
arabica coffee • 88
arancio • 252
arancio dolce • 252
areca • 270
Areca catechu • 254, 270

areca peel • 254
Arecaceae • 158, 254, 270, 326
artichaut • 362
artichoke • 362
Artocarpus heterophyllus • 202
Artocarpus integra • 208
asam • 298
Asteraceae • 362
atemoya • 120
atis • 112
aubergine • 334
Averrhoa carambola • 66
avocado • 152
avocatier • 152
avocato • 152

B

bai toey hom • 198
balimbing • 66
balsam pear • 286
bálsamo • 286
bammia • 368
bamya • 368
banana • 186
bananier • 186
banano • 186
Basella alba • 374
Basellaceae • 374
baselle blanche • 374
bayabas • 28

belimbing manis • 66
bellfruit • 290
belustra • 222
bendi • 368
bengkudu • 138
ber • 50
berenjena • 334
bitter gourd • 286
bitter melon • 286
black pepper • 54
blewah • 60
bonbon • 322
Bromeliaceae • 210
buah nona • 112
buah pala • 294
buah susu • 148
buddha's hand • 192
Burseraceae • 182

C

cacao • 84
cacao real • 84
cacaotier • 84
cacaoyer • 84
Cactaceae • 226, 232, 234
Caesalpinioideae • 298
caféier d'Arabie • 88
cafeto • 88
caffé • 88
calabaza moscada • 98
caña de azúcar • 352

찾아보기 399

Canarium album • 182
canna da zuchero • 352
canne à sucre • 352
caqui • 132
carambola • 66
carambolier vrai • 66
carciofo • 362
Caricaceae • 304
Carica papaya • 304
cattley guava • 34
cempedak • 208
cetriolo • 72
ceylon spinach • 374
champeden • 208
chayote • 172
chayotera • 172
chempedak • 208
chérimole • 124
cherimoya • 124
chiodi di garofano • 376
chomphu • 168, 290
christophine • 172
Chrysophyllum cainito • 116
ciku • 276
Cinnamomum cassia • 342
cinnamon • 342
cinnamon bark • 342
citron • 250
citronnier commun • 250
Citrullus battich • 148
Citrullus lanatus • 148

Citrullus vulgaris • 148
Citrus aurantifolia • 249
Citrus aurantium subsp. amara • 238
Citrus grandis • 244
Citrus limon • 250
Citrus maxima • 244
Citrus maxima x Citrus paradisi • 251
Citrus medica var. sarcodactylis • 192
Citrus paradisi • 253
Citrus reticulata • 238
Citrus reticulata cv. Shiranui • 248
Citrus sinensis • 252
Citrus unshiu • 238
clove • 376
Clusiaceae • 142
coco palm • 158
cocoa tree • 84
cocomero • 148
coconut • 158
coconut palm • 158
Cocos nucifera • 158
cocotero • 158
Coffea arabica • 88
coffee tree • 88
cokelat • 84
Compositae • 362
concombre • 72

concombre africain • 330
concombre amer • 286
corossol • 104
courge musquée • 98
cucumber • 72
Cucumis aegyptiaca • 222
Cucumis argyi • 286
Cucumis melo • 60
Cucumis metuliferus • 330
Cucumis sativus • 72
Cucurbita moschata • 98
Cucurbita pepo var. moschata • 98
Cucurbitaceae • 60, 72, 98, 148, 172, 216, 222, 286, 330
cun thet • 294
curcuma • 338
Curcuma kwangsiensis • 358, 370
Curcuma longa • 338, 370
Curcuma phaeocaulis • 358, 370
curcuma root • 370
Curcuma wenyujin • 358, 370
Cynara scolymus • 362

D

dekopon • 248
desert apple • 50
dilaw • 338
dill • 356

Dimocarpus longan • 78
Diospyros kaki • 132
dourian • 108
dragon's eye • 78
dragon fruit • 226
duan pandan • 198
duku • 322
durian • 108
durin • 108
durio • 108
Durio zibethinus • 108
durión • 108
duryan • 108

Ebenaceae • 132
eggplant • 334
ender • 356
eneldo • 356
Eriobotrya japonica • 264
Eriobotrya leaf • 264
Eugenia caryophyllata • 376
Euphoria longan • 78
Euphoria longana • 78

Fabaceae • 298
fak thong • 98
fakmaew • 172
farang • 28
fico • 258

Ficus carica • 258
fig tree • 258
figue • 258
fingered citron • 192

Garcinia mangostana • 142
gendela • 374
giroflier • 376
globe artichoke • 362
golden leaf • 116
gombo • 368
gouyave fraise • 34
goyave • 28
goyavier • 28
goyavier-friase • 34
Gramineae • 352
granadilla • 94
granadilla • 94
granado • 280
grapefruit • 253
graviola • 104
great morinda • 138
grenade • 280
grenadille • 94
guanábana • 104
guava • 28
guayaba de fresa • 34
guayabo • 28
Guttiferae • 142
guyabano • 104

Hibiscus esculentus • 368
higo • 258
higo de mastuero • 304
higuera • 258
Hylocereus costaricensis • 234
Hylocereus megalanthus • 232
Hylocereus monacanthus • 234
Hylocereus polyrhizus • 234
Hylocereus undatus • 226

Illiciaceae • 310
Illicium verum • 310
indian date • 50, 298
indian jujube • 50
indian mulberry • 138
indian spinach • 374

J

jaca • 202
jack fruit • 202
jacquier • 202
jambu biji • 28
jambu semarang • 168
java apple • 168
jelly melon • 330
jeruk bali • 244

K

kaewmungkorn • 226

찾아보기 401

kafae • 88
kaimito • 116
kakaw • 84
kaki • 132
kalabasa • 98
kanela • 342
kayu manis • 342
kelapa • 158
ketimun • 72
khanun • 202
kiwano • 330
kiwi • 126
kiwifruit • 126
klengken • 44
klengkeng • 78
kluay • 186
koko • 84
kokosan • 322
koni • 368
kunyit • 338

L

labu kuning • 98
labu siam • 172
lada • 54
lady's fingers • 368
lamut • 276
lamyai • 78
langka • 202
langsat • 322
lansa • 322
Lansium domesticum • 322
Lansium domesticum var. domesticum • 322
Lansium domesticum var. pubescens • 322
lanson • 322
lansones • 322
lanzon • 322
Lauraceae • 152, 342
Leguminosae • 298
lemon • 250
lemon guava • 34
letsiyas • 44
Lilliaceae • 364
lima • 249
limau • 244
lime • 249
limette acide • 249
limone • 250
litchi • 44
Litchi chinensis • 44
litchier • 44
longan • 78
longán • 78
longanier • 78
longkong • 322
loquat • 264
luffa • 222
Luffa aegyptiaca • 222
Luffa cylindrica • 222
lukban • 244
luknamnom • 116
lychee • 44
Lycopersicon esculentum • 176
Lycopersicon lycopersicum • 176

M

mace • 294, 297
mafuang • 66
makham • 298
makopa • 168
maksong • 270
makuayao • 334
malabar spinach • 374
malako • 304
Maloideae • 264
Malvaceae • 84, 108, 368
mamuang • 36
mandarin • 238
mandarine • 238
mandarinier • 238
mandarino • 238
manga • 36
mangga • 36
manggis • 142
Mangifera indica • 36
mangkhut • 142
mango • 36
mangostan • 142
mangostanier • 142

mangostano • 142
mangosteen • 142
mangue • 36
manguier • 36
Manilkara achras • 276
Manilkara zapota • 276
manzana de Java • 168
maprao • 158
mara • 286
maracuya • 94
markisa • 94
melanzane • 334
Meliaceae • 322
melograna • 280
melon • 60
melone • 60
melongène • 334
mentimun • 72
merica • 54
Mespilus japonica • 264
milk fruit • 116
milon • 60
Momordica charantia • 286
Momordica chinensis • 286
Momordica cylindrica • 222
Momordica grosvenori • 216
Momordica luffa • 222
mora de la India • 138
Moraceae • 202, 208, 258
Morinda bracteata • 138
Morinda citrifolia • 138

Morinda litoralis • 138
Musa acuminata • 186
Musaceae • 186
muscadier • 294
mutmeg • 294
Myristica amboinensis • 294
Myristica aromatica • 294
Myristica fragrans • 294
Myristicaceae • 294
Myrtaceae • 28, 34, 168, 290, 376

nanas • 210
nangka • 202
nefelic • 316
nèfle de japon • 264
Nephelium lappaceum • 316
Nephelium longana • 78
nespola • 264
nga • 316
níspero • 264
niyog • 158
noce moscata • 294
noina • 112
noni • 138
noni tree • 138
nono • 138
nuez moscada • 294

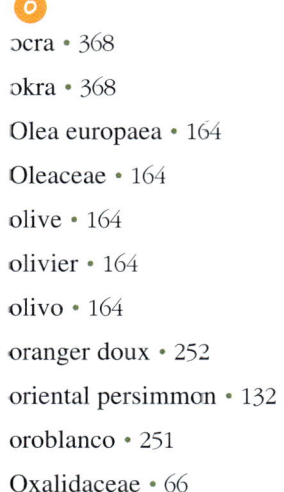

ocra • 368
okra • 368
Olea europaea • 164
Oleaceae • 164
olive • 164
olivier • 164
olivo • 164
oranger doux • 252
oriental persimmon • 132
oroblanco • 251
Oxalidaceae • 66

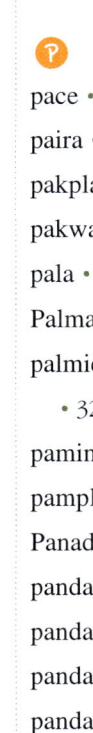

pace • 138
paira • 286
pakplang • 374
pakwan • 148
pala • 294
Palmae • 158, 254, 270, 326
palmier à peau de serpent • 326
paminta • 54
pamplemousse • 244
Panadanaceae • 198
pandan • 198
pandan rampeh • 198
pandan wangi • 198
pandanus • 198
Pandanus odoratissimus • 198
Pandanus tectorius • 198

찾아보기 403

pane d'Albero • 202
papaia • 304
papaya • 304
papayer • 304
pare • 286
pasionarya • 94
Passiflora edulis • 94
Passifloraceae • 94
passion fruit • 94
pastèque • 148
patola • 222
pepe nero • 54
pepino • 72
pepper • 54
pepper cone • 54
Persea americana • 152
persimmon • 132
peruvian guava • 34
petplamanis • 222
phlab • 132
phrik thai • 54
phutsa india • 50
pimienta • 54
piña • 210
pineapple • 210
pinya • 210
Piper betle • 273
Piper nigrum • 54
Piperaceae • 54
pipino • 72
pisang • 186

pitahaya amarilla • 232
pitahaya roja • 234
pitaya • 226
poivre • 54
pomegranate • 280
pomelo • 244
pomme de Java • 168
pomo meraviglia • 286
pomodoro • 176
pompelmo • 244
Psidium cattleianum • 34
Psidium guajava • 28
Psidium littorale • 34
pumpkin • 98
Punica granatum • 280
Punicaceae • 280

R

ramboutanier • 316
rambutan • 316
red flesh pitaya • 234
remayong • 374
Rhamnaceae • 50
Rosaceae • 264
Rubiaceae • 88, 138
Rutaceae • 192, 238, 244, 248, 249, 250, 251, 252, 253

S

Saccharum officinarum • 352
Saccharum sinensis • 352

saging • 186
saiotta • 172
sala • 326
salaca • 326
Salacca edulis • 326
Salacca zalacca • 326
salak • 326
salak palm • 326
sampalok • 298
saowarot • 94
Sapindaceae • 44, 78, 316
sapodilla • 276
Sapotaceae • 116, 276
sapotier • 276
sapparot • 210
sauh hijau • 116
sauh manila • 276
sawo • 276
sayote • 172
scandia • 148
screw pine • 198
Sechium edule • 172
Selenicereus megalanthus • 232
Sicyois edule • 172
Siraitia grosvenorii • 216
sirsak • 104
small jackfruit • 208
smooth luffa • 222
snake fruit • 326
Solanaceae • 176, 334

Solanum esculentum • 334
Solanum lycopersicum • 176
Solanum melongena • 334
Solanum melongena var. esculentum • 334
som-o • 244
sour sop • 104
spanish melon • 60
sponge gourd • 222
squash • 98
srikaya • 112
star anise • 310
star apple • 116
star fruit • 66
Sterculiaceae • 84, 108
strawberry guava • 34
sugar apple • 112
sugarcane • 352
suha • 244
sweet orange • 252
sweet sop • 112
sweetie • 251
Syzygium aqueum • 290
Syzygium aromaticum • 376
Syzygium samarangense • 168

T
taeng kwa • 72
talong • 334
tamarind • 298
tamarindo • 298
Tamarindus indica • 298
Tamarindus occidentalis • 298
Tamarindus officinale • 298
tamarinier • 298
tebu • 352
terong • 334
terung • 334
Theobroma cacao • 84
thubthim • 280
thurian • 108
thurian thet • 104
Thymelaeaceae • 380
tomate • 176
tomatoe • 176
toronja • 244
tsiko • 276
tubo • 352
turmeric • 338
tumérico • 338

U
ulivo • 164
Umbelliferae • 356

V
vú sua • 116

W
water apple • 290
watermelon • 148
wax apple • 168

Y
yaca • 202
yellow pitaya • 232

Z
zapotillo • 276
zedoary • 358
Zingiberaceae • 338, 348, 358, 370
Ziziphus mauritiana • 50
zucca moscata • 98

참고문헌

(국내서)

- 강병수 등, 『원색 한약도감』, 동아문화사(2008)
- 강준식, 『다시 읽는 하멜표류기』, 웅진지식하우스(2005)
- 김기중, 『열대의 과일자원』, 지오북(2011)
- 김재길, 『원색 천연약물대사전』, 남산당(1984)
- 김종덕, 『한의학에서 바라본 농산물 II』, 부경대한약재개발연구소(2006)
- 김창민, 『중약대사전』, 정담(1998)
- 동국대 한의대 본초학회 역, 『中國本草圖鑑』, 여강출판사(1994)
- 박종철, 『기능성식품의 천연물과학』, 도서출판 효일(2002)
- 박종철, 『한방 건강기능식품학』, 도서출판 효일(2007)
- 박종철, 양승렬, 『전남지역의 시설오이농가』, 전남지역시설오이특화산업협력단(2010)
- 박종철, 『생약·한약·기능식품 통섭사전』, 푸른행복(2011)
- 박종철, 『일본 약용식물·한방약 도감』, 푸른행복(2011)
- 박종철 등, 『천연물화학』, 도서출판 영림사(2003)
- 박준근, 안기완, 안영삼, 『두리안』, 전남대학교출판부(2012)
- 배기환, 『한국의 약용식물』, 교학사(2010)
- 생약학교재편찬위원회, 『생약학』, 동명사(2010)
- 식품의약품안전청, 『대한민국약전』 제10개정(2012)
- 식품의약품안전청, 『대한민국약전외한약(생약)규격집』 제4개정(2012)
- 식품의약품안전청, 『원색 한약재감별도감』, 호미출판사(2009)
- 신민교, 『임상본초학』, 도서출판 영림사(2000)

- 안덕균, 『한국본초도감』, 교학사(2008)
- 영림사편집실, 『한의학용어대사전』, 도서출판 영림사(2007)
- 이영노, 『한국식물도감』, 교학사(2006)
- 이정양, 『불수감 재배기술 핸드북』, 전남농업기술원(2010)
- 이창복, 『대한식물도감』, 향문사(2006)
- 정보섭, 『도해 향약대사전』, 영림사(1990)
- 주영승, 김홍준, 『운곡 한약재의 기원 및 산지 총람』, 한국학술정보(주)(2009)
- 한의학대사전편찬위원회, 『한의학대사전』, 도서출판 정담(2001)
- 황금택 역, 『세계의 식용식물』, 신일북스(2010)
- 황도연, 『방약합편』, 도서출판 영림사(2002)
- 허준, 『동의보감』, 남산당(1976)

(외서)

- Arief Prahasta, 『Agribisnis Durian』, Pustaka Grafika, 인도네시아(2009)
- Soedjito, 『Budi Daya Jambu Merah』, Penerbit Kanisius, 인도네시아(2008)
- Sriani Sujiprihati, Ketty Suketi, 『Budi Daya Pepaya Unggul』, Penebar Swadaya, 인도네시아(2009)
- 邱德文, 吳家榮, 夏同珩, 『本草綱目彩色藥圖』, 貴州科技出版社, 중국(2003)
- 國家藥典委員會, 『中華人民共和國藥典』, 中國醫藥科技出版社, 중국(2010)
- 國家中醫藥管理局中華本草編委會, 『中華本草』, 上海科學技術出版社, 중국(1999)
- 閻玉凝, 『中藥圖典』, 北京科學技術出版社, 중국(2007)
- 王玉生, 蔡岳文, 『南方藥用植物』, 南方日報出版社, 중국(2011)
- 李岡榮, 『漢方蔬果養生百科』, 湖南美術出版社, 중국(2010)
- 鄭漢臣, 『中國食用本草』, 上海辭書出版社, 중국(2003)
- 名古屋市都市農業振興協會, 『熱帶果樹要覽』, 일본(1985)
- 難波恒雄, 『原色和漢藥圖鑑』, 保育社, 일본(1980)
- 吉田よし田, 菊池裕子, 『東南アジア市場圖鑑』, 弘文堂, 일본(2001)
- 上海科學技術出版社, 『中藥大辭典』, 小學館, 일본(1985)
- 堀田滿, 『世界有用植物事典』, 平凡社, 일본(1989)